常见职业病
临床护理路径

主编 梁 实 章一华

人民卫生出版社

图书在版编目（CIP）数据

常见职业病临床护理路径 / 梁实，章一华主编. —
北京：人民卫生出版社，2019
ISBN 978-7-117-28390-8

Ⅰ. ①常…　Ⅱ. ①梁…②章…　Ⅲ. ①职业病－护理
Ⅳ. ①R473.5

中国版本图书馆 CIP 数据核字（2019）第 072271 号

| 人卫智网 | www.ipmph.com | 医学教育、学术、考试、健康，
购书智慧智能综合服务平台 |
| 人卫官网 | www.pmph.com | 人卫官方资讯发布平台 |

版权所有，侵权必究！

常见职业病临床护理路径

主　　编：梁　实　章一华
出版发行：人民卫生出版社（中继线 010-59780011）
地　　址：北京市朝阳区潘家园南里 19 号
邮　　编：100021
E - mail：pmph @ pmph.com
购书热线：010-59787592　010-59787584　010-65264830
印　　刷：河北新华第一印刷有限责任公司
经　　销：新华书店
开　　本：787×1092　1/16　　印张：31
字　　数：754 千字
版　　次：2019 年 6 月第 1 版　2019 年 6 月第 1 版第 1 次印刷
标准书号：ISBN 978-7-117-28390-8
定　　价：89.00 元
打击盗版举报电话：010-59787491　E-mail：WQ @ pmph.com
（凡属印装质量问题请与本社市场营销中心联系退换）

编写委员会

主　编　梁　实　深圳市职业病防治院
　　　　　　章一华　深圳市职业病防治院

副主编　王小红　北京朝阳医院
　　　　　　杨跃红　云南省第三人民医院
　　　　　　刘　璐　深圳市职业病防治院

编　委（以姓氏笔画为序）
　　　　　　王文君　山东大学齐鲁医院
　　　　　　王增玉　贵州省第三人民医院
　　　　　　李　芸　深圳市职业病防治院
　　　　　　李　青　深圳市职业病防治院
　　　　　　李爱清　湖南省职业病防治院
　　　　　　陈洁玫　上海化工职业病防治院
　　　　　　何满红　深圳市第二人民医院
　　　　　　邹　蓉　深圳市职业病防治院
　　　　　　洪沙沙　深圳市职业病防治院
　　　　　　洪锦兰　广东外语外贸大学
　　　　　　郭卫婷　山东大学齐鲁医院
　　　　　　唐晓勤　上海化工职业病防治院
　　　　　　夏　倩　无锡市康复医院
　　　　　　胡婷婷　深圳市职业病防治院
　　　　　　景　华　山东省职业卫生与职业病防治研究院

前　言

　　伴随着临床路径的发展,以病人为中心,多学科交叉融合的临床护理路径应运而生。职业病护理作为职业病临床工作的重点之一,如何更加有效地落实"优质护理服务示范工程",深化"以病人为中心"的服务理念,一直是我们努力的目标和方向。深圳市职业病防治院作为国家"十二五"职业病临床重点专科建设单位,是2018年七家通过验收成为正式国家职业病临床重点专科的单位之一,借鉴国内外的先进经验,结合临床实际,依据疾病特点制订并实施职业病临床护理路径,为病人实施程序化、标准化的医疗护理服务,使医院的服务质量、病人的满意度大幅提升,赢得了同行的认可,为深圳市职业病防治院患者满意度连续多个季度位列深圳市第一名做出了贡献。

　　为了与广大职业病临床护理专业人员分享实践经验,深圳市职业病防治院组织并联合全国多家职业病防治医疗机构护理同仁撰写成《常见职业病临床护理路径》一书,共三部分十六章。第一部分是临床护理路径的总论,阐述了临床护理路径概论、开展趋势、制定与变异、应用现状与展望等;第二部分共七章六十三节,以节叙述了六十三种职业病的临床护理路径。每节独具特色地分为"临床护理路径表"和"实施规范"两个部分,"临床护理路径表"以病人从入院至出院的全程护理为主线,以简洁、明了的形式突出每一疾病整个护理过程中各个时段的护理重点,便于护士掌握;而在"实施规范"中,详尽地叙述了临床护理实施流程与方案,使护士在临床护理路径的实施过程中有据可依、有章可循。第三部分共两章十二节,详细叙述了常见职业病有创操作临床护理路径。本书适合各级职业病防治机构的临床护理及管理人员,综合医院相关人员亦可参考。

　　在本套图书出版之际,衷心感谢全国职业病防治医疗机构同仁的支持以及各位编者的辛勤付出。如果本书的出版能给职业护理同仁提供借鉴,在完善护理质量控制体系、提升职业病护理服务能力和专业水平方面有一定作用,对读者有所裨益,将是对我们莫大的鞭策和鼓励。由于时间仓促,编者虽反复斟酌,不断易稿以求完善,但难免还有瑕疵,不当之处敬请指正。

梁　实

2018 年 11 月

目　录

第二部分 常见职业病临床护理路径

第一部分
临床护理路径总论

第一章

开展临床护理路径的趋势

第一节 医学模式与护理观念的演变

医学模式是人类对健康观、疾病观、死亡观等重要医学观念的总体概括，不同的医学模式反映不同历史阶段医学发展的特征、水平、趋势和目标。具体来说，医学模式是指医学整体上的思维方式或行为方法，即人类对健康与疾病问题的观察、处理方法的宏观概括，又称为医学观，它研究医学的属性、职能和发展规律，是哲学思想在医学中的反映，反映了一定时期内医学研究的对象、方法、范畴和基本对策。医学模式的产生、发展和转化，是随着医学科学的发展而进行的，在医学发展的不同历史阶段，产生了相应的医学模式，反映着不同历史阶段的医学发展水平。

医学模式的转变经历了以下几个阶段：

1. **神灵主义医学模式**（spirtualism medical model） 原始社会的初民希望自己的生命世界可以永存不朽，形成了天命的观念，并形成了人类最早期的疾病观与健康观，即神灵主义医学模式的体现。公元5～15世纪，中世纪时期，基督教的宗教思想占统治地位，与宗教神学自然观相适应，确立了神灵主义医学模式。神灵主义的医学模式认为人的生命与健康是上帝神灵所赐，疾病和灾祸是天谴神罚。因此人们主要依赖：求神问卜、祈祷。如："巫医"等。

2. **自然哲学的医学模式**（nature philosophical medical model） 宗教是对自然力的屈服，并将其神秘化的结果；医学是对自然力的征服，并将其明朗化的结果。在公元前数百年间，在西方的古希腊、东方的中国等地相继产生了朴素的辨证的整体医学观，对疾病有了较为深刻的认识，形成了自然哲学医学模式。祖国医学的阴阳五行学说认为：金、木、水、火、土5种元素可以相生、相克，并且与人体相应部位对应，五行若生克适度则生命健康。在古希腊，人们依据当时自然哲学中流行的土、水、火、风4元素形成万物的学说来解释生命现象。

3. **机械论的医学模式**（mechanistic medical model） 从16世纪文艺复兴运动起，随着牛顿的古典力学的理论体系建立，形成了用"力"和"机械运动"去解释一切自然现象的形而上学的机械唯物主义自然观。出现了"机械论医学模式"，认为"生命活动是机械运动"。把健康的机体比作协调运转加足了油的机械。这一机械论的思想，统治了医学近两个世纪，直到18世纪，机械论的医学思想对医学的发展出现双重性，一方面认为机体是纯机械的，从而排除了生物、心理、社会等因素对健康的影响，而常常用物理、化学的概念来解释生物现象。另一方面机械论又使解剖学、生物学获得了进展，大大推动了医学科学的发展。

4. **生物医学模式**（biomedical model） 英国医生哈维在1628年发表《心血运动论》建

立血液循环学说作为近代医学的起点，生物科学在这一时期相继取得了很多巨大成就和发现。此时期的医学建立在生物科学基础之上，开始形成了生物医学模式。19世纪自然科学的三大发现，即能量守恒定律、细胞学说和进化论，进一步推动了生物学和医学的发展，科学方法被广泛地应用于医学实践，这时对健康的认识已有很大的提高，并建立了健康的生物医学观念。生物医学模式可以简单地解释为：细胞病变→组织结构病变→功能障碍。生物医学模式是医学发展的重大进步，研究生物体本身结构和功能及其对各种内外环境因素的生物反应和疾病过程，至今仍是医学研究的基本课题。但这种形而上学的认识方式"只看到了它们的存在，看不到它们的产生、发展和灭亡，只看到了它们的静止状态，而忘记了它们的运动"。

5. 生物 - 心理 - 社会医学模式（bio-psycho-social medical model）　美国医学家恩格尔（G.L.Engle）首先指出生物医学模式的缺陷是"疾病完全可以用偏离正常的可测量生物（躯体）变量来说明，在它的框架内没有给疾患的社会、心理和行为方面留下余地"，事实上仅用生物医学解决不了诸如结核病和性病尤其是艾滋病等疾病的发生、流行和预防问题。正如艾滋病等性病在生物医学技术发达的国家仍无法控制，因为这些疾病更多地决定于人们的生活方式和行为以及经济条件、文化水平等社会因素。同期布鲁姆提出的环境健康医学模式着重强调了环境因素，特别是社会环境因素对健康的影响。拉隆达和德威尔提出的综合健康医学模式，进一步修正和补充了影响人群疾病与健康的主要因素为环境因素、生活方式与行为因素、生物遗传因素、医疗服务因素。恩格尔在1977年提出了"生物—心理—社会医学模式"。生物心理社会医学模式对生物医学模式的取代是一种含肯定于其中的辩证的否定。生物心理社会医学模式在整合的水平上将心理作用、社会作用同生物作用有机地结合起来，揭示了3种因素相互作用导致生物学变化的内在机制，形成了一个适应现代人类保健技术的新医学模式。

护理（nursing）来自于拉丁语，意思是哺育小儿，后来扩展为养育，保育，避免伤害，看护老人、病人或虚弱者。公元元年前后，一些文明古国已有了早期的医学和护理活动，中国古代的中医学与护理学密不可分，医学与护理合二为一，"三分治七分养"是我国古代对医学与护理学的关系所做出的高度概括。正规的护理起源于19世纪60年代，英国人弗洛伦斯·南丁格尔被誉为近代护理学的创始人，1859年撰写的《医院札记》和《护理札记》指出了护理工作的生物、社会性和精神对身体的影响，当时提出的护理观点被总结为"环境理论"是现代护理理论的基础。

随着社会发展与医学进步，医学理念不断更新，临床医学模式从神灵主义医学模式开始，经过机械论医学模式和生物 - 医学模式，直到目前的生物 - 心理 - 社会医学模式，作为医学模式不可分割的护理学自然也要深受其影响，护理理念、护理技术也处于不断的变革之中。受到生物 - 医学模式的影响，护理学产生了"以疾病为中心"的护理模式。大概经过了400年，医学模式转变为生物 - 心理 - 社会医学模式，护理为了适应这种转变产生了"以病人为中心"的护理模式，随后在自身发展的基础上形成了以人的健康为中心的护理模式。

护理模式产生及转变的主要动因一方面是医学模式的转变而致的护理实践与医学新思想之间的矛盾，另一方面是护理发展的社会需求及护理价值意识的整体提升。护理学的发展从功能制到责任制护理，再延伸至今天的整体护理，这标志着护理不再是一项附属于医疗的技术性职业，正如袁剑云博士所说"护理是科学、艺术和爱心的结合。"它说明了护理模式的演变不仅仅是一个形式上护理人员分工不同的改变，不再是精力集中于日常治疗和护理操作而忽略病人心理、社会、精神及文化的整体需要，而是一种对护理认识及思想观念上的根本转换。

第二节　临床护理路径的产生与发展

临床路径概念起源于 20 世纪 70 年代的建筑与工程工业，80 年代初，美国为了缩减医疗费用，提供高效的优质服务，考虑在医院开展路径管理。1985 年美国波士顿的 New England Medical Center 首先实施临床路径，至今已有 20 多年的发展历史，该模式被广为接受并日益成熟。10 年来在英国、日本、澳大利亚等发达国家得到广泛应用。1996 年首次被袁剑云博士介绍到我国，现国内还处于引进、开发和研究的起步阶段。

临床护理路径（clinical pathway of nursing, CPN）是临床路径在护理实践中的应用，是医疗卫生机构的一组成员共同制订的一种照顾模式，是一种对某种疾病的大多数病人最有效照顾流程的护理规范，以病人为中心，围绕康复，以病人结果为导向的管理模式，使病人从入院到出院都按一定模式接受治疗与护理。临床护理路径主要针对某种疾病（或手术），以时间为横轴，以入院指导、诊断、检查、用药、治疗、护理、饮食指导、教育、出院计划等护理手段为纵轴，制订标准化治疗护理流程（即临床路径表），其功能是运用图表的形式来提供有时间的、有序的、有效的照顾及控制质量和经费，是一种跨学科的、综合的整体医疗护理工作模式。

临床护理路径起源于工业领域的"关键路径法"，是美国杜邦公司提出用网络图制定计划的一种管理技术，80 年代中期开始应用于临床护理工作，并且逐步在世界多个国家推广应用，受到了众多医疗机构及医护人员的欢迎。临床护理路径于 20 世纪 90 年代中期传入中国，并得到了迅速发展，对国内护理实践模式的发展具有促进作用。

临床护理路径是为具有特定诊断和治疗（手术）的患者群体制定的一种清晰明确的常规护理模式，是一种具有时间性和顺序性的整体服务计划，包含了质量保证、循证医学、药学、护理学等多种专业的先进的管理思想与方法，通过表格的形式制定，使护士能够按计划、有序地预见性地工作，提高了工作效率，促进护理人员主动护理，而不是机械地执行医嘱，从而提高了护理质量。让患者从入院到出院都按照此模式进行治疗和护理，使护士按照固定的模式进行日常工作。除了要求护理人员执行日常工作之外，还要求其参与临床护理路径的制定和检查实施过程出现的问题，这就需要护理人员深入研究本专业内容，具备临床实践能力和创造能力，在某种程度上保障了广大患者的利益，使他们能够接受更好的治疗和护理。

综上所述，临床护理路径虽起源于工业领域，但目前被广泛应用于临床护理工作，是为特定诊断和治疗（手术）的患者群体制定的一种清晰明确的常规护理模式，使护理人员按照计划有序地进行护理工作，对降低医疗费用、改善护患关系、提高护理人员工作效率及护理质量等方面具有促进作用。随着临床护理路径应用和研究的深入，它将广泛应用于临床各科，说明这种护理模式正被人们重视，在我国应用前景广阔，并将推动护理实践模式的发展。所以，护理工作者要关注临床护理路径的有关内容，抓住机遇将其应用于日常工作中，充分发挥其优势，满足人们的健康需求，为人们谋福利。

第三节　我国实施临床路径的可行性与必要性

临床路径是医院内医务人员共同针对某病的治疗和护理所制订的一个最适当的照护计划,是一个既能降低单病种平均住院日,又可达到预期治疗效果的诊疗标准化模式。临床路径有严格的工作程序和准确的时间要求,以减少康复的延迟和资源的浪费,使服务对象获得最佳照顾品质。功能是用图表的形式提供有效的照顾,使诊疗护理有序,减少遗漏项目,缩短病人住院日,提高护理质量。护理人员严格按路径程序实施有效的护理,减少了无效住院日,从而明显缩短病人的住院天数,降低了住院费用,节约了医疗资源。

临床护理路径由医生、护士和其他专业人员针对某个诊断或手术所做的适当的、有顺序性和时间性的照顾计划,以减少康复的延迟与资源的浪费,使服务对象获得最佳的照顾质量。它是一种跨学科的、综合的、深化整体护理的整体医疗护理工作模式。现在越来越多的医院开始实施临床护理路径,并取得良好效果。它作为提高医疗护理质量、降低医疗护理费用的一种新的管理模式,在临床上必然会被广泛采用。

我国人口众多、卫生资源贫乏,人均收入水平低,病人医疗费用的支付能力差。与之形成鲜明对比的是:医疗费用和成本的日益高涨。近20年,国外在控制医疗成本、降低医疗费用方面进行了大量的探索和研究,80年代中期开始的临床路径就是较突出的一种模式。它的成功应用已证明:临床路径是一种科学、高效的医疗护理新模式。经过近20年的实践与发展,临床路径的理论和实践在国外已形成了较完善的体系。而我国大陆最近几年才出现个别关于临床路径的报道。2001年2~7月华西医科大学一附院对膝关节镜手术的住院患者实施临床路径,结果:患者满意度提高了23.13%,平均住院日从7.82天下降到3.48天,平均住院费用从4532元下降到3587元。实施结果说明,在病源充足的条件下,我国开展临床路径有良好的可行性。借鉴国外和我国台湾地区的成功经验,发展符合我国国情的临床路径,对我国顺利进行医疗体制改革、合理使用有限的卫生资源、提高效率和服务质量、降低医疗费用意义重大。

(李　青、梁　实)

第二章

临床护理路径概论

第一节　临床护理路径的定义与内容

临床护理路径（clinical nursing pathway，CNP）是临床路径在护理实践中的应用，是医疗卫生机构的一组成员共同制订的一种照顾模式，是一种对某种疾病的大多数病人最有效照顾流程的护理常规，以病人为中心，围绕康复，以病人结果为导向的管理模式。使病人从入院到出院都按一定模式接受治疗与护理。临床护理路径主要针对特定的病人群体，以时间为横轴，以入院指导、诊断、检查、用药、治疗、护理、饮食指导、活动、教育、出院计划等理想护理手段为纵轴，制订标准化治疗护理流程（即临床路径表），其功能是运用图表的形式来提供有时间的、有序的、有效的照顾及控制质量和经费，是一种跨学科的、综合的整体医疗护理工作模式。护理工作不再是盲目机械地执行医嘱或等医生指示后才为病人实施治疗护理，而是有计划、有预见性地进行护理工作。病人亦了解自己的护理计划目标，主动参与护理过程，增强病人自我护理意识和能力，达到最佳护理效果，护患双方相互促进，形成主动护理与主动参与相结合的护理工作模式。

第二节　临床护理路径的理论基础

临床路径起源于 1950 年国外的工业质量管理体系，实施结果证明对协调各部门之间的合作有重大价值。20 世纪 80 年代中期，美国为了缩减医疗费用，提供高效的优质服务，考虑在医院开展路径管理。美国波士顿的新英格兰医疗中心第一次成功地将临床路径应用于健康照顾系统，临床路径能有效降低医疗费用，缩短住院日，提高服务品质。实施临床路径，至今已有 20 多年的发展历史，该模式被广为接受并日益成熟。现在临床路径是目前发达国家不可缺少的医疗工具，作为现代化医院管理模式风靡全球。

一、临床护理路径在国内外应用现状

20 世纪 90 年代中期，CNP 的研究与应用就基本处于成熟阶段，病种已不局限于外科手术，大约有 60% 的医院应用临床路径。1990 年以来，CNP 在英国、澳大利亚等发达国家的应用逐渐增加。在日本，自 1995 年从美国引进该模式后，现已被许多医院采纳应用，据日本 CP 学会 2002 年 4 月调查结果显示：病床在 300 张以上的医院中至少有 312 家医院使用 CNP。新加坡樟宜医院从 1995 年就开始准备实施 CNP，1996 年底正式对中、重度哮喘等5 个病种实施 CNP，到 2000 年已应用近 30 个病种。澳大利亚 Westchester 医疗中心从 1997

年起又把临床路径用于心脏瓣膜修补、瓣膜置换术、先天性心脏病手术等。而后又有文献报道,在澳大利亚 CP 已被成功地运用于哮喘、阻塞性肺部疾病和姑息治疗等。2005 年,德国在全国推行 CNP 新型服务模式的改革。2007 年报道荷兰在老年肿瘤患者中应用 CNP,提高了护理的连续性,加强了各学科的协调,实现了恰当的健康教育、治疗和护理。2011 年德国以信息技术为基础的 CP 适用于一般的手术部门,对特定的外科程序来说是一种有效的管理计划。以信息技术为基础的 CP 促进了医疗运作结构的发展,逐渐发展了一种完整连续的电子文件,尤其有益于应用电子文件的医院或部门。

1996 年,临床路径以"关键路径"最早引入中国,1998 年我国四川华西医院开始以护理人员为中心试行临床路径,并取得良好的效果。2002 年 5 月在北京召开了"临床路径研讨会",吴袁剑云主编了《临床路径实施手册》。由此,临床护理路径在国内开始以护理为中心的试行和研究。临床护理路径的医院增加早期只局限于几所大型的综合性医院,这些医院一般具有较为先进的医院信息管理系统,且重视循证医学的研究。如 2002 年北京大学第三医院在心内科进行了这项实验,四川大学华西医学中心已完成 33 个病种手术临床路径的研制。而后逐步向全国其他省市的综合医院、专科医院发展,如:湖南省儿童医院的"临床路径在鞘状突高位结扎术患儿中的应用"等。随着对临床护理路径研究的不断深入,应用广度和深度也逐渐扩大,应用范畴也不再仅局限于外科手术病人,而是从急性病向慢性病,从外科向内科,从一期医疗服务向二期、三期医疗服务扩展。近些年对内科疾病、慢性病及社区卫生服务的报道也在增加,报道涉及到的病种既有外科疾病,也有内科疾病、传染病、儿科疾病、精神科疾病,还有社区护理、心理护理、健康教育、临床教学等。随着进入临床护理路径的病种在增加,临床护理路径更广泛、更深入地开展。

二、文献基本情况

近 5 年来,我国护理人员在国内 61 种期刊上发表了 140 篇与临床路径相关的文章,其中在《中华护理杂志》《护理管理杂志》《护理学杂志》《护士进修杂志》《中国实用护理杂志》等中国科技论文统计源期刊上发表 42 篇,占 30.00%。从文献内容分布的情况看,文献中以开展单病种临床护理路径的实践总结性报道为主,共 101 篇,占 72.14%;其次是对临床路径的介绍 10 篇,占 7.14%;以普及宣传临床路径的概念、理论基础及组织实施方法为目的其他 29 篇,占 20.72%,主要包括临床路径对护理教学、护理管理等方面的影响。

第三节　实施临床护理路径的原因、长期效果、优点与障碍

一、实施临床护理路径的原因

对护理学发展的影响:临床护理路径的实施,可以减少护士进行文书记录的时间,提高其工作效率,同时由于护理活动的程序化和标准化,护理项目也不会被遗漏。临床护理路径可使护士由被动护理变为主动护理,不再机械地执行医嘱,而是有目的、有预见性地进行护理。临床护理路径作为一种先进有效的护理管理模式,可使护理工作者成为医院改革实践的先行者,为实现建立以病人为中心的医院而努力。

对医生的影响:临床路径作为一种医疗模式,可使医生减少不必要的医疗处置,避免医

疗资源的浪费,减少病患住院时因医护人员处理程序不同而产生的各种变异情况。

对病人的影响:临床护理路径可降低病人的医疗费用,缩短其住院天数。在标准的治疗程序实施过程中,可帮助患者加强对健康教育、所患疾病的了解,增强其自我保护意识和能力,使患者及其家属主动参与治疗,并促使患者满意率上升。

对医院管理的影响:从中外医院实施临床路径的经验来看,这一做法并未造成医疗质量的下降。相反,由于这种管理模式降低了医疗成本,提高了医疗资源的有效利用率,增加了医护之间以及医患之间的互动,可培养护士工作的自主、自律性,增强成就感,并可使医院多学科合作,促进医院风气转变。同时由于临床护理路径的监控机制,可以保障医院护理管理的有效进行,增进各方之间的沟通,保证临床护理工作质量持续性改善。这种方法不仅适用于医院内,在家庭护理、社区福利保健机构中亦起重要作用,扩大了管理效能。

对卫生经济学的影响:临床护理路径的实施,可有效节约医疗成本,提高资源利用率,控制医疗费用的过快增长,同时可提供标准化的医疗服务,减少护理文书记录时间,确保医疗品质。

二、实施临床护理路径的长期效果与优点

临床护理路径是美国 20 世纪 80 年代推行的一种护理管理模式,它是针对当时医疗费用快速上涨、卫生资源浪费、过度医疗干预或不足而制定的以时间为顺序的诊治护理标准流程。与我国许多医院早已使用的"疾病护理常规"或"疾病护理规范"相类似。临床护理路径的实施确实达到了有效利用卫生资源、提高服务质量、降低医疗护理成本的目的,因此被许多国家推崇仿效。通过临床护理路径的应用,提高护理管理质量,缩短病人住院日,降低医疗费用。

1. **有效地减少了护理差错**　临床护理路径是经过多学科专家制定的科学实用、表格化的护理路线图,每日工作重点和内容随病情发展所处的不同阶段而不同,且有严格的时间框架,可使护理人员有预见性、有计划地工作,也可使患者进一步明确自己的护理目标,自觉参与到疾病护理过程中。应用临床护理路径、护理人员能够全面准确地观察病情,尽早发现病情变化,尽快采取相应的护理措施。减少患者并发症,降低患者住院费用,减少护理差错,提高护理质量。

2. **缩短了患者的住院天数**　临床护理路径制定了标准化的工作流程,并要求医护人员严格按路径程序表格上时间顺序,合理安排各项检查治疗,减少无效住院日,从而降低了患者住院费用和医院医疗成本费用。

3. **有利于克服服务质量冰山,提高医院综合性服务质量**　临床护理路径强调的是团队精神,实施临床护理路径体现了医院多专业多学科之间的团结协作精神,协调了医护人员之间、医护人员与患者之间的关系,促进了信息的交流传递,减少了中间环节,保证了患者在住院期间接受持续性的医疗护理服务从而提高服务质量和工作效率。

4. **提高了患者满意度**　医护人员缺乏与患者之间的沟通是引起医疗纠纷常见的原因之一,而注重沟通能力的培养又是医护人员易忽略的一个重要环节,因此,开展临床护理路径,要求医护人员必须向患者讲解有关疾病知识和进行健康教育,从而增加了医护人员与患者的沟通,改善医患关系,提高了患者满意度。另外,临床护理路径制定是小组成员经

过沟通、协调和共同讨论所达成的共识，能促进各部门、各专业、各科室医务人员之间的合作，提高医务人员对护理工作的满意度。

三、实施临床护理路径的障碍

1. **适应范围受限** 临床护理路径是一种新的医疗模式，目前并不能适用于所有的病种。在实施之前，必须对病种的选择进行客观、全面的分析论证，实施时，应选择发病率高、医疗费用高、手术或处置差异小、无效住院时间长的病种。因为复杂病种或手术的个体差异较大，规定统一的治疗标准比较困难。如何使临床路径能够应用于复杂的病种或手术，尚需进一步探讨。

2. **缺乏有效的评价方法** 临床护理路径已经在许多国家使用，但是对于其效果，各文献的报道不尽相同，且有学者对报道的结果也存在质疑。Noha 等人的研究发现，只有33%的文献是高质量的，结果可靠。因此，我们需要对临床护理路径的应用效果做出全面评价。而临床路径审查工具（Clinical pathway audit tools）就是用来检查和评估实施效果的。对已有的评价工具，Vanhaecht 等人发现，整合照顾路径审查工具是最适当的，但目前对审查工具的研究还很少，而且对已有的工具，我们尚不能确定其有效性。

3. **缺乏认识** 在我国，医务人员和领导层对临床护理路径的认识不足，因此不能正确引导全员转变观念，下不了决心改变长期形成的不良医疗行为。目前国内对临床护理路径的宣传仅限于学术活动和一些零星的报道。要使临床护理路径在我国推广应用，必须让更多的人全面认识它，进而说服他们接受该理念并付诸实施。

4. **缺乏相应的政策环境** 我国现行的医疗保险支付制度，是国内临床护理路径推广应用缓慢的主要原因之一。单病种限价收费的提出和应用促进了临床护理路径的推广，但目前只有部分省市的部分医院在部分科室实行。但政府尚未建立对医院合理的补偿机制，开展临床护理路径可能会遇到来自医院内部的阻力。可见，要保证临床护理路径合理地运行，必须有政府和政策的支持。

5. **缺乏多学科间的协作** 临床护理路径的实施不仅是专业建设的问题，还需要社会的广泛参与。国内的研究多数都是由护士来做的，极少数研究是由管理层来做，临床护理路径在国内并没有显现出它的多学科性。因此，临床护理路径在国内的推广和发展还需要其他学科人员的参与。

（邹　蓉　章一华）

第三章

临床护理路径的制定

第一节　临床护理路径制定的原则

一、成立组织,明确职责

1. 成立临床护理路径管理委员会

2. 成立临床护理路径指导评价小组　医务科、医教科、质控科负责组织临床科室主任修订临床医师路径,护理部负责组织护士长修订护理路径。医务科、护理部联合制订临床护理路径管理的综合考评,质控科、信息科(和病案室)负责相关病案信息收集、统计工作,财务科和医保办负责收费的实时监控。

3. 各临床科室成立实施小组　所有成员对临床护理路径知识及相关内容进行认真学习,并在各职能部门的指导下对科室病种临床路径标准进行修订,有计划地组织科室医护培训、实施临床护理路径管理。

4. 工作职责

(1)领导小组职责:①制定临床护理路径实施方案并组织实施。②明确各有关部门的职责并负责组织协调各部门工作。③确定实施临床护理路径管理病种与标准。④组织人员培训。⑤督查工作进展情况,实施临床护理路径的效益评价。⑥定期召开专题会议,研究解决实施中存在的问题,改进工作方法,促进医疗质量的全面提高。

(2)临床医生职责:①参与修订临床护理路径中与医疗相关的措施。②决定患者是否进入或退出临床护理路径,并填写在临床护理路径记录本注明。③临床护理路径表内治疗项目的确定、计划和执行。④对患者的康复进行评估,是否合乎临床护理路径的预期目标。⑤定期阅读变异分析报告,提议讨论需要改良服务的项目。

(3)护士职责:①依据护理操作规程,讨论确定与护理服务相关的部分。②监测临床护理路径表上应执行的项目。③负责患者的活动、饮食和相关的护理措施。④协助和协调患者按时完成项目。⑤记录和评价是否达到预期结果。⑥负责提供患者与家属的健康教育。⑦制定和执行出院计划。⑧有变异时,仔细记录变异,与护士长和医生讨论并加以处理。⑨定期阅读变异分析报告,参与小组讨论并提议需要改良服务的项目。

(4)药剂科的职责:①监测合理用药。②在保证质量的基础上,降低用药成本。③协助处理与药物有关的变异。

(5)临床辅助科室(检验科、影像科)职责:①执行临床护理路径表上本科室执行的项目。②协助处理与本科室有关的变异。

二、临床护理路径的病种选择

临床护理路径病种选择原则：①常见病、多发病；②治疗方案相对明确，技术相对成熟，诊疗费用相对稳定，疾病诊疗过程中变异相对较少；③结合医疗机构实际，优先考虑卫生行政部门已经制定临床路径推荐参考文本的病种。

2017 年 6 月 5 日，国家卫计委官网发布《关于实施有关病种临床路径的通知》，并委托中华医学会组织专家制（修）订了 23 个专业 202 个病种的临床路径，供卫生计生行政部门和医疗机构参考使用。《关于实施有关病种临床路径的通知》最新发布的 23 个专业 202 个病种的临床路径包括：耳鼻咽喉科 12 个、风湿免疫科 2 个、妇产科 5 个、感染科 9 个、骨科 10 个、呼吸内科 17 个、精神科 6 个、康复科 9 个、口腔科 6 个、泌尿外科 3 个、内分泌科 13 个、普外科 13 个、神经外科 6 个、神经内科 2 个、消化科 16 个、小儿内科 9 个、小儿外科 11 个、心内科 22 个、胸外科 5 个、血管外科 9 个、血液科 11 个、眼科 2 个、肿瘤科 4 个。

202 个临床路径清单

序号	专科	病种	备注
1	耳鼻咽喉科	鼓膜炎	通用版
2	耳鼻咽喉科	慢性鼻炎	通用版
3	耳鼻咽喉科	外耳带状疱疹	通用版
4	耳鼻咽喉科	急性坏死性中耳炎	通用版
5	耳鼻咽喉科	隐蔽性乳突炎	通用版
6	耳鼻咽喉科	粘连性中耳炎	通用版
7	耳鼻咽喉科	鼓室硬化	通用版
8	耳鼻咽喉科	慢性鼻窦炎	通用版
9	耳鼻咽喉科	鼻咽部血管瘤	通用版
10	耳鼻咽喉科	急性扁桃体炎	通用版
11	耳鼻咽喉科	扁桃体周围脓肿	通用版
12	耳鼻咽喉科	咽旁脓肿	通用版
13	风湿免疫科	系统性硬化症	通用版
14	风湿免疫科	风湿热	通用版
15	感染科	败血症（成人非粒细胞缺乏患者）	通用版
16	感染科	布鲁菌病	通用版
17	感染科	感染性心内膜炎	通用版
18	感染科	伤寒	通用版
19	感染科	神经梅毒	通用版
20	感染科	戊型病毒性肝炎	通用版
21	感染科	细菌性痢疾	通用版
22	感染科	梅毒	县医院适用版
23	感染科	疱疹性咽峡炎	县医院适用版
24	骨科	骨样骨瘤	通用版
25	骨科	血管肉瘤	通用版

续表

序号	专科	病种	备注
26	骨科	遗传性多发性骨软骨瘤	通用版
27	骨科	尤因肉瘤	通用版
28	骨科	骨巨细胞瘤	通用版
29	骨科	脊柱滑脱症	通用版
30	骨科	类风湿性关节炎	县医院适用版
31	骨科	膝关节骨关节炎	县医院适用版
32	骨科	腰椎骨折	县医院适用版
33	骨科	桡骨骨折	县医院适用版
34	呼吸内科	急性上呼吸道感染	通用版
35	呼吸内科	医院获得性肺炎	通用版
36	呼吸内科	肺癌	县医院适用版
37	呼吸内科	肺脓肿	县医院适用版
38	呼吸内科	急性扁桃体炎	县医院适用版
39	呼吸内科	急性呼吸窘迫综合征	县医院适用版
40	呼吸内科	急性气管支气管炎	县医院适用版
41	呼吸内科	急性上呼吸道感染	县医院适用版
42	呼吸内科	流行性感冒	县医院适用版
43	呼吸内科	慢性肺源性心脏病	县医院适用版
44	呼吸内科	慢性支气管炎	县医院适用版
45	呼吸内科	睡眠呼吸障碍	县医院适用版
46	呼吸内科	支气管哮喘（非危重）	县医院适用版
47	呼吸内科	胸膜炎	县医院适用版
48	呼吸内科	医院获得性肺炎	县医院适用版
49	呼吸内科	支气管肺炎	县医院适用版
50	呼吸内科	自发性气胸	县医院适用版
51	康复科	腰椎滑脱症康复	通用版
52	康复科	腰椎关节突综合征康复	通用版
53	康复科	截肢后康复	通用版
54	康复科	肩关节不稳康复	通用版
55	康复科	肱二头肌肌腱损伤和断裂康复	通用版
56	康复科	肘关节损伤康复	通用版
57	康复科	跟腱断裂术后康复	通用版
58	康复科	踝部韧带损伤康复	通用版
59	康复科	原发性脊柱侧弯康复	通用版
60	口腔科	深龋（后牙𬌗面）	通用版
61	口腔科	牙周脓肿行急症处理	通用版
62	口腔科	菌斑性龈炎行牙周基础治疗	通用版
63	口腔科	慢性牙髓炎（恒磨牙）	县医院适用版
64	口腔科	菌斑性龈炎行牙周基础治疗	县医院适用版

续表

序号	专科	病种	备注
65	口腔科	牙周脓肿行急症处理	县医院适用版
66	泌尿外科	急性睾丸炎	通用版
67	泌尿外科	肾素瘤	通用版
68	泌尿外科	阴茎癌	通用版
69	内分泌科	垂体前叶功能减退症	通用版
70	内分泌科	多发性内分泌腺瘤病	通用版
71	内分泌科	高渗性非酮症糖尿病昏迷	通用版
72	内分泌科	抗利尿激素不适当分泌综合征	通用版
73	内分泌科	慢性淋巴细胞性甲状腺炎	通用版
74	内分泌科	皮质醇增多症	通用版
75	内分泌科	肾上腺皮质功能减退症	通用版
76	内分泌科	糖尿病酮症酸中毒	通用版
77	内分泌科	下丘脑综合征	通用版
78	内分泌科	先天性肾上腺皮质增生症	通用版
79	内分泌科	胰岛素瘤	通用版
80	内分泌科	异位激素分泌综合征	通用版
81	内分泌科	肢端肥大症	通用版
82	普通外科	甲状舌管囊肿	通用版
83	普通外科	下肢动脉栓塞	通用版
84	普通外科	胃穿孔	通用版
85	普通外科	胃肉瘤	通用版
86	普通外科	十二指肠恶性肿瘤	通用版
87	普通外科	急性出血性肠炎	通用版
88	普通外科	小肠憩室疾病	通用版
89	普通外科	结肠憩室病	通用版
90	普通外科	阑尾类癌	通用版
91	普通外科	胆囊癌	通用版
92	普通外科	胆道出血	通用版
93	普通外科	腹腔镜下胆囊切除术日间手术	通用版
94	普通外科	大隐静脉曲张日间手术	通用版
95	神经内科	遗传性共济失调	通用版
96	神经内科	亨廷顿病	通用版
97	神经外科	颅底肿瘤	通用版
98	神经外科	脑干占位病变	通用版
99	神经外科	脊索瘤	通用版
100	神经外科	烟雾病	通用版
101	神经外科	蛛网膜囊肿	通用版
102	神经外科	头皮裂伤	县医院适用版
103	妇产科	羊水过多	通用版

续表

序号	专科	病种	备注
104	妇产科	羊水过少	通用版
105	妇产科	多胎妊娠	通用版
106	妇产科	早产（顺产）	县医院适用版
107	妇产科	妊娠期高血压疾病	县医院适用版
108	消化内科	胆汁淤积性黄疸	通用版
109	消化内科	食管贲门失弛缓症	通用版
110	消化内科	慢性胰腺炎	通用版
111	消化内科	酒精性肝炎	通用版
112	消化内科	营养不良	县医院适用版
113	消化内科	急性胃炎	县医院适用版
114	消化内科	糜烂性胃炎	县医院适用版
115	消化内科	急性胃肠炎（非感染性）	县医院适用版
116	消化内科	急性肠炎	县医院适用版
117	消化内科	肠梗阻	县医院适用版
118	消化内科	便秘	县医院适用版
119	消化内科	肛瘘	县医院适用版
120	消化内科	肛周脓肿	县医院适用版
121	消化内科	脂肪肝	县医院适用版
122	消化内科	慢性胆囊炎急性发作	县医院适用版
123	消化内科	消化道出血	县医院适用版
124	小儿内科	新生儿感染性肺炎	通用版
125	小儿内科	新生儿颅内出血	通用版
126	小儿内科	新生儿臂丛神经麻痹	通用版
127	小儿内科	肾小管酸中毒	通用版
128	小儿内科	新生儿呼吸窘迫综合征	通用版
129	小儿内科	早产儿动脉导管未闭	通用版
130	小儿内科	儿童感染性心内膜炎	通用版
131	小儿内科	新生儿肺炎	县医院适用版
132	小儿内科	新生儿高胆红素血症	县医院适用版
133	小儿外科	十二指肠闭锁和狭窄	通用版
134	小儿外科	肠重复畸形	通用版
135	小儿外科	肠梗阻	通用版
136	小儿外科	梨状窝瘘	通用版
137	小儿外科	小儿急性穿孔性阑尾炎	通用版
138	小儿外科	卵巢扭转	通用版
139	小儿外科	儿童股骨头缺血坏死	通用版
140	小儿外科	三尖瓣下移	通用版
141	小儿外科	右心室双出口	通用版
142	小儿外科	主动脉缩窄	通用版

续表

序号	专科	病种	备注
143	小儿外科	先天性食管狭窄	通用版
144	心血管内科	原发性高血压	通用版
145	心血管内科	继发性高血压	通用版
146	心血管内科	急性心包炎	通用版
147	心血管内科	缩窄性心包炎	通用版
148	心血管内科	冠心病合并瓣膜病（内科治疗）	通用版
149	心血管内科	冠状动脉瘘（内科治疗）	通用版
150	心血管内科	原发性高血压	县医院适用版
151	心血管内科	冠状动脉粥样硬化	县医院适用版
152	心血管内科	缺血性心肌病	县医院适用版
153	心血管内科	慢性缺血性心脏病	县医院适用版
154	心血管内科	无症状心肌缺血	县医院适用版
155	心血管内科	慢性肺源性心脏病	县医院适用版
156	心血管内科	心律失常—房性心动过速	县医院适用版
157	心血管内科	充血性心力衰竭	县医院适用版
158	心血管内科	心律失常—持续性室性心动过速	县医院适用版
159	心血管内科	心肌炎	县医院适用版
160	心血管内科	低血压	县医院适用版
161	心血管内科	心动过缓	县医院适用版
162	心血管内科	心悸	县医院适用版
163	心血管内科	心律失常—阵发性室上性心动过速介入治疗	县医院适用版
164	心血管内科	心律失常—心房颤动介入治疗	县医院适用版
165	心血管内科	心力衰竭	县医院适用版
166	心血管外科	缩窄性心包炎	通用版
167	心血管外科	急性心肌梗死后室间隔穿孔	通用版
168	心血管外科	冠心病合并瓣膜病	通用版
169	心血管外科	胸主动脉瘤	通用版
170	心血管外科	先天性主动脉瓣狭窄	通用版
171	心血管外科	先天性二尖瓣关闭不全	通用版
172	心血管外科	先天性主动脉瓣二瓣化畸形	通用版
173	心血管外科	先天性主动脉缩窄	通用版
174	心血管外科	冠状动脉瘘	通用版
175	胸外科	脓胸	通用版
176	胸外科	乳糜胸	通用版
177	胸外科	胸骨骨折	通用版
178	胸外科	张力性气胸	通用版
179	胸外科	胸腔积液	县医院适用版
180	血液内科	遗传性球形红细胞增多症	通用版
181	血液内科	侵袭性NK细胞白血病	通用版

续表

序号	专科	病种	备注
182	血液内科	毛细胞白血病	通用版
183	血液内科	中枢神经系统白血病	通用版
184	血液内科	急性粒细胞缺乏症	通用版
185	血液内科	儿童急性淋巴细胞白血病	通用版
186	血液内科	儿童急性早幼粒细胞白血病	通用版
187	血液内科	儿童慢性粒细胞白血病（慢性期）	通用版
188	血液内科	幼年型粒单核细胞白血病	通用版
189	血液内科	初治原发免疫性血小板减少症	县医院适用版
190	血液内科	慢性失血性贫血	县医院适用版
191	眼科	结膜肿物	通用版
192	眼科	真菌性角膜溃疡	县医院适用版
193	肿瘤科	扁桃体癌放射治疗	通用版
194	肿瘤科	阴道癌	通用版
195	肿瘤科	不适合局部治疗的复发或转移性扁桃体癌化疗	通用版
196	肿瘤科	脂肪瘤	县医院适用版
197	精神科	器质性精神障碍（非痴呆）	通用版
198	精神科	阿尔茨海默病及其他类型痴呆	通用版
199	精神科	苯丙胺类兴奋剂所致精神障碍	通用版
200	精神科	急性应激反应	通用版
201	精神科	创伤后应激障碍	通用版
202	精神科	非器质性失眠症	县医院适用版

第二节　临床护理路径制定的步骤

1. **计划准备阶段**　全员教育，成立团队组织（临床路径委员会或小组），基础信息收集、分析和确定病种或技术。

2. **临床护理路径制定阶段**

（1）采用方法：包括专家制定法、循证法和数据分析法；

（2）路径样式：电子病历、表格病历、信息系统、医嘱系统或其他记录系统等；

（3）与临床路径相配套的诊断治疗标准：如流程图、纳入标准、排除标准、临床监控指标与评估指标、变异分析等；

（4）病人版本：通俗易懂、形式活泼，能够吸引病人阅读。

3. **实施检查阶段**

（1）事前教育与培训，初期应用时要对每一个病人把关；

（2）严格按路径执行和记录，采取专人监控和智能监控相结合，保证实施的落实；

（3）分析变异及时查明原因，尤其是注意分析路径、护士以及患者三者原因。

4. **评价改进阶段** 在临床护理路径实施一段时间以后,将路径实施后的结果与实施前的数据进行对照并加以分析。内容主要包括:工作效率评价、医疗质量评价、经济指标评价以及患者满意度评价。通过评价改进原有临床护理路径或使用改进后新的临床护理路径,临床护理路径不断完善,更符合临床实际。

第三节 临床护理路径建立与施行中须重视的问题

1. **依据本机构的实际情况制定有关制度** 临床护理路径运行流程应与医院现有的制度和工作模式紧密结合,不能脱离医院的实际,只有在现有制度的基础上制定临床护理路径管理规定,才能确保路径得以顺利实施。

2. **临床护理路径文件格式定义要合理** 临床护理路径要成为正式医疗记录的一部分,否则将导致文件记录的成倍增长,增强临床护理人员的工作负担,将影响到大家对临床护理路径的信任和支持。合理的记录方式,不但可以减轻文件记录的负担,还会对临床工作起到引导作用。

3. **建立合理变异记录方式与收集分析方式** 在临床护理路径的运行过程中,对变异信息的收集和分析尤其重要。如果变异记录不能真实反映情况,就不能取得临床护理路径实施实际效果的信息,必然导致分析的变异,影响到对路径的评价与修改。另外,如果对变异信息收集分析不合理,导致反馈信息的延迟,也必将影响到路径实施的效果。

(邹 蓉 章一华)

第四章

临床护理路径的变异

　　临床护理路径（clinical nursing pathway，CNP）是一种融合质量管理、循证医学、系统护理，持续改善、提升护理质量的科学高效的医疗护理管理新模式，是由医生、护士及其他专业人员等组成的医护小组，针对特定医疗对象的某个诊断或手术做出合理化、程序化、标准化的诊疗实施方案，按严格的工作流程和准确的时间节点来实施，以规范医疗服务行为，减少康复延迟及资源浪费，使患者获得最优化的医疗护理服务。

　　国内外大量研究证实，应用临床路径可以缩短病人住院天数，降低住院费用，减少医疗资源的浪费。在病源充足、医疗资源短缺的条件下开展临床路径有良好的可行性。但不是每个进入临床路径的病人都会沿着临床路径预定的程序顺利康复，有些会偏离路径即出现变异。发生变异是正常的、允许的，医务人员应及时对变异进行详细记录和解释，分析变异原因，必要时采取干预。

　　临床护理路径是患者在住院期间的医疗护理管理新模式，护士在实施临床路径中承担的角色既广泛又重要，不仅承担着评估患者、病情观察、护理操作、联系患者各种检查、健康教育等责任，还负责评价护理目标是否达到，检查临床路径表上各项工作及任务是否按时完成并追踪结果。当发现护理临床路径有变异时，护士要及时记录变异情况并与医生讨论、分析变异原因及控制措施。通过客观分析、处理变异，改良不合理的诊疗护理措施，促进医疗护理质量改进，护理临床路径提高了团队的协作，使医疗护理更加合理化、人性化。

第一节　变异的概念

　　变异是假设与实际出现了偏离，与任何预期的决定相比有所变化的称为变异。临床护理路径的变异是指患者在接受诊疗护理的过程中，出现偏离路径程序或在沿着临床护理路径接受诊疗过程中出现偏差的现象。

　　临床路径研究人员认为变异是在假设的标准中出现偏差的过程，是在任何预期的决定中有所变化的过程。而在临床路径中，最基本的定义为实际的患者或结果偏离了预期的标准、规范、费用、目标或期望的结果。变异管理的前提是对变异内涵的准确理解与把握。尽管变异的定义多种多样，但它们的共同点是偏离了规定的标准。

　　变异管理作为临床路径管理的关键环节之一，是临床路径得以不断优化的基础，对临床路径的顺利实施与推广具有重要意义。

第二节　变异的分类

研究人员认为变异是在假设的标准中出现偏差的过程。但其中的"标准"是人为的，受到制定者主观因素、环境条件等影响，不可能是尽善尽美的。随着社会的进步、医学的发展、护理技术的不断改进，旧路径会不适应新形势，就会出现变异。

参考目前国内的学者对临床路径变异的分类，临床护理路径分类可采用以下 3 种方法：

一、以变异来源分类

按照变异来源的不同，可划分为 4 类：

1. **与患者相关的变异**　变异的发生常与患者的需求、个体差异、心理状态、病情的严重程度有关。例如：同时入院的两名肺炎患者，一名患者住院期间发现存在高血糖问题需要请内分泌科会诊，另一名患者不需要其他更多的辅助检查，两名患者的护理路径会有所不同，这就是患者相关变异。

2. **与护理人员相关的变异**　与护理人员的工作态度、技术水平、沟通技巧等相关的变异。例如：部分患者习惯方言交流，护理人员不会使用方言而患者听不懂普通话，在进行健康教育时可能出现患者对健康教育内容不理解，引起护理临床路径的偏差产生变异。

3. **与医院系统相关的变异**　因为医院系统的各个部门之间的沟通、协调障碍，或者设备不足等问题产生的。例如医技科室机器故障导致检查延迟，或是周末发出的检验结果未及时送到临床科室，影响患者病情的诊断和评估，从而出现的变异。

4. **出院计划因素相关变异**　因为等待转诊、家属照顾能力限制、或是因为经济因素等致使患者不能按计划出院，或是病人中途退出临床路径也属于变异的范畴。

二、以变异性质分类

按照变异发生的性质，可划分为正性变异和负性变异。

1. 正性变异的发生具有一定的合理性，可以缩短住院天数或使病人在路径规定的时间内提前完成治疗，或是可以减少住院费用。

2. 负性变异的发生指不符合路径的计划，可能具有一定的合理性，但会导致住院天数延长，或其发生不合理，属于管理的失误，最终导致病人治疗时间延长或费用增加。

三、以变异管理分类

按照变异管理的难易程度，可划分为可控变异和不可控变异。

1. 可控变异是指其发生不合理，但可以采取相应的措施加以制止和杜绝，属于应该加强管理的变异。

2. 不可控变异是指其发生具有一定的合理性，但无法制止和杜绝。

在进行变异的管理过程中，要尝试从多角度以多种分类方式对变异进行分析，这样才能够挖掘出变异的产生根源，依照变异的性质区别对待，对于可控变异采取措施及时修正，对于不可控变异尽量预防。

第三节　变异分析与处理的实施

临床路径工作目前在国内还处于探索阶段，在各个医疗机构实施的时间并不长，由于行业内部尚未形成统一的变异分类细化标准，因此各家医疗机构都基于自己的实际情况和对临床路径变异的理解进行变异管理。这就造成变异的收集范围、记录内容以及分析结果难以实现行业范围内的互相对比及借鉴。医疗机构对于临床路径变异管理的宣传及引导尚存在拓展空间，部分医护人员对变异存在偏见，谈"变异"色变，势必影响变异记录的及时准确。尽管临床路径的变异研究还存在很多问题，但已经取得的成效以及国内外医疗机构的先进经验表明临床路径是符合医疗服务行业发展趋势和我国国情的管理模式。要获得持续质量改进，必须建立科学的变异管理体系，同时依靠完备的临床路径信息系统，在多学科专业团队的协作下不断完善医疗服务规范。

一、变异分析管理

1. 进行变异分析管理的首要条件是建立完备的临床路径信息系统，对路径执行过程做到实时监控，对发生的变异做到真实、准确的记录，根据变异的严重程度对其作出不同的处理也应在变异分析表上做好详细的记录。回顾性的临床路径相关信息是进行变异分析的源泉，变异分析记录是医院临床路径指导小组对临床路径进行不断改进完善的最重要的依据。

2. 进行变异分析管理的另外一个重要条件是组建一个有多学科专业人员参加的管理团队，定期对收集的变异记录进行系统分析，该团队除包括主管护士、经治医师、还需要专职的个案管理员。临床路径实施过程中花费大量的人员及精力记录和收集变异相关信息，只有经验丰富且具有敬业精神的临床路径管理团队对变异资料进行专业全面的分析，才能够对临床路径的不断完善提供持续的组织支持，才能够使医疗机构的投入与医务人员的辛勤付出产生应有的价值。

二、变异分析处理

1. **分析变异发生的合理性**　依据帕累托法则（二八法则），分析两组数据之间的对比关系，发现需要改进的方面。从总体上看，某病种的临床路径的变异发生率在 20% 的范围内是允许的，如果高于这个临界值，则需要进一步的分析：如可将变异按照可控程度进行分类，当可控变异的发生率高于 20%，即说明路径本身并无太大的问题，而是医院系统的流程可能存在需要改进的方面；当不可控变异的发生率高于 20%，即可能是路径制度本身存在问题，如果是患者本身的差异性与路径计划不匹配，则应当严格路径的入径标准，或是路径本身已经不能适应医院当前的技术水平、医疗环境等，这时就需要对路径进行修改。

2. **识别关键影响因素，制定改进措施**　对于分析发现的不合理变异，进行深入的统计学检验分析，可采取多重线性回归、logistic 回归、主成分分析等方法识别导致该种变异发生关键影响因素，再依据这些因素制定相应的改进措施。即依据帕累托法则（二八法则），在控制 20% 的主要因素减少 80% 的临床变异的思想的指导下，寻找引发临床变异的关键因素，重点关注使变异的发生率达 80% 的影响因素，依此尝试通过控制主要影响因素达到减少更多的路径变异的目的，必要时可考虑在临床路径之下是否应该开设一条亚路径，以建立对这些因素的常态化和标准化管理，保证治疗的连续性。

（李　青　章一华）

第五章

临床护理路径的应用现状、效果与评价

　　临床路径作为一种包含了质量保证、循证医学、整体护理、持续质量改进的诊疗标准化方法，在国际上被视为 20 世纪 90 年代以来医学临床实践的重大变革之一，目的是为服务对象提供最佳照护质量的一种管理模式。目前国外很多发达国家在执行临床路径，美国约 60% 的医院应用了临床路径。临床护理路径作为适应新形势的一种崭新的护理模式，以患者为中心的成效管理模式正在引起医务界的关注。在美国，1995 年成立了直接由西南外科协会领导的临床护理路径委员会，专门负责研究和指导临床护理路径在医院的应用。在日本，近年来也开展了正常分娩的临床护理路径并取得一定效果。如保证产褥期的护理质量，护理记录简单易行，产妇住院时间缩短等。这种高效先进的管理模式先后在英国、澳大利亚、新加坡、日本及我国台湾、香港地区得到广泛应用。

　　临床路径 1998 年从美国引入我国以来，北京、天津等国内大城市相继开展了部分病种的临床路径工作。2002 年召开了"临床路径研讨会"，吴袁剑云博士主编了《临床护理路径实施手册》，随后临床护理路径在我国陆续开展并广泛应用于各个护理领域。我国护理研究者和教育者在临床路径理论和实践的启发下，将其运用到护理教学等领域并取得了很好的效果。2009 年 7 月，国务院在"推进公立医院改革试点"工作部署中明确要求推行常见病临床路径，在此之后，卫生部医政司组织制定了 22 个专业 112 个病种临床路径并下发了《临床路径管理试点工作方案》，同年 12 月临床路径管理试点工作在全国范围内展开。在医疗背景环境下临床路径通常都是由一个多学科小组顺着时间轴来识别和描述预期的临床管理和干预措施。近年来，随着临床路径的广泛应用，其优势已被国内外开展的不同研究证实。

　　根据对近年来我国护理学科中影响因子较高的期刊文献研究发现，自 2009 年我国开始在全国范围内开展临床路径管理试点工作，护理期刊上刊载的临床路径相关护理文献数量稳定增长，他们的载文情况基本能够反映我国的护理临床路径事业发展的情况。王曙红等在室间隔缺损修补围手术期患者中应用 CNP 规范了治疗、护理和康复工作程序，改善了医、护、患关系，使患者候手术天数减少，满意度增加，自护能力增加，护理人员的工作满足感增加。王立平在甲状腺功能亢进手术患者中应用 CNP 使护理任务明确，有利于各项护理措施落实到位。龙秀红在正常分娩后的产妇中应用 CNP，使产妇得到系统的教育，挖掘产妇自理潜能，提高产妇护理新生儿的能力及满意度。临床快捷护理路径在重型颅脑外伤急救中的应用：(1)增进了医护之间的信息传递，提高了抢救成功率；(2)规范了救治流程，防范和减少了护理差错；(3)急救路径经科学循证高效快捷，缩短了抢救时间。戴红霞等在膝关节镜手术患者实施临床路径的对照研究表明，缩短了住院天数，提早了功能锻炼和下床时间，提高了医疗护理质量。张伟英以路径方针为指导，结合三早方案，缩短 ICU 患者的平均住

院日及拔管时间,减少并发症发生,提高护理工作效率。杜夏蕃按照 CNP 对鼻内窥镜手术患者实施健康教育,使健康教育格式化、目标明确,便于质量监控和检查。马燕等认为:健康教育路径保证了临床健康教育的连续性和完整性,充分尊重患者的权利,增进护患交流,加强医护合作,避免了医疗纠纷。

　　临床路径作为一种能够规范医疗行为、降低成本、提高护理质量的有效方法,它的优势通过临床一线人员进行的各种类型试验及对病人健康教育得到体现,具体表现为:①临床路径作为一种"标准流程图",使护士遵循路径所预定的标准程序进行护理工作,保证了护理工作的连续性,避免了由于个人能力不同而造成的遗漏和疏忽,有效地减少了护理差错的发生,全面提高了护理质量。②将病人所接受的治疗和健康教育项目标准化、程序化,使患者明确自己的护理目标,更多地参与影响其护理的相关决定,充分调动患者的主观能动性,促进疾病尽早康复,缩短住院周期、降低费用、提高医疗资源的管理和利用,增加患者的满意度。③临床护理路径为护理管理者提供了统一的标准作为质控依据,管理者做出综合分析后再反馈回临床,使管理工作形成良性循环。

(李　青　胡婷婷)

第六章

临床护理路径的发展与展望

临床护理路径（Clinical Nursing Pathway，CNP）起源于19世纪70年代早期。当时有学者认为："将医疗护理标准化是有益的，可促进服务的完整性，还能评估病人的病程及治疗的效果，同时也是种教育的工具"。20世纪80年代中期，美国马塞诸塞州波士顿新英格兰医疗中心（New England Medical Center，NEMC）的护士Karen Zander和她的助手们将路径运用于医院的急救护理，其结果发现这种方式既可缩短住院天数，节约护理费用，又可以达到预期的治疗效果。20世纪80年代末，CNP成为具有美国标志的护理标准化工具，并广泛流行于英国、澳大利亚以及部分亚洲国家和地区。虽然CNP已于20世纪90年代传入中国大陆，但直到2002年在北京召开了"临床路径研讨会"后，临床路径才开始在中国应用于医疗护理服务。

一、国外临床路径开展情况

2003年CNP已经全面覆盖美国大部分医院。2005年德国也相继全面推行CNP，收效良好。自20世纪80年代至今，由于临床路径在缩短住院天数，降低病人住院费用，减少资源浪费，提高服务质量和减少并发症等方面展现出它卓越的优点，因此美国大多数医院都把对临床路径的实施作为一种策略。

二、我国临床护理路径开展情况

临床路径是由各临床路径发展小组内的一组成员，根据某种疾病、诊断或手术制定的一种治疗护理模式。按照临床路径表的标准化治疗护理流程，让病人从入院到出院都按此模式来接受治疗、护理。目前我国临床护理路径仍处于起步发展阶段，国内现在各个护理专科都在尝试开展临床护理路径。下面大致介绍下我国临床护理路径开展情况。

1. **开展临床护理路径的医院增加**　2009年10月卫生部下发了《临床路径管理指导原则（试行）》，开始在政策层面给予支持与落实执行。至此我国开始全面尝试推行临床路径。

早期临床护理路径只局限于几所大型的综合性医院，这些医院一般具有较为先进的医院信息管理系统，且重视循证医学的研究。2002年北京大学第三医院在心内科进行了这项实验，四川大学华西医学中心已完成33个病种手术临床路径的研制。临床护理路径的应用研究，从早期的只有几个省市的大型综合性医院的开展逐步向全国其他省市的综合医院、专科医院发展。

2. **进入临床护理路径的病种增加**　早期进入临床路径的多是以手术处理的外科疾病为主，病种相对单一。近两年来对内科疾病、慢性病及社区卫生服务的报道也在增加，目前在慢病护理,外科术后护理,妇产科术后护理,儿科护理,心理疾病护理及健康教育等都进行了尝试,收效显著。

3. 开展临床护理路径的收效明显 开展专科疾病的临床护理路径管理,可提高部门间协同工作的效率,提高病人战胜疾病的信心和对护理服务的满意度。可减轻病人的心理负担,增强病人的遵医行为。通过在健康教育中开展临床护理路径,强化了护理人员的健康教育意识,保证了健康教育的连续性、完整性,提高了病人对健康知识的掌握程度。

开展临床护理路径体现了以病人为中心的服务理念,促进整体护理的推广和深化,进一步发挥护理人员的作用,提高护理人员的临床工作能力,对专科护理的发展具有推动作用。能促进护理人员积极发挥主观能动性,为临床路径提供专业信息,提高护理人员各专业之间的协调能力。促进医院护理管理,提高护理质量。临床护理路径的设计与实施包含了沟通、冲突化解、品质控制与改良、结果测量、人本管理、循证医学和 PDCA 循环等理论,所采用的是目前最佳的治疗护理方案。明确了护理人员的职责,协调医患、护患、病人之间的关系;作为个案管理者,提醒、监督每日进程,保持护理病历完整性等。

临床护理路径可使护理人员由被动护理变为主动护理,不再机械地执行医嘱,而是有目的、有预见性地进行护理,使护理行为更加规范化、标准化,保证护理效果更有效、更安全。同时,临床护理路径是整体护理的深入,能有效地促进护理人员对护理程序的运用,全面提高护理质量。

现阶段,我国护理人员对临床护理路径的研究尚属起步阶段,与发达国家还有很大的距离,还要不断加以完善。

（李　芸　洪锦兰）

第七章

职业病相关知识

第一节　职业病的定义与相关知识

一、职业病定义

1. 广义职业病定义　在人们生产过程、劳动过程和生产环境中存在的可直接危害劳动者健康的因素称为职业性有害因素，包括职业活动中存在的各种有害的化学、物理、生物因素以及在职业活动中存在的对劳动者健康、安全和作业能力造成不良影响的条件。这些有害因素作用于人体的强度与时间超过一定限度时，人体不能代偿其所造成的功能性或器质性病理改变，出现相应的临床征象，并影响劳动能力，这类疾病通称为职业病。

2. 法定职业病定义　在职业活动中存在着各种各样的有害因素会影响人们健康。这是由于预防工作的疏忽以及技术上的局限性导致从事职业活动的人们的健康受到损害。因此防止职业病的发生不仅反映着一个国家预防医疗工作的水平，而且间接反映了国家经济发展水平和社会保障能力。所以对职业病的定义，除蕴涵医学学术层面上的含义外，还应赋予法律的意义，即通过立法规定"职业病"的定义。国际劳工组织（International Labour Organization, ILO）将职业病定义为：在工作活动中，由于暴露于危险因素下而引起的一类作为法律契约的疾病。

我国于 2002 年 5 月 1 日实施的《中华人民共和国职业病防治法》，对职业病作了明确的定义，是指用人单位（企业、事业单位和个体经济组织）的劳动者在职业活动中，因接触粉尘、放射性物质和其他有毒、有害物质等因素而引起的疾病。2016 年新修订的《中华人民共和国职业病防治法》将职业病定义为：本法所称职业病，是指企业、事业单位和个体经济组织等用人单位的劳动者在职业活动中，因接触粉尘、放射性物质和其他有毒，有害因素而引起的疾病。通过法律，我国对"职业病"这一个简单的名词赋予了法律的含义，只有在国家颁布的职业病名单中的疾病才是法定的职业病。

根据 2013 年 12 月国家卫生计生委、人力资源社会保障部、安全监管总局和全国总工会联合组织颁布的《职业病分类和目录》，我国职业病种类明确分为 10 类 132 种：

1. 职业性尘肺病及其他呼吸系统疾病

（1）尘肺包括矽肺、煤工尘肺、石墨尘肺等 13 种；

（2）其他呼吸系统疾病过敏性肺炎、棉尘肺等 6 种；

2. 职业性皮肤病包括接触性皮炎、光敏性皮炎等 8 种；

3. 职业性眼病包括化学性眼部灼伤、电光性眼炎、白内障 3 种；

4. 职业性耳鼻喉口腔疾病包括噪声聋、铬鼻病、牙酸蚀病和爆震聋4种；

5. 职业性化学中毒包括铅及其化合物中毒、氯气中毒、苯中毒、氯乙烯中毒、有机磷农药中毒等59种；

6. 物理因素所致职业病包括中暑、减压病等7种；

7. 职业性放射性疾病包括外照射急性放射病、外照射亚急性放射病、放射性肿瘤等11种；

8. 职业性传染病包括炭疽、森林脑炎、布鲁氏杆菌病、艾滋病（限于医疗卫生人员及人民警察）和莱姆病等5种；

9. 职业性肿瘤包括联苯胺所致膀胱癌、苯所致白血病等11种；

10. 其他职业病包括金属烟热、滑囊炎（限于井下工人）等5种。

根据以上规定，要构成法律上所称的职业病，必须具备以下四个要件：①患病主体必须是用人单位的劳动者；②必须是从事职业活动过程中产生的；③必须是因接触粉尘、放射性物质和其他有毒、有害因素引起的；④必须是国家公布的《职业病目录》所列的职业病。在上述四个要件中，缺少任何一个要件，都不属于法律所称的职业病。

二、职业相关疾病

所谓职业相关疾病又称为职业性多发病。是由于生产过程、劳动过程和生产环境中某些不良因素，造成职业人群常见病发病率增高、潜伏的疾病发作或现患疾病的病情加重的一类疾病。

1. 职业相关疾病的特点

（1）职业相关疾病的病因往往是多因素的，职业性有害因素是该病发病的诸多因素之一，但不是唯一因素，或者不是直接致病因素。一般说，职业因素只影响疾病的显现和严重程度，并不影响发病。而其所致的临床表现也是非特异性的。例如接触高浓度二硫化碳能导致心肌及血管壁的损害和动脉粥样硬化产生，但除职业性二硫化碳接触外，导致动脉硬化还有更多的非职业因素，且较职业因素更重要。如紧张的脑力劳动会对心血管产生损害。

（2）由于职业性有害因素影响，促使潜在疾病暴露或病情加重。例如原生损害有肺部疾病的劳动者吸入较高浓度的粉尘，会使病情加剧。如粉尘接触工作慢性支气管炎。

（3）通过控制职业性有害因素和改善工作环境，可减少与工作相关疾病的发生。例如将患有慢性呼吸道疾病的患者调离工作岗位或改善其工作环境后，可以缓解或停止其病情的发展。

（4）职业相关疾病不属我国法定的职业病范围，但它对工农业生产的影响不可忽视。

2. 常见的职业相关疾病

（1）与职业有关的肺部疾病，如慢性支气管炎、肺气肿等。

（2）骨骼及软组织损伤，如许多站立、坐位等强迫体位作业引起的腰背疼痛、肩颈疼痛、脊柱侧弯、腱鞘炎等。

（3）与职业有关的心血管疾病，如高温作业者高血压的检出率比非高温者高，接触一氧化碳、二硫化碳等化学物质导致冠心病的发病率及病死率增高。

（4）生殖功能紊乱。如接触铅、汞和二硫化碳可导致早产及流产发生率增高。

（5）消化道疾患。如煤矿工人患消化道溃疡的比率高于普通人群，高温作业者可导致消化不良等疾病的发生率增高。

第二节 职业病临床护理的特殊性及基本原则

一、职业病护理的特殊性

职业病临床是预防医学与临床医学既交叉又密切联系的学科。同样职业病临床护理既有一般护理共同特点，又有其专科的特殊性。

1. 知识的跨越性 职业病是劳动者在职业活动和生产过程中接触职业病危害因素引起的疾病，病因明确，完全可以预防，其发病过程和治疗方法与预防医学有着密切的关系。专科护理只有掌握更多的预防医学知识，才能认识职业病发病原因、病情发展，判断治疗效果等，并运用于护理工作与健康教育中。

2. 学科的交叉性 职业病危害因素对机体影响，既有局部的，也有全身的，不仅侵入某个脏器或系统，有时也损害多个脏器或系统，在诊断和治疗上涉及呼吸、血液、神经、消化、泌尿等多个学科。因此，需要护士有多学科的医学知识，掌握多种技能，才能对患者进行有效的治疗与护理。

3. 职业病的特殊性 大多数职业病目前尚无特效治疗办法，发现愈晚，疗效愈差，有些是不可逆的，如尘肺病。因治疗时间长，护理难度大，不仅要对患者身体进行治疗与护理，还要对其进行心理护理。

4. 职业病患者的特殊性 职业病是社会原因造成的，是法定或赔偿性疾病。职业病的诊断治疗等医疗行为有着很强的技术性和政策性。医护人员不仅要有高超的医疗技术，还需要掌握职业病防治法律法规，以帮助维护劳动者的健康权益。

二、职业病护理的基本原则

1. 循证护理 职业病护理不仅是通过给药、治疗、处置、观察等护理手段来实施治疗方案，还要了解职业病的发生原因、病程、预后，并通过护理评估、护理诊断、计划、实施及评价，达到疾病痊愈，预防疾病和损伤。

2. 健康护理 由于职业病危害的多样性、复杂性、广泛性，需要对患者进行适当的职业卫生教育和健康教育，使病人不仅了解自己的病情及享有的合法权益，还能掌握一些健康知识，配合治疗，有利康复。

3. 康复护理 职业病患者往往有不同方面、不同程度的器质性和功能性损害。因此，应重视康复早期的介入，创造良好的康复条件，为患者提供全方位的整体康复护理。护理应不断评估患者身体状况，指导并适时提供功能训练，不断提高患者的整体功能及生活质量，提升患者的健康水平和疾病恢复程度，最大限度地帮助患者的身心得到改善，使他们有可能回归社会。

4. 心理护理 职业病具有病情反复性、持续性，患者的医疗、生活待遇有很强的政策性。因此，职业病患者具有复杂的心理状态，除存在忧郁、消极悲观怨恨、易激惹、猜疑、依赖、求助、回避心理外，往往为了争取自己的利益，赔付期望值高，导致医患、护患沟通难度大，治疗护理依从性不够，为护理管理工作带来一定的难度。护理应高度重视患者的心理问题，及时给予相应的心理支持。

（李　芸　章一华）

第二部分
常见职业病临床护理路径

第一章

职业性尘肺病及其他呼吸系统疾病临床护理路径

第一节　尘肺病临床护理路径

尘肺病临床护理路径表

适用对象：第一诊断为尘肺（矽肺）

患者姓名_____　性别_____　年龄_____　住院号_____

住院日期_____年_____月_____日　出院日期_____年_____月_____日　住院天数_____天

时间		住院第1日	住院第2～3日	住院期间	出院前1～3日	出院日
护理处置		□测量生命体征、佩戴腕带 □体重 □入院护理评估 □通知主管医生 □建立护理病历 □卫生处置 □完成入院护理记录单书写 □医嘱相关治疗执行及指导 　□采集血标本 　□皮内注射 　□口服药物 　□静脉输液 　□吸氧 　□雾化吸入 　□必要时吸痰 　□其他 □巡视观察 □生活护理 □心理护理	□监测生命体征 □病室环境 □卧位 □保持呼吸道通畅 □氧疗 　□低流量给氧 　□无创正压通气 □用药护理 □协助生活护理 □巡视观察 □心理护理	□监测生命体征 □病室环境 □卧位 □保持呼吸道通畅 □制订康复计划 □用药护理 □协助生活护理 □体外膈肌起搏治疗 □心理护理	□监测生命体征 □病室环境 □卧位 □保持呼吸道通畅 □氧疗 　□低流量给氧 　□其他 □制订康复计划 □协助生活护理 □心理护理	□医嘱相关治疗、处置执行 □出院流程指导 □与患者及家属共同制订居家康复计划 □教会患者自我监测和调护 □指导患者及家属做好尘肺康复日记 □整理病历

续表

时间	住院第1日	住院第2～3日	住院期间	出院前1～3日	出院日
健康教育	□环境介绍 □住院须知 □主管医生 □责任护士 □检验/检查指导 □疾病相关知识 □跌倒预防 □压疮预防 □脱离粉尘作业	□正确留取痰标本 □检验/检查指导 □咳嗽、咳痰的意义	□疾病相关知识 □呼吸功能练习 　□深呼吸 　□有效咳嗽 □休息与睡眠 □氧疗的目的、方法及注意事项	□疾病相关知识 □防寒保暖 □戒烟、酒 □呼吸功能练习 　□深呼吸 　□有效咳嗽 □休息与睡眠 □家庭氧疗	□自我监测 □自我调护
康复指导	□氧气疗法 □无创正压通气	□深呼吸 □有效咳痰	□深呼吸 □有效咳嗽 □腹式呼吸 □缩唇呼吸 □有氧训练 □呼吸肌阻力训练 □气功八段锦	□深呼吸 □有效咳嗽 □腹式呼吸 □缩唇呼吸 □自我放松训练	□深呼吸 □有效咳嗽 □腹式呼吸 □缩唇呼吸 □有氧训练 □呼吸肌阻力训练 □气功八段锦
饮食	□优质蛋白：鱼类、蛋类、动物肺脏及肾脏 □维生素：新鲜蔬菜水果	□优质蛋白：鱼类、蛋类、动物肺脏及肾脏 □维生素：新鲜蔬菜水果	□优质蛋白：鱼类、蛋类、动物肺脏及肾脏 □维生素：新鲜蔬菜水果	□优质蛋白及钙：鱼类、蛋类、动物肺脏及肾脏 □维生素：新鲜蔬菜水果	□优质蛋白及钙：鱼类、蛋类、动物肺脏及肾脏 □维生素：新鲜蔬菜水果 □戒烟酒、多饮水
病情变异记录	□无 □有，原因 1. 2.	□无 □有，原因 1. 2.	□无 □有，原因 1. 2.	□无 □有，原因 1. 2.	□无 □有，原因 1. 2.
签名					

临床路径实施规范

【住院第1日】

1. 护理处置

（1）予安静休息，取半卧位。

（2）询问病史，体格检查，进行入院护理评估。

（3）测量生命特征及指脉氧。

（4）立即予低流量鼻导管吸氧，1～2L/min，必要时予无创呼吸机正压通气：检查呼吸机性能，连接管道，调节好参数，给患者戴上面罩，患者取舒适体位，一般取半卧位或平卧位，保持气道通畅，防止枕头过高，使呼吸道变窄，影响气流通过，降低疗效。头带的松紧度适宜，既要防止漏气刺激眼部和面部皮肤，又要防止口鼻面罩过紧产生的皮肤红斑。

（5）观察患者咳嗽、咳痰及呼吸困难程度。

（6）遵医嘱予支气管扩张剂、抗生素及祛痰药等药物治疗。

（7）制订护理计划，予口腔护理、皮肤护理及管道护理。

（8）评估患者跌倒、压疮风险及日常生活能力，采取相应的护理措施。

2. 健康教育

（1）介绍病室环境、主管医生、责任护士及同病室病友，消除患者陌生感。

（2）介绍吸氧或无创通气的目的、方法及注意事项，配合治疗。

（3）介绍相关检查如胸部 X 线摄片，胸部 CT、动脉血气分析检查的目的、方法及注意事项。

3. 康复指导　指导患者呼吸疗法：

（1）氧气疗法：氧气吸入是肺功能损害、低氧血症必要的科学治疗手段，及时补充氧气可增加病人吸入气体氧含量，减轻呼吸做功，弥补呼吸功能不全，提高动脉血氧分压，对应动脉血氧分压下降引起的缺氧疗效较好，改善组织缺氧，使心、脑、肾等重要器官功能得以维持，提高生活质量、延长生命。

（2）无创正压通气治疗：研究表明长期无创正压通气的患者，其膈肌肌电活动幅度减低，肌肉得到了休息，进而缓解慢性阻塞性肺疾病患者的呼吸困难。无创正压通气治疗是通过缓解呼吸肌疲劳，减轻患者呼吸困难，进而改善患者的运动耐力，这对尘肺患者康复及提高患者生存质量有非常实际的意义，因此无创正压通气可以作为一项辅助治疗措施应用于稳定期尘肺患者的康复。

4. 饮食

（1）增加优质蛋白质摄入，如鱼类、蛋类，并可适当进食动物的肺脏、肾脏。

（2）增加维生素的摄入

1）维生素 A 能维持上皮细胞组织，特别是呼吸道上皮组织的健康，对减轻咳嗽症状有一定的益处。天然维生素 A 只存在于动物性食品如动物肝脏、蛋类、奶油和鱼肝油中；植物所含的胡萝卜素进入人体，可在肝中转变为维生素 A。此外，咸带鱼、鲫鱼、白鲢、鳝鱼、鱿鱼、蛤蜊、人奶、牛奶等也含丰富的维生素 A。

2）维生素 C 具有抗氧化作用，其主要存在于新鲜的水果和蔬菜里。如新鲜的大枣、柑橘类、橙子、草莓、猕猴桃、酸枣、沙棘、辣椒、番茄、菠菜、菜花等

【住院第 2～3 日】

1. 护理处置

（1）予安静休息，取半卧位。

（2）保持病室安静，室内空气新鲜，每日开窗通风 2～3 次，每次 30 分钟，做好病房的消毒隔离工作。

（3）观察患者呼吸频率、节律及深浅度，监测指脉氧。

（4）观察痰液的颜色、性质、量及气味，促进患者痰液排出，保持呼吸道通畅。

（5）根据病情予低流量鼻导管吸氧或无创机械通气。

（6）做好药物治疗的护理

1）抗纤维化药：①汉防己甲素，可抑制胶原合成，影响细胞分泌功能，阻止胶原、黏多糖从细胞内向细胞外分泌，使其不能在细胞外形成胶原纤维。常规用法是汉防己甲素

100mg，每日 3 次口服，每周 6 天，休息 1 天，防止尘细胞崩解，服用 3 个月，休息 1 个月为 1 疗程。给药后患者会出现轻度嗜睡、乏力、恶心、上腹部不适，长期口服可能会引起面部色素沉着。②克矽平，克矽平的 N-O 优先与 -OH 结合，使石英不与巨噬细胞生成氢键反应，从而保护巨噬细胞，提高巨噬细胞对矽尘毒性的抵抗力，间接增强肺对矽的廓清能力，阻断和延缓胶原的形成。

2）抗生素及祛痰药：抗生素需做药敏试验，选用敏感药物，要注意联合用药选用协同作用的药物，提高疗效，同时剂量要足，时间要够，防止耐药。

（7）准确留取痰标本做检查以协助诊断及治疗。

2. 健康教育

（1）指导患者正确留取痰标本

1）一般以清晨第一口痰为宜，采集时应先漱口，然后用力咳出气管深处痰液，盛于清洁容器内送检。

2）细菌培养，需用无菌容器并及时送检。

3）做浓集结核杆菌检查时，需留 12～24 小时痰液送检。

（2）向患者及家属说明咳嗽及咳痰的意义，鼓励患者主动咳嗽。

（3）脱离粉尘作业。

（4）完善检验 / 检查前宣教，如通知禁食水、告知检查 / 检验目的、时间、地点及注意事项等。

3. 康复指导
指导患者进行深呼吸和有效咳嗽：取坐位，助患者先进行几次深而慢的呼吸后尽量深吸气、屏气，继而缩唇缓慢地将气体呼出；再深吸一口气、屏气，身体少前倾，自胸腔进行 2～3 次短促有力的咳嗽，咳痰后进行放松性深呼吸。

4. 饮食

（1）增加优质蛋白质摄入，如鱼类、蛋类，并可适当进食动物的肺脏、肾脏。

（2）增加维生素的摄入

1）维生素 A 能维持上皮细胞组织，特别是呼吸道上皮组织的健康，对减轻咳嗽症状有一定的益处。天然维生素 A 只存在于动物性食品如动物肝脏、蛋类、奶油和鱼肝油中；植物所含的胡萝卜素进入人体，可在肝中转变为维生素 A。此外，咸带鱼、鲫鱼、白鲢、鳝鱼、鱿鱼、蛤蜊、人奶、牛奶等也含丰富的维生素 A。

2）维生素 C 具有抗氧化作用，其主要存在于新鲜的水果和蔬菜里。如新鲜的大枣、柑橘类、橙子、草莓、猕猴桃、酸枣、沙棘、辣椒、番茄、菠菜、菜花等。

【住院期间】

1. 护理处置

（1）继续予低流量鼻导管吸氧或无创正压通气。

（2）保持病室安静，室内空气新鲜，每日开窗通风 2～3 次，每次 30 分钟，做好病房的消毒隔离工作。

（3）观察患者呼吸频率、节律及深浅度，监测指脉氧。

（4）观察痰液的颜色、性质、量及气味，予雾化吸入等促进患者痰液排出，保持呼吸道通畅。

（5）遵医嘱准确及时地使用抗纤维化、抗生素、祛痰药及支气管舒张剂等药物。

（6）根据患者耐受程度，制订康复计划，如深呼吸及有效咳嗽、腹式呼吸、缩唇式呼吸、有氧训练、气功八段锦等呼吸操及膈肌训练等。

（7）遵医嘱予体外膈肌起搏仪治疗：尘肺病人多合并慢支炎、肺气肿、肺心病、重症者常伴低氧血症、高黏血症，机体的能量利用障碍，心、肺功能不同程度受影响，慢性呼吸功能不全、呼吸肌疲劳等，利用体外膈肌起搏器治疗可增加膈肌运动，达到增加肺通气量，改善肺功能的目的，因此能有效改善尘肺病人的心肺功能状态，可作为尘肺病呼吸肌疲劳康复、肺功能改善的一种方法。

（8）落实基础护理如口腔护理、皮肤护理、管道护理等。

2. 健康教育

（1）告知患者疾病相关知识，注意保暖，多饮水。

（2）保证充足的休息与睡眠，活动应循序渐进，从卧床休息 - 坐起 - 床边活动 - 室外活动逐步进行；睡前不喝咖啡、浓茶，睡前热水泡脚，喝热牛奶以促进睡眠，保证每晚有效睡眠时间达 6～8 小时。

（3）指导深呼吸及有效咳嗽的方法及意义。

（4）氧疗的方法及意义。

3. 康复指导

（1）深呼吸及有效咳嗽：方法同上。

（2）腹式呼吸

1）患者取舒适体位，可取坐位或半卧位，两膝半屈使腹肌放松，一手放于腹部，一手放于胸部。

2）用鼻缓慢深呼吸，膈肌放松，尽力挺腹，使其鼓起。

3）缓慢呼气，腹肌收缩，腹部下凹。

4）动作要领：肩背放松，腹部吸鼓呼瘪，吸时经鼻，呼时经口，深吸细呼。

5）训练时注意：①避免用力呼气或呼气过长，以免发生喘息、憋气、支气管痉挛。②深呼吸练习时以每次练 3～4 次吸 / 呼为宜，避免过度通气。

（3）缩唇呼吸：

1）指导患者取舒适体位。

2）经鼻深吸气，呼气时将嘴唇缩起呈吹口哨状缓慢呼气 4～6 秒。

3）吸气与呼气时间比为 1：2，尽量深吸慢呼。

4）每天 2 次，每次 10～20 分钟，每分钟 7～8 次。

（4）有氧训练：如步行、快走、慢跑、打太极拳等。

运动三部曲：第一部：热身运动（5～10 分钟）；第二部：正式运动（20～60 分钟），应将运动量慢慢提高，直至感觉到有点吃力，并保持这个速度 / 运动量锻炼 20～60 分钟，运动强度不应太易或过分困难；第三部：缓和运动（5～10 分钟）

（5）气功八段锦：①两手托天理三焦；②左右开弓似射雕；③调理脾胃须上举；④五劳七伤往后瞧；⑤摇头摆尾去心火；⑥两手攀足固肾腰；⑦攒拳怒目增气力；⑧背后七颠百病消。

（6）膈肌阻力训练：患者仰卧位，头稍微抬高的姿势，首先让患者掌握横膈吸气，在患者腹部放置 1～2kg 的沙袋，让患者深吸气同时保持上胸廓平静，沙袋重量必须以不妨碍膈肌活动及上腹部鼓起为宜,逐渐延长患者阻力呼吸时间,当患者可以保持横膈肌呼吸模式且吸气不会使用到辅助肌约 15 分钟时,则可增加沙袋重量。

(7) 吸气阻力训练:通过阻力训练器吸气,可以改善吸气肌的肌力和耐力,减少吸气肌的疲劳。吸气阻力训练器有各种不同直径的管子,提供吸气时气流的阻力,气道管径越窄,则阻力越大。开始训练每次 3～5 分钟,每天 3～5 次,以后训练时间可增加至每次 20～30 分钟,以增加吸气肌耐力。

(8) 呼气阻力训练

1) 吹蜡烛法:将点燃的蜡烛放在口前 10cm 处,吸气后用力吹蜡烛,使蜡烛火焰飘动。

2) 吹瓶法:用两个有刻度的玻璃瓶,瓶的容积为 2000ml,各装入 1000ml 水。将两个瓶用胶管或玻璃管连接,在其中的一个瓶插入吹气用的玻璃管或胶管,另一个瓶再插入一个排气管。训练时用吹气管吹气,使另一个瓶的液面提高 30mm 左右,休息片刻可反复进行。

4. 饮食

(1) 增加优质蛋白质摄入,如鱼类、蛋类,并可适当进食动物的肺脏、肾脏。

(2) 增加维生素的摄入

1) 维生素 A 能维持上皮细胞组织,特别是呼吸道上皮组织的健康,对减轻咳嗽症状有一定的益处。天然维生素 A 只存在于动物性食品如动物肝脏、蛋类、奶油和鱼肝油中;植物所含的胡萝卜素进入人体,可在肝中转变为维生素 A。此外,咸带鱼、鲫鱼、白鲢、鳝鱼、鱿鱼、蛤蜊、人奶、牛奶等也含丰富的维生素 A。

2) 维生素 C 具有抗氧化作用,其主要存在于新鲜的水果和蔬菜里。如新鲜的大枣、柑橘类、橙子、草莓、猕猴桃、酸枣、沙棘、辣椒、番茄、菠菜、菜花等。

【出院前 1～3 日】

1. 护理处置

(1) 保持病室安静,室内空气新鲜,每日开窗通风 2～3 次,每次 30 分钟,做好病房的消毒隔离工作。

(2) 予鼻导管吸氧 1～2L/min,每日大于 15 小时。

(3) 监测生命体征及动脉血氧饱和度。

(4) 观察痰液的颜色、性质、量及气味,予雾化吸入等促进患者痰液排出,保持呼吸道通畅。

(5) 根据患者耐受程度,制订康复计划,如深呼吸及有效咳嗽、腹式呼吸、缩唇式呼吸、有氧训练、气功八段锦等呼吸操及膈肌训练等。

(6) 落实基础护理如口腔护理、皮肤护理、管道护理等。

(7) 给予心理护理:尘肺患者常有悲观、抑郁、焦虑、恐惧、抱怨不满、希望获得赔偿等心理活动,护理人员应和蔼真诚、体贴关心患者、细心观察患者的心理变化,了解不良情绪的根本原因,针对性的给予心理疏导。

2. 健康教育

(1) 告知患者疾病相关知识,注意防寒保暖,多饮水,戒烟酒。

(2) 保证充足的休息与睡眠,活动应循序渐进,从卧床休息 - 坐起 - 床边活动 - 室外活动逐步进行;睡前不喝咖啡、浓茶、用热水泡脚、喝热牛奶以促进睡眠,保证每晚有效睡眠时间达 6～8 小时。

（3）指导深呼吸及有效咳嗽的方法及意义。

（4）指导家庭氧疗的方法、意义及注意事项。

3. 康复指导

（1）检验患者及家属是否知晓深呼吸及有效咳痰的方法及意义。

（2）落实患者及家属对腹式呼吸、缩唇式呼吸、呼吸操等的掌握程度。

（3）指导患者及家属自我放松方法：

1）前倾依靠位：患者坐于桌前或床前，桌上或床上置折叠的被子或软枕，患者两臂置于被下或枕下，固定肩带并放松肩带肌群，头靠于被或枕上放松颈肌。前倾位还可降低腹肌张力，使腹肌在吸气时容易隆起，有助于腹式呼吸模式的建立。

2）椅后依靠位：患者坐在柔软舒适有扶手的椅子或沙发上，头稍后靠于椅背或沙发背上，完全放松5～15分钟。

3）前倾站位：两手支撑于体前桌上，身体前倾站立，此体位不仅起到放松肩部和腹部肌群的作用，还有利于训练腹式呼吸。

4. 饮食

（1）提供富含优质蛋白及钙的食物。

（2）饮食中注意糖、脂肪、蛋白质三大营养物质的合理搭配。

（3）多吃新鲜蔬菜、水果补充维生素。

（4）多饮水、戒烟酒、忌吃辛辣刺激食物。

【出院日】

1. 护理处置

（1）与患者及家属共同制订居家康复计划：如居室环境要求；家庭氧疗；活动耐力训练；有效咳嗽、咳痰；呼吸训练；有氧训练；膈肌训练；放松训练；饮食康复计划；心理支持疗法等。

（2）教会患者自我监测和调护。

（3）指导患者及家属做好尘肺康复日记。

2. 健康教育

（1）自我监测

1）监测痰液的颜色和量，尘肺患者由于呼吸系统对粉尘的清除能力下降导致分泌物增加。多为稀薄灰色痰，痰量不多，痰液颜色及量的改变提示有感染或并发症的发生。

2）监测胸痛的部位及性质，尘肺病人大多伴有胸痛，若胸痛突然加剧和呼吸困难，提示自发性气胸。

（2）自我调护

1）正确面对尘肺、保持健康心理。

2）养成良好的生活习惯①注意生活起居，保持居室空气新鲜，避免吸入烟雾、粉尘和刺激性气体。室温维持在18～22℃，每日开窗通风，多晒太阳、进行户外活动，避免过劳；坚持耐寒锻炼，温水洗澡、冷水洗脸；注意天气变化，及时增减衣服，避免受凉感冒。②加强康复锻炼，增强体质：根据实际情况，在最大呼吸耐受水平上选择连续步行或慢跑、户外行走、打太极拳、练气功等。坚持练习腹式呼吸、缩唇式呼吸和全身呼吸操。③饮食搭配均衡，戒烟戒酒。

3）掌握缓解病情的方法，如有效咳嗽、咳痰方法等。

4）正确使用药物：在医生指导下用药，不过度依赖或错误用药。

5）安全有效的氧疗：氧疗的原则为低流量（1～2L/min）、低浓度（<30%），注意防火、防爆，保持鼻导管通畅、清洁。

3. 康复指导

（1）有氧训练：根据实际情况，在最大呼吸耐受水平上选择连续步行或慢跑、户外行走、打太极拳、练气功等。

（2）指导患者及家属自我放松方法：方法同上。

（3）腹式呼吸：方法同上。

（4）缩唇呼吸：方法同上。

（5）气功八段锦：方法同上。

（6）膈肌阻力训练：方法同上。

（7）吸气阻力训练：方法同上。

（8）呼气阻力训练：方法同上。

4. 饮食

（1）提供富含优质蛋白及钙的食物。

（2）饮食中注意糖、脂肪、蛋白质三大营养物质的合理搭配。

（3）多吃新鲜蔬菜、水果补充维生素。

（4）多饮水、戒烟酒、忌吃辛辣刺激食物。

（杨跃红、章一华）

第二节　过敏性肺炎临床护理路径

过敏性肺炎临床护理路径表

适用对象：第一诊断为过敏性肺炎

患者姓名＿＿＿＿＿＿＿　性别＿＿＿＿＿　年龄＿＿＿＿＿　住院号＿＿＿＿＿＿＿＿

住院日期＿＿＿年＿＿＿月＿＿＿日　出院日期＿＿＿年＿＿＿月＿＿＿日　住院天数＿＿＿天

时间	住院第1日	住院第2～3日	住院期间	出院前1～3日	出院日
护理处置	□测量生命体征、佩戴腕带 □体重 □入院护理评估 □通知主管医生 □建立护理病历 □卫生处置 □完成入院护理记录单书写 □医嘱相关治疗执行及指导 □采集血标本	□监测生命体征 □病室环境 □高热物理降温 □吸氧 □用药护理 　□使用抗生素 　□止痛药 □协助生活护理 □巡视观察 □心理护理	□监测生命体征 □病室环境 □促进痰液排出 □用药护理 　□使用抗生素 　□止痛药 □协助生活护理 □巡视观察 □口腔护理 □皮肤护理 □心理护理	□监测生命体征 □病室环境 □吸氧 □落实基础护理 □休息与活动 □心理护理	□医嘱相关治疗、处置执行 □出院流程指导 □协助患者办理出院手续 □床单元终末消毒处理 □整理病历

续表

时间	住院第1日	住院第2~3日	住院期间	出院前1~3日	出院日
护理处置	□皮内注射 □口服药物 □静脉输液 □吸氧 □雾化吸入 □必要时吸痰 □其他 □巡视观察 □生活护理 □心理护理				
健康教育	□环境介绍 □住院须知 □主管医生 □责任护士 □检验/检查指导 □疾病相关知识 □跌倒预防 □压疮预防 □本病发生的原因及诱因 □戒烟建议	□疾病相关知识 □用药指导 □痰标本留取	□排痰方法 □遵医嘱用药 □多饮水	□疾病发生的原因及诱因 □排痰方法 □药物相关知识	□出院注意事项 □调离原工作岗位,避开过敏原 □增强体质、劳逸结合
康复指导	□自我放松方法	□深呼吸 □有效咳嗽 □胸部叩击法	□深呼吸 □有效咳嗽 □胸部叩击法	□深呼吸 □有效咳嗽 □腹式呼吸 □缩唇呼吸	□深呼吸 □有效咳嗽 □腹式呼吸 □缩唇呼吸
饮食	□高蛋白、高热量、高维生素 □流质饮食 □半流质饮食 □嘱患者多饮水	□高蛋白、高热量、高维生素 □流质饮食 □半流质饮食 □嘱患者多饮水	□高蛋白、高热量、高维生素 □普食 □半流质饮食 □避免油腻、辛辣刺激食物 □嘱患者多饮水	□高蛋白、高热量、高维生素 □普食 □半流质饮食 □避免油腻、辛辣刺激食物 □嘱患者多饮水	□高蛋白、高热量、高维生素 □普食 □半流质饮食 □避免油腻、辛辣刺激食物 □嘱患者多饮水
病情变异记录	□无 □有,原因 1. 2.	□无 □有,原因 1. 2.	□无 □有,原因 1. 2.	□无 □有,原因 1. 2.	□无 □有,原因 1. 2.
签名					

临床路径实施规范

【住院第1日】

1. 护理处置

（1）迅速将患者脱离致敏环境。

（2）保持病室清洁、安静、注意通风，避免烟雾灰尘及异味刺激。

（3）高热患者卧床休息，以减少氧耗量，缓解头痛、肌肉酸痛等症状。

（4）严密监测生命体征，尤其是体温、脉搏、呼吸及指脉氧的监测。

（5）加强口腔护理，鼓励患者经常漱口，不能自行漱口者协助口腔护理，保持口腔清洁。

（6）加强皮肤护理，病人大汗时，及时协助擦拭和更换衣服，避免受凉。

（7）观察有无心率加快、脉搏细速、血压下降、脉压变小、体温不升或高热、呼吸困难、精神萎靡、表情淡漠、、烦躁不安、神志模糊、肢端湿冷、发绀、尿量减少等感染性休克征象。

（8）保持呼吸道通畅：呼吸道堵塞可引起通气功能障碍，从而造成唤起功能障碍，导致缺氧和二氧化碳潴留。向患者讲解咳嗽咳痰的重要性，鼓励患者咳嗽。

（9）床旁备好急救药品及器材。

2. 健康教育

（1）介绍病室环境、主管医生、责任护士及同病室病友，消除患者陌生感。

（2）介绍本病发生的原因及诱因，告知患者脱离抗原环境后，病情会逐渐缓解，消除患者紧张、恐惧心理。

（3）介绍相关检查如胸部X线摄片，胸部CT、动脉血气分析检查的目的、方法及注意事项。

3. 康复指导　教会患者自我放松：过敏性肺炎致呼吸困难的患者，通常会出现紧张甚至惊恐不安的情绪，放松训练有助于阻断肌肉紧张和精神紧张导致的呼吸短促，减少能量消耗，改善缺氧，提高呼吸效率。放松体位常用的有前倾依靠位、椅后依靠位和前倾站位。

（1）前倾依靠位：患者坐于桌前或床前，桌上或床上置折叠的被子或软枕，患者两臂置于被下或枕下，固定肩带并放松肩带肌群，头靠于被或枕上放松颈肌。前倾位还可降低腹肌张力，使腹肌在吸气时容易隆起，有助于腹式呼吸模式的建立。

（2）椅后依靠位：患者坐在柔软舒适有扶手的椅子或沙发上，头稍后靠于椅背或沙发背上，完全放松5～15分钟。

（3）前倾站位：两手支撑于体前桌上，身体前倾站立，此体位不仅起到放松肩部和腹部肌群的作用，还有利于训练腹式呼吸。

4. 饮食

（1）高蛋白、高维生素、易消化饮食。

（2）多饮水。

【住院第2～3日】

1. 护理处置

（1）卧床休息，保持病室安静、整洁、温湿度适宜。

（2）严密观察体温、脉搏、呼吸、血压、指脉氧等。观察咳嗽、咳痰情况。

（3）高热患者予物理降温，降温过程中严密观察体温和出汗情况，大量出汗者协助温水擦浴，及时更换衣服和被褥。

（4）遵医嘱使用抗生素，观察药物疗效和不良反应。头孢类可出现发热、皮疹、肠道不适等不良反应；喹诺酮类偶见皮疹、恶心等；氨基糖苷类有肾、耳毒性，用药后观察是否有耳鸣、头晕、唇舌发麻等不良反应。

（5）予低流量氧气吸入，患者有感染性休克时予中、高流量吸氧，维持 $PaO_2>60mmHg$，改善缺氧状况。

2. 健康教育

（1）介绍疾病相关知识。

（2）告知药物疗效及不良反应。

（3）指导患者正确留取痰标本

1）一般以清晨第一口痰为宜，采集时应先漱口，然后用力咳出气管深处痰液，盛于清洁容器内送检。

2）细菌培养，需用无菌容器并及时送检。

3）做浓集结核杆菌检查时，需留12～24小时痰液送检。

3. 康复指导

（1）指导患者深呼吸和有效咳嗽：患者坐位，双脚着地，身体稍前倾，双手环抱一个枕头，进行数次深而缓慢的腹式呼吸，深吸气末屏气，然后缩唇，缓慢呼气，再深吸一口气后屏气3～5秒，身体前倾，从胸腔进行2～3次短促有力咳嗽，张口咳出痰液，咳嗽时收缩腹肌，或用自己的手按压上腹部，帮助咳嗽。

（2）胸部叩击法：叩击时避开乳房、心脏和骨突部位，患者侧卧位，叩击者使掌侧呈杯状，以手腕力量，从肺底自下而上、由外向内、迅速而有节律地叩击5～15分钟。

4. 饮食

（1）提供足够热量、蛋白质和维生素的流质或半流质饮食，以补充高热引起的营养物质消耗。

（2）鼓励患者多饮水，每日1～2L，以保证足够的入量并有利于稀释痰液

【住院期间】

1. 护理处置

（1）使患者保持舒适的体位，采取坐位或半坐位有助于改善呼吸和咳嗽排痰。

（2）为患者提供安静、舒适的环境，保持室内空气清新、洁净、温湿度适宜。

（3）严密观察生命体征及咳嗽、咳痰情况，记录痰液的颜色、性质和量。

（4）咳嗽激烈者予止咳药，痰液黏稠不易咳出者予深呼吸、有效咳嗽、胸部叩击、体位引流、机械吸痰等措施，促进痰液排出。

（5）对胸痛恐惧咳嗽的患者，采取相应措施，防止因咳嗽加重疼痛，疼痛激烈时，遵医嘱予止痛药，30分钟后进行有效咳嗽。

（6）加强口腔护理，鼓励患者经常漱口，不能自行漱口者协助口腔护理，保持口腔清洁。

（7）加强皮肤护理，病人大汗时，及时协助擦拭和更换衣服，避免受凉。

（8）心理护理：主动询问和关心患者的需求，鼓励患者说出内心感受，与患者进行积极有效的沟通。

2. 健康教育

（1）指导患者经常变换体位，有利于痰液排出。

（2）指导病人采取适当的措施避免疾病传播、防止交叉感染。

（3）注意休息，多饮水，并遵医嘱用药。

3. 康复指导

（1）指导患者深呼吸和有效咳嗽：方法同上。

（2）胸部叩击法：方法同上。

4. 饮食

（1）给予足够热量的饮食，增加蛋白质和维生素，尤其是维生素 C 和维生素 E 的摄入。

（2）避免油腻、辛辣刺激的食物。

（3）鼓励患者多饮水，每日 1～2L，以保证足够的入量并有利于稀释痰液。

【出院前 1～3 日】

1. 护理处置

（1）使患者保持舒适的体位，逐渐增加机体活动量，以活动后不感到心慌、气急、劳累为原则。

（2）为患者提供安静、舒适的环境，保持室内空气清新，室内通风每日 2 次，每次 30 分钟，病室温湿度适宜，防止空气干燥。

（3）严密观察生命体征及咳嗽、咳痰情况，记录痰液的颜色、性质和量。指导患者多饮水。

（4）保持呼吸道通畅，予鼻导管吸氧 1～2L/min。

（5）落实基础护理：如口腔护理、皮肤护理、管道护理等。

2. 健康教育

（1）告知患者感染发生的原因及诱因。

（2）指导患者经常变换体位，勤翻身、叩背、有利于痰液排出。

（3）遵医嘱按时服药，了解药物的作用、用法、疗程和不良反应。

3. 康复指导

（1）指导患者深呼吸和有效咳嗽：方法同上。

（2）腹式呼吸：

1）患者取舒适体位，可取坐位或半卧位，两膝半屈使腹肌放松，一手放于腹部，一手放于胸部。

2）用鼻缓慢深吸气，膈肌放松，尽力挺腹，使其鼓起。

3）缓慢呼气，腹肌收缩，腹部下凹。

4）动作要领：肩背放松，腹部吸鼓呼瘪，吸时经鼻，呼时经口，深吸细呼。

5）训练时注意：①避免用力呼气或呼气过长，以免发生喘息、憋气、支气管痉挛。②深呼吸练习时以每次练 3～4 次吸 / 呼为宜，避免过度通气。

（3）缩唇呼吸

1）指导患者取舒适体位。

2）经鼻深吸气，呼气时将嘴唇缩起呈吹口哨状缓慢呼气 4～6 秒。

3）吸气与呼气时间比为 1:2，尽量深吸慢呼。每天 2 次，每次 10～20 分钟，每分钟 7～8 次。

4. 饮食

（1）给予足够热量的饮食，增加蛋白质和维生素，尤其是维生素 C 和维生素 E 的摄入。

（2）避免油腻、辛辣刺激的食物。

（3）鼓励患者多饮水，每日 1～2L，以保证足够的入量并有利于稀释痰液。

【出院日】

1. 护理处置

（1）使患者保持舒适的体位，逐渐增加机体活动量，以活动后不感到心慌、气急、劳累为原则。

（2）保持呼吸道通畅，予鼻导管吸氧 1～2L/min。

（3）落实基础护理：如口腔护理、皮肤护理、管道护理等。

2. 健康教育

（1）告知患者感染的原因及诱因，增强体质，可选择合适的体育活动，如太极拳、快步走、健身操等。

（2）长期卧床者应注意经常变换体位、翻身、拍背，促进痰液排出。

（3）易感人群可接种流感疫苗、肺炎疫苗等，预防发病。

（4）防止受凉感冒，出院后定期随访。

3. 康复指导

（1）指导患者深呼吸和有效咳嗽：方法同上。

（2）指导患者腹式呼吸及缩唇式呼吸：方法同上。

4. 饮食

（1）给予足够热量的饮食，增加蛋白质和维生素，尤其是维生素 C 和维生素 E 的摄入。

（2）避免油腻、辛辣刺激的食物。

（3）鼓励患者多饮水，每日大于 1.5L，以保证足够的入量并有利于稀释痰液。

（杨跃红、章一华）

第三节　哮喘临床护理路径

哮喘临床护理路径表

适用对象：第一诊断为哮喘

患者姓名_____　性别_____　年龄_____　住院号_____

住院日期_____年_____月_____日　　出院日期_____年_____月_____日　　住院天数_____天

时间	住院第1日	住院第2～3日	住院期间	出院前1～3日	出院日
护理处置	□测量生命体征、佩戴腕带 □体重 □入院护理评估 □通知主管医生 □建立护理病历	□病情监测 □病室环境 □去除诱因，脱敏治疗 □保持呼吸道通畅	□病情监测 □病室环境 □用药护理 □心理护理 □基础护理 □氧疗护理	□病情监测 □病室环境 □用药护理 □心理护理 □基础护理 □氧疗护理	□医嘱相关治疗、处置执行 □出院流程指导 □协助患者办理出院手续

续表

时间	住院第1日	住院第2～3日	住院期间	出院前1～3日	出院日
护理处置	□卫生处置 □完成入院护理记录单书写 □予舒适体位 □保持呼吸道通畅 □医嘱相关治疗执行及指导 　□低流量吸氧 　□采集血标本 　□皮内注射 　□口服药物 　□静脉输液 　□雾化吸入 　□其他 □巡视观察，备好急救药械 □生活护理 □心理护理 □病室避免放置花草、皮毛等	□心肺功能评定 □用药护理 □基础护理 □巡视观察 □心理护理			□床单元终末消毒处理 □整理病历
健康教育	□环境介绍 □住院须知 □主管医生 □责任护士 □检验/检查指导 □疾病相关知识 □跌倒预防 □压疮预防 □定量雾化吸入器注意事项	□有效咳嗽及排痰的方法 □检验/检查指导 □定量雾化吸入器注意事项 □峰流速仪的使用及记录方法	□疾病相关知识 □呼吸功能练习 　□有效咳嗽 　□缩唇式呼吸 　□呼吸操 □雾化吸入 □坚持正确使用支气管扩张气雾剂对疾病的重要性	□疾病相关知识 □用药指导 □避免诱因，调离原工作岗位	□实施哮喘管理 □随身携带止喘气雾剂 □正确使用峰流速仪，做好哮喘日记 □指导个人卫生和营养 □定期门诊随访
康复指导	□指导患者自我放松	□放松训练 □腹式呼吸 □缩唇呼吸	□放松训练 □腹式呼吸 □缩唇呼吸 □呼吸肌训练	□有氧训练 □耐寒训练	□有氧训练 □耐寒训练
饮食	□清淡、易消化、足够热量 □禁止进食已知过敏或可能引起过敏的食物，如虾、蟹、海鱼、蛋类、牛奶等	□清淡、易消化、足够热量 □禁止进食已知过敏或可能引起过敏的食物，如虾、蟹、海鱼、蛋类、牛奶等	□清淡、易消化、足够热量 □禁止进食已知过敏或可能引起过敏的食物，如虾、蟹、海鱼、蛋类、牛奶等	□清淡、易消化、足够热量 □禁止进食已知过敏或可能引起过敏的食物，如虾、蟹、海鱼、蛋类、牛奶等	□清淡、易消化、足够热量 □禁止进食已知过敏或可能引起过敏的食物，如虾、蟹、海鱼、蛋类、牛奶等 □戒烟酒、多饮水

续表

时间	住院第1日	住院第2～3日	住院期间	出院前1～3日	出院日
病情变异记录	□无 □有，原因 1. 2.	□无 □有，原因 1. 2.	□无 □有，原因 1. 2.	□无 □有，原因 1. 2.	□无 □有，原因 1. 2.
签名					

临床路径实施规范

【住院第1日】

1. 护理处置

（1）为患者提供舒适体位，如为端坐呼吸者提供床旁桌支撑，以减少体力消耗，根据情况准备气垫床，根据病情准备急救车、吸痰、监护仪等备用装置。

（2）予低流量吸氧，氧浓度不超过40%，如哮喘严重发作，经一般药物治疗无效，或病人出现神志改变，$PaO_2<60mmHg$，$PaCO_2>50mmHg$ 时，应准备进行机械通气。

（3）制定相关的护理措施，如口腔护理，管道留置护理，皮肤、毛发、会阴、肛周护理措施。哮喘发作时，常会大量出汗，应每天进行温水擦浴，勤换衣服和床单，保持皮肤清洁、干燥和舒适。协助患者咳嗽后或使用糖皮质激素吸入后用温水漱口。

（4）视病情做好各项监测记录。

（5）密切观察是否有哮喘发作的先兆症状：如胸闷、鼻咽痒、咳嗽、流涕、打喷嚏等。

（6）观察并发症：如发生哮喘持续状态，沉默肺时，配合做好抢救工作。

（7）翻身拍背，协助排痰，保持呼吸道通畅。

（8）病室避免放置花草、皮毛等，减少病人不良刺激。

（9）根据病情留陪护，上床挡，确保安全。

2. 健康教育

（1）做好入院介绍，介绍主管医生、责任护士及科主任、护士长。

（2）向病人讲解疾病相关知识、安全知识、服药知识等。

（3）向患者讲解正确使用定量雾化吸入器及各种检查的注意事项。

3. 康复指导　教会患者自我放松：哮喘新近发生或重症发作的患者，通常会出现紧张甚至惊恐不安的情绪，放松训练有助于阻断肌肉紧张和精神紧张导致的呼吸短促，减少能量消耗，改善缺氧，提高呼吸效率。放松体位常用的有前倾依靠位、椅后依靠位和前倾站位。

（1）前倾依靠位：患者坐于桌前或床前，桌上或床上置折叠的被子或软枕，患者两臂置于被下或枕下，固定肩带并放松肩带肌群，头靠于被或枕上放松颈肌。前倾位还可降低腹肌张力，使腹肌在吸气时容易隆起，有助于腹式呼吸模式的建立。

（2）椅后依靠位：患者坐在柔软舒适有扶手的椅子或沙发上，头稍后靠于椅背或沙发背上，完全放松5～15分钟。

（3）前倾站位：两手支撑于体前桌上，身体前倾站立，此体位不仅起到放松肩部和腹部肌群的作用,还有利于训练腹式呼吸。

4. 饮食

(1) 给予清淡、易消化、足够热量的饮食,避免进食硬、冷、油煎食物。

(2) 禁止进食已知过敏或可能引起过敏的食物,如虾、蟹、海鱼、蛋类、牛奶等。

(3) 嘱患者多饮水。

【住院2~3日】

1. 护理处置

(1) 基础护理、口腔护理、留置管道护理、皮肤、毛发、会阴、肛周护理。

(2) 加强病情观察,重视病人主诉,发现哮喘发作的先兆症状时,立即报告医生处理。

(3) 仔细询问病史,找出过敏原因,通过避免接触过敏源、治疗或脱敏等治疗方法以去除诱因,减少哮喘的发作。

(4) 保持呼吸道通畅:痰液黏稠者,可定时给予超声雾化或氧气雾化吸入,指导病人进行有效咳嗽,协助拍背,以促进痰液排出,必要时使用负压吸引器吸痰。

(5) 做好心理护理:哮喘新近发生或重症发作的患者,通常会出现紧张甚至惊恐不安的情绪,应多巡视病人,耐心解释病情和治疗措施,给予心理疏导和安慰,消除过度紧张情绪,对减轻哮喘发作的症状和控制病情有重要意义。

2. 健康教育

(1) 讲解有效咳嗽及排痰方法。

(2) 讲解峰流速仪的使用及记录方法。

(3) 教会患者正确使用定量雾化吸入器。

3. 康复指导

(1) 放松训练指导:方法同上。

(2) 腹式呼吸

1) 患者取舒适体位,可取坐位或半卧位,两膝半屈使腹肌放松,一手放于腹部,一手放于胸部。

2) 用鼻缓慢深吸气,膈肌放松,尽力挺腹,使其鼓起。

3) 缓慢呼气,腹肌收缩,腹部下凹。

4) 动作要领:肩背放松,腹部吸鼓呼瘪,吸时经鼻,呼时经口,深吸细呼。

5) 训练时注意:①避免用力呼气或呼气过长,以免发生喘息、憋气、支气管痉挛。②深呼吸练习时以每次练3~4次吸/呼为宜,避免过度通气。

(3) 缩唇呼吸

1) 指导患者取舒适体位。

2) 经鼻深吸气,呼气时将嘴唇缩起呈吹口哨状缓慢呼气4~6秒。

3) 吸气与呼气时间比为1:2,尽量深吸慢呼。每天2次,每次10~20分钟,每分钟7~8次。

4. 饮食

(1) 给予清淡、易消化、足够热量的饮食,避免进食硬、冷、油煎食物。

(2) 禁止进食已知过敏或可能引起过敏的食物,如虾、蟹、海鱼、蛋类、牛奶等。

(3) 嘱患者多饮水。

【住院期间】

1. 护理处置

（1）为患者提供安静、舒适、温湿度适宜的环境，保持病室清洁、空气流通。

（2）加强用药的护理：观察药物疗效和不良反应。①糖皮质激素：吸入药物治疗，少数患者可出现口腔念珠菌感染，声音嘶哑或呼吸道不适，指导患者喷药后必须立即用清水充分漱口，减轻局部反应和胃肠道吸收。口服药宜在饭后服用，以减少对胃肠道黏膜的刺激。气雾吸入糖皮质激素可减少其口服量，当用吸入剂代替口服剂时通常需同时使用两周后再逐步减少其口服量。指导患者遵医嘱用药，不得自行减量或停药。②β_2 受体激动剂：指导患者遵医嘱用药，不宜长期、规律、单一、大量使用，以免引起 β_2 受体功能下降或气道反应性增高，出现耐药性。指导病人正确使用雾化吸入器，以保证药物的疗效。静滴沙丁胺醇时注意滴速，用药过程观察有无心悸、骨骼肌震颤、低血钾等不良反应。③茶碱类：静滴时浓度不宜过高、速度不宜过快，以防中毒症状发生。不良反应有恶心、呕吐、心律失常、血压下降和呼吸中枢兴奋，严重者可致抽搐甚至死亡。用药时监测血药浓度可减少不良反应发生，其安全浓度为 $6\sim15\mu g/ml$。茶碱缓（控）释片有控释材料，不能嚼服，必须整片吞服。

（3）心理护理：患者大多存在恐慌、焦躁、心烦、抑郁等心理，常有自卑感，应积极和患者交谈，尊重患者，告知患者积极配合治疗可以减轻痛苦，同时告知家属关心、照顾患者，使其树立生活的信心。

2. 健康教育

（1）讲解呼吸功能锻炼对改善肺通气的作用。

（2）教会患者呼吸操，如全身呼吸操、简易呼吸操等。

（3）讲解坚持正确使用支气管扩张气雾剂对疾病的重要性。

3. 康复指导

（1）放松训练指导：方法同上。

（2）腹式呼吸及缩唇式呼吸：方法同上。

（3）呼吸肌训练

1）膈肌阻力训练：患者取仰卧位，在患者上腹部放置 $1\sim2kg$ 沙袋作为阻力，嘱患者做腹式呼吸，深吸气时尽量保持上胸廓不动，避免代偿。通过逐渐延长呼吸时间，增加阻力大小来调整难度。

2）吹气阻力训练：将点燃的蜡烛放在距口唇 $15\sim20cm$ 距离，吸气后用力吹蜡烛，使火焰倾斜，每次训练3～5分钟，每日数次，每天增加蜡烛距离口的距离，直至距离增加到90cm。

（4）呼吸操及气功八段锦训练。

4. 饮食

（1）给予清淡、易消化、足够热量的饮食，避免进食硬、冷、油煎食物。

（2）禁止进食已知过敏或可能引起过敏的食物，如虾、蟹、海鱼、蛋类、牛奶等。

（3）嘱患者多饮水。

【出院前1~3日】

1. 护理处置

（1）为患者提供安静、舒适、温湿度适宜的环境，保持病室清洁、空气流通。

（2）基础护理：口腔、皮肤等护理同上。

（3）病情监测，保持呼吸道通畅同上。

（4）氧疗护理：予 1～2L/min 氧气湿化吸入，每日用棉签蘸温水湿润鼻腔 2～3 次，以防止鼻黏膜干燥。

（5）观察药物疗效和不良反应。

（6）加强心理护理。

2. 健康教育

（1）加强用药指导

1）指导患者正确使用定量雾化吸入器（MDI）及干粉吸入器：向患者介绍使用方法，医护人员演示后，指导患者反复练习，直至患者完全掌握。对不易掌握 MDI 吸入方法的儿童和重症患者，可在 MDI 上加储药罐，可以简化操作。

2）碟式吸入器：指导患者正确将药物转盘装进吸入器中，打开上盖至垂直部位（刺破胶囊），用口唇含住吸嘴用力吸气，屏气数秒。重复上述动作 3～5 次，直至药粉吸净为止。完全拉开滑盘，再退回原位，此时旋转盘转至一个新囊泡备用。

3）都保装置：使用时移去瓶盖，一手垂直握住瓶体，另一手握住盖底，先右转再向左旋转至听到"喀"的一声，吸入前先呼气，然后含住吸嘴，仰头，用力深吸气，屏气 5～10 秒。

4）准纳器：使用时一手握住外壳，另一手的大拇指放在拇指柄上向外推动至完全打开，推动滑竿至听到"咔嚓"一声，将吸嘴放入口中，经口深吸气，屏气 10 秒。

（2）疾病知识指导：指导患者增加对哮喘的激发因素、发病机制、控制目的和效果的认识。

（3）避免诱因：指导患者有效控制可诱发哮喘发作的各种因素，如调离原工作岗位，避免摄入引起过敏的食物，避免强烈的精神刺激和激烈运动，避免持续的喊叫等过度换气动作，不养宠物，避免接触刺激性气体及预防呼吸道感染，冬春季节外出带围巾和口罩避免冷空气刺激。

3. 康复指导

（1）指导患者行有氧训练及耐寒训练：哮喘患者经常出现呼吸困难、运动不耐受、生活质量下降和精神障碍等一系列身体和心理症状。其中运动不耐受是限制病人日常活动的主要原因之一。有氧运动可使心、肺得到充分有效的刺激，以提高心、肺功能，从而让全身各组织、器官得到良好的氧气和营养供应，以维持最佳的功能状况。常见的有氧运动有：步行、快走、慢跑、跳健身舞，打太极拳等。

（2）其他康复指导同上。

4. 饮食

（1）给予清淡、易消化、足够热量的饮食，避免进食硬、冷、油煎食物。

（2）禁止进食已知过敏或可能引起过敏的食物，如虾、蟹、海鱼、蛋类、牛奶等。

（3）嘱患者多饮水。

【出院日】

1. 护理处置

（1）为患者提供安静、舒适、温湿度适宜的环境，保持室内清洁、空气流通。

（2）做好基础护理。

（3）保持呼吸道通畅。

（4）观察药物疗效和不良反应。

（5）加强心理护理。

2. 健康教育

（1）实施哮喘管理，以控制哮喘发作。方法：

1）建立医患合作关系，指导病人自我管理，对治疗目标达成共识，制订个体化的书面计划，包括自我监测、对治疗方案和哮喘控制水平周期性评估。

2）哮喘教育，病人教育的目标是增加理解、增强技能、增加满意度、增强自信心、增加依从性和自我管理能力。

（2）嘱患者随身携带止喘气雾剂，一旦出现哮喘征兆时立即吸入，同时保持平静。

教会患者正确使用峰流速仪，做好哮喘日记。

（3）指导个人卫生和营养：应注意与流感者隔离，定期注射流感疫苗，预防呼吸道感染。保持良好的营养状态，增强抗感染能力。胃肠道反流可诱发哮喘发作，睡前 3 小时禁饮食，高枕卧位可预防。

（4）患者随访：通常于起始治疗后 2～4 周复诊，以后每 1～3 个月随访 1 次。

3. 康复指导

（1）指导患者行有氧训练及耐寒训练。

（2）放松训练指导。

（3）腹式呼吸及缩唇式呼吸指导。

（4）指导呼吸肌训练。

（5）呼吸操及气功八段锦训练指导。

4. 饮食

（1）给予清淡、易消化、足够热量的饮食，避免进食硬、冷、油煎食物。

（2）禁止进食已知过敏或可能引起过敏的食物，如虾、蟹、海鱼、蛋类、牛奶等。

（3）嘱患者戒烟酒，多饮水。

（杨跃红、章一华）

第四节　尘肺病合并慢性阻塞性肺疾病临床护理路径

尘肺病合并慢性阻塞性肺疾病临床护理路径表

适用对象：第一诊断为尘肺合并慢阻肺

患者姓名＿＿＿＿＿＿＿＿　性别＿＿＿＿＿　年龄＿＿＿＿＿　住院号＿＿＿＿＿＿＿＿

住院日期＿＿＿＿年＿＿＿＿月＿＿＿日　出院日期＿＿＿＿年＿＿＿＿月＿＿＿日　住院天数＿＿＿＿天

时间	住院第 1 日	住院第 2～3 日	住院期间	出院前 1～3 日	出院日
护理处置	□测量生命体征、佩戴腕带 □体重 □入院护理评估 □通知主管医生 □建立护理病历 □卫生处置	□监测生命体征 □病室环境 □卧位 □保持呼吸道通畅 □氧疗 　□低流量给氧	□监测生命体征 □病室环境 □卧位 □保持呼吸道通畅 □制订康复计划 □氧疗 　□低流量给氧	□监测生命体征 □病室环境 □卧位 □保持呼吸道通畅 □氧疗 　□低流量给氧 　□其他	□医嘱相关治疗、处置执行 □与患者及家属共同制订居家康复计划 □出院流程指导 □教会患者自我监测和调护

续表

时间	住院第1日	住院第2~3日	住院期间	出院前1~3日	出院日
护理处置	□完成入院护理记录单书写 □医嘱相关治疗执行及指导 　□采集血标本 　□皮内注射 　□口服药物 　□静脉输液 　□吸氧 　□雾化吸入 　□必要时吸痰 　□其他 □巡视观察 □心理护理 □生活护理 □备好急救器材	□无创正压通气 □有创正压通气 □用药护理 □巡视观察 □生活护理 □心理护理	□无创正压通气 □有创正压通气 □体外膈肌起搏治疗 □用药护理 □协助生活护理 □心理护理	□用药护理 □心理护理	□指导患者及家属做好尘肺康复日记 □整理病历
健康教育	□环境介绍 □住院须知 □主管医生 □责任护士 □检验/检查指导 □疾病相关知识 □跌倒预防 □压疮预防 □深静脉血栓预防（必要时） □氧疗的目的、方法及注意事项 □戒烟建议	□氧疗注意事项 □用药指导 □缓解焦虑的方法	□疾病相关知识 □呼吸功能练习 　□腹式呼吸 　□缩唇式呼吸	□疾病知识 □戒烟 □家庭氧疗	□自我调护知识 □自我监测知识
康复指导	□深呼吸 □有效咳嗽	□深呼吸 □有效咳嗽 □腹式呼吸 □缩唇呼吸	□深呼吸 □有效咳嗽 □腹式呼吸 □缩唇呼吸 □气功八段锦 □有氧训练	□深呼吸 □有效咳嗽 □腹式呼吸 □缩唇呼吸 □气功八段锦 □呼吸肌阻力训练	□腹式呼吸 □缩唇呼吸
饮食	□少量多餐,均衡饮食 □营养支持治疗	□少量多餐,均衡饮食 □营养支持治疗	□低碳水化合物、高蛋白、高纤维素饮食 □充足的水分或热量 □避免产气食物	□低碳水化合物、高蛋白、高纤维素饮食 □充足的水分或热量	□高热量、高蛋白、高维生素饮食

续表

时间	住院第1日	住院第2～3日	住院期间	出院前1～3日	出院日
病情变异记录	□无 □有，原因 1. 2.	□无 □有，原因 1. 2.	□无 □有，原因 1. 2.	□无 □有，原因 1. 2.	□无 □有，原因 1. 2.
签名					

───────────── 临床路径实施规范 ─────────────

【住院第1日】

1. 护理处置

（1）急性加重期卧床休息，减少消耗，协助病人取舒适体位，如坐位或半卧位，使膈肌下降，利于肺的扩张，极重度病人宜采取身体前倾位，使辅助呼吸肌参与呼吸。

（2）询问病史，体格检查，进行入院护理评估。

（3）严密监测咳嗽、咳痰及呼吸困难程度，监测动脉血气分析和水、电解质及酸碱平衡情况。

（4）准备好抢救器材和物品，如电动吸引器、气管插管及气管切开用物。

（5）制定相关护理措施，如口腔、皮肤、会阴护理。

（6）予鼻导管持续低流量吸氧，1～2L/min，每天氧疗的时间不少于15小时。氧疗的有效指标：病人呼吸困难减轻、呼吸频率减慢、发绀减轻、心率减慢、活动耐力增加。对重症患者，协助医生采取机械通气：

1）无创正压通气护理：①根据患者情况，选择合适面罩，松紧度适宜。②使用时观察患者呼吸情况，注意患者呼吸是否平顺，如患者仍出现不安、烦躁、大汗、应立即通知医生，做好应对处理。③局部观察及护理：局部皮肤损伤是最常见的护理问题，护理上应注意：头带不宜过紧，允许少许漏气和松动，鼻梁处垫上鼻垫尽量减轻压迫，病情平稳后，每两小时松开面罩，让患者适当休息。④协助患者有效咳嗽咳痰，自主排痰无效时予电动吸痰。⑤防止胃内容物反流，嘱患者闭口用鼻呼吸，减少气体进入胃内，机械通气期间可准备写字板或图片进行交流。

2）有创正压通气护理：①保持病室空气新鲜流通，温度（18～22℃）、湿度（50%～60%）适宜。②协助患者取舒适的半坐位或坐位。③每日做好口鼻腔清洁，预防感染。④保持皮肤清洁、干燥，每2小时更换体位，避免局部长时间受压。⑤根据患者具体情况协助翻身、扣背，加强体位引流，通过雾化，吸入有效的气道湿化，稀释痰液，防止痰痂形成。⑥吸痰时严格无菌操作，动作轻柔、准确，观察患者的面色、呼吸及心率、SpO_2的变化。⑦为意识障碍、烦躁的患者提供保护措施。⑧妥善固定各种管路，防止滑脱。

2. 健康教育

（1）急性发作时，向患者解释尽量减少说话次数和不能说话的原因，指导患者正确的呼吸方式，鼓励患者慢慢说话，说话之间可以停顿，呼吸或休息一会儿接着说，并重复自己的要求，不要急躁。

（2）告知患者使用呼吸机的目的、方法及意义，以便配合。

（3）脱离粉尘作业。

3. 康复指导　指导患者进行深呼吸和有效咳嗽：取坐位，嘱患者先进行几次深而慢的呼吸后尽量深吸气、屏气，继而缩唇缓慢的将气体呼出；再深吸一口气、屏气，身体稍前倾，自胸腔进行2～3次短促有力的咳嗽，咳痰后进行放松性深呼吸。

4. 饮食

（1）指导患者少量多餐，均衡饮食。

（2）充分评估患者营养状况，根据医嘱给予患者营养支持治疗，如肠内营养液能全力、瑞能、瑞素、瑞代等；必要时遵医嘱予氨基酸、脂肪乳等静脉营养支持。

（3）水肿患者，宜限制水和钠盐的摄入。

【住院第2～3日】

1. 护理处置

（1）予安静休息，取舒适的坐位或半坐位，衣服要宽松，被褥要松软、暖和，以减轻呼吸运动的限制。

（2）保持病室安静，室内空气新鲜，每日开窗通风2～3次，每次30分钟，做好病房的消毒隔离工作。

（3）严密监测咳嗽、咳痰及呼吸困难程度，监测动脉血气分析和水、电解质及酸碱平衡情况。

（4）根据病情予低流量鼻导管吸氧或机械通气，使用机械通气的患者护理同上。

（5）用药的护理：尘肺并COPD反复感染的患者长期应用抗生素，对许多药已不敏感，应视感染程度或根据药物敏感试验选用抗生素，要注意联合用药，选用协同作用的药物，提高疗效，同时剂量要足，时间要够，防止耐药。重度感染静脉给药，轻、中度感染以口服给药为主，观察用药后患者体温是否下降，咳嗽、咳痰症状是否减轻，肺部啰音是否消失，并注意观察药物的不良反应。感染控制后及时停药。使用糖皮质激素时，加强对患者皮肤及口腔护理，观察有无便血及肢体抽搐，注意补充营养及钙剂。

2. 健康教育

（1）告知患者氧疗的方法及注意事项。

（2）向患者阐述药物的重要性，提高药物依从性。

（3）教会患者缓解焦虑的方法，如听音乐、做游戏等娱乐活动，以分散注意力，减轻焦虑。

3. 康复指导

（1）深呼吸及有效咳嗽：方法同上。

（2）腹式呼吸

1）患者取舒适体位，可取坐位或半卧位，两膝半屈使腹肌放松，一手放于腹部，一手放于胸部。

2）用鼻缓慢深呼吸，膈肌放松，尽力挺腹，使其鼓起。

3）缓慢呼气，腹肌收缩，腹部下凹。

4）动作要领：肩背放松，腹部吸鼓呼瘪，吸时经鼻，呼时经口，深吸细呼。

5）训练时注意：①避免用力呼气或呼气过长，以免发生喘息、憋气、支气管痉挛。②深呼吸练习时以每次练3～4次吸／呼为宜，避免过度通气。

（3）缩唇呼吸

1）指导患者取舒适体位。

2）经鼻深吸气，呼气时将嘴唇缩起呈吹口哨状缓慢呼气4~6秒。

3）吸气与呼气时间比为1:2，尽量深吸慢呼。

4）每天2次，每次10~20分钟，每分钟7~8次。

4. 饮食

（1）指导患者少量多餐，均衡饮食。

（2）充分评估患者营养状况，根据医嘱给予患者营养支持治疗，如肠内营养液能全力、瑞能、瑞素、瑞代等；必要时遵医嘱予氨基酸、脂肪乳等静脉营养支持。

【住院期间】

1. 护理处置

（1）卧床休息，取舒适的坐位或半卧位，根据病情安排适当活动，以不感到疲劳、不加重病情为宜。

（2）提供安静、舒适的环境，室内保持合适的温湿度，冬季注意保暖，避免直接吸入冷空气。

（3）严密监测咳嗽、咳痰及呼吸困难程度，监测动脉血气分析和水、电解质及酸碱平衡情况。

（4）保持呼吸道通畅，予翻身拍背、胸部叩击、体位引流等协助患者将痰液排出：

1）胸部叩击：五指并拢，掌心弯曲，呈空心掌，胸部放松，迅速而规律的叩击胸部。叩击顺序为从肺底到肺尖，从外侧到内测，每一肺叶叩击1~3分钟，餐前进行，通过叩击震动背部，间接地使附在肺泡周围及支气管壁的痰液松动脱落。

2）机械振动排痰器辅助排痰：每日2~4次，每次5~10分钟，根据病情也可延长到20~30分钟，餐前1~2小时或餐后2小时进行。

3）体位引流：按病灶部位，协助患者取适当体位，使病灶部位开口向下，利用重力，借助有效咳嗽和胸部叩击将分泌物排出体外。引流多在早餐后1小时、晚餐前及睡前进行，每次10~15分钟，观察引流效果，注意神志、呼吸及有无发绀，防止意外发生。

（5）心理护理：患者由于长期患病影响工作和生活，出现焦虑、抑郁、紧张、悲观失望等不良心理。针对病情及心理特征及时给予精神安慰和心理疏导，做好患者及家属工作，给予患者精神安慰。

2. 健康教育

（1）向患者及家属说明咳嗽、咳痰的意义，鼓励患者主动咳嗽。

（2）指导患者进行有效的咳嗽、咳痰。

（3）教会患者缩唇式呼吸及腹式呼吸的方法。

3. 康复指导

（1）深呼吸及有效咳嗽：方法同上。

（2）腹式呼吸：方法同上。

（3）缩唇呼吸：方法同上。

（4）有氧训练：如步行、快走、慢跑、打太极拳等。

运动三部曲：第一部：热身运动（5~10分钟）

第二部：正式运动（20～60分钟），应将运动量慢慢提高，直至感觉到有点吃力，并保持这个速度／运动量锻炼20～60分钟，运动强度不应太易或过分困难。第三部：缓和运动（5～10分钟）

（5）气功八段锦

1）两手托天理三焦。

2）左右开弓似射雕。

3）调理脾胃须上举。

4）五劳七伤往后瞧。

5）摇头摆尾去心火。

6）两手攀足固肾腰。

7）攒拳怒目增气力。

8）背后七颠百病消。

4. 饮食

（1）予低碳水化合物、高蛋白、高纤维素饮食。

（2）予充足的水分或热量，每日饮水量在1500ml以上。

（3）避免产气食物，如汽水、啤酒、豆类、土豆等。

【出院前1~3日】

1. 护理处置

（1）卧床休息，取舒适的坐位或半卧位，根据病情安排适当活动，以不感到疲劳，不加重病情为宜。

（2）提供安静、舒适的环境，室内保持合适的温湿度，冬季注意保暖，避免直接吸入冷空气。

（3）严密监测咳嗽、咳痰及呼吸困难程度，监测动脉血气分析和水、电解质及酸碱平衡情况。

（4）予低流量鼻导管吸氧，1～2L/min，氧气充分湿化，并用棉签蘸水湿润鼻腔，以防止呼吸道黏膜干燥。

（5）遵医嘱予支气管扩张剂、平喘、祛痰药，观察用药后的疗效及不良反应。

2. 健康教育

（1）注意防寒保暖、预防感冒，避免受凉及与上呼吸道感染患者接触。

（2）吸烟者采取多种方式劝导戒烟，避免或减少有害粉尘、烟雾或气体的吸入，防止呼吸道感染。

（3）家庭氧疗指导：严重低氧血症者坚持长期家庭氧疗（1～2L/min，每天氧疗的时间不少于15小时），可明显提高生活质量和劳动能力，延长寿命。家庭氧疗注意供氧装置周围严禁烟火，防止氧气燃烧爆炸，氧疗装置定期更换、清洁、消毒。

3. 康复指导

（1）深呼吸及有效咳嗽：方法同上。

（2）腹式呼吸：方法同上。

（3）缩唇呼吸：方法同上。

（4）有氧训练：方法同上。

（5）气功八段锦：方法同上。

（6）膈肌阻力训练：患者仰卧位，头稍微抬高的姿势，首先让患者掌握横膈吸气，在患者腹部放置 1~2kg 的沙袋，让患者深吸气同时保持上胸廓平静，沙袋重量必须以不妨碍膈肌活动及上腹部鼓起为宜，逐渐延长患者阻力呼吸时间，当患者可以保持横膈肌呼吸模式且吸气不会使用到辅助肌约 15 分钟时，则可增加沙袋重量。

（7）吸气阻力训练：通过阻力训练器吸气，可以改善吸气肌的肌力和耐力，减少吸气肌的疲劳。吸气阻力训练器有各种不同直径的管子，提供吸气时气流的阻力，气道管径越窄，则阻力越大。开始训练每次 3~5 分钟，每天 3~5 次，以后训练时间可增加至每次 20~30 分钟，以增加吸气肌耐力。

（8）呼气阻力训练

1）吹蜡烛法：将点燃的蜡烛放在口前 10cm 处，吸气后用力吹蜡烛，使蜡烛火焰飘动。

2）吹瓶法：用两个有刻度的玻璃瓶，瓶的容积为 2000ml，各装入 1000ml 水。将两个瓶用胶管或玻璃管连接，在其中的一个瓶插入吹气用的玻璃管或胶管，另一个瓶再插入一个排气管。训练时用吹气管吹气，使另一个瓶的液面提高 30mm 左右。休息片刻可反复进行。

4. 饮食

（1）对心、肝、肾功能正常的患者，应给予充足的水分和热量。

（2）予低碳水化合物、高蛋白、高纤维素饮食。

（3）每日饮水量在 1500ml 以上。

（4）避免产气食物，如汽水、啤酒、豆类、土豆等。

【出院日】

1. 护理处置

（1）与患者及家属共同制订居家康复计划：如居室环境要求；家庭氧疗；活动耐力训练；有效咳嗽、咳痰；呼吸训练；有氧训练；膈肌训练；放松训练；饮食康复计划；心理支持疗法等。

（2）教会患者自我监测和调护。

（3）指导患者及家属做好尘肺康复日记。

2. 健康教育

（1）自我监测：①监测痰液的颜色和量，尘肺患者由于呼吸系统对粉尘的清除能力下降导致分泌物增加。多为稀薄灰色痰，痰量不多，痰液颜色及量的改变提示有感染或并发症的发生。②监测胸痛的部位及性质，尘肺病人大多伴有胸痛，若胸痛突然加剧和呼吸困难，提示自发性气胸。③监测病情变化，尽早治疗呼吸道感染，可在家中配备常用药物及掌握其使用方法。

（2）疾病预防指导：加强体育锻炼，根据个人病情、体质及年龄情况量力而行，循序渐进，天气良好时到户外活动，如散步、慢跑、打太极等，以不感疲劳为宜。

（3）自我调护

1）正确面对尘肺及慢阻肺，保持健康心理。

2）养成良好的生活习惯：①注意生活起居，保持居室空气新鲜，避免吸入烟雾、粉尘和刺激性气体。室温维持在 18~22℃，每日开窗通风，多晒太阳、进行户外活动，避免过劳；坚持耐寒锻炼，温水洗澡、冷水洗脸；注意天气变化，及时增减衣服，避免受凉感冒。②加强康复锻炼,增强体质:根据实际情况,在最大呼吸耐受水平上选择连续步行或慢跑、户外行走、打太极拳、练气功等。坚持练习腹式呼吸、缩唇式呼吸和全身呼吸操。③饮食搭配均衡,戒烟戒酒。

3)掌握缓解病情的方法,如有效咳嗽、咳痰方法等。

4)正确使用药物:在医生指导下用药,不过度依赖或错误用药。

5)安全有效的氧疗:氧疗的原则为低流量(1～2L/min)、低浓度(<30%),注意防火、防爆,保持鼻导管通畅、清洁。

3. 康复指导

(1)深呼吸及有效咳嗽:方法同上。

(2)腹式呼吸:方法同上。

(3)缩唇呼吸:方法同上。

(4)有氧训练:方法同上。

(5)气功八段锦:方法同上。

(6)膈肌阻力训练:方法同上。

(7)吸气阻力训练:方法同上。

(8)呼气阻力训练:方法同上。

4. 饮食　呼吸功的增加可使热量和蛋白质消耗增多,导致营养不良,应予高热量、高蛋白、高维生素的饮食,重视营养的摄入,改善全身营养状况,提高呼吸肌力量。

(杨跃红、章一华)

第五节　尘肺病合并肺部感染临床护理路径

尘肺病合并肺部感染临床护理路径表

适用对象:第一诊断为尘肺合并肺部感染

患者姓名＿＿＿＿＿＿＿　性别＿＿＿＿＿　年龄＿＿＿＿＿　住院号＿＿＿＿＿＿＿

住院日期＿＿＿年＿＿＿月＿＿＿日　出院日期＿＿＿年＿＿＿月＿＿＿日　住院天数＿＿＿天

日期	住院第1日	住院第2～3日	住院期间	出院前1～3日	出院日
护理处置	□测量生命体征、佩戴腕带 □体重 □入院护理评估 □通知主管医生 □建立护理病历 □卫生处置 □完成入院护理记录单书写 □医嘱相关治疗执行及指导 □采集血标本	□监测生命体征 □病室环境 □高热护理 □用药护理 □氧疗护理 □保持呼吸道通畅 □协助生活护理 □心理护理	□监测生命体征 □病室环境 □卧位 □保持呼吸道通畅 □协助生活护理 □巡视观察 □用药护理 □心理护理 □病毒感染者行呼吸道隔离	□监测生命体征 □病室环境 □卧位 □保持呼吸道通畅 □氧疗 □巡视观察 □协助生活护理 □心理护理	□医嘱相关治疗、处置执行 □出院流程指导 □协助患者办理出院手续 □床单元终末消毒处理 □整理病历

续表

日期	住院第1日	住院第2～3日	住院期间	出院前1～3日	出院日
护理处置	□皮内注射 □口服药物 □静脉输液 □吸氧 □雾化吸入 □必要时吸痰 □其他 □巡视观察,备好急救药械 □心理护理 □生活护理				
健康教育	□环境介绍 □住院须知 □主管医生 □责任护士 □检验/检查指导 □疾病相关知识 □跌倒预防 □压疮预防	□疾病相关知识 □药物疗效及不良反应 □正确留取痰标本	□感染发生的原因及诱因 □促进痰液排出方法 □防止交叉感染 □遵医嘱用药	□感染发生的原因及诱因 □促进痰液排出方法 □用药指导	□感染发生的原因及诱因 □增强体质,选择合适的运动 □促进痰液排出方法 □易感人群可接种流感疫苗、肺炎疫苗 □防止受凉感冒 □定期随访
康复指导	□放松训练	□放松训练 □深呼吸 □有效咳嗽 □胸部叩击	□放松训练 □深呼吸 □有效咳嗽 □胸部叩击 □气功八段锦	□放松训练 □深呼吸 □有效咳嗽 □胸部叩击 □气功八段锦 □腹式呼吸 □缩唇呼吸	□深呼吸 □有效咳嗽 □胸部叩击 □气功八段锦 □腹式呼吸 □缩唇呼吸 □呼吸肌阻力训练
饮食	□高热量、高维生素、高蛋白 □流质或半流质 □多饮水	□高热量、高维生素、高蛋白 □流质或半流质 □饮水>1500ml	□增加蛋白质和维生素,尤其是维生素C和维生素E的摄入 □避免油腻、辛辣刺激的食物 □饮水>1500ml	□增加蛋白质和维生素,尤其是维生素C和维生素E的摄入 □避免油腻、辛辣刺激的食物 □饮水>1500ml	□增加蛋白质和维生素,尤其是维生素C和维生素E的摄入 □避免油腻、辛辣刺激的食物 □饮水>1500ml
病情变异记录	□无 □有,原因 1. 2.	□无 □有,原因 1. 2.	□无 □有,原因 1. 2.	□无 □有,原因 1. 2.	□无 □有,原因 1. 2.
签名					

临床路径实施规范

【住院第1日】

1. 护理处置

（1）高热患者卧床休息，以减少氧耗量，缓解头痛、肌肉酸痛等症状。

（2）病室尽可能保持安静，并维持适宜的温、湿度。

（3）严密监测生命体征，尤其是体温、脉搏、呼吸及指脉氧的监测，观察热型。

（4）加强口腔护理，鼓励患者经常漱口，不能自行漱口者协助口腔护理，保持口腔清洁。

（5）加强皮肤护理，病人大汗时，及时协助擦拭和更换衣服，避免受凉。

（6）观察有无心率加快、脉搏细速、血压下降、脉压变小、体温不升或高热、呼吸困难、精神萎靡、表情淡漠、烦躁不安、神志模糊、肢端湿冷、发绀、尿量减少等感染性休克征象。

（7）床旁备好急救药品及器材。

2. 健康教育

（1）介绍病室环境、主管医生、责任护士，使患者尽快熟悉环境。

（2）介绍相关检查（如胸部 X 线摄像、CT、血常规及动脉血气分析等）的目的、意义、方法及注意事项，以便患者配合。

3. 康复指导　指导患者放松练习以减少呼吸肌耗氧量，减轻呼吸困难症状。放松体位常用的有前倾依靠位、椅后依靠位和前倾站位。

（1）前倾依靠位：患者坐于桌前或床前，桌上或床上置折叠的被子或软枕，患者两臂置于被下或枕下，固定肩带并放松肩带肌群，头靠于被或枕上放松颈肌。前倾位还可降低腹肌张力，使腹肌在吸气时容易隆起，有助于腹式呼吸模式的建立。

（2）椅后依靠位：患者坐在柔软舒适有扶手的椅子或沙发上，头稍后靠于椅背或沙发背上，完全放松 5～15 分钟。

（3）前倾站位：两手支撑于体前桌上，身体前倾站立，此体位不仅起到放松肩部和腹部肌群的作用，还有利于训练腹式呼吸。

4. 饮食

（1）提供足够热量、蛋白质和维生素的流质或半流质饮食，以补充高热引起的营养物质消耗。

（2）鼓励患者多饮水，每日 1～2L，以保证足够的入量并有利于稀释痰液。

【住院第2～3日】

1. 护理处置

（1）卧床休息，保持病室安静、整洁、温湿度适宜。

（2）严密观察体温、脉搏、呼吸、血压、指脉氧等。观察咳嗽、咳痰情况。

（3）高热患者予物理降温，降温过程中严密观察体温和出汗情况，大量出汗者协助温水擦浴，及时更换衣服和被褥。

（4）遵医嘱使用抗生素，观察药物疗效和不良反应。头孢类可出现发热、皮疹、肠道不适等不良反应；喹诺酮类偶见皮疹、恶心等；氨基糖苷类有肾、耳毒性，用药后观察是否有耳鸣、头晕、唇舌发麻等不良反应。

（5）予低流量鼻导管吸氧，1～2L/min。患者有感染性休克时予中、高流量吸氧，维持

$PaO_2>60mmHg$，改善缺氧状况。

2. 健康教育

（1）介绍疾病相关知识。

（2）告知药物疗效及不良反应。

（3）指导患者正确留取痰标本

1）一般以清晨第一口痰为宜，采集时应先漱口，然后用力咳出气管深处痰液，盛于清洁容器内送检。

2）细菌培养，需用无菌容器并及时送检。

3）做浓集结核杆菌检查时，需留 12~24 小时痰液送检。

3. 康复指导

（1）放松训练：方法同上。

（2）指导患者深呼吸和有效咳嗽：患者坐位，双脚着地，身体稍前倾，双手环抱一个枕头，进行数次深而缓慢的腹式呼吸，深吸气末屏气，然后缩唇，缓慢呼气，再深吸一口气后屏气 3~5 秒，身体前倾，从胸腔进行 2~3 次短促有力咳嗽，张口咳出痰液，咳嗽时收缩腹肌，或用自己的手按压上腹部，帮助咳嗽。

（3）胸部叩击法：叩击时避开乳房、心脏和骨突部位，患者侧卧位，叩击者使掌侧呈杯状，以手腕力量，从肺底自下而上、由外向内、迅速而有节律地叩击 5~15 分钟。

4. 饮食

（1）提供足够热量、蛋白质和维生素的流质或半流质饮食，以补充高热引起的营养物质消耗。

（2）鼓励患者多饮水，每日 1~2L，以保证足够的入量并有利于稀释痰液

【住院期间】

1. 护理处置

（1）使患者保持舒适的体位，采取坐位或半坐位有助于改善呼吸和咳嗽排痰。

（2）为患者提供安静、舒适的环境，保持室内空气清新、洁净、温湿度适宜。

（3）严密观察生命体征及咳嗽、咳痰情况，记录痰液的颜色、性质和量。

（4）咳嗽激烈者予止咳药，痰液黏稠不易咳出者予深呼吸、有效咳嗽、胸部叩击、体位引流、机械吸痰等措施，促进痰液排出。

（5）对胸痛恐惧咳嗽的患者，采取相应措施，防止因咳嗽加重疼痛，疼痛激烈时，遵医嘱予止痛药，30 分钟后进行有效咳嗽。

（6）加强口腔护理，鼓励患者经常漱口，不能自行漱口者协助口腔护理，保持口腔清洁。

（7）加强皮肤护理，病人大汗时，及时协助擦拭和更换衣服，避免受凉。

（8）心理护理：主动询问和关心患者的需求，鼓励患者说出内心感受，与患者进行积极有效的沟通。

（9）患者并发病毒性感染时予以呼吸道隔离，并采取积极抗病毒治疗。

2. 健康教育

（1）告知患者感染发生的原因及诱因。

（2）指导患者经常变换体位，有利于痰液排出。

（3）指导病人采取适当的措施避免疾病传播、防止交叉感染。

（4）注意休息，多饮水，并遵医嘱用药。

3. 康复指导

（1）放松训练：方法同上。

（2）深呼吸和有效咳嗽：方法同上。

（3）胸部叩击：方法同上。

（4）气功八段锦

1）两手托天理三焦。

2）左右开弓似射雕。

3）调理脾胃须上举。

4）五劳七伤往后瞧。

5）摇头摆尾去心火。

6）两手攀足固肾腰。

7）攒拳怒目增气力。

8）背后七颠百病消。

4. 饮食

（1）给予足够热量的饮食，增加蛋白质和维生素，尤其是维生素C和维生素E的摄入。

（2）避免油腻、辛辣刺激的食物。

（3）鼓励患者多饮水，每日1～2L，以保证足够的入量并有利于稀释痰液。

【出院前1～3日】

1. 护理处置

（1）使患者保持舒适的体位，逐渐增加机体活动量，以活动后不感到心慌、气急、劳累为原则。

（2）为患者提供安静、舒适的环境，保持室内空气清新，室内通风每日2次，每次30分钟，病室温湿度适宜，防止空气干燥。

（3）严密观察生命体征及咳嗽、咳痰情况，记录痰液的颜色、性质和量。指导患者多饮水。

（4）保持呼吸道通畅，予鼻导管吸氧1～2L/min。

（5）落实基础护理：如口腔护理、皮肤护理、管道护理等。

2. 健康教育

（1）告知患者感染发生的原因及诱因。

（2）指导患者经常变换体位，勤翻身、叩背、有利于痰液排出。

（3）遵医嘱按时服药，了解药物的作用、用法、疗程和不良反应。

3. 康复指导

（1）放松训练：方法同上。

（2）深呼吸和有效咳嗽：方法同上。

（3）胸部叩击：方法同上。

（4）气功八段锦：方法同上。

（5）腹式呼吸

1）患者取舒适体位，可取坐位或半卧位，两膝半屈使腹肌放松，一手放于腹部，一手放于胸部。

2）用鼻缓慢深呼吸，膈肌放松，尽力挺腹，使其鼓起。

3）缓慢呼气,腹肌收缩,腹部下凹。

4）动作要领:肩背放松,腹部吸鼓呼瘪,吸时经鼻,呼时经口,深吸细呼。

5）训练时注意:①避免用力呼气或呼气过长,以免发生喘息、憋气、支气管痉挛。②深呼吸练习时以每次练3～4次吸/呼为宜,避免过度通气。

（6）缩唇呼吸

1）指导患者取舒适体位。

2）经鼻深吸气,呼气时将嘴唇缩起呈吹口哨状缓慢呼气4～6秒。

3）吸气与呼气时间比为1:2,尽量深吸慢呼。每天2次,每次10～20分钟,每分钟7～8次。

4. 饮食

（1）给予足够热量的饮食,增加蛋白质和维生素,尤其是维生素C和维生素E的摄入。

（2）避免油腻、辛辣刺激的食物。

（3）鼓励患者多饮水,每日1～2L,以保证足够的入量并有利于稀释痰液。

【出院日】

1. 护理处置

（1）使患者保持舒适的体位,逐渐增加机体活动量,以活动后不感到心慌、气急、劳累为原则。

（2）保持呼吸道通畅,予鼻导管吸氧1～2L/min。

（3）落实基础护理:如口腔护理、皮肤护理、管道护理等。

2. 健康教育

（1）告知患者感染的原因及诱因,增强体质,可选择合适的体育活动,如太极拳、快步走、健身操等。

（2）长期卧床者应注意经常变换体位、翻身、拍背,促进痰液排出。

（3）易感人群可接种流感疫苗、肺炎疫苗等,预防发病。

（4）防止受凉感冒,出院后定期随访。

3. 康复指导

（1）放松训练:方法同上。

（2）深呼吸和有效咳嗽:方法同上。

（3）胸部叩击:方法同上。

（4）气功八段锦:方法同上。

（5）腹式呼吸:方法同上。

（6）缩唇式呼吸:方法同上。

（7）膈肌阻力训练:患者仰卧位,头稍微抬高的姿势,首先让患者掌握横膈吸气,在患者腹部放置1～2kg的沙袋,让患者深吸气同时保持上胸廓平静,沙袋重量必须以不妨碍膈肌活动及上腹部鼓起为宜,逐渐延长患者阻力呼吸时间,当患者可以保持横膈肌呼吸模式且吸气不会使用到辅助肌约15分钟时,则可增加沙袋重量。

（8）吸气阻力训练:通过阻力训练器吸气,可以改善吸气肌的肌力和耐力,减少吸气肌的疲劳。吸气阻力训练器有各种不同直径的管子,提供吸气时气流的阻力,气道管径越窄,则阻力越大。开始训练每次3～5分钟,每天3～5次,以后训练时间可增加至每次20～30分钟,以增加吸气肌耐力。

（9）呼气阻力训练

1）吹蜡烛法：将点燃的蜡烛放在口前 10cm 处，吸气后用力吹蜡烛，使蜡烛火焰飘动。

2）吹瓶法：用两个有刻度的玻璃瓶，瓶的容积为 2000ml，各装入 1000ml 水。将两个瓶用胶管或玻璃管连接，在其中的一个瓶插入吹气用的玻璃管或胶管，另一个瓶再插入一个排气管。训练时用吹气管吹气，使另一个瓶的液面提高 30mm 左右。休息片刻可反复进行。

4. 饮食

（1）给予足够热量的饮食，增加蛋白质和维生素，尤其是维生素 C 和维生素 E 的摄入。

（2）避免油腻、辛辣刺激的食物。

（3）鼓励患者多饮水，每日大于 1.5L，以保证足够的入量并有利于稀释痰液。

（杨跃红、章一华）

第六节 尘肺病合并支气管扩张临床护理路径

尘肺病合并支气管扩张临床护理路径表

适用对象：第一诊断为尘肺合并支气管扩张

患者姓名＿＿＿＿＿＿＿＿ 性别＿＿＿＿ 年龄＿＿＿＿ 住院号＿＿＿＿＿＿＿＿

住院日期＿＿＿年＿＿＿月＿＿＿日 出院日期＿＿＿年＿＿＿月＿＿＿日 住院天数＿＿＿天

日期		住院第1日	住院第2~3日	住院期间	出院前1~3日	出院日
护理处置		□测量生命体征、佩戴腕带 □体重 □入院护理评估 □通知主管医生 □建立护理病历 □卫生处置 □完成入院护理记录单书写 □医嘱相关治疗执行及指导 □采集血标本 □皮内注射 □口服药物 □静脉输液 □吸氧 □雾化吸入 □必要时吸痰 □其他 □保持呼吸道通畅 □巡视观察，备好急救药械 □心理护理 □生活护理	□监测生命体征 □病室环境 □卧位 □保持呼吸道通畅 □巡视观察 □协助生活护理 □心理护理 □用药护理	□监测生命体征 □病室环境 □卧位 □体位引流 □用药护理 □巡视观察 □协助生活护理 □心理护理	□监测生命体征 □病室环境 □卧位 □体位引流 □用药护理 □巡视观察 □协助生活护理 □心理护理	□医嘱相关治疗、处置执行 □出院流程指导 □协助患者办理出院手续 □床单元终末消毒处理 □整理病历

续表

日期	住院第1日	住院第2～3日	住院期间	出院前1～3日	出院日
健康教育	□环境介绍 □住院须知 □主管医生 □责任护士 □疾病相关知识 　□咯血的注意事项 　□窒息的先兆症状 □检查/检验指导 □跌倒预防 □压疮预防	□清除痰液对减轻症状,预防感染的重要性 □有效排痰方法 □止血药的作用及不良反应	□疾病相关知识 □用药指导	□疾病相关知识 □营养支持治疗知识	□疾病相关知识 □自我监测 □自我调护
康复指导	□深呼吸 □有效咳嗽	□深呼吸 □有效咳嗽 □腹式呼吸 □缩唇呼吸	□深呼吸 □有效咳嗽 □腹式呼吸 □缩唇呼吸 □体位引流	□深呼吸 □有效咳嗽 □腹式呼吸 □缩唇呼吸 □体位引流 □胸部叩击 □气道湿化	□深呼吸 □有效咳嗽 □腹式呼吸 □缩唇呼吸 □体位引流 □胸部叩击 □气道湿化
饮食	□禁食 □温凉流质饮食	□富含纤维素食物 □流质饮食	□高热量、高蛋白、富含维生素饮食 □避免冰凉食物诱发咳嗽,少食多餐 □多饮水	□高热量、高蛋白、富含维生素饮食 □避免冰凉食物诱发咳嗽,少食多餐	□高热量、高蛋白、富含维生素饮食 □少食油腻、高胆固醇食物 □禁食辛辣刺激食物 □防燥护阴,滋阴润肺食物
病情变异记录	□无 □有,原因 1. 2.	□无 □有,原因 1. 2.	□无 □有,原因 1. 2.	□无 □有,原因 1. 2.	□无 □有,原因 1. 2.
签名					

───────── 临床路径实施规范 ─────────

【住院第1日】

1. 护理处置

（1）急性感染或病情严重者卧床休息,减少活动,避免诱发咯血;大咯血时绝对卧床,头偏向一侧,防止窒息。

（2）严密监测生命体征、意识状态、咳嗽咳痰情况;观察咯血量、颜色、性质及出血速度；有无胸闷、气促、呼吸困难、发绀、面色苍白、出冷汗、烦躁不安等窒息征象；有无阻塞性肺不张、肺部感染及休克等并发症的表现。

（3）保持呼吸道通畅，痰液黏稠不宜咳出者，可经鼻腔吸痰，重症患者吸痰前提高氧浓度，以防吸痰时发生低氧血症。咯血时轻拍健侧背部，嘱患者不要屏气，以免诱发喉头痉挛，使血液引流不畅形成血块，导致窒息。

（4）加强口腔护理，及时清除口腔内痰液及血迹，给予漱口，清洁患者口腔。

（5）加强心理护理：患者往往会因大咯血而产生恐惧、紧张、焦虑、失望乃至绝望等心理表现，因此护理人员要做好患者的心理护理，首先让患者镇静下来，尽量避免容易造成患者紧张恐惧的因素。

（6）床旁备好负压吸引、急救器材及药品。

2. 健康教育

（1）向患者介绍窒息的先兆症状，如胸闷、气急、呼吸困难、咯血不畅、喉头有痰鸣音等。

（2）告知患者咯血时不能屏气，以免诱发喉头痉挛，使血液引流不畅形成血块，导致窒息。

（3）告知患者相关检查如胸部 X 线、CT、支气管镜检查的目的及意义。

3. 康复指导　深呼吸和有效咳嗽：

（1）患者坐位，双脚着地，身体稍前倾，双手环抱一个枕头，进行数次深而缓慢的腹式呼吸，深吸气末屏气，然后缩唇，缓慢呼气，在深吸一口气后屏气 3～5 秒，身体前倾，从胸腔进行 2～3 次短促有力咳嗽，张口咳出痰液，咳嗽时收缩腹肌，或用自己的手按压上腹部，帮助咳嗽。

（2）胸部叩击法：叩击时避开乳房、心脏和骨突部位，患者侧卧位，叩击者使掌侧呈杯状，以手腕力量，从肺底自下而上、由外向内、迅速而有节律地叩击 5～15 分钟。

4. 饮食

（1）大量咯血患者禁食，小量咯血者予少量温、凉流质饮食。

（2）多饮水、多食富含纤维素食物，以保持排便通畅，避免排便时腹压增加而引起咯血。

【住院第 2～3 日】

1. 护理处置

（1）卧床休息，保持室内空气流通，维持适宜的温、湿度。

（2）严密监测生命体征、意识状态、咳嗽咳痰情况；观察咯血量、颜色、性质及出血速度；有无胸闷、气促、呼吸困难、发绀、面色苍白、出冷汗、烦躁不安等窒息征象；有无阻塞性肺不张、肺部感染及休克等并发症的表现。

（3）保持呼吸道通畅，痰液黏稠不宜咳出者，可经鼻腔吸痰，重症患者吸痰前提高氧浓度，以防吸痰时发生低氧血症。咯血时轻拍健侧背部，嘱患者不要屏气，以免诱发喉头痉挛，使血液引流不畅形成血块，导致窒息。

（4）保持口腔清洁，咯血后为病人漱口，擦净血迹，防止因口咽部异物刺激引起激烈咳嗽而诱发咯血。

（5）及时清理病人咯出的血块及污染的衣物、被褥，有助于稳定情绪，增加安全感，避免因精神过度紧张而加重病情。

（6）加强用药护理

1）垂体后叶素可收缩小动脉，减少肺血流量，从而减轻咯血。但也能引起子宫、肠道平滑肌收缩和冠状动脉收缩，故冠心病、高血压病人及孕妇忌用。静滴时速度勿过快，以免引起恶心、便意、心悸、面色苍白等不良反应。

2）年老体弱、肺功能不全者在应用镇静剂和镇咳药后，应注意观察呼吸中枢和咳嗽反射是否受抑制，以早期发现因呼吸抑制导致的呼吸衰竭和不能咯出血块而发生窒息。

2. 健康教育

（1）强调清除痰液对减轻症状，预防感染的重要性。

（2）教会患者排痰的方法及注意事项。

（3）介绍止血药的作用和不良反应。

3. 康复指导

（1）深呼吸和有效咳嗽：方法同上。

（2）腹式呼吸

1）患者取舒适体位，可取坐位或半卧位，两膝半屈使腹肌放松，一手放于腹部，一手放于胸部。

2）用鼻缓慢深呼吸，膈肌放松，尽力挺腹，使其鼓起。

3）缓慢呼气，腹肌收缩，腹部下凹。

4）动作要领：肩背放松，腹部吸鼓呼瘪，吸时经鼻，呼时经口，深吸细呼。

5）训练时注意：①避免用力呼气或呼气过长，以免发生喘息、憋气、支气管痉挛。②深呼吸练习时以每次练3～4次吸／呼为宜，避免过度通气。

（3）缩唇呼吸

1）指导患者取舒适体位。

2）经鼻深吸气，呼气时将嘴唇缩起呈吹口哨状缓慢呼气4～6秒。

3）吸气与呼气时间比为1∶2，尽量深吸慢呼。

4）每天2次，每次10～20分钟，每分钟7～8次。

4. 饮食

（1）大量咯血患者禁食，小量咯血者予少量温、凉流质饮食。

（2）多饮水、多食富含纤维素食物，以保持排便通畅，避免排便时腹压增加而引起咯血。

【住院期间】

1. 护理处置

（1）卧床休息，保持室内空气流通，维持适宜的温、湿度，避免诱发咳嗽的因素。

（2）严密观察痰液的量、颜色、性质、气味和体位的关系，痰液静置后是否有分层现象，记录24小时痰液排出量。观察咯血的颜色、性质及量。病情严重者观察病人缺氧情况，是否有发绀、气促等表现。注意病人有无发热、消瘦、贫血等全身症状。

（3）体位引流护理：体位引流是利用重力作用促使呼吸道分泌物流入气管、支气管排出体外的方法。

1）引流前准备：向病人解释体位引流的目的、过程和注意事项，测量生命体征，听诊肺部明确病变部位。引流前15分钟遵医嘱予支气管舒张剂，备好排痰纸巾或一次性容器。

2）引流体位：引流体位的选择取决于分泌物潴留的部位和病人的耐受程度，原则上抬高病灶部位，使引流支气管开口向下，有利于潴留的分泌物随重力作用流入支气管和气管排出。首先引流上叶，然后引流下叶后基底段。如果病人不能耐受，及时调整姿势。

头部外伤、胸部创伤、咯血、严重心血管疾病和病人状况不稳定者，不宜采用头低位进行引流。

3）引流时间：每次 15～20 分钟，每天 1～3 次，总治疗时间 30～45 分钟，一般于饭前进行，早晨清醒后立即进行效果最好。如需在餐后进行，为防胃食管反流、恶心和呕吐等不良反应，应在餐后 1～2 小时进行，尤其是留置胃管者。如果多个部位需要引流，可先从病变严重或积痰较多的部位开始，逐一进行。

4）引流时应有护士或家人协助，观察病人有无出汗、脉搏细弱、头晕、疲劳、面色苍白等表现，评估病人对体位引流的耐受程度，如病人出现心率超过 120 次／分、心律失常、高血压、低血压、眩晕或发绀，应立即停止引流并通知医生。

5）体位引流过程中鼓励并指导病人做腹式深呼吸，辅以胸部叩击或震动等措施。协助病人在保持引流体位时进行咳嗽，提高引流效果。

6）引流结束后，帮助病人采取舒适体位，给予清水或漱口液漱口。观察病人痰液的性质、量及颜色，听诊肺部呼吸音的改变，评价体位引流的效果并记录。

（4）用药护理：支气管扩张剂，常用的药物有异丙托溴铵和沙丁胺醇。异丙托溴铵常见的不良反应为眼压升高、头痛、恶心、口干、局部刺激等，青光眼患者慎用。沙丁胺醇主要不良反应为头痛、震颤、心动过速等，用药前向患者讲解药物不良反应，观察患者生命体征，可否耐受。

（5）口腔护理：因为有大量痰液产生，故在饭前饭后清洁口腔，咳痰后用清水或漱口液漱口。

2. 健康教育

（1）帮助患者及家属了解疾病发生、发展和治疗、护理过程，与病人家属制订长期防治计划。

（2）介绍相关药物作用及不良反应。

3. 康复指导

（1）深呼吸和有效咳嗽：方法同上。

（2）腹式呼吸：方法同上。

（3）缩唇式呼吸：方法同上。

（4）体位引流：根据病变部位及患者的耐受程度，为患者制定具体的引流措施，并指导实施。

4. 饮食

（1）予高热量、高蛋白、富含维生素饮食，避免冰凉食物诱发咳嗽，少食多餐。

（2）鼓励多饮水，每天 1500ml 以上，以提供充足的水分，使痰液稀释，利于排痰。

【出院前 1～3 日】

1. 护理处置

（1）根据患者病情取舒适体位，保持室内空气新鲜、定时通风、维持适宜的温、湿度，注意保暖。

（2）严密观察痰液的量、颜色、性质、气味和体位的关系，痰液静置后是否有分层现象，记录 24 小时痰液排出量。观察咯血的颜色、性质及量。

（3）按医嘱使用抗生素、祛痰剂及支气管舒张剂，观察药物疗效及不良反应。

（4）根据病情，继续予体位引流，观察引流痰液性质、颜色及量。

（5）口腔护理：因为有大量痰液产生，故在饭前饭后清洁口腔，咳痰后用清水或漱口液漱口。

（6）心理护理：患者因长期咳嗽，咳大量脓性痰和反复咯血，会出现各种消极心理，与患者及家属沟通，关心、安慰患者，讲解疾病相关知识，让患者树立战胜疾病的信心，促进疾病康复。

2. 健康教育

（1）告知患者支气管扩张与感染密切相关，应积极防治麻疹、百日咳、支气管炎及肺结核等呼吸道感染，及时治疗呼吸道慢性病灶，如扁桃体炎、鼻窦炎等。

（2）向患者说明加强营养对机体康复的作用，使病人能主动摄取必须的营养素。

3. 康复指导 强调清除痰液对减轻症状，预防感染的重要性，指导病人及家属学习和掌握有效咳嗽、胸部叩击、雾化吸入及体位引流的排痰方法，长期坚持，以控制病情的发展。

（1）深呼吸和有效咳嗽：方法同上。

（2）腹式呼吸：方法同上。

（3）缩唇式呼吸：方法同上。

（4）体位引流：方法同上。

（5）胸部叩击：叩击时避开乳房、心脏和骨突部位，患者侧卧位，叩击者使掌侧呈杯状，以手腕力量，从肺底自下而上、由外向内、迅速而有节律地叩击5～15分钟。

（6）气道湿化：包括湿化治疗和雾化治疗。湿化治疗是通过湿化器装置，将水或溶液蒸发成水蒸气或小液滴，以提高吸入气体的湿度，达到湿润气道黏膜、稀释痰液的目的。雾化治疗又称气溶液吸入疗法，是应用特制的气溶液装置将水分或药物形成气溶胶的液体微滴或固体颗粒，使之吸入并沉积于呼吸道和肺泡靶器官，达到治疗疾病、改善症状的目的。雾化吸入同时也具有一定的湿化稀释气道分泌物的作用。注意事项：

1）防止窒息：干结的分泌物湿化后膨胀易阻塞支气管，治疗后要帮助病人翻身、拍背以及时排除痰液，尤其是体弱、无力咳嗽者。

2）避免湿化过度：过度湿化可引起黏膜水肿和气道狭窄，使气道阻力增加，甚至诱发支气管痉挛；也可导致体内水潴留而加重心脏负荷。湿化时间不宜过长，一般以10～20分钟为宜。

3）控制湿化温度：一般控制在35～37℃。在加热湿化过程中既要避免温度过高灼伤呼吸道和损害气道黏膜纤毛运动，也要避免温度过低出现寒战反应。

4）防止感染：按规定消毒吸入装置和病房环境，严格无菌操作，加强口腔护理，避免呼吸道交叉感染。

4. 饮食

（1）予高热量、高蛋白、富含维生素饮食，如瘦肉、蛋、蔬菜水果等，避免辛辣刺激及冰凉食物以免诱发咳嗽，少食多餐。

（2）鼓励多饮水，每天1500ml以上，以提供充足的水分，使痰液稀释，利于排痰。

【出院日】

1. 护理处置

（1）与患者及家属共同制订居家康复计划：如居室环境要求；家庭氧疗；有氧训练；有效咳嗽、咳痰；活动耐力训练；呼吸训练；饮食康复计划；心理支持疗法等。

（2）教会患者自我监测和调护。

（3）教会患者体位引流的方法及注意事项。

2. 健康教育

（1）保持居室内空气新鲜，定时通风。避免烟雾、灰尘及刺激性气体的刺激。

（2）戒烟酒，因为香烟、酒精刺激性大，容易出现激烈咳嗽，导致支气管扩张加重。

（3）选择合适的体育锻炼项目，提高机体免疫力，从而减少支气管扩张反复感染的机会。

（4）避免受凉、预防感冒。

（5）指导病人自我检测病情，学会识别病情变化的征象，一旦发生症状加重，应及时就诊。

（6）强调清除痰液对减轻症状，预防感染的重要性，指导病人及家属学习和掌握有效咳嗽、胸部叩击、雾化吸入及体位引流的排痰方法，长期坚持，以控制病情的发展。

3. 康复指导

（1）深呼吸和有效咳嗽：方法同上。

（2）腹式呼吸：方法同上。

（3）缩唇式呼吸：方法同上。

（4）体位引流：方法同上。

（5）胸部叩击：方法同上。

（6）气道湿化：方法同上。

4. 饮食

（1）予高热量、高蛋白、富含维生素饮食。少食油腻、高胆固醇食物，禁食辛辣刺激食物。

（2）饮食调理上以防躁护阴，滋阴润肺为原则，多食鲜藕、梨、蜂蜜、银耳、百合、绿豆等食物。

（杨跃红、章一华）

第七节　尘肺病合并自发性气胸临床护理路径

尘肺病合并自发性气胸临床护理路径表

适用对象：第一诊断为尘肺合并自发性气胸

患者姓名＿＿＿＿＿＿＿＿　性别＿＿＿＿＿　年龄＿＿＿＿＿　住院号＿＿＿＿＿＿＿＿

住院日期＿＿＿＿年＿＿＿＿月＿＿＿＿日　出院日期＿＿＿＿年＿＿＿＿月＿＿＿＿日　住院天数＿＿＿＿天

日期	住院第1日	住院第2～3日	住院期间	出院前1～3日	出院日
护理处置	□测量生命体征、佩戴腕带 □体重 □入院护理评估 □通知主管医生 □建立护理病历 □卫生处置 □完成入院护理记录单书写	□监测生命体征 □卧位 □胸腔闭式引流护理 □巡视观察 □基础护理 □心理护理	□监测生命体征 □卧位 □胸腔闭式引流护理 □巡视观察 □基础护理 □心理护理	□监测生命体征 □病情监测 □拔管前后的护理 □基础护理 □心理护理	□医嘱相关治疗、处置执行 □出院流程指导 □与患者及家属共同制订居家康复计划 □整理病历 □床单元终末消毒处理

续表

日期	住院第1日	住院第2～3日	住院期间	出院前1～3日	出院日
护理处置	□医嘱相关治疗执行及指导 　□采集血标本 　□口服药物 　□静脉输液 　□吸氧 　□雾化吸入 　□必要时吸痰 　□其他 □巡视观察 □心理护理 □生活护理 □备好胸腔闭式引流用物及急救物品 　□排气治疗 　□胸腔闭式引流				
健康教育	□环境介绍 □住院须知 □主管医生 □责任护士 □疾病相关知识 □检验/检查指导 □胸腔闭式引流的目的、操作程序及注意事项 □跌倒预防 □压疮预防	□意外脱管的紧急处理措施 □相关检查的目的及注意事项 □疾病相关知识	□床边活动注意事项 □夹管及拔管前的指导工作	□拔管程序及注意事项 □家庭氧疗的目的、方法及注意事项	□疾病预防知识 □疾病相关知识
康复指导	□深呼吸 □咳嗽 □吹气球练习	□深呼吸 □咳嗽 □吹气球练习	□深呼吸 □咳嗽 □吹气球练习 □缩唇呼吸 □腹式呼吸	□深呼吸 □有效咳嗽 □缩唇呼吸 □腹式呼吸 □气功八段锦	□深呼吸 □有效咳嗽 □缩唇呼吸 □腹式呼吸 □气功八段锦 □有氧训练
饮食	□高蛋白、低脂、易消化、富含维生素的食物	□高蛋白、低脂、易消化、富含维生素的食物	□高蛋白、低脂、易消化、富含维生素的食物	□高蛋白、易消化、富含维生素及纤维素的食物	□高蛋白、易消化、富含维生素及纤维素的食物
病情变异记录	□无 □有，原因 1. 2.	□无 □有，原因 1. 2.	□无 □有，原因 1. 2.	□无 □有，原因 1. 2.	□无 □有，原因 1. 2.
签名					

────────────────────── 临床路径实施规范 ──────────────────────

【住院第 1 日】

1. 护理处置

（1）准备好床单位，立即予患者绝对卧床休息，避免激烈运动、用力排便、剧咳、打喷嚏等，以免使气道压力突然增高而造成肺与胸膜破裂。

（2）给氧：根据病人缺氧的严重程度选择适当的给氧方式和吸入氧流量，保证病人 $SaO_2 >$ 90%。对于保守治疗的患者，需要给予高浓度吸氧，有利于促进胸膜腔内气体的吸收。

（3）严密监测患者呼吸频率、患侧胸痛、干咳和呼吸困难程度，患者有无出现烦躁不安、冷汗、发绀、呼吸浅快，甚至发生呼吸衰竭的征象。必要时遵医嘱予止咳、镇痛药。

（4）监测神志、瞳孔、生命体征、血氧的变化和 24 小时出入量，准确做好病情记录。

（5）备好胸腔排气及胸腔闭式引流物品，协助做好排气或胸腔闭式引流。

（6）排气护理：闭合性气胸压缩 <20% 无明显症状的患者，限制活动卧床休息即可，不需排气，一般 2～4 周可自行吸收；如压缩 >20%，有气短等症状，应考虑抽气，部位常选择患侧锁骨中线第二肋间，局限性气胸则要选择相应的穿刺部位。操作前认真评估患者，向患者说明穿刺目的、程序和注意事项，消除顾虑。对精神过于紧张的患者，做好心理疏导工作，必要时给予镇静、止痛药物。操作过程中严密观察患者的反应，如出现头晕、面色苍白、出汗、心悸、胸部压迫感或剧痛、血压下降、晕厥等胸膜刺激反应，或出现连续性咳嗽，咳泡沫痰或咯血现象，提示穿刺针损伤肺组织，应立即停止穿刺；一次抽气量 800～1000ml，抽气速度不可太快，避免复张性肺水肿的发生，并密切观察病情变化。如有抽气后不久患者又出现胸痛、气急等症状，提示有张力性气胸的可能。

（7）胸腔闭式引流护理：将患者置于半卧位，自然呼吸、咳嗽；保持引流装置的密闭及通畅，水封瓶应位于胸部以下 60～100cm，不可倒转，应确保玻璃管下端在水面下 2～3cm；妥善放置、固定引流系统，防止踢到；患者翻身活动时防止管路受压、打折、扭曲、脱出；引流液黏稠或引流血液时，应根据病情定时挤压引流管。鼓励患者适当深呼吸，有利于胸内气体排出，促进肺复张。严密观察水封瓶内水柱波动及伤口情况，有无皮下气肿，胸痛剧烈时遵医嘱予止痛药；处理伤口及引流瓶更换无菌生理盐水时应注意无菌操作。搬动患者时需要用两把血管钳将引流管双重夹紧，防止在搬动过程中发生引流管滑脱、漏气或引流液反流等意外情况。更换引流瓶时需注意连接管与接头处消毒，更换前用双钳夹紧引流管近心端，更换完毕检查无误后再放开。

（8）基础护理：皮肤护理、管道的护理。

（9）心理护理：自发性气胸患者由于肺扩张能力下降、疼痛、缺氧等，容易产生焦虑、紧张心理，因此应多巡视病房，尽量陪伴在患者身边，尤其是在严重呼吸困难期间，允许患者提问和表达焦虑情绪，同时告知患者有关疾病知识和治疗方法及其疼痛产生的原因，消除患者对治疗和疾病本身的恐惧，增加患者的信心，使患者更好地配合治疗；即使在非常紧急的情况下，也要在实施操作的同时用简单明了的语言进行解释。

2. 健康教育

（1）与患者或家属讲解疾病的相关知识、各项检查的知识等。

（2）告知胸腔闭式引流的目的、操作程序及注意事项。

（3）告知患者避免激烈活动、用力排便、激咳、打喷嚏、屏气等。

（4）告知患者勿牵拉引流管及发生意外脱管的紧急处理措施。

3. 康复指导　鼓励患者每2小时进行一次深呼吸、咳嗽和吹气球练习，以促进受压萎缩的肺扩张，加速胸腔内气体流出，促进肺尽早复张。

4. 饮食　予高蛋白、低脂、易消化、富含维生素的食物，如鸡蛋、鱼类、牛奶等，适当进食动物肝脏、肺脏及肾脏，多吃新鲜蔬菜和水果，如西红柿、菠菜、柑橘类、猕猴桃等。

【住院第2~3日】

1. 护理处置

（1）患者取半坐卧位。

（2）保持引流装置的密闭及通畅，观察水封瓶内水柱有无波动，伤口情况，有无皮下气肿等。

（3）正确更换引流装置及引流瓶内无菌生理盐水。

（4）监测患者呼吸、胸痛、咳嗽、呼吸困难情况。

（5）基础护理：皮肤护理、管道的护理。

（6）做好心理护理和与病人、家属的沟通。

2. 健康教育

（1）告知患者勿牵拉引流管及发生意外脱管的紧急处理措施。

（2）向患者及家属介绍目前患者情况，并告知患者保持大便通畅，避免激烈活动、激咳、打喷嚏、屏气等。

（3）告知相关检查的目的及注意事项。

3. 康复指导　鼓励患者每2小时进行一次深呼吸、咳嗽和吹气球练习，以促进受压萎缩的肺扩张，加速胸腔内气体流出，促进肺尽早复张。

4. 饮食　予高蛋白、低脂、易消化、富含维生素的食物，如鸡蛋、鱼类、牛奶等，适当进食动物肝脏、肺脏及肾脏，多吃新鲜蔬菜和水果，如西红柿、菠菜、柑橘类、猕猴桃等。

【住院期间】

1. 护理处置

（1）患者取半坐卧位，根据病情可适当在床边活动。

（2）保持引流装置的密闭及通畅，观察水封瓶内水柱有无波动，伤口情况，有无皮下气肿等。

（3）正确更换引流装置及引流瓶内无菌生理盐水。

（4）监测患者呼吸、胸痛、咳嗽、呼吸困难情况。

（5）基础护理：皮肤护理、管道的护理。

（6）做好拔除胸腔闭式引流管的准备，观察引流管拔除指征，如引流管无气体逸出且病人无呼吸困难等症状1~2天后，可夹闭引流管，夹管期间严密观察患者有无呼吸困难和胸痛等症状。

2. 健康教育

（1）告知患者床边活动注意事项。

（2）保持大便通畅，避免激烈活动、激咳、打喷嚏、屏气等。

（3）做好夹管及拔管前的指导工作。

3. 康复指导

（1）深呼吸及有效咳嗽：鼓励患者每 2 小时进行一次深呼吸、咳嗽和吹气球练习，以促进受压萎缩的肺扩张，加速胸腔内气体流出，促进肺尽早复张。

（2）腹式呼吸

1）患者取舒适体位，可取坐位或半卧位，两膝半屈使腹肌放松，一手放于腹部，一手放于胸部。

2）用鼻缓慢深呼吸，膈肌放松，尽力挺腹，使其鼓起。

3）缓慢呼气，腹肌收缩，腹部下凹。

4）动作要领：肩背放松，腹部吸鼓呼瘪，吸时经鼻，呼时经口，深吸细呼。

5）训练时注意：①避免用力呼气或呼气过长，以免发生喘息、憋气、支气管痉挛。②深呼吸练习时以每次练 3～4 次吸 / 呼为宜，避免过度通气。

（3）缩唇呼吸

1）指导患者取舒适体位。

2）经鼻深吸气，呼气时将嘴唇缩起呈吹口哨状缓慢呼气 4～6 秒。

3）吸气与呼气时间比为 1∶2，尽量深吸慢呼。

4）每天 2 次，每次 10～20 分钟，每分钟 7～8 次。

4. 饮食　
予高蛋白、低脂、易消化、富含维生素的食物，如鸡蛋、鱼类、牛奶等，适当进食动物肝脏、肺脏及肾脏，多吃新鲜蔬菜和水果，如西红柿、菠菜、柑橘类、猕猴桃等。

【出院前 1～3 日】

1. 护理处置

（1）患者取半坐卧位，根据病情可适当在床边活动。

（2）监测患者呼吸、胸痛、咳嗽、呼吸困难情况。

（3）基础护理：皮肤护理、管道的护理。

（4）拔管护理：观察引流管拔除指征，如引流管无气体逸出且病人无呼吸困难等症状 1～2 天后，夹闭引流管 1 天病人无气急、呼吸困难，X 线透视或 X 线胸片示肺已全部复张，可拔除引流管。拔管前做好病人及物品的准备，拔管后注意观察有无胸闷、呼吸困难、切口处漏气、渗血、出血、皮下气肿等情况，如发现异常及时处理。

（5）做好心理护理和与病人、家属的沟通。

2. 健康教育

（1）告知相关检查目的。

（2）告知拔管程序及注意事项。

（3）告知患者保持大便通畅，避免激烈活动、激咳、打喷嚏、屏气等。

（4）告知患者家庭氧疗的目的、方法及注意事项。

3. 康复指导

（1）深呼吸和有效咳嗽：方法同上。

（2）缩唇式呼吸：方法同上。

（3）腹式呼吸：方法同上。

（4）气功八段锦

1）两手托天理三焦。

2）左右开弓似射雕。

3）调理脾胃须上举。

4）五劳七伤往后瞧。

5）摇头摆尾去心火。

6）两手攀足固肾腰。

7）攒拳怒目增气力。

8）背后七颠百病消。

4. 饮食　予高蛋白、低脂、易消化、富含维生素的食物，如鸡蛋、鱼类、牛奶等，适当进食动物肝脏、肺脏及肾脏，多吃新鲜蔬菜和水果，如西红柿、菠菜、柑橘类、猕猴桃等。

【出院日】

1. 护理处置

（1）与患者及家属共同制订居家康复计划：如居室环境要求；家庭氧疗；有氧训练；有效咳嗽、咳痰；活动耐力训练；呼吸训练；饮食康复计划；心理支持疗法等。

（2）教会患者自我监测和调护。

2. 健康教育

（1）疾病知识指导：指导病人避免气胸诱发因素：

1）避免抬举重物，激烈咳嗽、屏气、用力排便，采取有效的预防便秘措施。

2）注意劳逸结合，在气胸痊愈后的1个月内，不进行激烈运动，如打球、跑步等。

3）保持心情愉快，避免情绪激动。

4）劝导吸烟者戒烟。

（2）病情监测指导：告知患者一旦出现突发性胸痛，随即感到胸闷、气急时，可能为气胸复发，应及时就诊。

3. 康复指导

（1）深呼吸和有效咳嗽：方法同上。

（2）缩唇式呼吸：方法同上。

（3）腹式呼吸：方法同上。

（4）气功八段锦：方法同上。

（5）有氧训练：如步行、快走、慢跑、打太极拳等。

运动三部曲：第一部：热身运动（5～10分钟）；第二部：正式运动（20～60分钟），应将运动量慢慢提高，直至感觉到有点吃力，并保持这个速度/运动量锻炼20～60分钟，运动强度不应太易或过分困难；第三部：缓和运动（5～10分钟）。

4. 饮食　予高蛋白、低脂、易消化、富含维生素的食物，如鸡蛋、鱼类、牛奶等，适当进食动物肝脏、肺脏及肾脏，多吃新鲜蔬菜和水果，如西红柿、菠菜、柑橘类、猕猴桃等。

（**杨跃红、章一华**）

第二章

职业性皮肤病临床护理路径

第一节 接触性皮炎临床护理路径

接触性皮炎临床护理路径表

适用对象：第一诊断为接触性皮炎

患者姓名_____ 性别_____ 年龄_____ 住院号_____

住院日期_____年_____月_____日 出院日期_____年_____月_____日 住院天数_____天

时间	住院第1日	住院第2~3日	住院期间	出院前1~3日	出院日
护理处置	□测量生命体征、佩戴腕带 □体重 □入院护理评估 □通知主管医生 □建立护理病历 □观察皮肤情况 □卫生处置，清除皮肤残留致病物 □完成入院护理记录单书写 □医嘱相关治疗执行及指导 　□采集血标本 　□药物过敏试验 　□口服药物 　□静脉输液 　□吸氧 　□局部皮肤清洁 　□必要时吸痰 　□其他 □巡视观察 □生活护理 □心理护理	□监测生命体征 □病室环境 □观察局部皮肤情况 □是否有全身反应 　□畏寒 　□发热 　□恶心 　□呕吐 　□呼吸困难 　□其他 □皮肤清洁 □用药护理 □了解各项检查结果，及时与医生沟通 □协助生活护理 □巡视观察 □心理护理	□监测生命体征 □病室环境 □观察局部皮肤情况 □是否有全身反应 　□畏寒 　□发热 　□恶心 　□呕吐 　□呼吸困难 　□其他 □制订康复计划 □皮肤护理 □用药护理 □协助生活护理 □心理护理	□监测生命体征 □病室环境 □观察局部皮肤情况 □全身反应情况 □制订康复计划 □协助生活护理 □心理护理	□医嘱相关治疗、处置执行 □出院流程指导 □与患者及家属共同制订居家康复计划 □教会患者自我皮肤护理 □指导患者及家属避免接触皮肤致病物 □整理病历 □消毒、整理床单位

续表

时间	住院第1日	住院第2~3日	住院期间	出院前1~3日	出院日
健康教育	□环境介绍 □住院须知 □主管医生 □责任护士 □检验/检查指导 □疾病相关知识 □跌倒预防 □压疮预防	□检验/检查指导 □及时清除皮肤致病物的意义	□疾病相关知识 □保持皮肤清洁 □休息与睡眠 □皮肤护理的意义及注意事项	□疾病相关知识 □保持皮肤清洁 □戒烟、酒 □皮肤护理 □休息与睡眠 □家庭护理	□自我护理 □自我调护
康复指导	□去除病因远离过敏源 □不用热水或肥皂水洗澡 □避免抓挠皮肤	□适当锻炼身体,选择适合自己活动,如爬山、散步、跳舞等。 □生活规律,避免劳累	□适当锻炼身体 □生活规律,避免劳累	□适当锻炼身体 □生活规律,避免劳累	□适当锻炼身体,选择适合自己活动,如爬山、散步、跳舞等。 □生活规律,避免劳累
饮食	□清淡、易消化饮食 □补充维生素,多吃新鲜蔬菜、水果 □忌食辛辣、油炸、易引起过敏食物	□清淡、易消化饮食 □忌食辛辣、油炸、易引起过敏食物	□清淡、易消化饮食 □忌食辛辣、油炸、易引起过敏食物	□清淡、易消化饮食 □忌食辛辣、油炸、易引起过敏食物	□清淡、易消化饮食 □忌食辛辣、油炸、易引起过敏食物 □戒烟酒、多饮水
病情变异记录	□无 □有,原因 1. 2.	□无 □有,原因 1. 2.	□无 □有,原因 1. 2.	□无 □有,原因 1. 2.	□无 □有,原因 1. 2.
签名					

━━━━━━━━━(临床路径实施规范)━━━━━━━━━

【住院第1日】

1. 护理处置

(1)予安静休息,取舒适卧位。

(2)询问病史,体格检查,进行入院护理评估。

(3)按护理级别巡视病人。

(4)评估患者

1)全身情况:意识状况,生命体征的变化,特别是有无全身反应:畏寒、发热、恶心、头痛等。

2)局部情况:观察局部皮肤破损、界限,有无瘙痒、烧灼感、红斑、水肿、丘疹、水泡、糜烂、渗出、结痂等情况。

3)心理状况:有无紧张,焦虑和恐惧等。

4)健康认知:对本病的认知程度及发生的原因。

（5）完成医嘱相关的治疗、处置，指导病人各项治疗、处置配合要点及注意事项。

1）及时用清水清洗接触物，尽可能干净，尤其注意患者指甲缝有无残留物，病变局部可以用清水、过氧化氢及硼酸水等液体清洗。如有残存油脂可以用植物油清洗。

2）急性瘙痒红肿、严重者，可用生理盐水及3%的硼酸水冷敷。若有脓性分泌物，可使用庆大霉素连续湿敷。

3）亚急性阶段的皮损，可采用氦氖激光照射。

4）大量糜烂渗液时，用1:5000的高锰酸钾溶液湿敷。

（6）评估患者跌倒、压疮风险及生活能力，采取相应的护理措施。

2. 健康教育

（1）介绍病室环境、主管医生、责任护士及同病室病友，消除患者陌生感。

（2）介绍清除皮肤残留致病物的目的、方法及注意事项，配合治疗。

（3）介绍相关检查的目的、方法及注意事项。

3. 康复指导

（1）去除病因，远离致病物：告知患者在以后的工作生活中避免接触引起皮炎的物理因素、化学因素及生物因素，外出做好个人防护。

（2）不用热水或肥皂水洗澡。

（3）保持局部皮肤干燥、清洁，避免搔抓、洗涤或乱用药物等刺激病情恶化，每周剪指甲1~2次。

4. 饮食 接触性皮炎病人的饮食可以给予正常的饮食，但应当尽量多食维生素含量高的食物，如水果、蔬菜等，饮食应当尽量保持清淡，饭量不可过饱，饮食多样化，避免偏食，避免进食辛辣、油腻以及刺激性食物。禁烟酒，避免病情恶化。

【住院第2~3日】

1. 护理处置

（1）予安静休息，取舒适卧位。

（2）保持病室安静，室内空气新鲜，每日开窗通风2~3次，每次30分钟，做好病房的消毒隔离工作。

（3）观察患者生命体征及全身反应。

（4）观察皮肤的破损、界限，有无瘙痒、烧灼感、红斑、水肿、丘疹、水泡、糜烂、渗出、结痂等情况，保持皮肤清洁、干燥，避免感染。

（5）根据病情予皮肤处理，遵医嘱用药，密切观察用药后反应。

2. 健康教育

（1）指导病人保持局部皮肤干燥、清洁，穿棉质宽松衣服。

（2）指导病人正确留取化验标本的方法，完善检验/检查前宣教，如通知禁食水、告知检查/检验目的、时间、地点及注意事项等。

（3）指导病人保持口腔清洁：经常漱口，做好口腔护理，以促进食欲，预防口腔继发感染。观察口腔黏膜的变化，为病情提供依据。

（4）心理指导：由于接触性皮炎发生部位大部分位于人体暴露处，尤其是女性，暴露于面部，特别容易出现焦虑、烦躁等心理表现，因此，护士应当深入病房，针对病人的恐惧、焦虑给予关心和爱护。

3. 康复指导

(1) 适当锻炼身体,选择适合自己的活动,如爬山、散步、跳舞等。

(2) 生活规律,不熬夜,避免劳累。

4. 饮食　平时吃清淡、易消化食物,多吃新鲜蔬菜或水果,忌食辛辣及油炸食物,特别是发病期。忌吃易引起过敏的食物,如酒,海鲜等。

【住院期间】

1. 护理处置

(1) 遵医嘱给予皮肤处置,保持局部皮肤清洁、干燥,避免感染。

(2) 保持病室安静,室内空气新鲜,每日开窗通风 2～3 次,每次 30 分钟,做好病房的消毒隔离工作。

(3) 观察患者生命体征及全身反应。

(4) 观察皮肤破损的情况,根据病情给予皮肤护理。

(5) 遵医嘱用药。

(6) 根据患者病情,制订康复计划。

(7) 给予心理护理,消除焦虑、烦躁。

(8) 落实基础护理如口腔护理、皮肤护理等。

2. 健康教育

(1) 告知患者疾病相关知识,注意保暖,多饮水。

(2) 保证充足的休息与睡眠,活动应循序渐进,从卧床休息 - 坐起 - 床边活动 - 室外活动逐步进行;睡前不喝咖啡、浓茶、睡前热水泡脚,喝热牛奶以促进睡眠,保证每晚有效睡眠时间达 6～8 小时。

(3) 指导患者保持皮肤清洁、干燥的方法及意义。

3. 饮食　饮食可以给予正常的饮食,但应当尽量多食维生素含量高的食物,如水果、蔬菜等,饮食应当尽量保持清淡、易消化,饭量不可过饱,饮食多样化,避免偏食,避免进食辛辣、油腻以及刺激性食物,禁烟酒。

【出院前 1～3 日】

1. 护理处置

(1) 保持病室安静,室内空气新鲜,每日开窗通风 2～3 次,每次 30 分钟,做好病房的消毒隔离工作。

(2) 保持皮肤清洁、干燥,避免感染。

(3) 监测生命体征。

(4) 观察局部皮肤情况。

(5) 根据患者病情,制订康复计划。

(6) 落实基础护理如口腔护理、皮肤护理等。

(7) 给予心理护理:由于职业性接触性皮炎发生部位大部分位于人体暴露处,容易出现焦虑、烦躁等心理表现,因此,护理人员应和蔼真诚、体贴关心患者、细心观察患者的心理变化,了解不良情绪的根本原因,针对性地给予心理疏导。

2. 健康教育

(1) 告知患者疾病相关知识,注意防寒保暖,多饮水,戒烟酒。

（2）保证充足的休息与睡眠，活动应循序渐进，从卧床休息 - 坐起 - 床边活动 - 室外活动逐步进行；睡前不喝咖啡、浓茶、睡前热水泡脚，喝热牛奶以促进睡眠，保证每晚有效睡眠时间达 6～8 小时。

（3）指导患者保持皮肤清洁、干燥的方法及意义。

（4）指导家庭皮肤护理的方法、意义及注意事项。

3. 康复指导

（1）检验患者及家属是否知晓保持皮肤清洁、干燥的方法及意义。

（2）落实患者及家属皮肤护理的掌握程度。

4. 饮食

（1）提供清淡、易消化饮食。

（2）多吃新鲜蔬菜、水果补充维生素。

（3）多饮水、戒烟酒、忌吃辛辣、油炸、易致敏食物。

【出院日】

1. 护理处置

（1）与患者及家属共同制订居家康复计划：如居室环境要求；皮肤护理；穿衣要求；活动耐力训练；有氧训练；饮食康复计划；心理支持疗法等。

（2）教会患者自我皮肤护理的方法。

（3）指导患者及家属避免接触皮肤致病物。

2. 健康教育

（1）自我监测

1）监测皮肤的颜色、温度、破损情况，保持皮肤清洁、干燥，避免感染。

2）监测全身反应情况：接触性皮炎常伴有畏寒、发热、恶心、呕吐等全身反应，如出现上述症状及时就医。

（2）自我调护

1）正确面对接触性皮炎、保持健康心理。

2）养成良好的生活习惯：①注意生活起居，保持居室空气新鲜，避免接触皮肤致病物。室温维持在 18～22℃，每日开窗通风，避免过度劳累；坚持身体锻炼；注意天气变化，及时增减衣服，避免受凉感冒。②加强康复锻炼，增强体质：根据实际情况，在身体耐受情况下选择适合锻炼方法：如爬山、散步、跳舞等。③饮食搭配均衡，戒烟戒酒。

（3）掌握缓解病情的方法，遵医嘱合理用药。

3. 康复指导

（1）去除病因，远离皮肤致病物。

（2）有氧训练：根据实际情况，在身体耐受情况下选择适合锻炼方法。

（3）生活规律，避免劳累。

（4）不用热水或肥皂水洗澡。

（5）避免抓挠皮肤，勤剪指甲。

4. 饮食

（1）提供清淡、易消化饮食。

（2）多吃新鲜蔬菜、水果补充维生素。

（3）多饮水、戒烟酒、忌吃辛辣、油炸、易致敏食物。

（景　华、刘　璐）

第二节　光接触性皮炎临床护理路径

光接触性皮炎临床护理路径表单

适用对象：第一诊断为光接触性皮炎

患者姓名＿＿＿＿＿＿＿＿　性别＿＿＿＿＿　年龄＿＿＿＿＿　住院号＿＿＿＿＿＿＿＿

住院日期＿＿＿年＿＿＿月＿＿＿日　出院日期＿＿＿年＿＿＿月＿＿＿日　住院天数＿＿＿天

时间		住院第1日	住院第2～3日	住院期间	出院前1～3日	出院日
护理处置		□测量生命体征、佩戴腕带 □体重 □入院护理评估 □通知主管医生 □建立护理病历 □观察皮肤情况 □卫生处置 □完成入院护理记录单书写 □医嘱相关治疗执行及指导 　□采集血标本 　□药物过敏试验 　□口服药物 　□静脉输液 　□吸氧（必要时） 　□局部皮肤处理 　□防光 　□其他 □巡视观察 □生活护理 □心理护理	□监测生命体征 □病室环境 □观察局部皮肤情况 □是否有其他反应 　□眼结膜炎 　□头痛 　□头晕 　□乏力 　□恶心 　□口渴 　□其他 □皮肤处理 □用药护理 □了解各项检查结果，及时与医生沟通 □协助生活护理 □巡视观察 □心理护理	□监测生命体征 □病室环境 □观察局部皮肤情况 □是否有其他反应 　□眼结膜炎 　□头痛 　□头晕 　□乏力 　□恶心 　□口渴 　□其他 □制订康复计划 □皮肤护理 □用药护理 □协助生活护理 □心理护理	□监测生命体征 □病室环境 □观察局部皮肤情况 □全身反应情况 □制订康复计划 □协助生活护理 □心理护理	□医嘱相关治疗、处置执行 □出院流程指导 □与患者及家属共同制订居家康复计划 □教会患者自我皮肤护理 □指导患者及家属避免接触光敏物 □防光 □整理病历 □消毒、整理床单位
健康教育		□环境介绍 □住院须知 □主管医生 □责任护士 □检验/检查指导 □疾病相关知识 □跌倒预防 □压疮预防	□检验/检查指导 □及时清除皮肤残留光敏物，避免接触光敏物的重要性	□疾病相关知识 □保持皮肤清洁 □休息与睡眠 □皮肤护理的意义及注意事项	□疾病相关知识 □保持皮肤清洁 □戒烟、酒 □皮肤护理 □休息与睡眠 □家庭护理	□自我护理 □自我调护

续表

时间	住院第1日	住院第2~3日	住院期间	出院前1~3日	出院日
康复指导	□去除病因,远离光敏源 □严格避免日光紫外线照射 □避免抓挠皮肤	□外出做好个人防护,如穿防晒衣或打遮阳伞 □适当锻炼身体 □生活规律,避免劳累	□外出做好个人防护 □适当锻炼身体 □生活规律,避免劳累	□外出做好个人防护 □适当锻炼身体 □生活规律,避免劳累	□外出做好个人防护,如穿防晒衣或打遮阳伞 □适当锻炼身体 □生活规律,避免劳累
饮食	□清淡、易消化饮食 □补充维生素,多吃新鲜蔬菜水果 □忌食辛辣、油炸、易过敏食物	□清淡、易消化饮食 □忌食辛辣、油炸、易引起过敏食物	□清淡、易消化饮食 □忌食辛辣、油炸、易引起过敏食物	□清淡、易消化饮食 □忌食辛辣、油炸、易引起过敏食物	□清淡、易消化饮食 □忌食辛辣、油炸、易引起过敏食物 □戒烟酒
病情变异记录	□无 □有,原因 1. 2.	□无 □有,原因 1. 2.	□无 □有,原因 1. 2.	□无 □有,原因 1. 2.	□无 □有,原因 1. 2.
签名					

临床路径实施规范

【住院第1日】

1. 护理处置

(1) 予安静休息,取舒适卧位。

(2) 询问病史,体格检查,进行入院护理评估。

(3) 按护理级别巡视病人。

(4) 评估患者

1) 全身情况:意识状况,生命体征的变化,特别是有无电光性眼炎及全身反应:头痛、头晕、乏力、口渴、恶心等。

2) 局部情况:观察局部皮肤尤其是颜面、颈部、手背、前臂等暴露部位是否有烧灼感、疼痛、红斑、水肿、水泡等情况。

3) 心理状况:有无紧张,焦虑和恐惧等。

4) 健康认知:对本病的认知程度及发生的原因。

(5) 完成医嘱相关的治疗、处置,指导病人各项治疗、处置配合要点及注意事项。

1) 预防和治疗光接触性皮炎最重要的环节是防光,避免接触光敏物和尽量减少暴露在阳光(紫外线)下,避免接触药物和化学物可能引起的交叉反应。

2) 急性期出现水肿、红斑时,先涂上薄薄一层温和润肤剂和凡士林,再进行局部皮肤湿敷,防止皮肤干燥和大量脱屑。

3) 遵医嘱系统服用皮质类固醇激素对减轻症状很有价值。

4) 短期反复多次暴露于阳光下有助于个体的脱敏,但应注意阳光(紫外线)的暴露剂量应从小逐渐增大,以免皮炎再次复发。

(6) 评估患者跌倒、压疮风险及生活能力,采取相应的护理措施。

2. 健康教育

(1) 介绍病室环境、主管医生、责任护士及同病室病友,消除患者陌生感。

(2) 及时清除皮肤上残留的电光敏物,避免接触光敏物。

(3) 注意休息,保持安静,避免噪音刺激与情绪激动。

(4) 做好生活护理,指导并协助病人洗脸、刷牙进餐、大小便等。

(5) 介绍相关检查的目的、方法及注意事项。

3. 康复指导

(1) 去除病因,远离光敏物:告知患者避免接触光敏物和尽量减少暴露在阳光(紫外线)下,避免接触药物和化学物可能引起的交叉反应,外出做好个人防护。

(2) 不用热水或肥皂水洗澡。

(3) 保持局部皮肤干燥、清洁,避免搔抓、洗涤或乱用药物等刺激病情恶化,每周剪指甲1～2次。

4. 饮食　指导病人进食高纤维素,易消化的清淡食物,防止因便秘腹胀而加重呼吸困难和心脏负担。当病人出现水肿时,应限制钠、水摄入。指导病人少食多餐,减少用餐时的疲劳,进餐前后用温开水漱口,保持口腔的清洁,以促进食欲。

【住院第2～3日】

1. 护理处置

(1) 予安静休息,取舒适卧位。

(2) 保持病室安静,室内空气新鲜,每日开窗通风2～3次,每次30分钟,做好病房的消毒隔离工作。

(3) 观察患者生命体征及全身反应。

(4) 不再接触光敏物,保持局部皮肤干燥、清洁,避免搔抓、洗涤或乱用药物等刺激病情恶化。遵医嘱用药,密切观察用药后反应。

(5) 根据病情予皮肤处理,遵医嘱用药,密切观察用药后反应。

2. 健康教育

(1) 指导病人保持局部皮肤干燥、清洁,穿棉质宽松衣服。

(2) 指导病人正确留取化验标本的方法,完善检验/检查前宣教,如通知禁食水、告知检查/检验目的、时间、地点及注意事项等。

(3) 指导病人保持口腔清洁:经常漱口,做好口腔护理,以促进食欲,预防口腔继发感染。

(4) 心理指导:了解病人的心理状态,向病人讲解疾病的相关知识,介绍同种疾病康复的例子,增强病人治疗信心,减轻焦虑恐惧心理。

3. **康复指导**

（1）适当锻炼身体，选择适合自己的活动。

（2）生活规律，不熬夜，避免劳累。

4. **饮食** 建议清淡、易消化饮食，多吃新鲜蔬菜或水果，忌食辛辣及油炸食物，特别是发病期。忌吃易引起过敏的食物，如酒，海鲜等。

【住院期间】

1. **护理处置**

（1）遵医嘱给予皮肤处置，保持局部皮肤清洁、干燥，避免感染。

（2）保持病室安静，室内空气新鲜，每日开窗通风 2～3 次，每次 30 分钟，做好病房的消毒隔离工作。

（3）观察患者生命体征及全身反应。

（4）观察皮肤破损的情况，根据病情给予皮肤护理。

（5）遵医嘱用药。

（6）根据患者病情，制订康复计划。

（7）给予心理护理，消除焦虑、烦躁。

（8）落实基础护理如口腔护理、皮肤护理等。

2. **健康教育**

（1）告知患者疾病相关知识，注意保暖，多饮水。

（2）保证充足的休息与睡眠，活动应循序渐进，从卧床休息 - 坐起 - 床边活动 - 室外活动逐步进行；睡前不喝咖啡、浓茶、睡前热水泡脚，喝热牛奶以促进睡眠，保证每晚有效睡眠时间达 6～8 小时。

（3）指导患者保持皮肤清洁、干燥的方法及意义。

3. **饮食** 指导病人保证充分的休息及合理饮食，禁止吸烟和食用咖啡、茶、可乐、巧克力等。

【出院前 1～3 日】

1. **护理处置**

（1）保持病室安静，室内空气新鲜，每日开窗通风 2～3 次，每次 30 分钟，做好病房的消毒隔离工作。

（2）保持皮肤清洁、干燥，避免感染。

（3）监测生命体征。

（4）观察局部皮肤情况。

（5）根据患者病情，制订康复计划。

（6）落实基础护理如口腔护理、皮肤护理等。

（7）给予心理护理：与病人及家属建立良好的沟通方式，了解病人的心理状态，针对其对疾病的认知态度以及由此引起的心理、性格、生活方式等方面的改变，与病人及家属共同制订和实施康复计划，消除诱因、坚持合理用药，减轻症状，增强战胜疾病的信心。同时，指导病人缓解焦虑的方法，如听音乐、下棋等活动，以分散注意力，减轻焦虑。

2. **健康教育**

（1）告知患者疾病相关知识，注意防寒保暖，戒烟酒。

（2）保证充足的休息与睡眠，活动应循序渐进。

（3）指导患者保持皮肤清洁、干燥的方法及意义。

（4）指导家庭皮肤护理的方法、意义及注意事项。

3. 康复指导

（1）检验患者及家属是否知晓保持皮肤清洁、干燥的方法及意义。

（2）落实患者及家属皮肤护理的掌握程度。

4. 饮食

（1）提供清淡、易消化饮食。

（2）多吃新鲜蔬菜、水果补充维生素。

（3）多饮水、戒烟酒、忌吃辛辣、油炸、易致敏食物。

【出院日】

1. 护理处置

（1）与患者及家属共同制订居家康复计划：如居室环境要求；皮肤护理；穿衣要求；活动耐力训练；有氧训练；饮食康复计划；心理支持疗法等。

（2）教会患者自我皮肤护理的方法。

（3）指导患者及家属避免接触光敏物。

2. 健康教育

（1）自我监测

1）监测皮肤的颜色、温度、破损情况，保持皮肤清洁、干燥，避免感染。

2）监测全身反应情况：光接触性皮炎常伴有眼结膜炎、头痛、头晕、乏力、口渴、恶心等反应，如出现上述症状及时就医。

（2）自我调护

1）正确面对光接触性皮炎、保持健康心理。

2）养成良好的生活习惯：①注意生活起居，保持居室空气新鲜，避免接触皮肤致病物。室温维持在 18～22℃，每日开窗通风，避免过度劳累；坚持身体锻炼；注意天气变化，及时增减衣服，避免受凉感冒。②加强康复锻炼，增强体质：根据实际情况，在身体耐受情况下选择适合锻炼方法。③饮食搭配均衡，戒烟戒酒。

3）掌握缓解病情的方法，遵医嘱合理用药。

3. 康复指导

（1）去除病因，远离光敏物。

（2）有氧训练：根据实际情况，在身体耐受情况下选择适合锻炼方法。

（3）生活规律，避免劳累。

（4）不用热水或肥皂水洗澡。

（5）避免抓挠皮肤，勤剪指甲。

4. 饮食

（1）提供清淡、易消化饮食。

（2）多吃新鲜蔬菜、水果补充维生素。

（3）戒烟酒、忌食辛辣、油炸、易致敏食物。

（景　华、刘　璐）

第三节　电光性皮炎临床护理路径

电光性皮炎临床护理路径表单

适用对象：第一诊断为电光性皮炎

患者姓名＿＿＿＿＿＿＿＿＿　性别＿＿＿＿＿　年龄＿＿＿＿＿　住院号＿＿＿＿＿＿＿＿

住院日期＿＿＿年＿＿＿月＿＿＿日　出院日期＿＿＿年＿＿＿月＿＿＿日　住院天数＿＿＿天

时间	住院第1日	住院第2～3日	住院期间	出院前1～3日	出院日
护理处置	□测量生命体征、佩戴腕带 □体重 □入院护理评估 □通知主管医生 □建立护理病历 □观察皮肤情况 □卫生处置 □完成入院护理记录单书写 □医嘱相关治疗执行及指导 　□采集血标本 　□药物过敏试验 　□口服药物 　□静脉输液 　□吸氧 　□局部皮肤处理 　□电光性眼炎处理 　□其他 □巡视观察 □生活护理 □心理护理	□监测生命体征 □病室环境 □观察局部皮肤情况 □是否有电光性眼炎及全身反应 □皮肤清洁 □用药护理 □了解各项检查结果，及时与医生沟通 □协助生活护理 □巡视观察 □心理护理	□监测生命体征 □病室环境 □观察局部皮肤情况 □是否有电光性眼炎及全身反应 □制订康复计划 □皮肤护理 □用药护理 □协助生活护理 □心理护理	□监测生命体征 □病室环境 □观察局部皮肤情况 □眼部处理 □制订康复计划 □协助生活护理 □心理护理	□医嘱相关治疗、处置执行 □出院流程指导 □与患者及家属共同制订居家康复计划 □教会患者皮肤、眼部护理 □指导患者及家属避免接触电光 □整理病历 □消毒、整理床单位
健康教育	□环境介绍 □住院须知 □主管医生 □责任护士 □检验/检查指导 □疾病相关知识 □跌倒预防 □压疮预防	□检验/检查指导 □及时清除皮肤残留光敏物，避免接触电光敏物的重要性	□疾病相关知识 □保持皮肤、眼部清洁 □休息与睡眠 □皮肤、眼部护理的意义及注意事项	□疾病相关知识 □保持皮肤清洁 □戒烟、酒 □皮肤、眼护理 □休息与睡眠 □家庭护理	□自我护理 □自我调护

续表

时间	住院第1日	住院第2~3日	住院期间	出院前1~3日	出院日
康复指导	□去除病因远离电光 □不用热水或肥皂水洗澡 □避免抓挠皮肤	□外出做好个人防护,如穿防晒衣或打遮阳伞 □适当锻炼身体 □生活规律,避免劳累	□外出做好个人防护 □适当锻炼身体 □生活规律,避免劳累	□外出做好个人防护 □适当锻炼身体 □生活规律,避免劳累	□外出做好个人防护,如穿防晒衣或打遮阳伞 □适当锻炼身体 □生活规律,避免劳累
饮食	□高纤维素,易消化清淡饮食 □忌食油炸、熏制、生冷、刺激食物 □忌食高盐、高脂食物	□高纤维素,易消化清淡饮食 □忌食油炸、熏制、生冷、刺激食物 □忌食高盐、高脂食物	□高纤维素,易消化清淡饮食 □忌食油炸、熏制、生冷、刺激食物 □忌食高盐、高脂食物	□高纤维素,易消化清淡饮食 □忌食油炸、熏制、生冷、刺激食物 □忌食高盐、高脂食物	□高纤维素,易消化清淡饮食 □忌食油炸、熏制、生冷、刺激食物 □忌食高盐、高脂食物 □戒烟酒
病情变异记录	□无 □有,原因 1. 2.	□无 □有,原因 1. 2.	□无 □有,原因 1. 2.	□无 □有,原因 1. 2.	□无 □有,原因 1. 2.
签名					

━━━━━━ 临床路径实施规范 ━━━━━━

【住院第1日】

1. 护理处置

（1）予安静休息,取舒适卧位。

（2）询问病史,体格检查,进行入院护理评估。

（3）按护理级别巡视病人。

（4）评估患者

1）全身情况:意识状况,生命体征的变化,特别是有无眼结膜炎及全身反应:头痛、头晕、乏力、口渴、恶心等。

2）局部情况:观察局部皮肤破损、界限,有无瘙痒、烧灼感、红斑、水肿、丘疹、水泡、糜烂、渗出、结痂等情况。

3）心理状况:有无紧张,焦虑和恐惧等。

4）健康认知:对本病的认知程度及发生的原因。

（5）完成医嘱相关的治疗、处置,指导病人各项治疗、处置配合要点及注意事项。

1）本病常发生于电焊工,操作碳精灯、水银石英灯的工人,实验室工作人员或医务人员等。因此,应做好个人防护,避免接触上述光源。

2）轻者暂时避免接触光源数天，重者酌情给予休息。

3）遵医嘱给予口服镇静、止痛、维生素 C 和外用维生素 B_6 软膏等药物。

4）电光性眼炎的处理：保持眼部清洁，避免用手搓揉，遵医嘱给予氯霉素、地卡因等眼药水。

（6）评估患者跌倒、压疮风险及生活能力，采取相应的护理措施。

2. 健康教育

（1）介绍病室环境、主管医生、责任护士及同病室病友，消除患者陌生感。

（2）及时清除皮肤上残留的电光敏物，避免接触光敏物，病情允许可病室内活动。

（3）注意休息，保持安静，避免噪音刺激与情绪激动。

（4）做好生活护理，指导并协助病人洗脸、刷牙进餐、大小便等。

（5）介绍相关检查的目的、方法及注意事项。

3. 康复指导

（1）去除病因，远离电光敏物：告知患者避免接触电光敏物和尽量减少暴露在阳光（紫外线）下，避免接触药物和化学物可能引起的交叉反应，外出做好个人防护。

（2）不用热水或肥皂水洗澡。

（3）保持局部皮肤干燥、清洁，避免搔抓、洗涤或乱用药物等刺激病情恶化，每周剪指甲 1～2 次。

4. 饮食　指导病人进高纤维素，易消化的清淡食物，防止因便秘腹胀而加重呼吸困难和心脏负担。当病人出现水肿时，应限制钠、水摄入。指导病人少食多餐，减少用餐时的疲劳，进餐前后用温开水漱口，保持口腔的清洁，以促进食欲。

【住院第 2～3 日】

1. 护理处置

（1）予安静休息，取舒适卧位。

（2）保持病室安静，室内空气新鲜，每日开窗通风 2～3 次，每次 30 分钟，做好病房的消毒隔离工作。

（3）观察患者生命体征及全身反应。

（4）不再接触电光敏物，保持局部皮肤干燥、清洁，避免搔抓、洗涤或乱用药物等刺激病情恶化。遵医嘱用药，密切观察用药后反应。

（5）根据病情予皮肤处理，遵医嘱用药，密切观察用药后反应。

2. 健康教育

（1）指导病人保持局部皮肤干燥、清洁，穿棉质宽松衣服。

（2）指导病人正确留取化验标本的方法，完善检验/检查前宣教，如通知禁食水、告知检查/检验目的、时间、地点及注意事项等。

（3）指导病人保持口腔清洁：经常漱口，做好口腔护理，以促进食欲，预防口腔继发感染。观察口腔黏膜的变化，为病情提供依据。

（4）心理指导：了解病人的心理状态，向病人讲解疾病的相关知识，介绍同种疾病康复的例子，增强病人治疗信心，减轻焦虑恐惧心理。

3. 康复指导

（1）适当锻炼身体，选择适合自己的活动。

(2) 生活规律,不熬夜,避免劳累。

4. **饮食** 指导病人进高纤维素,易消化的清淡食物,忌食辛辣及油炸食物,多吃新鲜蔬菜或水果。

【住院期间】

1. **护理处置**

(1) 遵医嘱给予皮肤处置,保持局部皮肤清洁、干燥,避免感染。

(2) 保持病室安静,室内空气新鲜,每日开窗通风 2~3 次,每次 30 分钟,做好病房的消毒隔离工作。

(3) 观察患者生命体征及全身反应。

(4) 观察皮肤、眼部的情况,根据病情给予皮肤、眼部护理。

(5) 遵医嘱用药。

(6) 根据患者病情,制订康复计划。

(7) 给予心理护理,消除焦虑、烦躁。

(8) 落实基础护理如口腔护理、皮肤护理等。

2. **健康教育**

(1) 告知患者疾病相关知识,注意保暖,多饮水。

(2) 保证充足的休息与睡眠,活动应循序渐进,从卧床休息 - 坐起 - 床边活动 - 室外活动逐步进行;睡前不喝咖啡、浓茶、睡前热水泡脚,喝热牛奶以促进睡眠,保证每晚有效睡眠时间达 6~8 小时。

(3) 指导患者保持皮肤、眼部清洁的方法及意义。

3. **饮食** 指导病人进高纤维素,易消化的清淡食物,多吃新鲜蔬菜或水果,忌食辛辣及油炸食物。

【出院前 1~3 日】

1. **护理处置**

(1) 保持病室安静,室内空气新鲜,每日开窗通风 2~3 次,每次 30 分钟,做好病房的消毒隔离工作。

(2) 保持皮肤清洁、干燥,避免感染。

(3) 监测生命体征。

(4) 观察局部皮肤、眼部情况。

(5) 根据患者病情,制订康复计划。

(6) 落实基础护理如口腔护理、皮肤护理等。

(7) 给予心理护理:与病人及家属建立良好的沟通方式,了解病人的心理状态,针对其对疾病的认知态度以及由此引起的心理、性格、生活方式等方面的改变,与病人及家属共同制订和实施康复计划,消除诱因、坚持合理用药,减轻症状,增强战胜疾病的信心。同时,指导病人缓解焦虑的方法,如听音乐、下棋等活动,以分散注意力,减轻焦虑。

2. **健康教育**

(1) 告知患者疾病相关知识,注意防寒保暖,戒烟酒。

(2) 保证充足的休息与睡眠,活动应循序渐进。

（3）指导患者保持皮肤、眼部清洁的方法及意义。

（4）指导家庭皮肤、眼部护理的方法、意义及注意事项。

3. 康复指导

（1）检验患者及家属是否知晓保持皮肤清洁、干燥的方法及意义。

（2）落实患者及家属皮肤护理的掌握程度。

4. 饮食

（1）提供高维生素、清淡饮食。

（2）多吃新鲜蔬菜、水果补充维生素。

（3）戒烟酒、忌吃辛辣、油炸、易致敏食物。

【出院日】

1. 护理处置

（1）与患者及家属共同制订居家康复计划：如居室环境要求；皮肤护理；眼部护理；穿衣要求；活动耐力训练；有氧训练；饮食康复计划；心理支持疗法等。

（2）教会患者自我皮肤、眼部护理的方法。

（3）指导患者及家属避免接触电光敏物。

2. 健康教育

（1）自我监测

1）监测皮肤的颜色、温度、破损情况，保持皮肤清洁、干燥，避免感染。

2）监测全身反应情况：电光性皮炎常伴有眼结膜炎、头痛、头晕、乏力、口渴、恶心等反应，如出现上述症状及时就医。

（2）自我调护

1）正确面对电光性皮炎、保持健康心理。

2）养成良好的生活习惯：①注意生活起居，保持居室空气新鲜，避免接触电光。室温维持在 18～22℃，每日开窗通风，避免过度劳累；坚持身体锻炼；注意天气变化，及时增减衣服，避免受凉感冒。②加强康复锻炼，增强体质：根据实际情况，在身体耐受情况下选择适合锻炼方法。③饮食搭配均衡，戒烟戒酒。

3）掌握缓解病情的方法，遵医嘱合理用药。

3. 康复指导

（1）去除病因，远离电光。

（2）有氧训练：根据实际情况，在身体耐受情况下选择适合锻炼方法。

（3）生活规律，避免劳累。

（4）不用热水或肥皂水洗澡。

（5）避免抓挠皮肤，勤剪指甲。

4. 饮食

（1）提供高维生素、清淡饮食。

（2）多吃新鲜蔬菜、水果补充维生素。

（3）戒烟酒、忌食辛辣、油炸、易致敏食物。

（景 华、刘 璐）

第四节 痤疮临床护理路径

痤疮临床护理路径表单

适用对象：第一诊断为痤疮

患者姓名＿＿＿＿＿＿＿＿ 性别＿＿＿＿＿ 年龄＿＿＿＿＿ 住院号＿＿＿＿＿＿＿

住院日期＿＿＿年＿＿＿月＿＿＿日 出院日期＿＿＿年＿＿＿月＿＿＿日 住院天数＿＿＿天

时间	住院第1日	住院第2~3日	住院期间	出院前1~3日	出院日
护理处置	□测量生命体征、佩戴腕带 □体重 □入院护理评估 □通知主管医生 □建立护理病历 □观察皮肤情况 □卫生处置 □完成入院护理记录单书写 □医嘱相关治疗执行及指导 　□采集血标本 　□药物过敏试验 　□口服药物 　□静脉输液 　□吸氧 　□局部皮肤处理 　□囊肿较大者考虑手术切除 　□其他 □巡视观察 □生活护理 □心理护理	□监测生命体征 □病室环境 □观察局部皮肤情况 □是否有全身反应 □皮肤清洁 □用药护理 □了解各项检查结果，及时与医生沟通 □协助生活护理 □巡视观察 □心理护理	□监测生命体征 □病室环境 □观察局部皮肤情况 □是否有全身反应 □制订康复计划 □皮肤护理 □用药护理 □协助生活护理 □心理护理	□监测生命体征 □病室环境 □观察局部皮肤情况 □全身反应情况 □制订康复计划 □协助生活护理 □心理护理	□医嘱相关治疗、处置执行 □出院流程指导 □与患者及家属共同制订居家康复计划 □教会患者皮肤护理 □指导患者及家属避免接触致病物 □整理病历 □消毒、整理床单位
健康教育	□环境介绍 □住院须知 □主管医生 □责任护士 □检验/检查指导 □疾病相关知识 □跌倒预防 □压疮预防	□检验/检查指导 □面部清洁的注意事项	□疾病相关知识 □保持皮肤清洁 □休息与睡眠 □皮肤护理的意义及注意事项 □心理护理	□疾病相关知识 □保持皮肤清洁 □戒烟、酒 □皮肤护理 □休息与睡眠 □家庭护理	□自我护理 □自我调护

续表

时间	住院第1日	住院第2~3日	住院期间	出院前1~3日	出院日
康复指导	□去除病因,远离致病物 □保持皮肤清洁 □注意休息,保证充足睡眠	□保持皮肤清洁 □注意休息,保证充足睡眠 □保持心情愉悦	□保持皮肤清洁 □注意休息,保证充足睡眠 □保持心情愉悦	□保持皮肤清洁 □注意休息,保证充足睡眠 □保持心情愉悦	□保持皮肤清洁 □睡前、晨起温水清洗皮肤,避免油脂过多 □注意休息,保证充足睡眠 □保持心情愉悦
饮食	□清淡、清凉饮食 □忌食辛辣、油腻食物	□清淡、清凉饮食 □忌食辛辣、油腻食物	□清淡、清凉饮食 □忌食辛辣、油腻食物	□清淡、清凉饮食 □忌食辛辣、油腻食物	□清淡、清凉饮食 □忌食辣椒、葱、蒜、芥末等刺激性食物 □少吃或不吃海鲜
病情变异记录	□无 □有,原因 1. 2.	□无 □有,原因 1. 2.	□无 □有,原因 1. 2.	□无 □有,原因 1. 2.	□无 □有,原因 1. 2.
签名					

临床路径实施规范

【住院第1日】

1. 护理处置

(1)予安静休息,取舒适卧位。

(2)询问病史,体格检查,进行入院护理评估。

(3)按护理级别巡视病人。

(4)评估患者

1)全身情况:意识状况,生命体征的变化,特别是有无发烧。

2)局部情况:观察局部皮肤丘疹、毛囊炎、结节及囊肿情况。

3)心理状况:有无紧张,焦虑和恐惧等。

4)健康认知:对本病的认知程度及发生的原因。

(5)完成医嘱相关的治疗、处置,指导病人各项治疗、处置配合要点及注意事项。

1)面部清洁护理:指导患者每日早晚温水或温和的医学护肤品洁面乳清洁面部,忌过度清洁,过度揉搓皮肤。

2)遵医嘱用药,不滥用药物,避免自行用手挤压。

3)囊肿较大者配合医生手术切除。

(6)评估患者跌倒、压疮风险及生活能力,采取相应的护理措施。

2. 健康教育

(1)介绍病室环境、主管医生、责任护士及同病室病友,消除患者陌生感。

(2)及时清除皮肤上残留的致病物。

（3）注意休息，保持安静，避免噪音刺激与情绪激动。

（4）做好生活护理，指导并协助病人洗脸、刷牙进餐、大小便等。

（5）介绍相关检查的目的、方法及注意事项。

3. 康复指导

（1）做好皮肤护理，睡前、晨起温水清洗皮肤，避免油脂过多，日常生活中注意勿用手挤压、揉搓痤疮处，预防感染。

（2）注意休息，保证充足睡眠

（3）心理指导：主动向患者沟通讲解痤疮的基本知识并给予积极引导，耐心倾听，仔细分析，使患者消除顾虑，保持愉悦心情。

4. 饮食 合理膳食，给予清淡、清凉饮食，多摄入高钙和各种富含维生素的食物，多吃新鲜的蔬菜、水果，保证大便通畅，避免食用海鲜、牛羊肉及辛辣刺激性食物，忌烟酒、咖啡、浓茶等。

【住院第2～3日】

1. 护理处置

（1）予安静休息，取舒适卧位。

（2）保持病室安静，室内空气新鲜，每日开窗通风2～3次，每次30分钟，做好病房的消毒隔离工作。

（3）观察患者生命体征及全身反应。

（4）不再接触致病物，保持局部皮肤干燥、清洁，避免搔抓、挤压。遵医嘱用药，密切观察用药后反应。

2. 健康教育

（1）指导病人保持局部皮肤干燥、清洁，勿挤压皮肤。

（2）指导病人正确留取化验标本的方法，完善检验/检查前宣教，如通知禁食水、告知检查/检验目的、时间、地点及注意事项等。

（3）指导病人保持口腔清洁：经常漱口，做好口腔护理，以促进食欲，预防口腔继发感染。观察口腔黏膜的变化，为病情提供依据。

（4）心理指导：了解病人的心理状态，向病人讲解疾病的相关知识，增强病人治疗信心，减轻焦虑恐惧心理。

3. 康复指导

（1）适当锻炼身体，选择适合自己活动。

（2）生活规律，注意休息，保证充足睡眠。

（3）做好皮肤护理，睡前、晨起温水清洗皮肤，避免油脂过多。

4. 饮食 清淡、易消化食物，多吃新鲜蔬菜或水果。忌食辛辣及油炸食物，特别是发病期。

【住院期间】

1. 护理处置

（1）遵医嘱给予皮肤处置，保持局部皮肤清洁、干燥，避免感染。

（2）保持病室安静，室内空气新鲜，每日开窗通风2～3次，每次30分钟，做好病房的消毒隔离工作。

（3）观察患者生命体征及全身反应。

(4) 遵医嘱用药。

(5) 根据患者病情,制订康复计划。

(6) 给予心理护理,消除焦虑、烦躁。

(7) 落实基础护理如口腔护理、皮肤护理等。

2. 健康教育

(1) 告知患者疾病相关知识,注意保暖,多饮水。

(2) 保证充足的休息与睡眠,活动应循序渐进,保证每晚有效睡眠时间小时。

(3) 指导患者保持皮肤清洁的方法及意义。

3. 饮食 清淡、易消化食物,多吃新鲜蔬菜或水果,忌食辛辣及油炸食物。

【出院前1~3日】

1. 护理处置

(1) 保持病室安静,室内空气新鲜,每日开窗通风2~3次,每次30分钟,做好病房的消毒隔离工作。

(2) 保持皮肤清洁、干燥,避免感染。

(3) 监测生命体征。

(4) 观察局部皮肤情况。

(5) 根据患者病情,制订康复计划。

(6) 落实基础护理如口腔护理、皮肤护理等。

(7) 给予心理护理,减轻焦虑。

2. 健康教育

(1) 告知患者疾病相关知识,注意防寒保暖,戒烟酒。

(2) 保证充足的休息与睡眠,活动应循序渐进,保证有效睡眠时间。

(3) 指导患者保持皮肤清洁的方法及意义。

(4) 指导家庭皮肤护理的方法、意义及注意事项。

3. 康复指导

(1) 检验患者及家属是否知晓保持皮肤清洁、干燥的方法及意义。

(2) 落实患者及家属皮肤护理的掌握程度。

4. 饮食

(1) 提供清淡、清凉饮食。

(2) 多吃新鲜蔬菜、水果补充维生素。

(3) 戒烟酒、忌吃辛辣、油炸食物。

【出院日】

1. 护理处置

(1) 与患者及家属共同制订居家康复计划:如居室环境要求;痤疮护理;穿衣要求;活动耐力训练;有氧训练;饮食康复计划;心理支持疗法等。

(2) 教会患者自我皮肤护理的方法。

(3) 指导患者及家属避免接触致病物。

2. 健康教育

(1) 自我监测

1）监测皮肤的丘疹、毛囊炎、结节及囊肿等情况，保持皮肤清洁、干燥，避免感染。

2）监测全身反应情况，尤其是有无发热。

（2）自我调护

1）正确面对痤疮、保持健康心理。

2）养成良好的生活习惯：①注意生活起居，保持居室空气新鲜，避免接触致病物。室温维持在 18～22℃，每日开窗通风，避免过度劳累；坚持身体锻炼；注意天气变化，及时增减衣服，避免受凉感冒。②加强康复锻炼，增强体质：根据实际情况，在身体耐受情况下选择适合锻炼方法。③饮食搭配均衡，戒烟戒酒。

3）掌握缓解病情的方法，遵医嘱合理用药。

3. 康复指导

（1）去除病因，远离致病物。

（2）做好皮肤护理，不挤压、揉搓痤疮处，预防感染。

（3）生活规律，避免劳累。

（4）保持心情愉悦。

4. 饮食

（1）提供清淡、清凉饮食。

（2）多吃新鲜蔬菜、水果补充维生素。

（3）戒烟酒、忌食辛辣、油炸食物。

（景　华、章一华）

第五节　溃疡临床护理路径

溃疡临床护理路径表单

适用对象：第一诊断为职业性皮肤溃疡

患者姓名＿＿＿＿＿＿＿　性别＿＿＿＿＿　年龄＿＿＿＿＿　住院号＿＿＿＿＿＿＿

住院日期＿＿＿年＿＿＿月＿＿＿日　出院日期＿＿＿年＿＿＿月＿＿＿日　住院天数＿＿＿天

时间	住院第1日	住院第2～3日	住院期间	出院前1～3日	出院日
护理处置	□测量生命体征、佩戴腕带 □体重 □入院护理评估 □通知主管医生 □建立护理病历 □观察皮肤情况 □卫生处置 □完成入院护理记录单书写 □医嘱相关治疗执行及指导 　□采集血标本	□监测生命体征 □病室环境 □观察局部皮肤情况 □是否有全身反应 □皮肤处理 □用药护理 □了解各项检查结果，及时与医生沟通 □协助生活护理 □巡视观察 □心理护理	□监测生命体征 □病室环境 □观察局部皮肤情况 □是否有全身反应 □制订康复计划 □皮肤护理 □用药护理 □协助生活护理 □心理护理	□监测生命体征 □病室环境 □观察局部皮肤情况 □全身反应情况 □制订康复计划 □协助生活护理 □心理护理	□医嘱相关治疗、处置执行 □出院流程指导 □与患者及家属共同制订居家康复计划 □教会患者自我皮肤护理 □心理护理 □整理病历 □消毒、整理床单位

续表

时间	住院第1日	住院第2～3日	住院期间	出院前1～3日	出院日
护理处置	□药物过敏试验 □口服药物 □静脉输液 □吸氧(必要时) □局部皮肤处理 □其他 □巡视观察 □生活护理 □心理护理				
健康教育	□环境介绍 □住院须知 □主管医生 □责任护士 □检验/检查指导 □疾病相关知识 □跌倒预防 □压疮预防	□检验/检查指导 □及时清除皮肤残留致病物的重要性	□疾病相关知识 □保持皮肤清洁 □休息与睡眠 □皮肤护理的意义及注意事项	□疾病相关知识 □保持皮肤清洁 □戒烟、酒 □皮肤护理 □休息与睡眠 □家庭护理	□自我护理 □自我调护
康复指导	□去除病因,避免继续接触铬、铍、砷等化合物 □保持局部溃疡面清洁、干燥,避免抓挠皮肤	□保持皮肤清洁、干燥 □适当锻炼身体 □生活规律,避免劳累	□保持皮肤清洁、干燥 □适当锻炼身体 □生活规律,避免劳累	□保持皮肤清洁、干燥 □适当锻炼身体 □生活规律,避免劳累	□保持皮肤清洁、干燥 □适当锻炼身体 □避免阳光暴晒,避免外界刺激及局部刺激 □预防继发感染
饮食	□多吃富含维生素食物,多补充蛋白质 □忌食辛辣、腥发等食物	□多吃富含维生素食物,多补充蛋白质 □忌食辛辣、腥发等食物	□多吃富含维生素食物,多补充蛋白质 □忌食辛辣、腥发等食物	□多吃富含维生素食物,多补充蛋白质 □忌食辛辣、腥发等食物	□补充足够蛋白质如瘦肉、鸡蛋、豆制品等 □忌食虾蟹、羊肉、大蒜、姜、白酒等食物
病情变异记录	□无 □有,原因 1. 2.	□无 □有,原因 1. 2.	□无 □有,原因 1. 2.	□无 □有,原因 1. 2.	□无 □有,原因 1. 2.
签名					

─────────── **临床路径实施规范** ───────────

【住院第1日】

1. 护理处置

(1) 予安静休息,取舒适卧位。

（2）询问病史，体格检查，进行入院护理评估。

（3）按护理级别巡视病人。

（4）评估患者

1）全身情况：意识状况，生命体征的变化，特别是有无疼痛、发烧等。

2）局部情况：观察局部皮肤破损、水肿、渗出、疼痛等情况，观察溃疡形状，是否有红晕，周围组织增生隆起情况。

3）心理状况：有无紧张，焦虑和恐惧等。

4）健康认知：对本病的认知程度及发生的原因。

（5）完成医嘱相关的治疗、处置，指导病人各项治疗、处置配合要点及注意事项。

1）职业性皮肤溃疡是指生产劳动中直接接触某些铬、砷等化合物所致形态特异、典型的呈鸟眼状、病程较慢性的皮肤溃疡。治疗原则：及时清除皮肤上残留的致病物；清洁创面，对症治疗。

2）配合医生完成组织病理学及细菌培养检查，根据检查结果给予对症治疗。

3）遵医嘱给予中、西医治疗，给予冷冻、微波、激光照射或超声治疗。

（6）评估患者跌倒、压疮风险及生活能力，采取相应的护理措施。

2. 健康教育

（1）介绍病室环境、主管医生、责任护士及同病室病友，消除患者陌生感。

（2）及时清除皮肤上残留的致病物。

（3）注意休息，保持安静，避免噪音刺激与情绪激动。

（4）做好生活护理，指导并协助病人洗脸、刷牙进餐、大小便等。

（5）介绍相关检查的目的、方法及注意事项。

3. 康复指导

（1）去除病因，避免继续接触铬、铍、砷等化合物。

（2）保持局部溃疡面清洁、干燥，避免抓挠皮肤。

4. 饮食   保证充足营养，补充足够蛋白质如瘦肉、鸡蛋、豆制品等，少食辛辣刺激、多脂食物，忌食虾蟹、羊肉、大蒜、姜、白酒等食物。多吃新鲜蔬菜水果，保持大便通畅。

【住院第 2～3 日】

1. 护理处置

（1）予安静休息，取舒适卧位。

（2）保持病室安静，室内空气新鲜，每日开窗通风 2～3 次，每次 30 分钟，做好病房的消毒隔离工作。

（3）观察患者生命体征及全身反应。

（4）不再接触致病物，保持局部皮肤干燥、清洁，避免搔抓、洗涤或乱用药物等刺激病情恶化。遵医嘱用药，密切观察用药后反应。

（5）根据病情予皮肤处理，遵医嘱用药，密切观察用药后反应。

2. 健康教育

（1）指导病人保持局部皮肤干燥、清洁，穿棉质宽松衣服。

（2）指导病人正确留取化验标本的方法，完善检验/检查前宣教，如通知禁食水、告知检查/检验目的、时间、地点及注意事项等。

（3）指导病人保持口腔清洁：经常漱口，做好口腔护理，以促进食欲，预防口腔继发感染。观察口腔黏膜的变化，为病情提供依据。

（4）心理指导：了解病人的心理状态，向病人讲解疾病的相关知识，介绍同种疾病康复的例子，增强病人治疗信心，减轻焦虑恐惧心理。

3. 康复指导

（1）适当锻炼身体，选择适合自己的活动。

（2）生活规律，不熬夜，避免劳累。

4. 饮食　保证充足营养，多吃新鲜蔬菜水果，宜多饮水，避免大便干燥，少食辛辣刺激、多脂食物，避免饮酒。

【住院期间】

1. 护理处置

（1）遵医嘱给予皮肤处置，保持局部皮肤清洁、干燥，避免继发感染。

（2）保持病室安静，室内空气新鲜，每日开窗通风2～3次，每次30分钟，做好病房的消毒隔离工作。

（3）观察患者生命体征及全身反应。

（4）观察皮肤破损的情况，根据病情给予皮肤护理。

（5）遵医嘱用药。

（6）根据患者病情，制订康复计划。

（7）给予心理护理，消除焦虑、烦躁。

（8）落实基础护理如口腔护理、皮肤护理等。

2. 健康教育

（1）告知患者疾病相关知识，注意保暖，多饮水。

（2）保证充足的休息与睡眠，活动应循序渐进，保证每晚有效睡眠时间达6～8小时。

（3）指导患者保持皮肤清洁、干燥的方法及意义。

3. 饮食　多吃富含维生素食物，多补充蛋白质，忌食辛辣、腥等食物。

【出院前1～3日】

1. 护理处置

（1）保持病室安静，室内空气新鲜，每日开窗通风2～3次，每次30分钟，做好病房的消毒隔离工作。

（2）保持皮肤清洁、干燥，避免感染。

（3）监测生命体征。

（4）观察局部皮肤情况。

（5）根据患者病情，制订康复计划。

（6）落实基础护理如口腔护理、皮肤护理等。

（7）给予心理护理：与病人及家属建立良好的沟通方式，了解病人的心理状态，针对其对疾病的认知态度以及由此引起的心理、性格、生活方式等方面的改变，与病人及家属共同制订和实施康复计划，消除病因、坚持合理用药，减轻症状，增强战胜疾病的信心。同时，指导病人缓解焦虑的方法，如听音乐、下棋等活动，以分散注意力，减轻焦虑。

2. 健康教育

（1）告知患者疾病相关知识，注意防寒保暖，戒烟酒。

（2）保证充足的休息与睡眠。

（3）指导患者保持皮肤清洁、干燥的方法及意义。

（4）指导家庭皮肤护理的方法、意义及注意事项。

3. 康复指导

（1）检验患者及家属是否知晓保持皮肤清洁、干燥的方法及意义。

（2）落实患者及家属皮肤护理的掌握程度。

4. 饮食

（1）保证充足营养，补充足够蛋白质。

（2）多吃新鲜蔬菜、水果补充维生素。

（3）忌食辛辣、腥等食物。

【出院日】

1. 护理处置

（1）与患者及家属共同制订居家康复计划：如居室环境要求；皮肤护理；穿衣要求；活动耐力训练；有氧训练；饮食康复计划；心理支持疗法等。

（2）教会患者自我皮肤护理的方法。

（3）指导患者及家属避免接触铬、铍、砷等化合物。

2. 健康教育

（1）自我监测

1）监测皮肤的颜色、温度、破损情况，保持皮肤清洁、干燥，避免继发感染。

2）监测全身反应情况：观察有无疼痛、发烧等反应，如出现上述症状及时就医。

（2）自我调护

1）正确面对职业性皮肤溃疡、保持健康心理。

2）养成良好的生活习惯：①注意生活起居，保持居室空气新鲜，避免接触皮肤致病物。室温维持在18～22℃，每日开窗通风，避免过度劳累；坚持身体锻炼；注意天气变化，及时增减衣服，避免受凉感冒。②加强康复锻炼，增强体质：根据实际情况，在身体耐受情况下选择适合锻炼方法。③饮食搭配均衡，戒烟戒酒。

3）掌握缓解病情的方法，遵医嘱合理用药。

3. 康复指导

（1）去除病因，避免继续接触铬、铍、砷等化合物。

（2）有氧训练：根据实际情况，在身体耐受情况下选择适合锻炼方法。

（3）生活规律，避免劳累。

（4）避免抓挠皮肤，勤剪指甲。

4. 饮食

（1）保证充足营养，补充足够蛋白质。

（2）多吃新鲜蔬菜、水果补充维生素。

（3）忌食辛辣、腥等食物。

（景　华、章一华）

第六节 化学性皮肤灼伤临床护理路径

化学性皮肤灼伤临床护理路径表单

适用对象：第一诊断为化学性皮肤灼伤

患者姓名＿＿＿＿＿＿＿＿　性别＿＿＿＿＿＿　年龄＿＿＿＿＿＿　住院号＿＿＿＿＿＿＿＿

住院日期＿＿＿年＿＿＿月＿＿＿日　出院日期＿＿＿年＿＿＿月＿＿＿日　住院天数＿＿＿天

时间		住院第1日	住院第2~3日	住院期间	出院前1~3日	出院日
护理处置		□测量生命体征、佩戴腕带 □体重 □入院护理评估 □通知主管医生 □建立护理病历 □观察皮肤情况 □卫生处置 □完成入院护理记录单书写 □医嘱相关治疗执行及指导 　□保持呼吸道通畅 　□采集血标本 　□药物过敏试验 　□口服药物 　□静脉输液 　□吸氧（必要时） 　□局部皮肤处理 　□其他 □巡视观察 □生活护理 □心理护理	□监测生命体征 □病室环境 □观察局部皮肤情况 □是否有全身反应 □皮肤处理 □用药护理 □了解各项检查结果，及时与医生沟通 □协助生活护理 □巡视观察 □心理护理	□监测生命体征 □病室环境 □观察局部皮肤情况 □是否有全身反应 □制订康复计划 □皮肤护理 □用药护理 □协助生活护理 □心理护理	□监测生命体征 □病室环境 □观察局部皮肤情况 □全身反应情况 □制订康复计划 □协助生活护理 □心理护理	□医嘱相关治疗、处置执行 □出院流程指导 □与患者及家属共同制订居家康复计划 □教会患者自我皮肤护理 □心理护理 □整理病历 □消毒、整理床单位
健康教育		□环境介绍 □住院须知 □主管医生 □责任护士 □检验/检查指导 □疾病相关知识 □跌倒预防 □压疮预防	□检验/检查指导 □及时处理创面的重要性	□疾病相关知识 □保持皮肤清洁 □休息与睡眠 □皮肤护理的意义及注意事项	□疾病相关知识 □保持皮肤清洁 □戒烟、酒 □皮肤护理 □休息与睡眠 □家庭护理	□自我护理 □自我调护

续表

时间	住院第1日	住院第2～3日	住院期间	出院前1～3日	出院日
康复指导	□避免接触损伤性化学物质 □保持局部皮肤清洁、干燥，避免抓挠皮肤	□避免接触损伤性化学物质 □保持局部皮肤清洁、干燥	□避免接触损伤性化学物质 □保持局部皮肤清洁、干燥	□避免接触损伤性化学物质 □保持局部皮肤清洁、干燥	□避免接触损伤性化学物质 □保持局部皮肤清洁、干燥 □指导患者合理用药
饮食	□高蛋白、高维生素类饮食 □高热量、易消化饮食	□高蛋白、高维生素类饮食 □高热量、易消化饮食	□高蛋白、高维生素类饮食 □高热量、易消化饮食	□高蛋白、高维生素类饮食 □高热量、易消化饮食	□高蛋白、高维生素类饮食 □高热量、易消化饮食
病情变异记录	□无 □有，原因 1. 2.	□无 □有，原因 1. 2.	□无 □有，原因 1. 2.	□无 □有，原因 1. 2.	□无 □有，原因 1. 2.
签名					

临床路径实施规范

【住院第1日】

1. 护理处置

（1）脱离事故现场，尽快脱去被污染的衣服、手套、鞋袜等，并立即用大量流动清水彻底冲洗污染的皮肤。碱性物质灼伤后冲洗时间应延长。冲洗创面后，必要时可进行合理的中和治疗。

（2）予安静休息，取舒适卧位。

（3）询问病史，体格检查，进行入院护理评估。

（4）按护理级别巡视病人。

（5）评估患者

1）全身情况：意识状况，生命体征的变化，特别是有无灼伤休克、灼伤后应激性溃疡、急性肾功能衰竭、肝功能不全等并发症，确保患者呼吸道通畅。

2）局部情况：观察局部皮肤灼伤情况。

3）心理状况：有无紧张，焦虑和恐惧等。

4）健康认知：对本病的认知程度及发生的原因。

（6）完成医嘱相关的治疗、处置，指导病人各项治疗、处置配合要点及注意事项。

化学灼伤创面应彻底清创，剪去水泡，清除坏死组织，深度创面应立即或早期进行切（削）痂植皮或延迟植皮。伴有眼、呼吸道损伤或化学物中毒时应及时请专科诊治。

（7）评估患者跌倒、压疮风险及生活能力，采取相应的护理措施。

2. 健康教育

（1）介绍病室环境、主管医生、责任护士及同病室病友，消除患者陌生感。

（2）及时清除皮肤上残留的致病物，清洁创面。

（3）注意休息，保持安静，避免噪音刺激与情绪激动。

（4）做好生活护理，指导并协助病人洗脸、刷牙进餐、大小便等。

（5）介绍相关检查的目的、方法及注意事项。

3. 康复指导

（1）避免接触损伤性化学物质。

（2）保持局部皮肤清洁、干燥，预防感染。

4. 饮食　保证充足营养，选择高蛋白、高热量、高维生素、易消化饮食，少食辛辣刺激、多脂食物。

【住院第2～3日】

1. 护理处置

（1）予安静休息，取舒适卧位。

（2）保持病室安静，室内空气新鲜，每日开窗通风2～3次，每次30分钟，做好病房的消毒隔离工作。

（3）观察患者生命体征及全身反应。

（4）不再接触致病物，及时清洁创面，保持局部皮肤干燥、清洁。遵医嘱用药，密切观察用药后反应。

（5）根据病情予皮肤处理，遵医嘱用药，密切观察用药后反应。

2. 健康教育

（1）指导病人保持局部皮肤干燥、清洁，穿棉质宽松衣服。

（2）指导病人正确留取化验标本的方法，完善检验/检查前宣教，如通知禁食水、告知检查/检验目的、时间、地点及注意事项等。

（3）指导病人保持口腔清洁：经常漱口，做好口腔护理，以促进食欲，预防口腔继发感染。观察口腔黏膜的变化，为病情提供依据。

（4）心理指导：了解病人的心理状态，向病人讲解疾病的相关知识，介绍同种疾病康复的例子，增强病人治疗信心，减轻焦虑恐惧心理。

3. 康复指导

（1）适当锻炼身体，选择适合自己的活动。

（2）生活规律，不熬夜，避免劳累。

4. 饮食　保证充足营养，选择高蛋白、高热量、高维生素、易消化饮食，少食辛辣刺激、多脂食物。

【住院期间】

1. 护理处置

（1）遵医嘱给予皮肤处置，保持局部皮肤清洁、干燥，避免继发感染。

（2）保持病室安静，室内空气新鲜，每日开窗通风2～3次，每次30分钟，做好病房的消毒隔离工作。

（3）观察患者生命体征及全身反应。

（4）观察皮肤破损的情况，根据病情给予皮肤护理。

（5）遵医嘱用药。

（6）根据患者病情，制订康复计划。

（7）给予心理护理，消除焦虑、烦躁。

（8）落实基础护理如口腔护理、皮肤护理等。

2. 健康教育

（1）告知患者疾病相关知识，注意保暖，多饮水。

（2）保证充足的休息与睡眠。

（3）指导患者保持皮肤清洁、干燥的方法及意义。

3. 饮食 保证充足营养，选择高蛋白、高热量、高维生素、易消化饮食，少食辛辣刺激、多脂食物。

【出院前1~3日】

1. 护理处置

（1）保持病室安静，室内空气新鲜，每日开窗通风2~3次，每次30分钟，做好病房的消毒隔离工作。

（2）保持皮肤清洁、干燥，避免感染。

（3）监测生命体征。

（4）观察局部皮肤情况。

（5）根据患者病情，制订康复计划。

（6）落实基础护理如口腔护理、皮肤护理等。

（7）给予心理护理：与病人及家属共同制订和实施康复计划，消除病因、坚持合理用药，减轻症状，增强战胜疾病的信心。同时，指导病人缓解焦虑的方法，如听音乐、下棋等活动，以分散注意力，减轻焦虑。

2. 健康教育

（1）告知患者疾病相关知识，注意防寒保暖，戒烟酒。

（2）保证充足的休息与睡眠。

（3）指导患者保持皮肤清洁、干燥的方法及意义。

（4）指导家庭皮肤护理的方法、意义及注意事项。

3. 康复指导

（1）检验患者及家属是否知晓保持皮肤清洁、干燥的方法及意义。

（2）落实患者及家属皮肤护理的掌握程度。

4. 饮食

（1）保证充足营养，选择高蛋白、高热量、高维生素、易消化饮食。

（2）少食辛辣刺激、多脂食物。

【出院日】

1. 护理处置

（1）与患者及家属共同制订居家康复计划：如居室环境要求；皮肤护理；穿衣要求；活动耐力训练；有氧训练；饮食康复计划；心理支持疗法等。

（2）教会患者自我皮肤护理的方法。

（3）指导患者及家属避免接触损伤性化学物质。

2. 健康教育

（1）自我监测

1）监测皮肤的颜色、温度、破损情况，保持皮肤清洁、干燥，避免继发感染。

2）监测全身反应情况：观察有无灼伤休克、灼伤后应激性溃疡、急性肾功能衰竭、肝功能不全等并发症，确保患者呼吸道通常。

（2）自我调护

1）正确面对化学性皮肤灼伤、保持健康心理。

2）养成良好的生活习惯：①注意生活起居，保持居室空气新鲜，避免接触皮肤致病物。室温维持在18～22℃，每日开窗通风，避免过度劳累；坚持身体锻炼；注意天气变化，及时增减衣服，避免受凉感冒。②加强康复锻炼，增强体质：根据实际情况，在身体耐受情况下选择适合锻炼方法。③饮食搭配均衡，戒烟戒酒。

3）掌握缓解病情的方法，遵医嘱合理用药。

3. 康复指导

（1）去除病因，避免接触损伤性化学物质。

（2）有氧训练：根据实际情况，在身体耐受情况下选择适合锻炼方法。

（3）生活规律，避免劳累。

（4）保持皮肤清洁、干燥，避免感染。

4. 饮食

（1）保证充足营养，选择高蛋白、高热量、高维生素、易消化饮食。

（2）少食辛辣刺激、多脂食物。

（景　华、章一华）

第七节　白斑临床护理路径

白斑临床护理路径表单

适用对象：第一诊断为职业性白斑

患者姓名＿＿＿＿＿＿＿　性别＿＿＿＿＿　年龄＿＿＿＿＿　住院号＿＿＿＿＿＿＿

住院日期＿＿＿年＿＿＿月＿＿＿日　出院日期＿＿＿年＿＿＿月＿＿＿日　住院天数＿＿＿天

时间	住院第1日	住院第2～3日	住院期间	出院前1～3日	出院日
护理处置	□测量生命体征、佩戴腕带 □体重 □入院护理评估 □通知主管医生 □建立护理病历 □观察白斑情况 □卫生处置 □完成入院护理记录单书写 □医嘱相关治疗执行及指导	□监测生命体征 □病室环境 □观察局部白斑情况 □用药护理 □了解各项检查结果，及时与医生沟通 □皮肤护理 □协助生活护理 □巡视观察 □心理护理	□监测生命体征 □病室环境 □观察局部白斑情况 □制订康复计划 □皮肤护理 □用药护理 □协助生活护理 □心理护理	□监测生命体征 □病室环境 □观察局部白斑情况 □皮肤护理 □制订康复计划 □协助生活护理 □心理护理	□医嘱相关治疗、处置执行 □出院流程指导 □与患者及家属共同制订居家康复计划 □教会患者自我皮肤护理 □心理护理 □整理病历 □消毒、整理床单位

续表

时间	住院第1日	住院第2~3日	住院期间	出院前1~3日	出院日
护理处置	□采集血标本 □药物过敏试验 □口服药物 □静脉输液 □物理治疗 □手术治疗 □其他 □巡视观察 □生活护理 □心理护理				
健康教育	□环境介绍 □住院须知 □主管医生 □责任护士 □检验/检查指导 □疾病相关知识 □跌倒预防 □压疮预防	□检验/检查指导 □避免接触苯基酚类或烷基酚类等致白斑的化合物	□疾病相关知识 □保持皮肤清洁 □休息与睡眠 □皮肤护理的意义及注意事项	□疾病相关知识 □保持皮肤清洁 □戒烟、酒 □皮肤护理 □休息与睡眠 □家庭护理	□自我护理 □自我调护
康复指导	□避免接触苯基酚类或烷基酚类等致白斑的化合物 □选择中和性、弱酸性或不含皂质成分的物品清洁皮肤	□选择中和性、弱酸性或不含皂质成分的物品清洁皮肤 □不使用杀菌剂、消毒水，以免刺激皮肤	□选择中和性、弱酸性或不含皂质成分的物品清洁皮肤 □不使用杀菌剂、消毒水，以免刺激皮肤	□选择中和性、弱酸性或不含皂质成分的物品清洁皮肤 □不使用杀菌剂、消毒水，以免刺激皮肤	□选择中和性、弱酸性或不含皂质成分的物品清洁皮肤 □不使用杀菌剂、消毒水，以免刺激皮肤 □养成良好的日常生活习惯，穿宽松、透气衣服
饮食	□增强免疫、富含络氨酸与矿物质的食物 □忌食霉变、腌制、辛辣、刺激食物	□增强免疫、富含络氨酸与矿物质的食物 □忌食霉变、腌制、辛辣、刺激食物	□增强免疫、富含络氨酸与矿物质的食物 □忌食霉变、腌制、辛辣、刺激食物	□增强免疫、富含络氨酸与矿物质的食物 □忌食霉变、腌制、辛辣、刺激食物	□宜食牛肉、猪肉、禽蛋、黑芝麻、绿豆、无花果、丝瓜、杏仁等食物 □忌食鱼虾、葱、姜、蒜、油条、奶油等食物
病情变异记录	□无 □有,原因 1. 2.	□无 □有,原因 1. 2.	□无 □有,原因 1. 2.	□无 □有,原因 1. 2.	□无 □有,原因 1. 2.
签名					

───────────────── 临床路径实施规范 ─────────────────

【住院第1日】

1. 护理处置

（1）予安静休息，取舒适卧位。

（2）询问病史，体格检查，进行入院护理评估。

（3）按护理级别巡视病人。

（4）评估患者

1）全身情况：意识状况，生命体征的变化。

2）局部情况：观察局部皮肤白斑情况，了解职业接触史。

3）心理状况：有无紧张，焦虑和恐惧等。

4）健康认知：对本病的认知程度及发生的原因。

（5）完成医嘱相关的治疗、处置，指导病人各项治疗、处置配合要点及注意事项。

遵医嘱外用强效糖皮质激素或维生素 D_3 衍生物（钙泊三醇），皮损内注射糖皮质激素，可联合补骨脂素长波照射或激光治疗。局部免疫调节剂（他克莫司和吡美莫司）也可以使用。

（6）评估患者跌倒、压疮风险及生活能力，采取相应的护理措施。

2. 健康教育

（1）介绍病室环境、主管医生、责任护士及同病室病友，消除患者陌生感。

（2）避免接触苯基酚类或烷基酚类等致白斑的化合物，及时清除皮肤上残留的致病物。

（3）注意休息，保持安静，避免噪音刺激与情绪激动。

（4）做好生活护理，指导并协助病人洗脸、刷牙进餐、大小便等。

（5）介绍相关检查的目的、方法及注意事项。

3. 康复指导

（1）去除病因，远离致病物，外出做好个人防护。

（2）选择中和性、弱酸性或不含皂质成分的物品清洁皮肤。

（3）不使用杀菌剂、消毒水，以免刺激皮肤。

（4）养成良好的日常生活习惯，穿宽松、透气衣服。

4. 饮食

（1）宜食增强免疫、富含络氨酸与矿物质的食物，如牛肉、猪肉、禽蛋、黑芝麻、绿豆、无花果、丝瓜、杏仁等。

（2）忌食霉变、腌制、辛辣、刺激食物。

【住院第2~3日】

1. 护理处置

（1）予安静休息，取舒适卧位。

（2）保持病室安静，室内空气新鲜，每日开窗通风2~3次，每次30分钟，做好病房的消毒隔离工作。

（3）观察患者生命体征及全身反应。

（4）避免接触苯基酚类或烷基酚类等致白斑的化合物，及时清除皮肤上残留的致病物。遵医嘱用药，密切观察用药后反应。

（5）根据病情予皮肤处理，遵医嘱用药，密切观察用药后反应。

2. 健康教育

（1）指导病人保持局部皮肤干燥、清洁，穿棉质宽松衣服。

（2）指导病人正确留取化验标本的方法，完善检验/检查前宣教，如通知禁食水、告知检查/检验目的、时间、地点及注意事项等。

（3）指导病人保持口腔清洁：经常漱口，做好口腔护理，以促进食欲，预防口腔继发感染。观察口腔黏膜的变化，为病情提供依据。

（4）心理指导：了解病人的心理状态，向病人讲解疾病的相关知识，介绍同种疾病康复的例子，增强病人治疗信心，减轻焦虑恐惧心理。

3. 康复指导

（1）适当锻炼身体，选择适合自己的活动。

（2）生活规律，不熬夜，避免劳累。

4. 饮食

（1）宜食增强免疫、富含络氨酸与矿物质的食物。

（2）忌食霉变、腌制、辛辣、刺激食物。

【住院期间】

1. 护理处置

（1）遵医嘱给予皮肤处置，保持局部皮肤清洁、干燥，避免感染。

（2）保持病室安静，室内空气新鲜，每日开窗通风 2~3 次，每次 30 分钟，做好病房的消毒隔离工作。

（3）观察患者生命体征及全身反应。

（4）观察皮肤白斑情况，根据病情给予皮肤护理。

（5）遵医嘱用药。

（6）根据患者病情，制订康复计划。

（7）给予心理护理，消除焦虑、烦躁。

（8）落实基础护理如口腔护理、皮肤护理等。

2. 健康教育

（1）告知患者疾病相关知识，注意保暖，多饮水。

（2）保证充足的休息与睡眠。

（3）指导患者保持皮肤清洁、干燥的方法及意义。

3. 饮食

（1）宜食增强免疫、富含络氨酸与矿物质的食物。

（2）忌食霉变、腌制、辛辣、刺激食物。

【出院前 1~3 日】

1. 护理处置

（1）保持病室安静，室内空气新鲜，每日开窗通风 2~3 次，每次 30 分钟，做好病房的消毒隔离工作。

(2) 保持皮肤清洁、干燥，避免感染。

(3) 监测生命体征。

(4) 观察局部白斑情况。

(5) 根据患者病情，制订康复计划。

(6) 落实基础护理如口腔护理、皮肤护理等。

(7) 给予心理护理：与病人及家属共同制订和实施康复计划，消除诱因、坚持合理用药，减轻症状，增强战胜疾病的信心。同时，指导病人缓解焦虑的方法，如听音乐、下棋等活动，以分散注意力，减轻焦虑。

2. 健康教育

(1) 告知患者疾病相关知识，注意防寒保暖，戒烟酒。

(2) 保证充足的休息与睡眠。

(3) 指导患者保持皮肤清洁、干燥的方法及意义。

(4) 指导家庭皮肤护理的方法、意义及注意事项。

3. 康复指导

(1) 检验患者及家属是否知晓保持皮肤清洁、干燥的方法及意义。

(2) 落实患者及家属皮肤护理的掌握程度。

4. 饮食

(1) 宜食增强免疫、富含络氨酸与矿物质的食物。

(2) 忌食霉变、腌制、辛辣、刺激食物。

【出院日】

1. 护理处置

(1) 与患者及家属共同制订居家康复计划：如居室环境要求；皮肤护理；穿衣要求；活动耐力训练；有氧训练；饮食康复计划；心理支持疗法等。

(2) 教会患者自我皮肤护理的方法。

(3) 指导患者及家属避免接触致病物。

2. 健康教育

(1) 自我监测：监测皮肤白斑的情况及有无全身不适反应。

(2) 自我调护

1) 正确面对职业性白斑、保持健康心理。

2) 养成良好的生活习惯：①注意生活起居，保持居室空气新鲜，避免接触皮肤致病物。室温维持在 18～22℃，每日开窗通风，避免过度劳累；坚持身体锻炼；注意天气变化，及时增减衣服，避免受凉感冒。②加强康复锻炼，增强体质：根据实际情况，在身体耐受情况下选择适合锻炼方法。③饮食搭配均衡，戒烟戒酒。

3) 掌握缓解病情的方法，遵医嘱合理用药。

3. 康复指导

(1) 去除病因，远离致病物，外出做好个人防护。

(2) 选择中和性、弱酸性或不含皂质成分的物品清洁皮肤。

(3) 不使用杀菌剂、消毒水，以免刺激皮肤。

(4) 养成良好的日常生活习惯，穿宽松、透气衣服。

4. 饮食

（1）宜食增强免疫、富含络氨酸与矿物质的食物。

（2）忌食霉变、腌制、辛辣、刺激食物。

（景　华、章一华）

第三章

职业性眼病临床护理路径

第一节 化学性眼部灼伤临床护理路径

化学性眼部灼伤临床护理路径表单

适用对象：第一诊断为化学性眼部灼伤

患者姓名＿＿＿＿＿＿＿＿＿ 性别＿＿＿＿＿＿ 年龄＿＿＿＿＿＿ 住院号＿＿＿＿＿＿＿＿＿

住院日期＿＿＿年＿＿＿月＿＿＿日 出院日期＿＿＿年＿＿＿月＿＿＿日 住院天数＿＿＿天

时间	住院第1日	住院第2～3日	住院期间	出院前1～3日	出院日
护理处置	□测量生命体征、佩戴腕带 □体重 □入院护理评估 □通知主管医生 □建立护理病历 □卫生处置 □完成入院护理记录单书写 □医嘱相关治疗执行及指导 　□采集血标本 　□静脉输液 　□其他 □巡视观察 　□观察有无眼刺激症状 　□观察有无眼睑灼伤的症状 　□观察有无眼球灼伤的症状 □生活护理 □心理护理	□监测生命体征 □病室环境 □卧位 □用药护理 □协助生活护理 □巡视观察 □心理护理	□监测生命体征 □病室环境 □卧位 □制订康复计划 □用药护理 □协助生活护理 □心理护理	□监测生命体征 □病室环境 □卧位 □制订康复计划 □协助生活护理 □心理护理	□医嘱相关治疗、处置执行 □出院流程指导 □与患者及家属共同制订居家康复计划 □教会患者自我监测和调护 □指导患者及家属做好化学性眼灼伤康复日记

时间	住院第1日	住院第2~3日	住院期间	出院前1~3日	出院日
健康教育	□环境介绍 □住院须知 □主治医生 □责任护士 □检验/检查指导 □疾病相关知识 □跌倒预防 □压疮预防	□疾病相关知识 □安全教育 □检验/检查指导 □休息与睡眠	□疾病相关知识 □安全教育 □休息与睡眠	□疾病相关知识 □休息与睡眠	□自我监测 □安全防护
康复指导	□心理护理 □安静卧床休息	□心理护理 □生活护理 □用药指导	□心理护理 □用药指导 □预防感冒,防止咳嗽、打喷嚏震动眼部	□心理护理 □用药指导	□心理护理 □出院指导 □加强防护措施
饮食	□流质 □半流质 □普食 □优质蛋白:鱼类、蛋类、动物肺脏及肾脏 □维生素:新鲜蔬菜水果 □次日需空腹化验检查,应0:00后禁食水	□晨禁食水,完善化验、检查后可进普食 □优质蛋白:鱼类、蛋类、动物肺脏及肾脏 □维生素:新鲜蔬菜水果	□优质蛋白:鱼类、蛋类、动物肺脏及肾脏 □维生素:新鲜蔬菜水果	□优质蛋白:鱼类、蛋类、动物肺脏及肾脏 □维生素:新鲜蔬菜水果	□优质蛋白:鱼类、蛋类、动物肺脏及肾脏 □维生素:新鲜蔬菜水果 □戒烟酒、多饮水
病情变异记录	□无 □有,原因: 1. 2.	□无 □有,原因: 1. 2.	□无 □有,原因: 1. 2.	□无 □有,原因: 1. 2.	□无 □有,原因: 1. 2.
签名					

───────── 临床路径实施规范 ─────────

【住院第1日】

1. 护理处置

(1) 予安静休息,取半卧位。

(2) 测量生命体征。

(3) 评估患者

1) 全身情况:意识状况,生命体征的变化,尤其是视力。

2) 局部情况:观察有无眼痛、流泪、眼睑痉挛、眼睑充血、肿胀等

3) 心理状况:有无紧张,焦虑和恐惧等。

4) 健康认知:对本病的认知程度及发生的原因。

5）评估患者跌倒、压疮风险及日常生活能力，采取相应的护理措施。

（4）每1～2小时巡视病人，根据化学物质性质、浓度和接触时间的长短，观察症状的轻重及动态变化。如化学性结膜角膜炎，观察有无眼刺激症状，如眼痛、灼热感、异物感、流泪、眼睑痉挛等；如为眼睑灼伤，观察有无眼睑充血、肿胀、起水泡、泪溢等；如为眼球灼伤，观察有无结膜的缺血性坏死、角膜上皮脱落、水肿、浑浊等。

（5）完成医嘱相关治疗、处置，指导病人各项治疗、处置的配合要点及注意事项。

（6）制订护理计划。

2. 健康教育

（1）介绍医院及病室环境、主管医生、责任护士及同病室病友，消除患者陌生感。

（2）介绍相关检查的目的、方法及注意事项。

3. 康复指导

（1）眼部接触以酸碱为主的化学物质，不明化学物质应立即用自来水或清水冲洗，酸性物质可用弱碱性溶液如2%碳酸氢钠冲洗；碱性物质可用酸性溶液如2%～3%硼酸，0.5%～1%乙酸、1%乳酸、2%枸橼酸或3%氯化铵等弱酸性溶液中和，碱性物质蛋白溶解作用所造成损伤较酸性为重，故早期球结膜放射状切开并冲洗，检查并去除上下穹隆可能隐藏的化学物质颗粒，冲洗时间至少10～15min，更换被污染衣服。

（2）注意休息，保持安静，避免强光刺激与情绪激动。

（3）严格控制输液的滴数，以每分钟30～40滴或根据病情更慢。

（4）护士应了解病人的家庭、社会背景等，多关心照顾病人，耐心地疏导，向病人及家属讲解本病的相关知识，解除病人的顾虑，使病人树立战胜疾病的信心。

4. 饮食

（1）受伤的眼组织再生修复需要汲取多种营养物质。护理人员应指导患者多进食高蛋白、易消化的食物以补充组织恢复所需蛋白质。优质蛋白质饮食：如牛奶、羊奶、马奶；牛、羊、猪、狗肉等；鸡、鸭、鹅、鹌鹑、驼鸟肉等；鸡蛋、鸭蛋、鹌鹑蛋等及鱼、虾、蟹等；还有大豆类，包括黄豆、大青豆和黑豆等，其中以黄豆的营养价值最高。

（2）多食用新鲜水果、蔬菜及富含维生素的纤维膳食。富含维生素A的食物：鱼肝油、动物肝脏、奶类、蛋类、菠菜、辣椒、胡萝卜、苋菜、甘薯、橘、杏、柿、芹菜、小白菜、韭菜等；富含维生素C（抗坏血酸）的食物：柑橘类水果、西红柿、土豆、菜花、西蓝花、卷心菜、菠菜等都是富含维生素C的食物来源。

（3）忌食咖啡、烟、酒、辛辣刺激及煎炸食物。

【住院第2~3日】

1. 护理处置

（1）每1～2小时巡视病人，观察眼部症状有无加重。及时询问患者眼部有无疼痛、红肿、溢泪、畏光等症状加重的情况。

（2）每日用结膜囊玻璃棒分离2～3次，再涂上抗生素眼液，以防止睑球黏连。操作前彻底清洁双手，整个过程中注意动作轻柔，防止损伤，注意观察病情变化。

（3）散瞳：防止虹膜后粘连。可用1%阿托品，滴完药液立刻按压住双眼内眼角的鼻根部三分钟，以减少阿托品的全身吸收。

（4）球结膜切开：当结膜出现显著水肿，无法注射中和剂时，可施行结膜切开术，排除结膜下毒性压力,改善循环和营养状况。术后观察伤口有无出血感染,并遵医嘱术后用药。

(5) 根据病人病情指导病室内活动,保证休息,避免劳累。保持病室安静整洁,空气清新,应定时每日通风1~2次,温湿度适宜。

2. 健康教育

(1) 如行结膜切开术患者,嘱其术后平卧休息,防止擦伤术眼,注意勿用力闭眼,避免伤口裂开,注意用眼卫生,防止术眼感染。

(2) 药物指导:观察药物的作用及副作用。按时滴眼药水,点药前需清洗双手,眼药瓶口勿接触眼睛和手,防止污染,如要用两种眼药水时,需间隔5~10分钟。

(3) 做好安全教育,防止跌倒、烫伤、走失等意外事件。

3. 康复指导

(1) 化学性眼灼伤导致患者视力下降,眼睛疼痛,势必会给患者的生活带来诸多不便,医护人员应主动询问患者的需求,并及时满足患者必需的生活需要。为防止患者受到意外伤害,医护人员应培养患者养成固定摆放生活物品,走路扶墙等生活习惯,并嘱咐患者保持充足的睡眠。

(2) 了解病人的心理状态,向病人讲解疾病的相关知识,介绍同种疾病康复的例子,增强病人治疗信心,减轻焦虑恐惧心理。

4. 饮食

(1) 受伤的眼组织再生修复需要汲取多种营养物质。护理人员应指导患者多进食高蛋白、易消化的食物以补充组织恢复所需蛋白质。优质蛋白质饮食:如牛奶、羊奶、马奶;牛、羊、猪、狗肉等;鸡、鸭、鹅、鹌鹑、驼鸟肉等;鸡蛋、鸭蛋、鹌鹑蛋等及鱼、虾、蟹等;还有大豆类,包括黄豆、大青豆和黑豆等,其中以黄豆的营养价值最高。

(2) 多食用新鲜水果、蔬菜及富含维生素的纤维膳食。富含维生素A的食物:鱼肝油、动物肝脏、奶类、蛋类、菠菜、辣椒、胡萝卜、苋菜、甘薯、橘、杏、柿、芹菜、小白菜、韭菜等;

富含维生素C(抗坏血酸)的食物:柑橘类水果、西红柿、土豆、菜花、西蓝花、卷心菜、菠菜等都是富含维生素C的食物来源。

(3) 忌食咖啡、烟、酒、辛辣刺激及煎炸食物。

【住院期间】

1. 护理处置

(1) 每1~2小时巡视病人,观察眼部症状有无加重。

(2) 激素、营养支持治疗:维生素C及糖皮质激素的应用,用药期间,观察药物的作用及副作用。有无出血感染,并遵医嘱术后用药。

(3) 预防感染,静脉点滴抗生素及局部使用抗生素滴眼液。心肺功能欠佳的患者,严格控制补液滴速;抗生素滴眼液使用后嘱患者闭眼数分钟利于药液充分吸收。

(4) 根据病人病情指导病室内活动,保证休息,避免劳累。保持病室安静整洁,空气清新,应定时每日通风1~2次,温湿度适宜。

(5) 佩戴有色眼镜,减少强光刺激,注意眼部卫生。

2. 健康教育

(1) 药物指导:观察药物的作用及副作用。按时滴眼药水,点药前需清洗双手,眼药瓶口勿接触眼睛和手,防止污染,如要用两种眼药水时,需间隔5~10分钟。

（2）做好安全教育，防止跌倒、烫伤、走失等意外事件。

3. 康复指导

（1）了解患者的心理变化，消除其焦虑恐惧心理，积极配合治疗。

（2）限制探视人数，预防感冒。

（3）掌握防止咳嗽、打喷嚏震动眼部的方法：张口深呼吸、舌尖顶住上颚、按压人中。

4. 饮食

（1）受伤的眼组织再生修复需要汲取多种营养物质。护理人员应指导患者多进食高蛋白、易消化的食物以补充组织恢复所需蛋白质。优质蛋白质饮食：如牛奶、羊奶、马奶；牛、羊、猪、狗肉等；鸡、鸭、鹅、鹌鹑、驼鸟肉等；鸡蛋、鸭蛋、鹌鹑蛋等及鱼、虾、蟹等；还有大豆类，包括黄豆、大青豆和黑豆等，其中以黄豆的营养价值最高。

（2）多食用新鲜水果、蔬菜及富含维生素的纤维膳食。富含维生素 A 的食物：鱼肝油、动物肝脏、奶类、蛋类、菠菜、辣椒、胡萝卜、苋菜、甘薯、橘、杏、柿、芹菜、小白菜、韭菜等；富含维生素 C（抗坏血酸）的食物：柑橘类水果、西红柿、土豆、菜花、西蓝花、卷心菜、菠菜等都是富含维生素 C 的食物来源。

（3）忌食咖啡、烟、酒、辛辣刺激及煎炸食物。

【出院前 1～3 日】

1. 护理处置

（1）保持病室安静，室内空气新鲜，每日开窗通风 2～3 次，每次 30 分钟，做好病房的消毒隔离工作。

（2）进入酸碱灼伤后期治疗，在预防感染、促进灼伤组织修复的同时，观察病情变化，如反复出现角膜溃疡、睑球粘连等症状，及时通知医生，预防并发症的发生。

（3）做好患者的心理护理，消除其焦虑恐惧心理。

2. 健康教育

（1）告知患者疾病相关知识，注意防寒保暖，多饮水，戒烟酒。

（2）保证充足的休息与睡眠，活动应循序渐进。

（3）遵医嘱进行治疗和处置，观察药物的疗效和不良反应。根据医嘱进行各项检查，实施护理措施。

3. 康复指导
与病人及家属建立良好的沟通方式，了解病人的心理状态，针对其对疾病的认知态度以及由此引起的心理、性格、生活方式等方面的改变，与病人及家属共同制订和实施康复计划，消除诱因、定期进行呼吸及功能锻炼、坚持合理用药，减轻症状，增强战胜疾病的信心。同时，指导病人缓解焦虑的方法，如听音乐等活动，以分散注意力，减轻焦虑。

4. 饮食

（1）多吃新鲜蔬菜、水果补充维生素。

（2）多饮水、戒烟酒、忌吃辛辣刺激食物。

【出院日】

1. 护理处置

（1）与患者及家属共同制订居家康复计划：如正确滴眼液的方法、预防感染等。

（2）教会患者自我监测和调护。

（3）指导患者及家属做好化学性眼灼伤康复日记。

2. 健康教育   为避免和减少化学性事故的发生，对患者进行安全防护的宣教，包括正确穿戴防护用品（防护镜、防护衣）；严格操作规程，加强有关化学物质毒性防护自救与急救知识的教育，提高自我保护和自救、互救能力。

3. 康复指导

（1）注意劳逸结合。

（2）密切观察药物作用及副作用。

（3）提高自护能力。

4. 饮食

（1）多吃新鲜蔬菜、水果补充维生素。

（2）多饮水、戒烟酒、忌吃辛辣刺激食物。

（唐晓勤、陈洁玫）

第二节   电光性眼炎临床护理路径

电光性眼炎临床护理路径表单

适用对象：第一诊断为电光性眼炎

患者姓名＿＿＿＿＿＿＿＿＿   性别＿＿＿＿＿   年龄＿＿＿＿＿   住院号＿＿＿＿＿＿＿＿＿

住院日期＿＿＿＿年＿＿＿＿月＿＿＿＿日   出院日期＿＿＿＿年＿＿＿＿月＿＿＿＿日   住院天数＿＿＿＿天

时间	住院第1日	住院第2～3日	住院期间	出院前1～3日	出院日
护理处置	□测量生命体征、佩戴腕带 □体重 □入院护理评估 □通知主管医生 □建立护理病历 □卫生处置 □完成入院护理记录单书写 □医嘱相关治疗执行及指导 　□采集血标本 　□口服药物 　□静脉输液 　□其他 □巡视观察 　□观察有无双眼异物感、眼胀、视物模糊等	□监测生命体征 □病室环境 □卧位 □用药护理 □协助生活护理 □巡视观察 □心理护理	□监测生命体征 □病室环境 □卧位 □用药护理 □协助生活护理 □巡视观察 □心理护理	□监测生命体征 □病室环境 □卧位 □用药护理 □协助生活护理 □巡视观察 □心理护理	□医嘱相关治疗、处置执行 □出院流程指导 □与患者及家属共同制订居家康复计划 □教会患者自我监测和调护 □指导患者及家属做好电光性眼炎康复日记

续表

时间	住院第1日	住院第2~3日	住院期间	出院前1~3日	出院日
护理处置	□观察有无剧痛、畏光流泪、眼睑痉挛等 □观察有无眼睑皮肤潮红，球结膜充血水肿，角膜上皮点状或片状剥脱，荧光素染色阳性 □生活护理 □心理护理				
健康教育	□环境介绍 □住院须知 □主治医生 □责任护士 □检验/检查指导 □疾病相关知识 □跌倒预防 □压疮预防	□疾病相关知识 □检验/检查指导	□疾病相关知识 □休息与睡眠	□疾病相关知识 □休息与睡眠	□自我监测 □自我调护
康复指导	□心理护理 □安静卧床休息 □生活护理 □药物指导	□心理护理 □指导患者用眼卫生，预防眼部感染 □药物指导	□心理护理 □药物指导 □预防眼部感染	□心理护理 □药物指导 □预防眼部感染	□心理护理 □出院指导 □安全防护
饮食	□流质 □半流 □普食 □维生素：新鲜蔬菜水果	□晨禁食水，完善化验、检查后可进普食。 □维生素：新鲜蔬菜水果	□清淡易消化饮食 □维生素：新鲜蔬菜水果	□清淡易消化饮食 □维生素：新鲜蔬菜水果	□清淡易消化饮食 □维生素：新鲜蔬菜水果 □戒烟酒、多饮水
病情变异记录	□无 □有，原因： 1. 2.	□无 □有，原因： 1. 2.	□无 □有，原因： 1. 2.	□无 □有，原因： 1. 2.	□无 □有，原因： 1. 2.
签名					

──────── 临床路径实施规范 ────────

【住院第1日】

1. **护理处置**

（1）予安静休息。

（2）询问病史，体格检查，进行入院护理评估。

（3）评估患者

1）全身情况：观察有无剧烈头痛、视力下降等。如合并全身外伤者，密切观察患者意识状况，生命体征的变化。

2）局部情况：观察有无眼部疼痛、畏光、流泪、视物不清等。

3）心理状况：有无紧张，焦虑和恐惧等。

4）健康认知：对本病的认知程度及发生的原因。

5）评估患者跌倒、压疮风险及日常生活能力，采取相应的护理措施。

（4）每 1～2 小时巡视病人，观察患者有无眼部疼痛、双眼异物感、畏光、流泪、视物不清或闪光幻觉、眼睑痉挛、视力明显下等症状；查体观察有无上下眼睑及面部皮肤潮红，眼裂部结膜充血或伴有球结膜水肿，瞳孔痉挛性缩小，角膜上皮点状或片状脱落，荧光素着色等体征。

（5）制订护理计划。

（6）完成医嘱相关治疗、处置，指导病人各项治疗、处置的配合要点及注意事项。

2. 健康教育

（1）介绍病室环境、主管医生、责任护士及同病室病友，消除患者陌生感。

（2）介绍使用滴眼液的目的、方法及注意事项，配合治疗。

（3）介绍相关检查目的、方法及注意事项。

3. 康复指导

（1）发生电光性眼炎后，可用 1% 地卡因滴患眼 1～2 滴，每 2～3 分钟 1 次，滴 3～4 次，可迅速使角膜上皮处于麻醉状态，减轻疼痛，然后眼内涂抗菌素眼膏并包扎双眼。涂眼膏时注意动作轻柔，应轻轻翻开下睑涂于穹隆部，并按摩眼睑，使眼膏均匀地涂于结膜囊内。

（2）非药物治疗：简便应急措施，用煮后冷却的鲜牛奶点眼，能起到止痛作用。

（3）遵医嘱使用盐酸丙美卡因滴眼液滴患眼 1～2 滴，每日滴 3 次，每次间隔 10min。盐酸丙美卡因滴眼液能迅速缓解疼痛，但该药对角膜上皮有毒性作用，可引起角膜水肿，对角膜上皮再生不利，致使治疗时间延长，故不可多滴。使用期间密切观察患者有无角膜充血水肿症状。

（4）经过应急处理后，指导患者注意休息外，应避免光的刺激，尽量减少眼球转动和摩擦。

（5）做好生活护理，指导并协助病人洗脸、刷牙进餐、大小便等。

（6）由于双眼红肿痛、睁眼困难、视物模糊，致使患者产生恐惧、焦虑、悲观失望的情绪，护理人员应耐心细致地向患者介绍相关疾病知识，消除其思想顾虑，增强信心，积极地配合治疗。

4. 饮食

（1）受伤的眼组织再生修复需要汲取多种营养物质。护理人员应指导患者多进食清淡、易消化吸收的食物，多食蔬菜、水果，以促进角膜上皮修复，少食辛辣刺激性食物，多饮水。

（2）多食富含维生素 A、B 族维生素、维生素 E 的食物：富含维生素 A 的食物：鱼肝油、动物肝脏、奶类、蛋类、菠菜、辣椒、胡萝卜、苋菜、甘薯、橘、杏、柿、芹菜、小白菜、韭菜等；富含 B 族维生素的食物：谷物皮、豆类、坚果类、芹菜、瘦肉、动物内脏、小米、大白菜、发酵食品、胚芽、米糠和麸皮等；富含维生素 E 的食物：松子、杏仁、花生、葵花子、芝麻、豆制品、豇豆、菠菜、芹菜、苹果、枣、石榴、芒果等。

【住院第2~3日】

1. 护理处置

（1）予安静休息。

（2）保持病室安静，室内空气新鲜，每日开窗通风2~3次，每次30分钟，做好病房的消毒隔离工作。

（3）观察患者眼部疼痛症状有无缓解。

（4）遵医嘱使用贝复舒滴眼液。该眼液的主要活性成分为碱性成纤维细胞生长因子（bFGF），是一种多功能细胞生长因子。bFGF通过与靶细胞上的受体结合，促进细胞生长分化、分裂增殖及促进角膜及多种组织的修复、再生和愈合，缩短愈合时间，改善愈合质量。bFGF对角膜上皮细胞、角膜细胞、成纤维细胞及角膜内皮细胞均有促进修复和增殖作用，可以加快角膜损伤的修复，使角膜的修复情况最接近生理状态，调控愈合后角膜基质纤维的有序排列，使角膜透明度得到改善或恢复。

（5）嘱咐患者多卧床休息，避免强光刺激眼睛，可使用无菌纱布遮盖双眼。尽量减少眼球转动和摩擦，保持眼部卫生。患者应按时用药，不要用手揉眼，每次滴眼前要洗手，预防感染的发生。

2. 健康教育

（1）注意用眼卫生，防止眼部感染。

（2）教会患者滴眼的方法：取坐位或仰卧位，头稍后仰，眼睛向上注视，一手拇指食指撑开上、下眼睑，另一手持眼药瓶距眼约1~2cm，将药液滴入下穹隆部1~2滴，然后轻轻提起上睑，使药液进入整个结膜囊内，再闭眼数分钟；滴眼药水前一定要洗净双手，药瓶勿触及眼睑睫毛，避免角膜感染，延长治疗时间。

3. 康复指导

（1）了解病人的心理状态，向病人讲解疾病的相关知识，介绍同种疾病康复的例子，增强病人治疗信心，减轻焦虑恐惧心理。

（2）在治疗期间应嘱患者多看绿色植物，少在阳光、日光灯等强光源下活动，不看电视电影与书报，多闭目静养，有利于病情好转。

4. 饮食

（1）受伤的眼组织再生修复需要汲取多种营养物质。护理人员应指导患者多进食清淡、易消化吸收的食物，多食蔬菜、水果，以促进角膜上皮修复，少食辛辣刺激性食物，多饮水。

（2）多食富含维生素A、B族维生素、维生素E的食物：富含维生素A的食物：鱼肝油、动物肝脏、奶类、蛋类、菠菜、辣椒、胡萝卜、苋菜、甘薯、橘、杏、柿、芹菜、小白菜、韭菜等；富含B族维生素的食物：谷物皮、豆类、坚果类、芹菜、瘦肉、动物内脏、小米、大白菜、发酵食品、胚芽、米糠和麸皮等；富含维生素E的食物：松子、杏仁、花生、葵花子、芝麻、豆制品、豇豆、菠菜、芹菜、苹果、枣、石榴、芒果等。

【住院期间】

1. 护理处置

（1）观察患者眼部疼痛症状有无缓解，提供整洁舒适的住院环境。

（2）预防感染，协助患者先滴盐酸左氧氟沙星滴眼液，后滴贝复舒滴眼液，这样可保持眼睛湿润,但两者之间应间隔 10～15 分钟。

(3)佩戴有色眼镜,减少强光刺激,注意眼部卫生。

(4)观察患者夜间睡眠情况,如长期睡眠不佳者,可遵医嘱适当使用镇静剂。

2. 健康教育

(1)药物指导:滴眼药液期间,观察药物的作用及副作用。

(2)告知患者以预防为主。有研究证明,波长在 200～290nm 的紫外线可引起角膜上皮损害,导致细胞溶解脱落后释放大量炎症刺激因子。在职业暴露期间,均要求佩戴具有防紫外线性能的黑色材料制成的防护眼镜。

3. 康复指导　嘱咐患者多卧床休息,避免强光刺激眼睛,并尽量减少眼球转动和摩擦,保持眼部卫生;患者应按时用药,不要用手揉眼,每次滴眼前要洗手,预防感染的发生。

4. 饮食

(1)受伤的眼组织再生修复需要汲取多种营养物质。护理人员应指导患者多进食清淡、易消化吸收的食物,多食蔬菜、水果,以促进角膜上皮修复,少食辛辣刺激性食物,多饮水。

(2)多食富含维生素 A、B 族维生素、维生素 E 的食物:富含维生素 A 的食物:鱼肝油、动物肝脏、奶类、蛋类、菠菜、辣椒、胡萝卜、苋菜、甘薯、橘、杏、柿、芹菜、小白菜、韭菜等;富含 B 族维生素的食物:谷物皮、豆类、坚果类、芹菜、瘦肉、动物内脏、小米、大白菜、发酵食品、胚芽、米糠和麸皮等;富含维生素 E 的食物:松子、杏仁、花生、葵花子、芝麻、豆制品、豇豆、菠菜、芹菜、苹果、枣、石榴、芒果等。

【出院前 1～3 日】

1. 护理处置

(1)保持病室安静,室内空气新鲜,每日开窗通风 2～3 次,每次 30 分钟,做好病房的消毒隔离工作。

(2)监测生命体征。

2. 健康教育

(1)告知患者疾病相关知识,注意防寒保暖,多饮水,戒烟酒。

(2)保证充足的休息与睡眠,保证每晚有效睡眠时间达 6～8 小时。

(3)遵医嘱进行治疗和处置,治疗期间,观察药物作用及副作用。

3. 康复指导　与患者及家属建立良好的沟通方式,共同制订和实施康复计划,消除诱因,配合医生坚持治疗,增强战胜疾病的信心。

4. 饮食

(1)多吃新鲜蔬菜、水果补充维生素。

(2)多饮水、戒烟酒、忌吃辛辣刺激食物。

【出院日】

1. 护理处置

(1)与患者及家属共同制订居家康复计划:如饮食康复计划;心理支持疗法等。

(2)教会患者自我监测和调护。

(3)指导患者及家属做好电光性眼炎康复日记。

2. 健康教育

(1)电光性眼炎虽然不会对人体带来很大的危害,但是患病早期患者症状非常明显,可影响正常的工作和生活，反复频繁的发作可引起慢性眼睑炎、角膜变性等慢性眼病，影响视力和生活质量，所以电光性眼炎的治疗是重在预防。

（2）告知患者做好出院后的防护工作，凡可能接触电焊弧光的患者，均要求佩戴具有防紫外线性能的黑色材料制成的防护眼镜，多机联合作业时要求设置隔离屏障。

3. 康复指导

（1）嘱患者注意劳逸结合。

（2）指导患者避免光的刺激，并尽量减少眼球转动和摩擦。

（3）在职业暴露期间，加强安全防护措施，佩戴具有防紫外线性能的黑色材料制成的防护眼镜。

4. 饮食

（1）多吃新鲜蔬菜、水果补充维生素。

（2）多饮水、戒烟酒、忌吃辛辣刺激食物。

（唐晓勤、陈洁玫）

第三节　白内障临床护理路径

白内障临床护理路径表单

适用对象：第一诊断为白内障

患者姓名＿＿＿＿＿＿　性别＿＿＿＿　年龄＿＿＿＿　住院号＿＿＿＿＿＿

住院日期＿＿＿年＿＿＿月＿＿＿日　出院日期＿＿＿年＿＿＿月＿＿＿日　住院天数＿＿＿天

时间	住院第1日	住院第2～3日	住院期间	出院前1～3日	出院日
护理处置	□测量生命体征、佩戴腕带 □体重 □入院护理评估 □通知主管医生 □建立护理病历 □卫生处置 □完成入院护理记录单书写 □医嘱相关治疗执行及指导 　□采集血标本 　□口服药物 　□静脉输液 　□其他 □巡视观察 　□观察有无视力减退，视物模糊，视物变形等	□监测生命体征 □病室环境 □卧位 □术前指导 □用药护理 □协助生活护理 □巡视观察 □心理护理	□监测生命体征 □病室环境 □卧位 □术后指导 □用药护理 □协助生活护理 □巡视观察 □心理护理	□监测生命体征 □病室环境 □卧位 □用药护理 □协助生活护理 □巡视观察 □心理护理	□医嘱相关治疗、处置执行 □出院流程指导 □与患者及家属共同制订居家康复计划 □教会患者自我监测和调护 □指导患者及家属做好白内障康复日记

续表

时间	住院第1日	住院第2～3日	住院期间	出院前1～3日	出院日
护理处置	□观察有无影响视野等 □观察有无晶体浑浊等 □生活护理 □心理护理				
健康教育	□环境介绍 □住院须知 □主治医生 □责任护士 □检验/检查指导 □疾病相关知识 □跌倒预防 □压疮预防	□疾病相关知识 □检验/检查指导 □休息与睡眠	□疾病相关知识 □检验/检查指导 □休息与睡眠	□疾病相关知识 □检验/检查指导 □休息与睡眠	□自我监测 □自我调护
康复指导	□心理护理 □用药指导 □生活护理 □安静卧床休息	□心理护理 □安静卧床休息 □预防感冒，避免咳嗽、打喷嚏震动眼球	□心理护理 □安静卧床休息 □术后指导 □用药指导 □安全指导	□心理护理 □安全指导 □预防感染 □用药指导	□心理护理 □安全防护 □用药指导 □出院指导
饮食	□次日需空腹化验检查，应0:00后禁食水 □优质蛋白：鱼类、蛋类、动物肺脏及肾脏 □维生素：新鲜蔬菜水果	□晨禁食水，完善化验、检查后可进普食。 □优质蛋白：鱼类、蛋类、动物肺脏及肾脏 □维生素：新鲜蔬菜水果	□优质蛋白：鱼类、蛋类、动物肺脏及肾脏 □维生素：新鲜蔬菜水果	□优质蛋白：鱼类、蛋类、动物肺脏及肾脏 □维生素：新鲜蔬菜水果	□优质蛋白：鱼类、蛋类、动物肺脏及肾脏 □维生素：新鲜蔬菜水果 □忌烟酒
病情变异记录	□无 □有,原因 1. 2.	□无 □有,原因 1. 2.	□无 □有,原因 1. 2.	□无 □有,原因 1. 2.	□无 □有,原因 1. 2.
签名					

─────── 临床路径实施规范 ───────

【住院第1日】

1. 护理处置

（1）予安静休息,取半卧位。

（2）询问病史,体格检查,进行入院护理评估。

（3）测量生命体征。

（4）评估患者

1）全身情况:生命体征

2）局部情况：观察有无视功能障碍，如视力、视野等

3）心理状况：有无因视力减退引起的紧张，焦虑和恐惧等。

4）健康认知：对本病的认知程度及发生的原因。

5）评估患者跌倒、压疮风险及日常生活能力，采取相应的护理措施。

（5）每1～2小时巡视病人，根据晶状体浑浊程度，观察症状的轻重及动态变化。如视力障碍，早期可能不受影响期，后期多有视力减退，视物模糊，视物变形，晶体全部混浊者双目失明，仅有光感；如视野障碍，早期可能不受影响，后期可有不同程度的影响等。

（6）完成医嘱相关治疗、处置，指导病人各项治疗、处置的配合要点及注意事项。

（7）制订护理计划。

2. 健康教育

（1）介绍病室环境、主管医生、责任护士及同病室病友，消除患者陌生感。

（2）介绍相关检查如裂隙灯检查、彩色多普勒超声检查晶状体和玻璃体的目的、方法及注意事项。

3. 康复指导

（1）注意休息，保持安静，避免紫外线，红外线，微波等辐射刺激与情绪激动。

（2）局部可给予白内障眼药水滴眼，如白内停、白可明等。黄芪注射液联合还原型谷胱甘肽滴眼液的治疗方法来扩张眼部血管、增加眼部血流量，改善TNT白内障患者眼部的血流动力、促进其视力恢复。并观察药物的作用和副作用。

（3）做好生活护理，指导并协助病人洗脸、刷牙进餐、大小便等。

（4）护士应了解多关心照顾病人，耐心地疏导，向病人及家属讲解本病的相关知识，解除病人的顾虑，使病人树立战胜疾病的信心。

4. 饮食

（1）受伤的眼组织再生修复需要汲取多种营养物质。护理人员应指导患者多进食高蛋白、易消化的食物以补充组织恢复所需蛋白质。优质蛋白质，能提供最完全的量和比例适当的必需氨基酸谱，合成人体蛋白质的利用率高，产生代谢废物少。这类食物有蛋清、牛奶、牛肉、家禽、猪肉、鱼等；另一类为低生物价蛋白质

（2）多食用新鲜水果、蔬菜及富含维生素的纤维膳食。

（3）忌咖啡、烟、酒、辛辣刺激及煎炸食物。

【住院第2～3日】

1. 护理处置

（1）予安静休息，取半卧位。

（2）保持病室安静，室内空气新鲜，每日开窗通风2～3次，每次30分钟，做好病房的消毒隔离工作。

（3）每1～2小时巡视病人，观察眼部症状有无加重。及时询问患者有无眼部视力下降等症状加重的情况。

（4）非电离辐射性白内障（含微波、红外线和紫外线白内障）选服维生素C、石斛夜光丸或明目地黄丸等药物，注意观察病情变化。

（5）电离辐射性白内障（包括辐射性白内障和电击性白内障）用半胱氨酸以增强身体对放射线的抵抗力。

（6）毒性白内障（由于长期接触三硝基甲苯、萘、铊、二硝基酚等引起）谷胱甘肽滴眼液通过点滴眼球，采用局部给药方式，配合黄芪注射液全身给药，改善眼部血液循环和组织营养，加速代谢，促进损伤修复。

（7）晶体局部浑浊者，按白内障常规治疗处理局部可给予白内障眼药水滴眼，如白内停、白可明等。

（8）晶体全部浑浊者，可施行白内障摘除术，术后酌情配矫正眼镜，有条件者可行人工晶体植入术。

（9）保持病室安静整洁温湿度适宜，根据病人病情指导病室内活动，保证休息，避免劳累。

2. 健康教育

（1）药物指导：观察药物的作用及副作用。按时滴眼药水，点药前需清洗双手，眼药瓶口勿接触眼睛和手，防止污染，如要用两种眼药水时，需间隔5～10分钟。

（2）术前检查及用药指导协助和督促患者做好术前常规检查，向其说明术前各项检查的意义和注意事项，取得患者的配合。指导患者术前使用抗生素滴眼剂，并讲授正确的滴眼方法。

（3）做好患者预防呼吸道疾病方面的宣教，要求患者术前戒烟，并注意保暖，避免感冒；向患者说明术中应避免咳嗽、打喷嚏及辅助减压方法，如张口深呼吸或舌尖顶向上腭，确实无法避免时应告知医生暂停手术操作，并采取保护措施，待咳嗽停止，再进行手术，以防术中发生意外。

3. 康复指导

（1）了解病人的心理状态，向病人讲解疾病的相关知识，介绍同种疾病康复的例子，增强病人治疗信心，减轻焦虑恐惧心理。

（2）做好安全教育，防止跌倒、烫伤、走失等意外事件。

4. 饮食

（1）受伤的眼组织再生修复需要汲取多种营养物质。护理人员应指导患者多进食高蛋白、易消化的食物以补充组织恢复所需蛋白质。优质蛋白质，能提供最完全的量和比例适当的必需氨基酸谱，合成人体蛋白质的利用率高，产生代谢废物少。这类食物有蛋清、牛奶、牛肉、家禽、猪肉、鱼等；另一类为低生物价蛋白质。

（2）多食用新鲜水果、蔬菜及富含维生素的纤维膳食。

（3）忌食咖啡、烟、酒、辛辣刺激及煎炸食物。

【住院期间】

1. 护理处置

（1）保持病室安静，室内空气新鲜，每日开窗通风2～3次，每次30分钟，做好病房的消毒隔离工作。

（2）每1～2小时巡视病人，观察眼部症状有无加重，出血、感染和视网膜病变恶化等。

（3）激素、营养支持治疗：维生素C及糖皮质激素的应用，用药期间，观察药物的作用及副作用。有无出血感染，并遵医嘱术后用药。

（4）术后指导 术后当天应卧床休息（避免俯卧位），平卧、全身放松、避免头部用力，尽量避免咳嗽、打喷嚏、低头弯腰动作及剧烈活动，以防伤口裂开及前房出血。术后戴眼罩保护术眼。避免用力挤眼,做剧烈瞬目动作。如有敷料脱落及眼部疼痛或疼痛并伴有恶心、呕吐及其他特殊情况应及时报告医生,以便及时处理。并注意安全,防止坠床等意外。

2. 健康教育

(1)药物指导:观察药物的作用及副作用。按时滴眼药水,点药前需清洗双手,眼药瓶口勿接触眼睛和手,防止污染,如要用两种眼药水时,需间隔5～10分钟。

(2)做好安全教育,防止跌倒、烫伤、走失等意外事件。

3. 康复指导

(1)了解患者的心理变化,消除其焦虑恐惧心理,积极配合治疗。

(2)掌握防止咳嗽、打喷嚏震动眼部的方法:张口深呼吸、舌尖顶住上颚、按压人中。

4. 饮食

(1)受伤的眼组织再生修复需要汲取多种营养物质。护理人员应指导患者多进食高蛋白、易消化的食物以补充组织恢复所需蛋白质。优质蛋白质,能提供最完全的量和比例适当的必需氨基酸谱,合成人体蛋白质的利用率高,产生代谢废物少。这类食物有蛋清、牛奶、牛肉、家禽、猪肉、鱼等;另一类为低生物价蛋白质

(2)多食用新鲜水果、蔬菜及富含维生素的纤维膳食。

(3)忌食咖啡、烟、酒、辛辣刺激及煎炸食物。

【出院前1～3日】

1. 护理处置

(1)保持病室安静,室内空气新鲜,每日开窗通风2～3次,每次30分钟,做好病房的消毒隔离工作。

(2)监测生命体征。

(3)遵医嘱进行治疗和处置,观察治疗的效果及反应,观察药物的疗效和不良反应。根据医嘱进行各项检查,实施护理措施

2. 健康教育

(1)预防感染,静脉点滴抗生素及局部使用抗生素滴眼液。心肺功能欠佳的患者,严格控制补液滴速。抗生素滴眼液使用后嘱患者闭眼数分钟利于药液充分吸收。

(2)白内障摘除术后期治疗,在预防感染、促进眼球组织修复的同时,观察病情变化,如反复出现角膜溃疡、睑球粘连等症状,及时通知医生,预防并发症的发生。

3. 康复指导

(1)佩戴有色眼镜,减少强光刺激,注意眼部卫生。

(2)病人及家属建立良好的沟通方式,了解病人的心理变化,共同制订和实施康复计划,消除诱因、坚持合理用药,增强战胜疾病的信心。

4. 饮食

(1)饮食中注意糖、脂肪、蛋白质三大营养物质的合理搭配。

(2)多吃新鲜蔬菜、水果补充维生素。

(3)多饮水、戒烟酒、忌吃辛辣刺激食物。

【出院日】

1. 护理处置

(1)患者及家属共同制订居家康复计划:如居室环境要求、活动耐力训练、饮食康复计

划、心理支持疗法等。

（2）患者自我监测和调护。

（3）患者及家属做好白内障康复日记。

2. **健康教育** 告知患者术后 2 周内不要让脏水或肥皂水进入术眼，4 周内不要对术眼施加压力（揉眼）及预防碰撞术眼；术后出现眼花、轻度异物感及眼眶淤血属正常现象。如发生明显眼痛、眼红、畏光、分泌物增加等异常情况，应及时回院复查，并记录患者联系方式以便回访。

3. **康复指导**

（1）观察药物作用及副作用。

（2）为避免和减少职业性白内障的发生，对患者进行安全防护的宣教，包括严格执行操作规程，正确穿戴防护用品（防护镜、防护衣）。

4. **饮食**

（1）饮食中注意糖、脂肪、蛋白质三大营养物质的合理搭配。

（2）多吃新鲜蔬菜、水果补充维生素。

（3）多饮水、戒烟酒、忌吃辛辣刺激食物。

（唐晓勤、陈洁玫）

第四章

职业性耳鼻喉口腔疾病临床护理路径

第一节 噪声聋临床护理路径

适用对象：第一诊断为噪声聋

患者姓名_____ 性别_____ 年龄_____ 住院号_____

住院日期_____年_____月_____日 出院日期_____年_____月_____日 住院天数_____天

时间	住院第1日	住院第2～3日	住院期间	出院前1～3日	出院日
护理处置	□测量生命体征、佩戴腕带 □体重 □入院护理评估 □通知主管医生 □建立护理病历 □卫生处置 □完成入院护理记录单书写 □医嘱相关治疗执行及指导 　□采集血标本 　□肌内注射 　□口服药物 　□其他 □巡视观察 　□观察有无耳鸣症状 　□观察有无头痛头晕等症状 □生活护理 □心理护理	□监测生命体征 □病室环境 □卧位 □用药护理 □巡视观察 □心理护理	□监测生命体征 □病室环境 □卧位 □制订康复计划 □用药护理 □心理护理	□监测生命体征 □病室环境 □卧位 □制订康复计划 □心理护理	□医嘱相关治疗、处置执行 □出院流程指导 □与患者及家属共同制订居家康复计划 □教会患者自我监测和调护 □指导患者及家属做好噪声聋康复日记
健康教育	□环境介绍 □住院须知 □主治医生 □责任护士 □检验/检查指导 □疾病相关知识 □跌倒预防 □压疮预防	□疾病相关知识 □检验/检查指导 □纯音气导听阈测定 □纯音骨导听阈测定 □声阻抗检查前的指导	□疾病相关知识 □休息与睡眠	□疾病相关知识 □休息与睡眠	□自我监测 □自我调护

续表

时间		住院第1日	住院第2～3日	住院期间	出院前1～3日	出院日
康复指导		□用药指导 □安静休息	□用药指导 □高压氧舱治疗，观察疗效 □勿挖耳、掏耳	□安静休息 □高压氧舱后注意事项	□用药指导 □做好防护措施	□用药指导 □出院指导
饮食		□次日需空腹化验检查，0:00后禁食水。 □清淡易消化饮食	□晨禁食水，完善化验、检查后可进普食 □清淡易消化饮食	□清淡易消化饮食	□清淡易消化饮食	□清淡易消化饮食 □戒烟酒、多饮水
病情变异记录		□无 □有，原因： 1. 2.	□无 □有，原因： 1. 2.	□无 □有，原因： 1. 2.	□无 □有，原因： 1. 2.	□无 □有，原因： 1. 2.
签名						

临床路径实施规范

【住院第1日】

1. 护理处置

（1）予安静卧床休息。

（2）测量生命体征。

（3）评估患者

1）全身情况：生命体征的变化，观察病人有无头痛、头晕、烦躁、失眠、多梦、乏力、记忆力减退、反应迟钝、心情抑郁、心悸、血压升高、恶心、食欲减退、消化不良、幻听、痛听等症状。

2）局部情况：观察有无渐进性听力减退、耳鸣等症状。

3）心理状况：有无紧张，焦虑和恐惧等。

4）健康认知：对本病的认知程度及发生的原因。

5）评估患者跌倒、压疮风险及日常生活能力，采取相应的护理措施。

（4）每1～2小时巡视病人，注意观察患者有无耳鸣、头痛、头晕、烦躁、失眠、多梦、注意力减退、血压升高、幻听、痛听等症状。

（5）完成医嘱相关治疗、处置，指导病人各项治疗、处置的配合要点及注意事项。

（6）制订护理计划。

2. 健康教育

（1）介绍病室环境、主管医生、责任护士及同病室病友，消除患者陌生感。

（2）纯音听阈测定的气导、骨导听力图是反映受试耳对相关测试频率的听觉敏感度，是衡量听觉阈值的标准化方法之一，在评估听力状况及在耳聋的诊断中有重要作用；声导抗测试（中耳分析仪）是能反映鼓室功能的客观听功能检查方法，在中耳病变的诊断中发挥了至关重要的作用。向患者介绍相关检查如纯音气导听阈测定、纯音骨导听阈测定、声导抗、脑干诱发电位、多频稳态听觉电位、头颅磁共振、耳科等检查的目的、方法及注意事项。

3. 康复指导

（1）病房应保持安静、空气新鲜，每日通风 1～2 次，温度 18～22℃，湿度 50%～60%。指导病人合理作息，注意劳逸结合。

（2）在患者使用扩张血管药物、神经营养药物期间，应密切观察血糖、血压的变化；静滴者尽量调慢滴速，避免患者及家属自行调快，诱发不良反应；肌注者注意观察注射部位有无硬结、红肿，可轮流注射两侧臀部，临睡前用毛巾热敷注射部位。避免接触耳毒性药物，如庆大霉素、链霉素等。

4. 饮食

（1）饮食宜清淡，多食富含维生素的食物。富含 B 族维生素的食物，如小麦胚芽、猪腿肉、大豆、花生、新鲜蔬菜水果等；富含维生素 A 的食物：鱼肝油、动物肝脏、奶类、蛋类、菠菜、辣椒、胡萝卜、苋菜、甘薯、橘、杏、柿、芹菜、小白菜、韭菜等；富含维生素 C（抗坏血酸）的食物：柑橘类水果、西红柿、土豆、菜花、西蓝花、卷心菜、菠菜等。

（2）忌辛辣、油炸等刺激性饮食。临睡前忌饮浓茶、咖啡、可乐等饮料。

【住院第 2～3 日】

1. 护理处置

（1）脱离噪声环境下，完善各项检查，并做好检查前的宣教以及检查后的注意事项。由具职业健康检查资质的同一单位进行在岗职业健康检查，由专业体检医师按照《声学 纯音气导听阈测定 听力保护用》（GB/T 7583—1987）标准，于噪声作业工人停止接触噪声 48 小时后在噪声低于 30dB（A）的隔声室进行纯音气导听阈测试。采用《职业性噪声聋诊断标准》（GBZ 49—2014）进行平均听阈的计算（包括年龄校正）。任一耳听力高频段 3000Hz、4000Hz、6000Hz 听阈 >25dB 则判定为听力异常。

（2）促进神经营养代谢药物，如神经生长因子、B 族维生素、维生素 C、维生素 E 等。有文献报道，盐酸山莨菪碱（654-2）可明显改善噪声后耳蜗外侧壁血流，增加内耳微环境的氧供，促进听力的恢复，大大减小了听力阈移。

（3）高压氧治疗：在高压的环境下，呼吸纯氧或高浓度氧以治疗缺氧性疾病和相关疾患的方法。这种治疗方法可以迅速改善内耳供氧，纠正耳蜗缺氧状态，使耳蜗避免缺氧性损害，有利于快速恢复耳蜗功能；此外高压氧治疗也有利于治疗药物进入内耳损伤组织中，以改善机体微循环，提高组织细胞新陈代谢能力。进行高压氧舱治疗的患者，详细询问病史，排除禁忌证；详细介绍高压氧治疗过程每步骤的注意事项及配合；重视安全宣教，严禁易燃易爆品入舱；舱内严禁吸烟，入舱前将手机、打火机等物品锁在专用柜；更换好专用衣服、鞋子；带齐专用管道、面罩。

2. 健康教育

（1）指导病人鼓膜按摩：用两手中指分别按压两耳耳屏，使耳屏堵住外耳道口，一压一放，有节奏的重复数十次，每天 2 次，以促进听力的恢复。

（2）告知患者住院期间不要外出，因在马路上听不到车声以及各种自然的声音，这些都是非常危险的。

3. 康复指导

（1）向病人讲解疾病的相关知识，介绍同种疾病康复的例子，通过健康教育增强患者的自信心，消除疑虑和担忧，增加对疾病的心理认同和心理适应，从而改善患者的情绪，达到康复治疗的目的。

（2）告知病人戒除挖耳、掏耳的坏习惯，禁用任何随身听等。

4. 饮食

（1）饮食宜清淡，多食富含维生素的食物。富含 B 族维生素的食物，如小麦胚芽、猪腿肉、大豆、花生、新鲜蔬菜水果等；富含维生素 A 的食物：鱼肝油、动物肝脏、奶类、蛋类、菠菜、辣椒、胡萝卜、苋菜、甘薯、橘、杏、柿、芹菜、小白菜、韭菜等；富含维生素 C（抗坏血酸）的食物：柑橘类水果、西红柿、土豆、菜花、西蓝花、卷心菜、菠菜等。

（2）忌辛辣、油炸等刺激性饮食。临睡前忌饮浓茶、咖啡、可乐等饮料。

【住院期间】

1. 护理处置

（1）脱离噪声环境下，进行纯音气导听阈测定、纯音骨导听阈测定。并指导患者正确使用耳机和应答器。

（2）使用改善微循环药物的患者：密切观察病人生命体征情况，尤其是血压、血糖的变化；如长期肌内注射，注意局部皮肤有无红肿硬结等不良反应。

（3）有研究表明，高压氧治疗也有利于药物进入内耳损伤组织中，以改善微循环、促进组织细胞的代谢及功能恢复。进行高压氧治疗的患者，注意观察患者皮肤有无瘙痒、关节有无疼痛等并发症，如有异常及时向医师报告，给予处理；并定期复查听力，以了解高压氧治疗效果。

（4）指导病人注意休息，避免劳累。

（5）冬季注意保暖，预防感冒。

2. 健康教育

（1）向患者开展噪声职业病防治宣讲，通过通俗易懂的讲课、解答疑问、发放宣传册等形式，向患者提供噪声聋危害及其防治知识。

（2）做好心理护理，及时与患者进行沟通，了解其心理动态变化，帮助患者积极配合治疗。

3. 康复指导
嘱咐患者保持早起早睡的睡眠习惯，减少白天睡眠时间；睡觉前勿运动锻炼、喝浓茶或咖啡，用热水泡脚，舒缓身心；安静躺于病床上，放松肌肉，进行深呼吸；失眠严重者应告知医生，遵医嘱服用镇静药，提高睡眠质量。

4. 饮食

（1）饮食宜清淡，多食富含维生素的食物。富含 B 族维生素的食物，如小麦胚芽、猪腿肉、大豆、花生、新鲜蔬菜水果等；富含维生素 A 的食物：鱼肝油、动物肝脏、奶类、蛋类、菠菜、辣椒、胡萝卜、苋菜、甘薯、橘、杏、柿、芹菜、小白菜、韭菜等；富含维生素 C（抗坏血酸）的食物：柑橘类水果、西红柿、土豆、菜花、西蓝花、卷心菜、菠菜等。

（2）忌辛辣、油炸等刺激性饮食。临睡前忌饮浓茶、咖啡、可乐等饮料。

【出院前 1~3 日】

1. 护理处置

（1）定时巡视病人，观察病情，注意病人的病情及生命体征的变化，提供整洁、舒适的住院环境。

（2）观察药物的疗效和不良反应。根据医嘱进行各项检查，实施护理措施。

2. 健康教育

（1）告知患者防治噪声危害首要措施是控制和消除噪声的强度。告知患者的工作单位人员：噪声控制技术包括传统噪声控制技术和现代噪声控制技术，传统噪声控制技术主要包括吸声、隔声、消声隔振与阻尼等，这些技术能够从声源上或传播路径上把噪声控制住。

（2）患者在工作中要正确使用个体防护用品，如耳塞、耳罩等，能有效地控制噪声对听觉器官的损害。

3. 康复指导 研究表明，面对心理问题时，采取消极应对方式越多即心理健康水平越差，采取积极应对方式的频率和数量越多即心理健康水平越好。噪声聋患者的心理健康水平仍较低，应重视其心理干预和健康教育，以提高心理健康水平。主动与患者家属交流，嘱咐其尽量勿在患者面前流露焦虑情绪，减少对其情绪的刺激；告知噪声聋的临床症状及护理要点等，尽量多在医院陪伴患者，认真倾听其倾诉，采用手势、文字等方式与其交流，鼓励患者积极接受治疗，消除自卑情绪，增强其治愈信心。

4. 饮食

（1）多吃新鲜蔬菜、水果补充维生素。

（2）多饮水、戒烟酒、忌吃辛辣刺激食物。

【出院日】

1. 护理处置

（1）与患者及家属共同制订居家康复计划：如居室环境要求，职业暴露时做好个人防护工作。

（2）教会患者自我监测和调护。

（3）指导患者及家属做好噪声聋康复日记。

2. 健康教育

（1）告知患者控制噪声源是最根本、最积极的预防措施。

（2）做好疾病的相关知识与用药知识宣教、指导。

（3）加强个人防护。

3. 康复指导

（1）安静休息。

（2）观察药物作用及副作用。

（3）正确使用耳塞。

4. 饮食

（1）多吃新鲜蔬菜、水果补充维生素。

（2）多饮水、戒烟酒、忌吃辛辣刺激食物。

（唐晓勤、陈洁玫）

第二节　铬鼻病临床护理路径

铬鼻病临床护理路径表单

适用对象：第一诊断为铬鼻病

患者姓名_____　性别_____　年龄_____　住院号_____

住院日期_____年_____月_____日　出院日期_____年_____月_____日　住院天数_____天

时间	住院第1日	住院第2～3日	住院期间	出院前1～3日	出院日
护理处置	□测量生命体征、佩戴腕带 □体重 □入院护理评估 □通知主管医生 □建立护理病历 □卫生处置 □完成入院护理记录单书写 □医嘱相关治疗执行及指导 　□采集血标本 　□药物过敏试验 　□静脉输液 　□鼻部用药 　□雾化吸入 　□其他 □巡视观察 　□观察鼻部症状 　□查体鼻部体征 　□生活护理 □心理护理	□监测生命体征 □病室环境 □卧位 □用药护理 □巡视观察 □心理护理	□监测生命体征 □病室环境 □卧位 □制订康复计划 □预防感染 □用药护理 □心理护理	□监测生命体征 □病室环境 □卧位 □制订康复计划 □协助生活护理 □心理护理	□医嘱相关治疗、处置执行 □出院流程指导 □与患者及家属共同制订居家康复计划 □教会患者自我监测和调护 □指导患者及家属做好铬鼻病康复日记
健康教育	□环境介绍 □住院须知 □主治医生 □责任护士 □检验/检查指导 □疾病相关知识 □跌倒预防 □压疮预防	□疾病相关知识 □雾化吸入指导 □安全教育 □检验/检查指导	□疾病相关知识 □雾化吸入指导 □休息与睡眠	□疾病相关知识 □防寒保暖 □戒烟、酒 □休息与睡眠	□自我监测 □安全防护
康复指导	□药物指导 □生活护理 □安静卧床休息	□药物指导 □劳逸结合	□药物指导 □劳逸结合	□药物指导 □劳逸结合	□自我监测 □安全防护

续表

时间	住院第1日	住院第2～3日	住院期间	出院前1～3日	出院日
饮食	□优质蛋白：鱼类、蛋类、动物肝脏及肾脏 □维生素：新鲜蔬菜水果	□优质蛋白：鱼类、蛋类、动物肝脏及肾脏 □维生素：新鲜蔬菜水果	□优质蛋白：鱼类、蛋类、动物肝脏及肾脏 □维生素：新鲜蔬菜水果	□优质蛋白：鱼类、蛋类、动物肝脏及肾脏 □维生素：新鲜蔬菜水果	□优质蛋白：鱼类、蛋类、动物肝脏及肾脏 □维生素：新鲜蔬菜水果 □戒烟酒、多饮水
病情变异记录	□无 □有，原因： 1. 2.	□无 □有，原因： 1. 2.	□无 □有，原因： 1. 2.	□无 □有，原因： 1. 2.	□无 □有，原因： 1. 2.
签名					

临床路径实施规范

【住院第1日】

1. 护理处置

（1）予安静休息。

（2）询问病史，体格检查。

（3）测量生命体征。

（4）进行入院护理评估：

①全身情况。意识状况，生命体征的变化，尤其是有无咽喉部水肿等。

②局部情况：观察有无流涕、鼻塞、鼻出血、鼻干燥、鼻灼痛、嗅觉减退等。

③心理状况，有无紧张、焦虑和恐惧等。

④健康认知：对本病的认知程度及发生的原因。

⑤评估患者跌倒、压疮风险及日常生活能力，采取相应的护理措施。

（5）每1～2小时巡视病人，观察患者有无流涕、鼻塞、鼻出血、鼻干燥、鼻灼痛、嗅觉减退等症状；查体有无鼻黏膜糜烂、溃疡形成以及鼻中隔穿孔等体征。

（6）完成医嘱相关治疗、处置，指导病人各项治疗、处置的配合要点及注意事项。

（7）制订护理计划。

2. 健康教育

（1）介绍病室环境、主管医生、责任护士及同病室病友，消除患者陌生感。

（2）介绍鼻部、咽部相关检查的目的、方法及注意事项。

3. 康复指导

（1）鼻黏膜糜烂及溃疡的治疗多以促进修复和再生为主，如鼻黏膜局部使用重组人表皮生长因子或碱性成纤维细胞生长因子，某些溃疡膜以及眼膏，也可局部使用维生素A、维生素D、维生素E等。

（2）如果鼻黏膜糜烂溃疡引起鼻出血，在上述治疗的同时，还可以使用微波、激光、硝酸银烧灼等止血治疗，但需严格把握治疗时间、范围和深度，以免引起鼻中隔软骨坏死导致鼻中隔穿孔。在治疗期间,认真评估患者出血情况,必要时使用心电监护及血氧饱和度检测,同时观察疗效。

(3)保持病室内清洁,温湿度适宜,每日定时通风换气,用紫外线照射消毒或用消毒液喷洒消毒,预防感染。

(4)做好生活护理,指导并协助病人洗脸、刷牙进餐、大小便等,医护人员应主动询问患者的需求,并及时满足患者必需的生活需要,保持充足的睡眠。

(5)做好患者心理护理,消除患者紧张、焦虑情绪,告诉患者通过积极治疗和采取有效的护理措施,表浅皮肤损害可以治愈。

4. 饮食

(1)优质蛋白质饮食:如牛奶、羊奶、马奶;牛、羊、猪、狗肉等;鸡、鸭、鹅、鹌鹑、驼鸟肉等;鸡蛋、鸭蛋、鹌鹑蛋等及鱼、虾、蟹等;还有大豆类,包括黄豆、大青豆和黑豆等,其中以黄豆的营养价值最高。

(2)多食富含维生素的食物。维生素 A 的食物:鱼肝油、动物肝脏、奶类、蛋类、菠菜、辣椒、胡萝卜、苋菜、甘薯、橘、杏、柿、芹菜、小白菜、韭菜等;富含维生素 C(抗坏血酸)的食物:柑橘类水果、西红柿、土豆、菜花、西蓝花、卷心菜、菠菜等。

【住院第 2~3 日】

1. 护理处置

(1)予安静休息。

(2)保持病室安静,室内空气新鲜,每日开窗通风 2~3 次,每次 30 分钟,做好病房的消毒隔离工作。

(3)观察鼻部症状有无加重。及时询问患者鼻部有无流涕、鼻塞、鼻出血、鼻干燥、鼻灼痛、嗅觉减退等症状加重的情况。

(4)根据医嘱静脉点滴青霉素、甲硝唑注射液。青霉素用药前需做药物过敏试验,用药过程中密切观察有无不适反应;使用甲硝唑注射液期间,密切观察有无胃肠道反应,严格控制补液滴速。

2. 健康教育

(1)根据医嘱进行雾化吸入:研究表明,用 10% 硫代硫酸钠溶液雾化吸入法治疗铬鼻病,不但能达到比常规冲洗更好的疗效,而且可使已经吸入呼吸道深部甚至被机体吸收的 6 价铬还原,从而减轻或避免 6 价铬离子对机体的毒性作用。治疗前先用生理盐水棉球清理鼻腔,暴露糜烂面及溃疡面,然后用 10% 硫代硫酸钠溶液雾化吸入,1 次/天,每次 5 分钟(用药液 30~40ml),吸入完毕后鼻腔涂 10% 依地酸二钙软膏保护鼻黏膜。

(2)完善检验/检查前宣教,如通知禁食水、告知检查/检验目的、时间、地点及注意事项等。

(3)做好安全教育,防止跌倒、烫伤、走失等意外事件

3. 康复指导   向患者详细解释有关本病的发病机制、临床表现及预后。告知患者做好劳动防护,工作前应将防护油涂抹暴露部位皮肤,鼻腔内可用凡士林或氧化锌油膏涂抹。

4. 饮食

(1)优质蛋白质饮食:如牛奶、羊奶、马奶;牛、羊、猪、狗肉等;鸡、鸭、鹅、鹌鹑、驼鸟肉等;鸡蛋、鸭蛋、鹌鹑蛋等及鱼、虾、蟹等;还有大豆类,包括黄豆、大青豆和黑豆等,其中以黄豆的营养价值最高。

(2) 多食富含维生素的食物。维生素 A 的食物：鱼肝油、动物肝脏、奶类、蛋类、菠菜、辣椒、胡萝卜、苋菜、甘薯、橘、杏、柿、芹菜、小白菜、韭菜等；富含维生素 C（抗坏血酸）的食物：柑橘类水果、西红柿、土豆、菜花、西蓝花、卷心菜、菠菜等。

【住院期间】

1. 护理处置

(1) 密切观察有无并发症的出现。铬鼻病可致鼻、喉、肺等部位的肿瘤，也可致消化道肿瘤、肾损害、鼻中隔穿孔。鼻中隔穿孔是一个渐进的过程，首先出现鼻腔刺激，有烧灼感和憋气感、鼻塞、打喷嚏、流水样鼻涕、流泪、鼻中隔前下部局限性轻度充血。

(2) 预防感染，静脉点滴抗生素，严格控制补液滴速，观察药物作用和副作用。

2. 健康教育

(1) 根据病人病情指导病室内活动，保证休息，避免劳累。保持病室安静整洁，空气清新，应定时每日通风 1～2 次，温湿度适宜。

(2) 指导病人雾化吸入治疗的配合：雾化吸入时，指导病人半坐卧位，配合深呼吸，用嘴吸气，用鼻呼气，使药物充分吸收。

3. 康复指导 指导患者操作期间一定要佩戴符合国家职业卫生标准和卫生要求的防尘口罩、防毒口罩和胶皮手套等职业病防护用品，并对工人的职业病防护用品定期检测，对不符合要求的要及时更换。

4. 饮食

(1) 优质蛋白质饮食：如牛奶、羊奶、马奶；牛、羊、猪、狗肉等；鸡、鸭、鹅、鹌鹑、鸵鸟肉等；鸡蛋、鸭蛋、鹌鹑蛋等及鱼、虾、蟹等；还有大豆类，包括黄豆、大青豆和黑豆等，其中以黄豆的营养价值最高。

(2) 多食富含维生素的食物。维生素 A 的食物：鱼肝油、动物肝脏、奶类、蛋类、菠菜、辣椒、胡萝卜、苋菜、甘薯、橘、杏、柿、芹菜、小白菜、韭菜等；富含维生素 C（抗坏血酸）的食物：柑橘类水果、西红柿、土豆、菜花、西蓝花、卷心菜、菠菜等。

【出院前 1～3 日】

1. 护理处置

(1) 保持病室安静，室内空气新鲜，每日开窗通风 1～2 次，每次 30 分钟，做好病房的消毒隔离工作。

(2) 遵医嘱进行治疗和处置，观察药物的疗效和不良反应。

2. 健康教育

(1) 告知患者疾病相关知识，注意防寒保暖，多饮水，戒烟酒。

(2) 保证充足的休息与睡眠，活动应循序渐进；睡前不喝咖啡、浓茶、睡前热水泡脚，喝热牛奶以促进睡眠，保证每晚有效睡眠时间达 6～8 小时。

3. 康复指导

(1) 与病人及家属建立良好的沟通方式，了解病人的心理状态，与病人及家属共同制订和实施康复计划，消除诱因。

(2) 告知患者职业暴露期间防止手被铬污染，再用污染的手抠鼻子，这是造成鼻黏膜损伤的原因。

4. 饮食

(1) 清淡易消化饮食。

（2）忌辛辣刺激、油腻食物。

（3）忌烟酒。

【出院日】

1. 护理处置

（1）与患者及家属共同制订居家康复计划：如居室环境要求、休息与活动、饮食康复计划、心理支持疗法等。

（2）教会患者自我监测和调护。

（3）指导患者及家属做好铬鼻病康复日记。

2. 健康教育　告知患者要加强防护：班前鼻黏膜涂抹防铬软膏，班后冲洗；工作前要及时处理皮肤外伤，皮肤暴露部位可涂擦油膏（如用凡士林、无水羊毛脂按照 3:1 混合），鼻腔内可用棉花蘸液体石蜡、凡士林或氧化锌软膏涂抹；操作时要穿着工作服、围裙、橡胶手套、胶鞋、防护口罩和防护眼镜；下班后，要用硫代硫酸钠溶液或肥皂洗手。

3. 康复指导

（1）注意劳逸结合。

（2）保持平和心态。

（3）加强个人防护，一定要佩戴符合国家职业卫生标准和卫生要求的防尘口罩、防毒口罩和胶皮手套等职业病防护用品方可从事有粉尘危害的工作。并对工人的职业病防护用品定期检测，对不符合要求的要及时更换。因为铬盐可以雾态和粉尘状态经呼吸道吸入，对呼吸道黏膜直接造成危害。接触铬酸盐粉尘和铬酸雾可引起鼻中隔穿孔。空气中铬酸雾浓度达到 $0.1mg/m^3$ 时，即可引起上呼吸道黏膜刺激感，发生慢性鼻炎；达到 $0.15\sim1mg/m^3$ 时，即有引起鼻中隔穿孔的可能。

4. 饮食

（1）清淡易消化饮食。

（2）忌辛辣刺激、油腻食物。

（3）忌烟酒。

（唐晓勤、陈洁玫）

第三节　牙酸蚀病临床护理路径

牙酸蚀病临床护理路径表

适用对象：第一诊断为牙酸蚀病

患者姓名＿＿＿＿＿＿　性别＿＿＿＿　年龄＿＿＿＿　住院号＿＿＿＿＿＿

住院日期＿＿＿年＿＿＿月＿＿＿日　出院日期＿＿＿年＿＿＿月＿＿＿日　住院天数＿＿＿天

时间	住院第1日	住院第2～3日	住院期间	出院前1～3日	出院日
护理处置	□测量生命体征、 　佩戴腕带 □体重 □入院护理评估	□监测生命体征 □病室环境 □卧位	□监测生命体征 □病室环境 □卧位 □制订康复计划	□监测生命体征 □病室环境 □卧位 □其他	□医嘱相关治疗、 　处置执行 □出院流程指导

续表

时间	住院第1日	住院第2～3日	住院期间	出院前1～3日	出院日
护理处置	□通知主管医生 □建立护理病历 □卫生处置 □完成入院护理记录单书写 □医嘱相关治疗执行及指导 　□采集血标本 　□口服药物 　□其他 □巡视观察 　□观察患者牙酸蚀症状 □生活护理 □心理护理	□用药护理 □协助生活护理 □巡视观察 □心理护理	□用药护理 □协助生活护理 □心理护理 □1～2h巡视观察 □用药后反应 □其他	□制订康复计划 □协助生活护理 □心理护理	□与患者及家属共同制订居家康复计划 □教会患者自我监测和调护 □指导患者及家属做好牙酸蚀病康复日记
健康教育	□环境介绍 □住院须知 □主治医生 □责任护士 □检验/检查指导 □疾病相关知识 □跌倒预防 □压疮预防	□疾病相关知识 □休息与睡眠	□疾病相关知识 □休息与睡眠 □防寒保暖 □戒烟、酒	□疾病相关知识 □休息与睡眠 □防寒保暖 □戒烟、酒	□自我监测 □自我调护
康复指导	□安静休息 □药物指导	□劳逸结合 □药物指导 □生活护理	□劳逸结合 □药物指导 □生活护理	□劳逸结合 □药物指导	□自我监测 □安全防护
饮食	□流质 □半流 □普食 □次日需空腹化验检查,应0:00后禁食水 □维生素:新鲜蔬菜水果,富含维生素B的食物	□做完各种化验检查后进普食。 □维生素:新鲜蔬菜水果 □全口涂氟治疗后半小时内不得饮水,四小时内不得进食	□维生素:新鲜蔬菜水果 □减少酸性食物和饮料的摄入	□维生素:新鲜蔬菜水果 □减少酸性食物和饮料的摄入	□维生素:新鲜蔬菜水果 □减少酸性食物和饮料的摄入 □戒烟酒、多饮水
病情变异记录	□无 □有,原因: 1. 2.	□无 □有,原因: 1. 2.	□无 □有,原因: 1. 2.	□无 □有,原因: 1. 2.	□无 □有,原因: 1. 2.
签名					

临床路径实施规范

【住院第1日】

1. 护理处置

（1）予安静休息。

（2）询问病史，体格检查，进行入院护理评估。

（3）测量生命体征。

（4）评估患者

1）全身情况：生命体征的变化，尤其注意牙齿的疼痛有无影响患者的语言功能及进食。

2）局部情况：观察患者牙齿对冷、热、酸、甜或探触等刺激有无酸痛的感觉；有无自发性牙痛。

3）心理状况：有无紧张，焦虑和恐惧等。

4）健康认知：对本病的认知程度及发生的原因。

5）评估患者跌倒、压疮风险及日常生活能力，采取相应的护理措施。

（5）每1～2小时巡视病人，注意观察患者有无牙釉质表面发亮、牙齿怕冷怕热、咬合疼痛、牙龈出血、牙齿松动脱落，是否影响言语及进食困难，并密切观察患者的生命体征。

（6）完成医嘱相关治疗、处置，指导病人各项治疗、处置的配合要点及注意事项。

（7）常规安全防护教育。

（8）制订护理计划。

2. 健康教育

（1）介绍病室环境、主管医生、责任护士及同病室病友，消除患者陌生感。

（2）介绍相关检查的目的、方法及注意事项。

3. 康复指导

（1）心理护理：安慰患者保持平常心，不用恐惧、紧张，治疗后牙齿的敏感症状会得以缓解，美观度也会得到不同程度的改善，使患者正确地面对病情，积极主动地配合治疗，让治疗效果达到最佳。

（2）尽早发现和诊断是阻止疾病发展的关键。对冷、热、酸、甜等刺激敏感时，使用中性溶液或苏打水，或食用乳制品，如牛奶，奶酪等。如症状不缓解，可用75%的氟化钠甘油糊剂药物做脱敏治疗。

（3）药物指导：观察药物的作用及副作用。

（4）做好生活护理：协助患者洗脸、进食、大小便等。

（5）保持病室安静，指导病人合理作息，注意劳逸结合。

4. 饮食指导

（1）饮食宜清淡，减少酸性食物和饮料的摄入，多食用富含维生素B的食物，如小麦胚芽、猪腿肉、大豆、花生、新鲜蔬菜水果等，避免用患牙咬硬物、咀嚼太黏的食物。

（2）改变不良的饮食习惯，指导患者适当减少酸性食物的摄入，酸性饮料尽量用吸管饮用；最好不要在两餐之间及晚上睡觉前摄入酸性饮食；可多进食高纤维食物，有利于带走牙齿上的酸性物质。

（3）忌辛辣等刺激性饮食。

【住院第2~3日】

1. 护理处置

（1）予安静休息。

（2）全口涂氟治疗：准备涂氟所需用物，协助医生清洁牙面、及时吸唾，递纱布卷隔湿，吹干牙表面，用毛刷涂布多乐氟于全口、等待含氟材料固化即可。嘱患者治疗后半小时内不得饮水，四小时内不得进食，当天晚上不得刷牙，通过多次局部应用低浓度的氟化物，有效的抑制牙釉质脱矿并促进釉质表面再矿化，从而提高釉质的抗酸蚀性和耐磨性。

2. 健康教育

（1）指导病人合理作息，避免劳累，以最佳状态配合治疗。

（2）指导患者全口涂氟治疗后半小时内不得饮水，四小时内不得进食，当天晚上不得刷牙。

（3）告知患者全口涂氟治疗的作用：通过多次局部应用低浓度的氟化物，有效的抑制牙釉质脱矿并促进釉质表面再矿化，从而提高釉质的抗酸蚀。

3. 康复指导　向病人讲解疾病的相关知识，介绍同种疾病康复的例子，通过健康教育增强患者的自信心，消除疑虑和担忧，增加对疾病的心理认同和心理适应，从而改善患者的情绪，达到康复治疗的目的。

4. 饮食

（1）饮食宜清淡，减少酸性食物和饮料的摄入，多食用富含维生素B的食物，如小麦胚芽、猪腿肉、大豆、花生、新鲜蔬菜水果等，避免用患牙咬硬物、咀嚼太黏的食物。

（2）改变不良的饮食习惯，指导患者适当减少酸性食物的摄入，酸性饮料尽量用吸管饮用；最好不要在两餐之间及晚上睡觉前摄入酸性饮食；可多进食高纤维食物，有利于带走牙齿上的酸性物质。

（3）忌辛辣等刺激性饮食。

【住院期间】

1. 护理处置

（1）配合医生进行全口牙齿抛光洁治：准备洁牙所需用物，协助患者使用0.2%氯己定液含漱清洁口腔，解释术中可能的不适感以取得配合，调整体位及光源，配合医生洁治全口龈上及龈下，及时吸唾以保持术野清晰；使用慢机抛光杯蘸抛光膏于牙面抛光，冲洗口腔后使用过氧化氢液进行牙龈袋冲洗。嘱患者当天勿进食过热过冷等刺激性食物。

（2）观察治疗后患者口腔及牙齿情况并做好相关护理记录，如有异常及时汇报医生。

2. 健康教育

（1）进行全口牙齿抛光洁治后，嘱患者当天勿进食过热过冷等刺激性食物。

（2）指导病人注意休息，避免劳累。

3. 康复指导　指导患者正确的刷牙方法，纠正不正确的刷牙习惯。改横向刷牙为Bass刷牙法，即水平颤动法，是目前使用最普遍的方法。方法如下：选用小头软毛牙刷，将牙刷放于牙颈部，毛束与牙面成45°角，毛端向着根尖方向轻轻加压，使刷毛的束端部分进入牙龈沟，一部分在沟外并进入邻面，牙刷在原位做水平颤动4~5次，颤动时牙刷以1mm向远侧移动到邻近的牙齿，这样可以将龈缘附近及邻面附近的菌斑从牙面上去除。一般每天早晚刷牙时间3分钟左右；刷牙范围应覆盖所有牙位和牙面；刷牙用力不得过大；同时选用磨料较细的脱敏牙膏；漱口水尽量使用温水等。

4. **饮食**

（1）饮食宜清淡，减少酸性食物和饮料的摄入，多食用富含维生素 B 的食物，如小麦胚芽、猪腿肉、大豆、花生、新鲜蔬菜水果等，避免用患牙咬硬物、咀嚼太黏的食物。

（2）改变不良的饮食习惯，指导患者适当减少酸性食物的摄入，酸性饮料尽量用吸管饮用；最好不要在两餐之间及晚上睡觉前摄入酸性饮食；可多进食高纤维食物，有利于带走牙齿上的酸性物质。

（3）忌辛辣等刺激性饮食。

【出院前 1~3 日】

1. **护理处置**

（1）定时巡视病人，观察病情，注意病人的病情及生命体征的变化，提供整洁、舒适的住院环境。

（2）监测生命体征。

（3）观察药物作用及副作用。

2. **健康教育**

（1）告知患者疾病相关知识，注意防寒保暖，多饮水，戒烟酒。

（2）遵医嘱进行治疗和处置，观察全口涂氟治疗和全口牙齿抛光洁治治疗后的疗效和不良反应。

3. **康复指导**　与患者与家属共同制订和实施康复计划。改正个人不良习惯，不用口呼吸、不使用酸性液体漱口；采用正确的刷牙法，使用含氟牙膏，增加牙齿抗酸蚀能力，又能促进矿物质釉质的沉积；嘱患者勿用修复牙啃咬硬物，以免充填物较快断裂及脱落。

4. **饮食**

（1）减少酸性食物的摄入，酸性饮料尽量用吸管饮用

（2）多吃新鲜蔬菜、水果补充维生素。

（3）多饮水、戒烟酒、忌吃辛辣刺激食物。

【出院日】

1. **护理处置**

（1）与患者及家属共同制订居家康复计划。

（2）教会患者自我监测和调护。

（3）指导患者及家属做好牙酸蚀病康复日记。

2. **健康教育**

（1）向患者强调在工作场所做好个人面罩及口罩的佩戴是牙酸蚀症最根本、最积极的预防措施。工作人员进入厂区时应该穿戴防护装置，以防毒口罩为主，并进行弱碱全身消毒，下班离开场区时可使用 2% 的碳酸氢钠弱碱漱口液漱口。

（2）做好疾病的相关知识与用药知识宣教、指导。

3. **康复指导**

（1）做好口腔清洁：每日早晚刷牙时间 3 分钟左右；刷牙范围应覆盖所有牙位和牙面；刷牙用力不得过大；同时选用含氟牙膏；漱口水尽量使用温水等。

（2）用药指导：指导患者正确使用漱口液，告知患者过度使用漱口液的危害。

（3）定期检查：定期每半年或一年口腔保健检查，发现问题及时治疗。

4. 饮食

（1）减少酸性食物的摄入，酸性饮料尽量用吸管饮用

（2）多吃新鲜蔬菜、水果补充维生素。

（3）多饮水、戒烟酒、忌吃辛辣刺激食物。

（唐晓勤、陈洁玫）

第四节 爆震聋临床护理路径

爆震聋临床护理路径表单

适用对象：第一诊断为爆震聋

患者姓名＿＿＿＿＿＿ 性别＿＿＿ 年龄＿＿＿ 住院号＿＿＿＿＿＿

住院日期＿＿年＿＿月＿＿日 出院日期＿＿年＿＿月＿＿日 住院天数＿＿天

时间	住院第1日	住院第2~3日	住院期间	出院前1~3日	出院日
护理处置	□测量生命体征、佩戴腕带 □体重 □入院护理评估 □通知主管医生 □建立护理病历 □卫生处置 □完成入院护理记录单书写 □医嘱相关治疗执行及指导 　□采集血标本 　□口服药物 　□肌内注射 　□氧疗 　□其他 □巡视观察 　□观察爆震聋相关症状 □心理护理	□监测生命体征 □病室环境 □卧位 □用药护理 □巡视观察 □心理护理	□监测生命体征 □病室环境 □卧位 □用药护理 □巡视观察 □心理护理	□监测生命体征 □病室环境 □卧位 □用药护理 □巡视观察 □心理护理	□医嘱相关治疗、处置执行 □出院流程指导 □与患者及家属共同制订居家康复计划 □教会患者自我监测和调护 □指导患者及家属做好爆震聋康复日记
健康教育	□环境介绍 □住院须知 □主治医生 □责任护士 □检验/检查指导 □疾病相关知识 □跌倒预防 □压疮预防	□疾病相关知识 □休息与睡眠 □检验/检查指导	□疾病相关知识 □休息与睡眠	□疾病相关知识 □休息与睡眠	□自我监测 □自我调护

续表

时间	住院第1日	住院第2～3日	住院期间	出院前1～3日	出院日
康复指导	□心理护理 □安静休息 □用药指导 □氧疗指导	□心理护理 □用药指导 □劳逸结合 □氧疗指导	□心理护理 □用药指导 □氧疗指导	□心理护理 □用药指导 □氧疗指导	□心理护理 □做好防护措施 □出院指导
饮食	□次日需空腹化验检查,应0:00后禁食水 □维生素:新鲜蔬菜水果	□晨禁食水,完善化验、检查后可进普食 □维生素:新鲜蔬菜水果	□维生素:新鲜蔬菜水果	□维生素:新鲜蔬菜水果	□维生素:新鲜蔬菜水果 □戒烟酒、多饮水
病情变异记录	□无 □有,原因: 1. 2.	□无 □有,原因: 1. 2.	□无 □有,原因: 1. 2.	□无 □有,原因: 1. 2.	□无 □有,原因: 1. 2.
签名					

临床路径实施规范

【住院第1日】

1. 护理处置

（1）予安静休息,取半卧位。

（2）询问病史,体格检查,进行入院护理评估。

（3）测量生命体征。

（4）评估患者

1）全身情况:生命体征的变化,如合并高血压、糖尿病患者,注意观察其血压及血糖的变化。

2）局部情况:观察患者有无耳鸣、幻听、痛听、眩晕、呕吐、记忆力减退等症状。

3）心理状况。有无紧张,焦虑和恐惧等。

4）健康认知:对本病的认知程度及发生的原因。

5）评估患者跌倒、压疮风险及日常生活能力,采取相应的护理措施。

（5）每1～2小时巡视病房,观察患者有无耳鸣、幻听、痛听、眩晕、呕吐、烦躁、失眠、乏力、记忆力减退、反应迟钝、心情抑郁、食欲减退、消化不良等症状;有无骨膜充血、出血或穿孔、听骨链损伤等体征;如合并高血压、糖尿病患者,注意观察其生命体征及血糖的变化。

（6）制订护理计划。

（7）完成医嘱相关治疗、处置,指导病人各项治疗、处置的配合要点及注意事项。

（8）常规安全防护教育。

2. 健康教育

（1）介绍病室环境、主管医生、责任护士及同病室病友,消除患者陌生感。

（2）介绍相关检查如纯音气导听阈测定、纯音骨导听阈测定、声阻抗、脑干诱发电位、多频稳态听觉电位、头颅磁共振检查、耳科检查的目的、方法及注意事项。

3. 康复指导

（1）嘱患者注意休息，体位应以头部前倾30°，保持头高位为主。

（2）如为中耳损伤涉及骨膜穿孔的患者，可根据穿孔大小及部位给予保守治疗或烧灼法促进愈合。治疗期间，密切观察患者的生命体征及出血情况，预防感染。

（3）在患者使用糖皮质激素、扩张血管药物、抗凝溶栓药物、神经营养药物期间，应密切观察有无面色潮红、口干、恶心等不良反应，尤其注意血糖、血压的变化；静滴者尽量调慢滴速，避免患者及家属自行调快，诱发不良反应；肌注者注意观察注射部位有无硬结、红肿，可轮流注射两侧臀部，临睡前用毛巾热敷注射部位。

（4）氧疗护理：在操作前应告知患者吸氧的必要性及不适感（如鼻咽部干燥等），使之存在心理准备，而氧气流量保持在4～6L/min。

（5）根据患者的年龄层次、受教育程度采取相应心理疏导，淡化不良情绪的影响。告知患者尽量放松，以转移注意力；帮助患者获取保健知识，使之明白本病与情绪、心理状态、过度劳累、压力、酗酒的关系；向患者介绍一些治疗成功的病例，以增强其战胜疾病的信心。

4. 饮食

（1）饮食宜清淡，多食用富含维生素的食物。B族维生素的食物：如小麦胚芽、猪腿肉、大豆、花生、新鲜蔬菜水果等。临睡前忌饮浓茶、咖啡、可乐等饮料；富含维生素A的食物：鱼肝油、动物肝脏、奶类、蛋类、菠菜、辣椒、胡萝卜、苋菜、甘薯、橘、杏、柿、芹菜、小白菜、韭菜等；富含维生素C（抗坏血酸）的食物：柑橘类水果、西红柿、土豆、菜花、西蓝花、卷心菜、菠菜等。

（2）忌辛辣、油炸等刺激性饮食。

【住院第2～3日】

1. 护理处置

（1）予安静休息，取半卧位。

（2）保持病室安静，室内空气新鲜，每日开窗通风2～3次，每次30分钟，做好病房的消毒隔离工作。

（3）进行高压氧舱治疗的患者，详细询问病史，排除禁忌证（如为骨膜充血、骨膜穿孔、耳痛患者暂停高压氧治疗）；详细介绍高压氧治疗过程每步骤的注意事项及配合；重视安全宣教，严禁易燃易爆品入舱；舱内严禁吸烟，入舱前将手机、打火机等物品锁在专用柜；更换好专用衣服、鞋子；带齐专用管道、面罩。出舱后询问患者舱内感受，有无不适；注意观察患者皮肤有无瘙痒、关节有无疼痛等并发症，如有异常及时向医师报告，给予处理；定期复查听力，以了解高压氧治疗效果。

（4）遵医嘱给予吸氧及用药，观察效果及不良反应。糖皮质激素：如甲泼尼龙，不良反应有口干、恶心、肥胖、痤疮、水钠潴留等。

2. 健康教育

（1）指导病人点揉耳穴的方法：用中指指端按摩两耳根前后各15次后，点揉时应有明显的酸胀感。

（2）指导病人鼓膜按摩：用两手中指分别按压两耳耳屏，使耳屏堵住外耳道口，一压一放，有节奏地重复数十次，每天2次。

（3）指导病人有效吸氧，用鼻吸气、用嘴呼气，以达到氧疗最佳效果。

3. **康复指导** 做好心理护理,减轻患者的精神负担,增强其战胜疾病的信心。交流中态度和蔼热情,言语亲切,建立良好的相互信任的护患关系;其次,利用非语言(如手势、写字板)沟通技巧及时了解患者的心理状态,鼓励患者表达情感。

4. **饮食**

(1)饮食宜清淡,多食用富含维生素的食物。维生素 B 的食物:如小麦胚芽、猪腿肉、大豆、花生、新鲜蔬菜水果等。临睡前忌饮浓茶、咖啡、可乐等饮料;富含维生素 A 的食物:鱼肝油、动物肝脏、奶类、蛋类、菠菜、辣椒、胡萝卜、苋菜、甘薯、橘、杏、柿、芹菜、小白菜、韭菜等;富含维生素 C(抗坏血酸)的食物:柑橘类水果、西红柿、土豆、菜花、西蓝花、卷心菜、菠菜等。

(2)忌辛辣、油炸等刺激性饮食。

【住院期间】

1. **护理处置**

(1)观察病情,注意病人的病情及生命体征的变化,提供整洁、舒适的住院环境。

(2)指导患者正确进行耳穴贴压疗法:用耳穴贴粘于耳穴上,给予适度的揉、捏、按压,使其产生酸麻热胀痛等刺激反应,以达到治疗疾病的目的。每次贴压一侧耳穴,两耳轮流,3 天 1 换。采取对压法,即用拇、食指的指腹分别置于耳廓的背面和正面,相对按压穴位区,每次每穴按压 5~10 下,每日按压 3~4 次。

(3)在治疗期间应用活血化瘀药或是扩血管药物时,应密切观察病人生命体征、有无出血;遵医嘱给予氧疗,告知病人用氧的相关知识,一般采用鼻导管持续低流量吸氧,每分钟氧流量 4~6L,应避免吸入氧浓度过高而引起一氧化碳潴留,观察用氧的疗效及反应;遵医嘱给予糖皮质激素、血管活性药物、抗凝溶栓药物、神经营养药物等对症治疗时,观察药物的疗效及不良反应。

2. **健康教育** 嘱咐患者保持早起早睡的睡眠习惯,减少白天睡眠时间;睡觉前勿运动锻炼、喝浓茶或咖啡,用热水泡脚,舒缓身心;安静躺于病床上,放松肌肉,进行深呼吸;失眠严重者应告知医生,遵医嘱服用镇静药,提高睡眠质量。

3. **康复指导** 帮助患者适应突发性耳聋的发生,减少由于疾病和住院产生的不适,尽量在患者健侧加大声音说话,使用笔和纸等与患者多沟通,消除其自卑情绪。同时帮助患者建立新的休息和饮食习惯。与患者及其家属多交流、沟通,让患者能够不断增加自信心。

4. **饮食**

(1)饮食宜清淡,多食用富含维生素的食物。B 族维生素的食物:如小麦胚芽、猪腿肉、大豆、花生、新鲜蔬菜水果等。临睡前忌饮浓茶、咖啡、可乐等饮料;富含维生素 A 的食物:鱼肝油、动物肝脏、奶类、蛋类、菠菜、辣椒、胡萝卜、苋菜、甘薯、橘、杏、柿、芹菜、小白菜、韭菜等;富含维生素 C(抗坏血酸)的食物:柑橘类水果、西红柿、土豆、菜花、西蓝花、卷心菜、菠菜等。

(2)忌辛辣、油炸等刺激性饮食。

【出院前 1~3 日】

1. **护理处置**

(1)保持病室安静,室内空气新鲜,每日开窗通风 2~3 次,每次 30 分钟,做好病房的消毒隔离工作。

（2）定时巡视病人，观察病情，注意病人的病情及生命体征的变化，提供整洁、舒适的住院环境。

2. 健康教育　遵医嘱进行治疗和处置，观察药物及高压氧舱治疗的效果及不良反应；根据医嘱进行各项检查，实施护理措施。

3. 康复指导

（1）注意休息，保持环境安静，避免噪音刺激与情绪激动。

（2）主动与患者家属交流，嘱咐其尽量勿在患者面前流露焦虑情绪，减少对其情绪的刺激；告知突发性耳聋的临床症状及护理要点等，尽量多在医院陪伴患者，认真倾听其倾诉，采用手势、文字等方式与其交流，鼓励患者积极接受治疗，消除自卑情绪，增强其治愈信心。

4. 饮食

（1）多吃新鲜蔬菜、水果补充维生素。

（2）多饮水、戒烟酒、忌吃辛辣刺激食物。

【出院日】

1. 护理处置

（1）与患者及家属共同制订居家康复计划：如居室环境要求、家庭氧疗、活动耐力训练、饮食康复计划、心理支持疗法等。

（2）教会患者自我监测和调护。

（3）指导患者及家属做好爆震聋康复日记。

2. 健康教育　做好疾病的相关知识与用药知识宣教。指导病人出院后正确使用糖皮质激素，遵医嘱每日递减激素用量，并观察用药期间，有无口干、恶心、肥胖、痤疮、水钠潴留等不良反应。

3. 康复指导

（1）对于双耳 500Hz、1000Hz、2000Hz、3000Hz 平均听力损失≥56dB（HL）者应佩戴助听器，教会患者助听器的正确佩戴方式以及使用注意事项。

（2）积极采取听力防护措施，指导患者正确使用耳塞等防护措施，加强职业防护意识。

4. 饮食

（1）多吃新鲜蔬菜、水果补充维生素。

（2）多饮水、戒烟酒、忌吃辛辣刺激食物。

（唐晓勤、陈洁玫）

第五章

职业性化学中毒临床护理路径

第一节　慢性铅中毒临床护理路径

慢性铅中毒临床护理路径表

适用对象：第一诊断为职业性慢性铅中毒

患者姓名＿＿＿＿＿＿＿＿　性别＿＿＿＿＿　年龄＿＿＿＿＿　住院号＿＿＿＿＿＿＿＿

住院日期＿＿＿年＿＿＿月＿＿＿日　　出院日期＿＿＿年＿＿＿月＿＿＿日　　住院天数＿＿＿天

时间	住院第1日	住院第2～3日	住院期间	出院前1～3日	出院日
护理处置	□测量生命体征、佩戴腕带 □体重 □入院护理评估 □通知主管医生 □建立护理病历 □卫生处置 □完成入院护理记录单书写 □医嘱相关治疗执行及指导 　□采集血标本 　□口服药物 　□静脉输液 　□其他 □巡视观察 □生活护理 □心理护理	□监测生命体征 □病室环境 □卧位 □医嘱相关治疗执行及指导 　□驱铅治疗 　□收集尿标本 □用药护理 □协助生活护理 □巡视观察 □心理护理 □睡眠护理	□监测生命体征 □病室环境 □卧位 □症状护理 　□腹绞痛 　□贫血 　□周围神经病 　□中毒性脑病 □制订康复计划 □用药护理 □协助生活护理 □心理护理	□监测生命体征 □病室环境 □卧位 □医嘱相关治疗执行及指导 　□驱铅治疗 　□收集尿标本 □制订康复计划 □协助生活护理 □心理护理	□医嘱相关治疗、处置执行 □出院流程指导 □与患者及家属共同制订居家康复计划 □教会患者自我监测和调护 □指导患者及家属做好铅中毒康复日记 □整理病历
健康教育	□环境介绍 □住院须知 □主管医生 □责任护士 □检验／检查指导 □疾病相关知识 □跌倒预防 □压疮预防	□正确留取尿标本 □检验／检查指导 □留尿的注意事项	□疾病相关知识 □安全注意事项 　□卧位 　□活动 □休息与睡眠 □驱铅的目的、方法及注意事项	□疾病相关知识 □防寒保暖 □戒烟、酒 □防护知识 □休息与睡眠	□自我监测 □自我调护

续表

时间	住院第1日	住院第2～3日	住院期间	出院前1～3日	出院日
康复指导	□口腔清洁 □保持肢体功能位	□口腔清洁 □肢体按摩 □自我放松训练	□口腔清洁 □功能锻炼 □肢体按摩 □保持肢体功能位 □理疗 □针灸	□口腔清洁 □功能锻炼 □肢体按摩 □自我放松训练 □理疗 □针灸	□口腔清洁 □功能锻炼 □肢体按摩 □自我放松训练
饮食	□高热量、优质蛋白 □维生素：新鲜蔬菜水果 □补充微量元素：善存或金施尔康	□高热量、优质蛋白 □维生素：新鲜蔬菜水果 □禁饮酒、浓茶、或过咸食物	□高热量、优质蛋白 □维生素：新鲜蔬菜水果 □腹绞痛患者，可少量多餐，进食无刺激性、高热量饮食	□高热量、优质蛋白 □维生素：新鲜蔬菜水果 □多进食牛奶、虾皮、海带等食物	□高热量、优质蛋白、高钙低盐低脂、易消化食物 □维生素：新鲜蔬菜水果 □戒烟酒、多饮水
病情变异记录	□无 □有，原因 1. 2.	□无 □有，原因 1. 2.	□无 □有，原因 1. 2.	□无 □有，原因 1. 2.	□无 □有，原因 1. 2.
签名					

临床路径实施规范

【住院第1日】

1. 护理处置

(1) 予安静休息，取平卧位或半卧位。

(2) 询问病史，体格检查，进行入院护理评估。

(3) 测量生命特征。

(4) 观察腹痛情况（部位、持续时间、程度、有无腹胀、便秘）、牙龈（铅线）、贫血程度（睑结膜、甲床口唇颜色、面色，有无胸闷、心悸、气短情况）及全身营养状况等。

(5) 遵医嘱给予金属络合剂依地酸钙钠驱铅治疗，静脉点滴速度宜慢，观察药物反应。

(6) 制订护理计划，予口腔护理及生活护理。

(7) 评估患者跌倒、压疮风险及日常生活能力，采取相应的护理措施。

2. 健康教育

(1) 介绍病室环境、主管医生、责任护士及同病室病友，消除患者陌生感。

(2) 介绍驱铅治疗的目的及注意事项。

(3) 介绍相关检查如血铅、尿铅、腹部B超、心电图、神经肌电图、胸部正侧位片等检查的目的、方法及注意事项。

（4）指导患者 24 小时尿标本留取方法及注意事项。

3. 康复指导

（1）保持口腔清洁，嘱患者饭后漱口。

（2）中毒性脑病、周围神经病的患者保持肢体功能位，预防足下垂。

4. 饮食

（1）增加优质蛋白质（肉、禽、蛋、鱼类、豆制品等）及热量的摄入。

（2）增加维生素的摄入：维生素 C 与铅结合形成溶解度较低的维生素 C 铅盐，可减轻铅在体内的毒性。其主要存在于新鲜的水果和蔬菜里。如新鲜的大枣、柑橘类、橙子、草莓、猕猴桃、酸枣、沙棘、辣椒、番茄、菠菜、菜花等。

（3）补充微量元素：使用络合剂驱铅的同时，体内其他微量元素也随之排出，导致微量元素的丢失，注意适当补充微量元素，嘱患者可口服善存或金施尔康等。

（4）可溶性纤维：可溶性纤维的摄入能减少铅的吸收，可多进食含瓜胶、果胶的食物。如：南瓜、香蕉、海带、木耳等。

【住院第 2～3 日】

1. 护理处置

（1）予安静休息，取平卧位或半卧位。

（2）保持病室安静，室内空气新鲜，每日开窗通风 2～3 次，每次 30 分钟，做好病房的消毒隔离工作。

（3）观察患者排尿情况：尿量、尿色、性质等。

（4）观察睡眠情况，睡前不喝咖啡、浓茶，睡前热水泡脚、饮热牛奶以促进睡眠。

（5）根据医嘱继续予依地酸钙钠驱铅治疗，静脉点滴速度宜慢。

（6）做好药物治疗的护理

1）依地酸钙钠：生理盐水 500ml + 依地酸钙钠 1.0g 静脉点滴，每日 1 次，连续用药 3 天后停药，3 天为 1 个疗程。观察依地酸钙钠副作用，头痛、恶心、呕吐、下肢酸痛等，观察输液部位有无静脉炎发生。用药前及用药期间应监测尿常规，有肾脏损害者慎用，或遵医嘱小剂量在密切观察下使用。

2）营养神经药物：甲钴胺注射液用于周围神经病的治疗。肌内注射，每日 1 次。观察有无皮疹、血压下降等过敏反应，有无头痛、发热、出汗等副作用。

（7）正确收集尿标本：用量杯测量 24 小时总尿量并准确记录，将容器内尿液摇匀后置于广口聚乙烯瓶中，及时送检，注意尿样不得少于 100ml。

2. 健康教育

（1）指导患者正确留取尿标本：告知患者留尿的起止时间，嘱患者适量多饮水，日饮水量在 3000ml 左右，使 24 小时尿量维持在 2000～2500ml，利于排铅的恒定。嘱女性患者月经期告知医务人员，暂停留尿。

（2）脱离铅作业。

（3）完善检验 / 检查前宣教，如通知禁食水、告知检查 / 检验目的、时间、地点及注意事项等。

3. 康复指导

（1）保持口腔清洁，嘱患者饭后漱口。

（2）出现周围神经病的患者给予按摩肢体。

（3）神经衰弱患者为其创造良好的病室环境，避免不良刺激。

4. 饮食

（1）增加优质蛋白质（肉、禽、蛋、鱼类、豆制品等）及热量的摄入。

（2）增加维生素的摄入：维生素 C 与铅结合形成溶解度较低的维生素 C 铅盐，可减轻铅在体内的毒性。其主要存在于新鲜的水果和蔬菜里。如新鲜的大枣、柑橘类、橙子、草莓、猕猴桃、酸枣、沙棘、辣椒、番茄、菠菜、菜花等。

（3）补充微量元素：使用络合剂驱铅的同时，体内其他微量元素也随之排出，导致微量元素的丢失，注意适当补充微量元素，嘱患者可口服善存或金施尔康等。

（4）可溶性纤维：可溶性纤维的摄入能减少铅的吸收，可多进食含瓜胶、果胶的食物。如：南瓜、香蕉、海带、木耳等。

【住院期间】

1. 护理处置

（1）根据患者驱铅后尿铅结果，确定下一疗程驱铅治疗，静脉点滴速度宜慢。

（2）观察治疗效果及有无药物不良反应。

（3）保持病室安静，室内空气新鲜，每日开窗通风 2～3 次，每次 30 分钟，做好病房的消毒隔离工作。

（4）腹绞痛：评估腹痛的部位、性质、程度、持续时间、肠鸣音，注意观察有无麻痹性肠梗阻。腹绞痛患者可给予腹部热敷，遵医嘱给予解痉剂和钙剂以缓解腹绞痛，加双侧床档保护，预防跌倒、坠床，注意环境安全。

（5）贫血：纠正贫血，休息，减少机体耗氧量，气促时吸氧。严防下地突然跌倒。

（6）中毒性周围神经病：遵医嘱给予营养神经药物，注意活动安全，预防跌倒。根据患者耐受程度，制订康复计划，如功能锻炼，以确保功能位。若出现肌萎缩，腕、足下垂时，给予针灸、理疗、按摩等对症治疗。

（7）中毒性脑病：卧床休息，病室保持安静，避免不良刺激，专人守护。床旁备抢救物品。保持大便通畅，预防压疮。

（8）落实基础护理如口腔护理、皮肤护理等生活护理。

2. 健康教育

（1）告知患者疾病相关知识，注意保暖，多饮水。

（2）保证充足的休息与睡眠，睡前不喝咖啡、浓茶、睡前热水泡脚，喝热牛奶以促进睡眠，保证每晚有效睡眠时间达 6～8 小时。

（3）告知患者活动安全的重要性，避免剧烈运动，活动量以不感到劳累为原则。

（4）中毒性周围神经病功能锻炼的方法及意义。

3. 康复指导

（1）保持口腔清洁，嘱患者饭后漱口。

（2）铅中毒性周围神经病，常见受累部位是桡神经支配的手指和手腕伸肌。早期握力减退，进一步发展为背伸无力，肌肉疼痛和痉挛，严重时出现麻痹性垂腕。部分患者表现肢端麻木和感觉障碍。增加握力训练，给予按摩肢体，加强功能锻炼，以确保功能位。

（3）出现肌萎缩，腕、足下垂，给予针灸、理疗、按摩等对症治疗。

4. 饮食

（1）增加优质蛋白质（肉、禽、蛋、鱼类、豆制品等）及热量的摄入。

（2）增加维生素的摄入：维生素 C 与铅结合形成溶解度较低的维生素 C 铅盐，可减轻铅在体内的毒性。其主要存在于新鲜的水果和蔬菜里。如新鲜的大枣、柑橘类、橙子、草莓、猕猴桃、酸枣、沙棘、辣椒、番茄、菠菜、菜花等。

（3）补充微量元素：使用络合剂驱铅的同时，体内其他微量元素也随之排出，导致微量元素的丢失，注意适当补充微量元素，嘱患者可口服善存或金施尔康等。

（4）可溶性纤维：可溶性纤维的摄入能减少铅的吸收，可多进食含瓜胶、果胶的食物。如：南瓜、香蕉、海带、木耳等。

（5）腹绞痛者少量多餐，进食无刺激性、高热量饮食。

【出院前 1~3 日】

1. 护理处置

（1）保持病室安静，室内空气新鲜，每日开窗通风 2~3 次，每次 30 分钟，做好病房的消毒隔离工作。

（2）应用依地酸钙钠前及用药期间监测尿常规，有肾脏损害者慎用，或遵医嘱小剂量在密切观察下使用。

（3）监测尿铅结果。

（4）遵医嘱给予依地酸钙钠下一疗程驱铅治疗，静脉点滴速度宜慢，观察药物反应，正确收集尿标本。

（5）监测生命体征，保护肝、肾、心肌功能，营养神经，纠正贫血、脑水肿治疗。

（6）根据患者耐受程度，制订康复计划，如肢体功能锻炼等。

（7）落实基础护理如口腔护理、皮肤护理等生活护理。

（8）给予心理护理：患者常有悲观、抑郁、焦虑、恐惧等心理，护理人员应和蔼真诚、体贴关心患者、细心观察患者的心理变化，了解不良情绪的根本原因，针对性的给予心理疏导。

2. 健康教育

（1）告知患者疾病相关知识，注意防寒保暖，多饮水，戒烟酒。

（2）保证充足的休息与睡眠，活动应循序渐进逐步进行；睡前不喝咖啡、浓茶、睡前热水泡脚，喝热牛奶以促进睡眠，保证每晚有效睡眠时间达 6~8 小时。

（3）讲解疾病预防知识，出院后在工作场所加强个人防护，养成良好的卫生习惯，勿在车间进食、吸烟，进餐前洗手，以免铅尘进入消化道。

3. 康复指导

（1）评估患者及家属健康教育知识掌握程度。

（2）落实患者及家属对肢体功能锻炼的掌握程度。

（3）指导患者情绪放松，劳逸结合。

4. 饮食

（1）提供富含优质蛋白及钙的食物，多食用牛奶、虾皮、海带等食物。

（2）适当补充微量元素。

（3）多吃新鲜蔬菜、水果补充维生素。

（4）多饮水、戒烟酒、忌吃辛辣刺激食物。

【出院日】

1. 护理处置

（1）与患者及家属共同制订居家康复计划：如居室环境要求；活动耐力训练；肢体功能锻炼；放松训练；饮食康复计划；心理支持疗法等。

（2）教会患者自我监测和调护。

（3）指导患者及家属做好铅中毒康复日记。

2. 健康教育

（1）自我监测

1）定期来院复查血常规及尿铅、血铅含量。血铅、尿铅高于正常需复诊，积极进行健康体检。

2）监测头痛、乏力、甲床口唇颜色、面色、腹胀、便秘，铅中毒患者出现上述症状，提示铅中毒加重。

（2）自我调护

1）正确面对铅中毒、保持健康心理。

2）养成良好的生活习惯：①注意生活起居，保持居室空气新鲜，避免吸入铅尘或摄入铅化合物。室温维持在18～22℃，每日开窗通风，多晒太阳、进行户外活动；根据天气变化增减衣服，避免受凉感冒。②加强康复锻炼，增强体质：根据自身病情及体力恢复情况适当锻炼，增强机体免疫力。根据实际情况进行肢体功能锻炼。参加娱乐活动，如：散步、下棋、打太极拳等。③饮食搭配均衡，戒烟戒酒。

3）正确使用药物：出院后遵医嘱按时服药。

4）注意加强个人防护，工作时佩戴防护用具。不要在车间吃饭、喝水、吸烟，饭前一定要洗手，不可把工作服穿回家，工作服应勤洗勤换。

3. 康复指导

（1）保持口腔清洁，饭后漱口，预防口腔的齿龈铅线形成。

（2）指导患者放松情绪，保持心情舒畅，劳逸结合。

（3）指导铅中毒性周围神经病患者，增加握力及肢体功能锻炼，给予按摩肢体，确保功能位，预防足下垂。

（4）告知活动安全注意事项。

4. 饮食

（1）提供富含优质蛋白及钙的低盐低脂饮食，多食用牛奶、虾皮、海带等食物。

（2）适当补充微量元素。

（3）多吃新鲜蔬菜、水果补充维生素。

（4）多饮水、戒烟酒、忌吃辛辣刺激食物。

（王小红、章一华）

第二节　汞及其化合物中毒临床护理路径

汞及其化合物中毒临床护理路径表

适用对象：第一诊断为汞及其化合物中毒

患者姓名＿＿＿＿＿＿＿　性别＿＿＿＿＿　年龄＿＿＿＿＿　住院号＿＿＿＿＿＿＿

住院日期＿＿＿年＿＿＿月＿＿＿日　出院日期＿＿＿年＿＿＿月＿＿＿日　住院天数＿＿＿天

时间		住院第 1 日	住院第 2～3 日	住院期间	出院前 1～3 日	出院日
护理处置		□测量生命体征、佩戴腕带 □体重 □入院护理评估 □通知主管医生 □建立护理病历 □卫生处置 □完成入院护理记录单书写 □医嘱相关治疗执行及指导 　□采集血标本 　□口服药物 　□肌内注射 　□静脉输液 　□其他 □巡视观察 □生活护理 □心理护理	□监测生命体征 □病室环境 □卧位 □医嘱相关治疗执行及指导 　□驱汞治疗 　□收集尿标本 □用药护理 □协助生活护理 □巡视观察 □心理护理 □睡眠护理	□监测生命体征 □病室环境 □卧位 □症状护理 　□意向性震颤 　□口腔 - 牙龈炎 　□神经精神障碍 　□肾脏损伤 □制订康复计划 □用药护理 □协助生活护理 □心理护理	□监测生命体征 □病室环境 □卧位 □医嘱相关治疗执行及指导 　□驱汞治疗 　□收集尿标本 □制订康复计划 □协助生活护理 □心理护理	□医嘱相关治疗、处置执行 □出院流程指导 □与患者及家属共同制订居家康复计划 □教会患者自我监测和调护 □指导患者及家属做好汞中毒康复日记 □整理病历
健康教育		□环境介绍 □住院须知 □主管医生 □责任护士 □检验 / 检查指导 □疾病相关知识 □跌倒预防 □压疮预防	□正确留取尿标本 □检验 / 检查指导 □留尿的注意事项	□疾病相关知识 □安全注意事项 　□卧位 　□活动 □休息与睡眠 □驱汞的目的、方法及注意事项	□疾病相关知识 □防寒保暖 □戒烟、酒 □防护知识 □休息与睡眠	□自我监测 □自我调护

续表

时间	住院第1日	住院第2～3日	住院期间	出院前1～3日	出院日
康复指导	□口腔清洁 □安神静养	□口腔清洁 □活动安全 □自我放松训练	□口腔清洁 □活动安全 □自我放松训练 □尿量监测 □体重监测	□口腔清洁 □活动安全 □自我放松训练 □尿量监测 □体重监测	□口腔清洁 □活动安全 □尿量监测 □自我放松训练
饮食	□高热量、优质蛋白 □维生素：新鲜蔬菜水果 □补充微量元素：善存或金施尔康	□高热量、优质蛋白 □维生素：新鲜蔬菜水果 □禁饮酒、浓茶、或过咸食物	□高热量、优质蛋白 □维生素：新鲜蔬菜水果 □肾脏损伤者限制高钠、植物蛋白的摄入	□高热量、优质蛋白 □维生素：新鲜蔬菜水果 □肾脏损伤者控制饮水量	□高热量、优质蛋白、高钙低盐低脂、易消化食物 □维生素：新鲜蔬菜水果 □戒烟酒
病情变异记录	□无 □有，原因 1. 2.	□无 □有，原因 1. 2.	□无 □有，原因 1. 2.	□无 □有，原因 1. 2.	□无 □有，原因 1. 2.
签名					

临床路径实施规范

【住院第1日】

1. 护理处置

（1）予安静休息，取平卧位或半卧位。

（2）询问病史，体格检查，进行入院护理评估。

（3）测量生命特征。

（4）观察患者震颤程度、口腔炎（牙龈肿胀、汞线等），根据入院前化验检查结果评估有无肾脏损伤。

（5）遵医嘱给予金属络合剂二巯丙磺钠驱汞治疗，观察药物反应。

（6）制订护理计划，予口腔护理及生活护理。

（7）评估患者跌倒、压疮风险及日常生活能力，采取相应的护理措施。

2. 健康教育

（1）介绍病室环境、主管医生、责任护士及同病室病友，消除患者陌生感。

（2）介绍驱汞治疗的目的及注意事项。

（3）介绍相关检查如血汞、尿汞、尿 β_2-MG、腹部 B 超、心电图、胸部正侧位片等检查的目的、方法及注意事项。

（4）指导患者 24 小时尿标本留取方法及注意事项。

3. 康复指导

（1）保持口腔清洁，嘱患者饭后漱口。

（2）神经衰弱者为其创造良好的病室环境，避免不良刺激，注意休息。

4. 饮食

（1）增加优质蛋白质（肉、禽、蛋、鱼类、豆制品等）及热量的摄入。

（2）增加维生素的摄入：维生素C、维生素E能清除自由基，β-胡萝卜素具有很强的抗氧化作用。其主要存在于新鲜的水果和蔬菜里。如新鲜的大枣、柑橘类、橙子、草莓、猕猴桃、酸枣、沙棘、辣椒、番茄、菠菜、菜花、胡萝卜、坚果等。

（3）补充微量元素：使用络合剂驱汞的同时，体内其他微量元素也随之排出，导致微量元素的丢失，注意适当补充微量元素，嘱患者可口服善存或金施尔康等。

（4）禁烟、酒、浓茶、咖啡及过咸食物。

【住院第2～3日】

1. 护理处置

（1）予安静休息，取平卧位或半卧位。

（2）保持病室安静，室内空气新鲜，每日开窗通风2～3次，每次30分钟，做好病房的消毒隔离工作。

（3）观察患者排尿情况：尿量、尿色、性质等。

（4）观察睡眠情况，睡前不喝咖啡、浓茶，睡前热水泡脚、饮热牛奶以促进睡眠。

（5）根据医嘱继续予二巯丙磺钠驱汞治疗。

（6）做好药物治疗的护理

1）二巯丙磺钠：0.25g，肌内注射，每日1次，一般用药3天为一疗程，若驱汞后24小时尿汞总量仍>45μg/d，则继续行下一疗程驱汞治疗，但两个疗程之间间隔至少3～4日，一般总疗程（含驱汞试验）不超过5个疗程。观察二巯丙磺钠副作用，皮疹、寒战、发热、结膜充血等。用药前及用药期间监测尿常规及肾功能，有肾脏损害者慎用，或遵医嘱小剂量在密切观察下使用。

2）谷胱甘肽：是由谷氨酸、半胱氨酸和甘氨酸结合，含有巯基的三肽，具有抗氧化作用和整合解毒作用，把机体内有害的毒物转化为无害的物质，排泄出体外。不良反应少见恶心、呕吐和头痛、罕见皮疹。

（7）正确收集尿标本：用量杯测量24小时总尿量并准确记录，将容器内尿液摇匀后置于广口聚乙烯瓶中，及时送检，注意尿样不得少于100ml。

2. 健康教育

（1）指导患者正确留取尿标本：告知患者留尿的起止时间，肾功能正常者适量多饮水，日饮水量在3000ml左右，使24小时尿量维持在2000～2500ml，保证汞的恒定。嘱女性患者月经期告知医务人员，暂停留尿。

（2）脱离汞作业。

（3）完善检验/检查前宣教，如通知禁食水、告知检查/检验目的、时间、地点及注意事项等。

3. 康复指导

（1）保持口腔清洁，嘱患者饭后漱口。

（2）神经衰弱患者为其创造良好的病室环境，避免不良刺激。

（3）震颤者设专人陪护，注意活动安全。

4. 饮食

（1）增加优质蛋白质（肉、禽、蛋、鱼类、豆制品等）及热量的摄入。

（2）增加维生素的摄入：维生素 C、维生素 E 能清除自由基，β- 胡萝卜素具有很强的抗氧化作用。其主要存在于新鲜的水果和蔬菜里。如新鲜的大枣、柑橘类、橙子、草莓、猕猴桃、酸枣、沙棘、辣椒、番茄、菠菜、菜花、胡萝卜、坚果等。

（3）补充微量元素：使用络合剂驱汞的同时，体内其他微量元素也随之排出，导致微量元素的丢失，注意适当补充微量元素，嘱患者可口服善存或金施尔康等。

（4）禁烟、酒、浓茶、咖啡及过咸食物。

【住院期间】

1. 护理处置

（1）根据患者驱汞后尿汞结果，确定下一疗程驱汞治疗。

（2）观察治疗效果及有无药物不良反应。

（3）保持病室安静，室内空气新鲜，每日开窗通风 2～3 次，每次 30 分钟，做好病房的消毒隔离工作。

（4）意向性震颤：手指震颤，呈意向性细小震颤，可伴有舌、眼睑震颤。保持病房安静，避免精神刺激，以免加重震颤。轻者可下床活动，严重震颤麻痹者应卧床休息，加床挡保护。移开环境中的障碍物，注意患者活动过程中的安全，预防跌倒、坠床、烫伤。预防便秘，鼓励患者多做主动运动和腹肌运动，如腹式呼吸等。

（5）口腔 - 牙龈炎：表现为流涎、黏膜充血、糜烂、溃疡，牙龈肿胀、酸痛、渗血，牙齿松动、脱落。注意口腔卫生，给予 2% 碳酸氢钠、复方氯己定漱口液、盐水等含漱。

（6）神经精神障碍：表现为头晕、乏力、失眠、多梦、健忘、易激动、注意力不集中、工作效率降低等。创造良好的修养环境，观察情绪变化，神经衰弱可使用镇静安神、健脑补肾药及中医中药辨证施治。

（7）肾脏损伤：可出现蛋白尿，重者可出现肾病综合征，预后较好。每日监测体重，观察腹水及双下肢水肿程度、部位，尿量及尿色，严格记录 24 小时出入量，限制液体入量。应用利尿剂患者注意观察有无电解质紊乱表现。高度水肿患者严格按时翻身，每小时更换体位 1 次，预防压疮。监测电解质、酸碱平衡、肌酐、尿素氮、尿常规等。

（8）落实基础护理，如口腔护理、皮肤护理等生活护理。

2. 健康教育

（1）告知患者疾病相关知识，注意保暖。

（2）保证充足的休息与睡眠，睡前不喝咖啡、浓茶、睡前热水泡脚，喝热牛奶以促进睡眠，保证每晚有效睡眠时间达 6～8 小时。

（3）告知患者活动安全的重要性，避免剧烈运动，活动量以不感到劳累为原则。意向性震颤患者预防烫伤。

（4）告知水肿患者控制饮水量的意义及重要性。

3. 康复指导

（1）保持口腔清洁，嘱患者饭后漱口；根据医嘱开具的 2% 碳酸氢钠、复方氯己定漱口液或盐水漱口。

（2）神经衰弱患者为其创造良好的病室环境，避免不良刺激。

（3）严重震颤麻痹者嘱卧床休息，设专人陪护，注意活动安全。

4. 饮食

（1）增加优质蛋白质（肉、禽、蛋、鱼类、豆制品等）及热量的摄入。

（2）增加维生素的摄入：维生素 C、维生素 E 能清除自由基，β- 胡萝卜素具有很强的抗氧化作用。其主要存在于新鲜的水果和蔬菜里。如新鲜的大枣、柑橘类、橙子、草莓、猕猴桃、酸枣、沙棘、辣椒、番茄、菠菜、菜花、胡萝卜、坚果等。

（3）补充微量元素：使用络合剂驱汞的同时，体内其他微量元素也随之排出，导致微量元素的丢失，注意适当补充微量元素，嘱患者可口服善存或金施尔康等。

（4）严重肾脏损伤者限制高钠、植物蛋白的摄入，给予低盐、低脂、优质蛋白饮食。食盐控制在 2～3g/d，脂肪摄入量控制在 20% 以下，优质蛋白为瘦肉、鱼、鸡蛋、牛奶等。控制饮水量。

【出院前 1~3 日】

1. 护理处置

（1）保持病室安静，室内空气新鲜，每日开窗通风 2～3 次，每次 30 分钟，做好病房的消毒隔离工作。

（2）有肾脏损害者，在密切观察下小剂量试用。

（3）监测尿汞、肾功能等化验结果。

（4）遵医嘱给予二巯丙磺钠下一疗程驱汞治疗，观察药物不良反应，正确收集尿标本。

（5）监测生命体征，保护肝、肾功能，镇静安神等治疗。

（6）根据患者耐受程度，制订康复计划，逐步加大活动量。

（7）落实基础护理，如口腔护理、皮肤护理等生活护理。

（8）给予心理护理：患者常有悲观、抑郁、焦虑、恐惧等心理，护理人员应和蔼真诚、体贴关心患者、细心观察患者的心理变化，了解不良情绪的根本原因，针对性的给予心理疏导。

2. 健康教育

（1）告知患者疾病相关知识，注意防寒保暖，戒烟酒。

（2）保证充足的休息与睡眠，活动应循序渐进逐步进行；睡前不喝咖啡、浓茶、睡前热水泡脚，喝热牛奶以促进睡眠，保证每晚有效睡眠时间达 6～8 小时。

（3）讲解疾病预防知识，出院后在工作场所加强个人防护，养成良好的卫生习惯，勿在车间进食、吸烟，进餐前洗手，以免进入消化道；生活中使用美白护肤品的患者嘱其停止使用，避免再次接触。

3. 康复指导

（1）评估患者及家属健康教育知识掌握程度。

（2）落实患者及家属对康复计划的掌握。

（3）指导患者情绪放松，劳逸结合。

4. 饮食

（1）提供富含优质蛋白的食物。

（2）适当补充微量元素。

（3）多吃新鲜蔬菜、水果补充维生素。

（4）肾功能正常者多饮水、戒烟酒、忌吃辛辣刺激食物。

（5）肾功能损伤者进低盐、低脂、优质蛋白饮食，控制饮水量。

【出院日】

1. 护理处置

（1）与患者及家属共同制订居家康复计划：如居室环境要求；活动耐力训练；放松训练；饮食康复计划；心理支持疗法等。

（2）教会患者自我监测和调护。

（3）指导患者及家属做好汞中毒康复日记。

2. 健康教育

（1）自我监测

1）定期来院复查肾功能及尿汞、血汞含量。尿汞、血汞高于正常需复诊，积极进行健康体检。

2）监测头痛、乏力、口腔糜烂、震颤加重、尿量少、水肿等，汞中毒患者出现上述症状，提示汞中毒加重。

（2）自我调护

1）正确面对汞中毒、保持健康心理。

2）养成良好的生活习惯：①注意生活起居，保持居室空气新鲜，避免吸入汞蒸气或摄入汞化合物。室温维持在 18～22℃，每日开窗通风，多晒太阳、进行户外活动；根据天气变化增减衣服，避免受凉感冒。②加强康复锻炼，增强体质：根据自身病情及体力恢复情况适当锻炼，增强机体免疫力。根据实际情况进行功能锻炼。参加娱乐活动，如：散步、下棋、打太极拳等。③饮食搭配均衡，戒烟戒酒。

3）正确使用药物：出院后遵医嘱按时服药，不自行减药、停药。

4）注意加强个人防护，工作时佩戴防护用具。不要在车间吃饭、喝水、吸烟，饭前一定要洗手，不可把工作服穿回家，工作服应勤洗勤换。应用美白化妆品、服用中药等生活性汞中毒，提高自我防护意识。

3. 康复指导

（1）保持口腔清洁，饭后漱口，预防口腔 - 牙龈炎及汞线形成。

（2）保持情绪稳定，去除不安、恐惧、愤怒、忧郁等不利因素，保持心情舒畅，劳逸结合。

（3）指导患者监测尿量的方法及主要事项。

（4）震颤者告知活动安全注意事项。

4. 饮食

（1）进食富含优质蛋白的食物。

（2）适当补充微量元素。

（3）多吃新鲜蔬菜、水果补充维生素。

（4）肾功能正常者适量多饮水、戒烟酒、忌吃辛辣刺激食物。

（5）肾功能损伤者进低盐、低脂、优质蛋白饮食。

（王小红、章一华）

第三节　锰及其化合物中毒临床护理路径

锰及其化合物中毒临床护理路径表

适用对象：第一诊断为锰及其化合物中毒

患者姓名＿＿＿＿＿＿＿＿　性别＿＿＿＿＿　年龄＿＿＿＿＿　住院号＿＿＿＿＿＿＿＿

住院日期＿＿＿＿年＿＿＿＿月＿＿＿＿日　出院日期＿＿＿＿年＿＿＿＿月＿＿＿＿日　住院天数＿＿＿＿天

时间		住院第1日	住院第2～3日	住院期间	出院前1～3日	出院日
护理处置		□测量生命体征、佩戴腕带 □体重 □入院护理评估 □通知主管医生 □建立护理病历 □卫生处置 □完成入院护理记录单书写 □医嘱相关治疗执行及指导 　□采集血标本 　□口服药物 　□静脉输液 　□其他 □巡视观察 □生活护理 □心理护理	□监测生命体征 □病室环境 □卧位 □医嘱相关治疗执行及指导 　□驱锰治疗 　□收集尿标本 □用药护理 □协助生活护理 □巡视观察 □心理护理 □睡眠护理	□监测生命体征 □病室环境 □卧位 □症状护理 　□神经衰弱综合征 　□震颤麻痹 　□消化道症状 □制订康复计划 □用药护理 □协助生活护理 □心理护理	□监测生命体征 □病室环境 □卧位 □医嘱相关治疗执行及指导 　□驱锰治疗 　□收集尿标本 □制订康复计划 □协助生活护理 □心理护理	□医嘱相关治疗、处置执行 □出院流程指导 □与患者及家属共同制订居家康复计划 □教会患者自我监测和调护 □指导患者及家属做好锰中毒康复日记 □整理病历
健康教育		□环境介绍 □住院须知 □主管医生 □责任护士 □检验/检查指导 □疾病相关知识 □跌倒预防 □压疮预防	□正确留取尿标本 □检验/检查指导 留尿的注意事项	□疾病相关知识 □安全注意事项 　□卧位 　□活动 □休息与睡眠 □驱锰的目的、方法及注意事项	□疾病相关知识 □防寒保暖 □戒烟、酒 □防护知识 □休息与睡眠	□自我监测 □自我调护
康复指导		□活动安全 □安神静养	□活动安全 □功能锻炼 □自我放松训练	□活动安全 □康复锻炼 □自我放松训练	□活动安全 □康复锻炼 □自我放松训练	□活动安全 □康复锻炼 □自我放松训练
饮食		□高热量、优质蛋白 □维生素：新鲜蔬菜水果 □补充微量元素：善存或金施尔康	□高热量、优质蛋白 □维生素：新鲜蔬菜水果 □禁饮酒、浓茶、或过咸食物	□高热量、优质蛋白 □维生素：新鲜蔬菜水果 □高钙、高磷、低脂 □口服者给予流食	□高热量、优质蛋白 □维生素：新鲜蔬菜水果 □高钙、高磷、低脂	□高热量、优质蛋白、高钙、高磷、低脂易消化食物 □维生素：新鲜蔬菜水果 □戒烟酒

续表

时间	住院第1日	住院第2~3日	住院期间	出院前1~3日	出院日
病情变异记录	□无 □有,原因 1. 2.	□无 □有,原因 1. 2.	□无 □有,原因 1. 2.	□无 □有,原因 1. 2.	□无 □有,原因 1. 2.
签名					

临床路径实施规范

【住院第1日】

1. 护理处置

(1) 予安静休息,取平卧位或半卧位。

(2) 询问病史,体格检查,进行入院护理评估。

(3) 测量生命特征。

(4) 观察患者震颤程度、神经衰弱症状、口服者的消化道症状。

(5) 遵医嘱给予金属络合剂依地酸钙钠驱锰治疗,静脉点滴速度宜慢,观察药物反应。

(6) 制订护理计划,予口腔护理及生活护理。

(7) 评估患者跌倒、压疮风险及日常生活能力,采取相应的护理措施。

2. 健康教育

(1) 介绍病室环境、主管医生、责任护士及同病室病友,消除患者陌生感。

(2) 介绍驱锰治疗的目的及注意事项。

(3) 介绍相关检查如血锰、尿锰、腹部B超、心电图、脑部核磁、胸部正侧位片等检查的目的、方法及注意事项。

(4) 指导患者24小时尿标本留取方法及注意事项。

3. 康复指导

(1) 震颤者设专人陪护,注意活动安全。

(2) 神经衰弱者为其创造良好的病室环境,避免不良刺激,注意休息。

4. 饮食

(1) 增加优质蛋白质(肉、禽、蛋、鱼类、豆制品等)及热量的摄入。

(2) 增加维生素的摄入:维生素C能清除自由基、具有抗氧化作用。其主要存在于新鲜的水果和蔬菜里。如新鲜的大枣、柑橘类、橙子、草莓、猕猴桃、酸枣、沙棘、辣椒、番茄、菠菜、菜花等。

(3) 补充微量元素:使用络合剂驱锰的同时,体内其他微量元素也随之排出,导致微量元素的丢失,注意适当补充微量元素,嘱患者可口服善存或金施尔康等。

(4) 禁烟、酒、浓茶、咖啡及过咸食物。

【住院第2~3日】

1. 护理处置

(1) 予安静休息,取平卧位或半卧位。

(2) 保持病室安静,室内空气新鲜,每日开窗通风2~3次,每次30分钟,做好病房的消毒隔离工作。

（3）观察患者排尿情况：尿量、尿色、性质等。

（4）观察睡眠情况，睡前不喝咖啡、浓茶，睡前热水泡脚、饮热牛奶以促进睡眠。

（5）根据医嘱继续予依地酸钙钠驱锰治疗。

（6）做好药物治疗的护理

1）依地酸钙钠：生理盐水 500ml+ 依地酸钙钠 1.0g 静脉点滴，每日 1 次，连续用药 3 天后停药，3 天为 1 个疗程。观察依地酸钙钠副作用，头痛、恶心、呕吐、下肢酸痛等，观察输液部位有无静脉炎发生。用药前及用药期间应监测尿常规，有肾脏损害者慎用，或遵医嘱小剂量在密切观察下使用。

2）左旋多巴：是多巴胺替代疗法，采用可透入血的左旋多巴，使在脑中脱羧变成多巴胺。服用左旋多巴期间忌服维生素 B_6，单胺氧化抑制剂。宜饭后服药，防止胃肠道反应。

（7）正确收集尿标本：用量杯测量 24h 总尿量并准确记录，将容器内尿液摇匀后置于广口聚乙烯瓶中，及时送检，注意尿样不得少于 100ml。

2. 健康教育

（1）指导患者正确留取尿标本：告知患者留尿的起止时间，嘱患者适量多饮水，日饮水量在 3000ml 左右，使 24 小时尿量维持在 2000～2500ml，利于排锰的恒定。嘱女性患者月经期告知医务人员，暂停留尿。

（2）脱离锰作业。

（3）完善检验 / 检查前宣教，如通知禁食水、告知检查 / 检验目的、时间、地点及注意事项等。

3. 康复指导

（1）根据病情及医嘱确定运动处方及康复训练计划，鼓励患者从一些简单的动作开始练习，循序渐进。

（2）神经衰弱综合征患者，为其创造良好的病室环境，避免不良刺激，以免加重震颤，注意休息。

（3）严重震颤者应卧床休息，加床挡保护；移开环境中的障碍物，注意患者活动过程中的安全。

4. 饮食

（1）增加优质蛋白质（肉、禽、蛋、鱼类、豆制品等）及热量的摄入。

（2）增加维生素的摄入：维生素 C 能清除自由基、具有抗氧化作用。其主要存在于新鲜的水果和蔬菜里。如新鲜的大枣、柑橘类、橙子、草莓、猕猴桃、酸枣、沙棘、辣椒、番茄、菠菜、菜花等。

（3）补充微量元素：使用络合剂驱锰的同时，体内其他微量元素也随之排出，导致微量元素的丢失，注意适当补充微量元素，嘱患者可口服善存或金施尔康等。

（4）禁烟、酒、浓茶、咖啡及过咸食物。

【住院期间】

1. 护理处置

（1）根据患者驱锰后尿锰结果，确定下一疗程驱锰治疗。

（2）观察治疗效果及有无药物不良反应。

（3）保持病室安静，室内空气新鲜，每日开窗通风2～3次，每次30分钟，做好病房的消毒隔离工作。

（4）神经衰弱综合征和神经功能紊乱：出现头痛、头晕、乏力、精神萎靡、嗜睡、记忆力减退、失眠、易激动、多汗等症状。为其创造良好的休息环境，避免不良刺激。

（5）震颤麻痹：严重时出现帕金森氏综合征和中毒性精神病表现：四肢发僵，动作缓慢笨拙，下颌、唇、舌可出现震颤，易精神紧张，激动时加重。有专人陪护，保持病房安静，避免精神刺激，以免加重震颤。轻者可下床活动，严重震颤麻痹者应卧床休息，加床挡保护。移开环境中的障碍物，注意患者活动过程中的安全，预防跌倒、坠床、烫伤。

（6）消化道症状：口服高锰酸钾患者观察有无消化道出血，给予止血药及保护胃黏膜药物。吞咽困难者，注意缓慢进食，以免发生误吸，必要时给予鼻饲。

（7）出现抑郁、幻觉的患者注意防止发生意外，防止自杀倾向。

（8）落实基础护理，如口腔护理、皮肤护理等生活护理。

2. 健康教育

（1）告知患者疾病相关知识，注意保暖。

（2）保证充足的休息与睡眠，睡前不喝咖啡、浓茶、睡前热水泡脚，喝热牛奶以促进睡眠，保证每晚有效睡眠时间达6～8小时。

（3）告知震颤患者活动安全的重要性，避免剧烈运动，活动量以不感到劳累为原则。

（4）告知口服高锰酸钾消化道出血患者禁食的意义及重要性。

3. 康复指导

（1）严重震颤麻痹者嘱卧床休息，设专人陪护，注意活动安全。抑郁患者加强锐器管理，避免发生意外。

（2）指导患者进行康复训练：从轻微简便的局部运动到全身性体操锻炼，从与生活相关的康复训练到思维能力、计算能力、注意力等方面的综合性训练。

（3）指导患者多看报纸杂志、下棋，每日带领患者大声唱歌、朗读，使嘴唇做尽量张大运动，锻炼面部肌肉。

（4）神经衰弱患者为其创造良好的病室环境，避免不良刺激。

4. 饮食

（1）增加优质蛋白质（肉、禽、蛋、鱼类、豆制品等）及热量的摄入。

（2）增加维生素的摄入：维生素C能清除自由基、具有抗氧化作用。其主要存在于新鲜的水果和蔬菜里。如新鲜的大枣、柑橘类、橙子、草莓、猕猴桃、酸枣、沙棘、辣椒、番茄、菠菜、菜花等。

（3）增加高钙、高磷饮食的摄入：如牛奶、海带、虾皮、豆制品、鸡蛋、鱼、花生仁，核桃仁等。

（4）适当增加蜂蜜及含各种纤维素饮食，适量多饮水，养成定时排便的习惯，预防便秘。

（5）口服高锰酸钾消化道出血者禁食，根据病情逐步给予流食、半流食；咽部水肿吞咽困难，给予流食或鼻饲饮食。

【出院前1～3日】

1. 护理处置

（1）保持病室安静，室内空气新鲜，每日开窗通风2～3次，每次30分钟，做好病房的消毒隔离工作。

（2）应用依地酸钙钠前及用药期间监测尿常规，有肾脏损害者慎用，或遵医嘱小剂量在密切观察下使用。

（3）监测尿锰等化验结果。

（4）遵医嘱给予依地酸钙钠下一疗程驱锰治疗，观察药物不良反应，正确收集尿标本。

（5）监测生命体征，镇静安神等治疗，但不宜用氯丙嗪，因其能增加脑基底神经节内锰含量，会加重中毒症状。

（6）根据患者耐受程度，制订康复计划，逐步加大活动量。

（7）落实基础护理，如口腔护理、皮肤护理等生活护理。

（8）给予心理护理：患者常有悲观、抑郁、焦虑、恐惧等心理，护理人员应和蔼真诚、体贴关心患者、细心观察患者的心理变化，了解不良情绪的根本原因，针对性的给予心理疏导。

2. 健康教育

（1）告知患者疾病相关知识，注意防寒保暖，戒烟酒。

（2）保证充足的休息与睡眠，活动应循序渐进逐步进行；睡前不喝咖啡、浓茶、睡前热水泡脚，喝热牛奶以促进睡眠，保证每晚有效睡眠时间达 6～8 小时。

（3）讲解疾病预防知识，出院后在工作场所加强个人防护，养成良好的卫生习惯，勿在车间进食、吸烟，进餐前洗手，以免进入消化道，严格遵守操作流程，机械化生产代替手工作业。

3. 康复指导

（1）评估患者及家属健康教育知识掌握程度。

（2）落实患者及家属对康复计划的掌握。

（3）指导患者情绪放松，劳逸结合。

4. 饮食

（1）提供富含优质蛋白的食物。

（2）适当补充微量元素。

（3）多吃新鲜蔬菜、水果补充维生素。

（4）多饮水、戒烟酒、忌吃辛辣刺激食物。

（5）增加高钙、高磷饮食的摄入。

【出院日】

1. 护理处置

（1）与患者及家属共同制订居家康复计划：如居室环境要求；活动耐力训练；功能锻炼；放松训练；饮食康复计划；心理支持疗法等。

（2）教会患者自我监测和调护。

（3）指导患者及家属做好锰中毒康复日记。

2. 健康教育

（1）自我监测

1）定期来院复查尿锰、血锰含量。尿锰、血锰高于正常需复诊，积极进行健康体检。

2）监测嗜睡，精神萎靡，记忆力减退，四肢发僵，下颌、唇、舌出现震颤等一系列神经系统表现，锰中毒患者出现上述症状，提示锰中毒加重。

（2）自我调护

1）正确面对锰中毒、保持健康心理。

2）养成良好的生活习惯：①注意生活起居，保持居室空气新鲜，避免粉尘及烟雾的吸入。室温维持在18～22℃，每日开窗通风，多晒太阳、进行户外活动；根据天气变化增减衣服，避免受凉感冒。②加强康复锻炼，增强体质：根据自身病情及体力恢复情况适当锻炼，增强机体免疫力。根据实际情况进行功能锻炼。③饮食搭配均衡，戒烟戒酒。

3）正确使用药物：出院后遵医嘱按时服药，不自行减药、停药。

4）注意加强个人防护，工作时佩戴防护用具。不要在车间吃饭、喝水、吸烟，饭前一定要洗手，不可把工作服穿回家，工作服应勤洗勤换。生活中避免误服，提高自我防护意识。

3. 康复指导

（1）震颤者告知活动安全注意事项。

（2）保持情绪稳定，去除不安、恐惧、愤怒、忧郁等不利因素，保持心情舒畅，劳逸结合。

（3）指导患者运动训练、身体姿势、步态、语言等日常功能锻炼。

（4）指导患者及家属了解用药副作用。

4. 饮食

（1）提供富含优质蛋白的食物。

（2）适当补充微量元素。

（3）多吃新鲜蔬菜、水果补充维生素。

（4）多饮水、戒烟酒、忌吃辛辣刺激食物。

（5）增加高钙、高磷饮食的摄入。

（王小红、章一华）

第四节 镉及其化合物中毒临床护理路径

镉及其化合物中毒临床护理路径表单

适用对象：第一诊断为镉及其化合物中毒

患者姓名＿＿＿＿＿＿ 性别＿＿＿＿ 年龄＿＿＿＿ 住院号＿＿＿＿＿＿

住院日期＿＿年＿＿月＿＿日 出院日期＿＿年＿＿月＿＿日 住院天数＿＿天

时间	住院第1日	住院第2～3日	住院期间	出院前1～3日	出院日
护理处置	□测量生命体征、佩戴腕带 □体重 □入院护理评估 □通知主管医生 □建立护理病历 □卫生处置 □完成入院护理记录单书写 □医嘱相关治疗执行及指导 　□采集血标本 　□皮内注射	□监测生命体征 □病室环境 □卧位 □保持呼吸道通畅 □氧疗 　□氧气吸入 　□无创正压通气 　□收集尿标本 □用药护理 □协助生活护理 □巡视观察 □心理护理 □睡眠护理	□监测生命体征 □病室环境 □卧位 □症状护理 　□肾脏损害 　□肺部损害 　□骨软化病 □制订康复计划 □用药护理 □协助生活护理 □心理护理	□监测生命体征 □病室环境 □卧位 □保持呼吸道通畅 □氧疗 　□氧气吸入 　□其他 □制订康复计划 □协助生活护理 □心理护理	□医嘱相关治疗、处置执行 □出院流程指导 □与患者及家属共同制订居家康复计划 □教会患者自我监测和调护 □指导患者及家属做好镉中毒康复日记 □整理病历

续表

时间	住院第1日	住院第2~3日	住院期间	出院前1~3日	出院日
护理处置	□口服药物 □静脉输液 □吸氧 □雾化吸入 □其他 □巡视观察 □生活护理 □心理护理				
健康教育	□环境介绍 □住院须知 □主管医生 □责任护士 □检验/检查指导 □疾病相关知识 □跌倒预防 □压疮预防	□正确留取尿标本 □检验/检查指导 □氧疗的意义	□疾病相关知识 □安全注意事项 　□卧位 　□活动 □休息与睡眠 □氧疗的目的、方法及注意事项 □尿量监测	□疾病相关知识 □防寒保暖 □戒烟、酒 □呼吸功能练习 　□深呼吸 □防护知识 □休息与睡眠	□自我监测 □自我调护
康复指导	□氧气疗法 □无创正压通气	□活动安全 □呼吸功能锻炼 □自我放松训练	□活动安全 □深呼吸 □腹式呼吸 □缩唇呼吸 □有氧训练 □自我放松训练	□活动安全 □康复锻炼 □腹式呼吸 □缩唇呼吸 □自我放松训练	□活动安全 □康复锻炼 □腹式呼吸 □缩唇呼吸 □自我放松训练
饮食	□优质蛋白 □维生素:新鲜蔬菜水果 □增加钙、铁、硒、锌、磷酸盐的摄入	□优质蛋白 □维生素:新鲜蔬菜水果 □增加钙、铁、硒、锌、磷酸盐的摄入 □禁饮酒、浓茶、或过咸食物	□优质蛋白 □维生素:新鲜蔬菜水果 □增加钙、铁、硒、锌、磷酸盐的摄入	□优质蛋白 □维生素:新鲜蔬菜水果 □增加钙、铁、硒、锌、磷酸盐的摄入	□优质蛋白 □高钙、高磷、富含铁、硒、锌的饮食 □维生素:新鲜蔬菜水果 □戒烟酒
病情变异记录	□无 □有,原因 1. 2.	□无 □有,原因 1. 2.	□无 □有,原因 1. 2.	□无 □有,原因 1. 2.	□无 □有,原因 1. 2.
签名					

————————————　临床路径实施规范　————————————

【住院第1日】

1. 护理处置

（1）予安静休息,取平卧位或半卧位。

（2）询问病史,体格检查,进行入院护理评估。

（3）测量生命特征及指脉氧。

（4）吸入含镉烟雾急性患者立即予鼻导管吸氧，必要时予无创呼吸机正压通气：检查呼吸机性能，连接管道，调节好参数，给患者带上面罩，患者取舒适体位，一般取半卧位或平卧位，保持气道通畅，防止枕头过高，使呼吸道变窄，影响气流通过，降低疗效。头带的松紧度适宜，既要防止漏气刺激眼部和面部皮肤，又要防止口鼻面罩过紧产生的皮肤红斑。

（5）观察患者咳嗽、咳痰、胸闷及呼吸困难程度，早期防治化学性肺炎和肺水肿。

（6）遵医嘱给予抗生素、糖皮质激素等对症治疗，观察药物反应。

（7）制订护理计划，予口腔护理、皮肤护理及管道护理。

（8）评估患者跌倒、压疮风险及日常生活能力，采取相应的护理措施。

2. 健康教育

（1）介绍病室环境、主管医生、责任护士及同病室病友，消除患者陌生感。

（2）介绍吸氧或无创通气的目的、方法及注意事项，配合治疗。

（3）介绍相关检查如尿镉、尿 β_2- 微球蛋白、腹部 B 超、心电图、肺功能、胸部正侧位片、嗅觉功能检测等检查的目的、方法及注意事项。

（4）指导患者 24 小时尿标本留取方法及注意事项。

3. 康复指导　指导患者呼吸疗法：

（1）氧气疗法：氧气吸入是肺功能损害、低氧血症必要的科学治疗手段，及时补充氧气可增加病人吸入气体氧含量，减轻呼吸做功，弥补呼吸功能不全，提高动脉血氧分压，改善组织缺氧，使心、脑、肾等重要器官功能得以维持，提高生活质量、延长生命。

（2）无创正压通气治疗：无创正压通气能缓解患者的呼吸困难。无创正压通气治疗是通过缓解呼吸肌疲劳，减轻患者呼吸困难，进而改善患者的运动耐力。

4. 饮食

（1）增加优质蛋白质（肉、禽、蛋、鱼类、豆制品等）及热量的摄入。

（2）增加维生素的摄入：多进食富含 B 族维生素、维生素 D、维生素 E 的食物，如：大豆、花生、橘子、香蕉、葡萄、蘑菇、海带、紫菜、香菇、坚果、猕猴桃、草莓、莴苣、卷心菜等。

（3）增加钙、铁、硒、锌、磷酸盐的摄入：如牛奶、豆制品、虾皮、猪肝、黑芝麻、黑豆、黑木耳、红豆、芸豆、菠菜、苹果、黄鱼等。

【住院第 2～3 日】

1. 护理处置

（1）予安静休息，取平卧位或半卧位。

（2）保持病室安静，室内空气新鲜，每日开窗通风 2～3 次，每次 30 分钟，做好病房的消毒隔离工作。

（3）观察患者意识变化、呼吸频率、节律及深浅度，监测指脉氧。

（4）观察痰液的颜色、性质、量及气味，促进患者痰液排出，保持呼吸道通畅。

（5）根据病情予鼻导管吸氧或无创机械通气。

（6）做好药物治疗的护理

1）还原型谷胱甘肽：是由谷氨酸、半胱氨酸和甘氨酸结合，含有巯基的三肽，具有抗氧化作用、清除自由基作用，把机体内有害的毒物转化为无害的物质，排泄出体外。不良反应少见恶心、呕吐和头痛、罕见皮疹。

2）糖皮质激素：副作用有电解质紊乱、消化道溃疡、出血、感染、内分泌紊乱、神经系统等表现。

3）钙剂：防治骨痛、骨质疏松。根据患者年龄、症状体征或骨密度检查结果，酌情使用钙剂。促进钙、磷在肠内的吸收，并促进骨骼的正常钙化。嘱患者适量多饮水。

4）抗生素及祛痰药：抗生素需做药敏试验，选用敏感药物，要注意联合用药选用协同作用的药物，提高疗效，同时剂量要足，时间要够，防止耐药。

（7）正确收集尿标本：用量杯测量 24h 总尿量并准确记录，将容器内尿液摇匀后置于广口聚乙烯瓶中，及时送检，注意尿样不得少于 100ml。

2. 健康教育

（1）指导患者正确留取尿标本：告知患者留尿的起止时间，嘱患者适量多饮水，使 24 小时尿量维持在 2000～2500ml，利于排镉的恒定。嘱女性患者月经期告知医务人员，暂停留尿。

（2）脱离镉作业。

（3）完善检验 / 检查前宣教，如通知禁食水、告知检查 / 检验目的、时间、地点及注意事项等。

（4）向患者及家属说明氧疗的意义及注意事项。

3. 康复指导

（1）指导患者进行深呼吸和有效咳嗽：取坐位，助患者先进行几次深而慢的呼吸后尽量深吸气、屏气，继而缩唇缓慢地将气体呼出；再深吸一口气、屏气，身体少前倾，自胸腔进行 2～3 次短促有力的咳嗽，咳痰后进行放松性深呼吸。

（2）骨痛、骨质疏松者，加床挡保护；移开环境中的障碍物，注意患者活动过程中的安全。

4. 饮食

（1）增加优质蛋白质（肉、禽、蛋、鱼类、豆制品等）及热量的摄入。

（2）增加维生素的摄入：多进食富含 B 族维生素、维生素 D、维生素 E 的食物，如大豆、花生、橘子、香蕉、葡萄、蘑菇、海带、紫菜、香菇、坚果、猕猴桃、草莓、莴苣、卷心菜等。

（3）增加钙、铁、硒、锌、磷酸盐的摄入：如牛奶、豆制品、虾皮、猪肝、黑芝麻、黑豆、黑木耳、红豆、芸豆、菠菜、苹果、黄鱼等。

（4）禁烟、酒、浓茶、咖啡及过咸食物。

【住院期间】

1. 护理处置

（1）继续予鼻导管吸氧或无创正压通气。

（2）观察治疗效果及有无药物不良反应。

（3）保持病室安静，室内空气新鲜，每日开窗通风 2～3 次，每次 30 分钟，做好病房的消毒隔离工作。

（4）肾脏损害：主要引起近端肾小管功能障碍，表现为低分子蛋白尿，重度中毒者出现慢性肾功能不全。监测患者尿量、颜色、性质，控制水钠摄入，预防电解质紊乱。

（5）肺部损害：可引起肺气肿，观察干咳、气短、心悸、呼吸困难程度。予雾化吸入，保持呼吸道通畅。遵医嘱准确及时使用抗生素、祛痰药及支气管舒张剂等药物。急性肺损伤者加强胸部理疗，协助患者翻身拍背，促进痰液排出。

（6）骨软化病：表现为四肢疼痛、腰背痛，行走困难，自发性骨折。应用钙剂防治骨痛、骨质疏松等药物。及时观察病情变化，护理安全措施到位，加强环境安全管理，保持地面干燥，预防跌倒。

（7）根据患者耐受程度，制订康复计划，如深呼吸及有效咳嗽、腹式呼吸、缩唇式呼吸、有氧训练、气功八段锦等呼吸操及膈肌训练等。

（8）落实基础护理，如口腔护理、皮肤护理等生活护理。

2. 健康教育

（1）告知患者疾病相关知识，注意保暖。

（2）保证充足的休息与睡眠，睡前不喝咖啡、浓茶、睡前热水泡脚，喝热牛奶以促进睡眠，保证每晚有效睡眠时间达6～8小时。

（3）告知活动安全的重要性，避免猛起猛坐，清除环境障碍物。避免剧烈运动，活动量以不感到劳累为原则。

（4）告知监测尿量的意义及重要性。

（5）氧疗的方法及意义。

3. 康复指导

（1）行走困难、自发性骨折者设专人陪护，注意活动安全，避免发生意外。

（2）腹式呼吸

1）患者取舒适体位，可取坐位或半卧位，两膝半屈使腹肌放松，一手放于腹部，一手放于胸部。

2）用鼻缓慢深呼吸，膈肌放松，尽力挺腹，使其鼓起。

3）缓慢呼气，腹肌收缩，腹部下凹。

4）动作要领：肩背放松，腹部吸鼓呼瘪，吸时经鼻，呼时经口，深吸细呼。

5）训练时注意：①避免用力呼气或呼气过长，一面发生喘息、憋气、支气管痉挛。②深呼吸练习时以每次练3～4次吸/呼为宜，避免过度通气。

（3）缩唇呼吸

1）指导患者取舒适体位。

2）经鼻深吸气，呼气时将嘴唇缩起呈吹口哨状缓慢呼气4～6秒。

3）吸气与呼气时间比为1：2，尽量深吸慢呼。

4）每天2次，每次10～20分钟，每分钟7～8次。

（4）有氧训练：如步行、快走、慢跑、打太极拳等。

运动三部曲：第一部：热身运动（5～10分钟）。

第二部：正式运动（20～60分钟），应将运动量慢慢提高，直至感觉到有点吃力，并保持这个速度/运动量锻炼20～60分钟，运动强度不应太易或过分困难。

第三部：缓和运动（5～10分钟）。

（5）神经衰弱患者为其创造良好的病室环境，避免不良刺激。

（6）有腰背、肢体疼痛患者可行中频理疗，配合穴位按摩等对症治疗。

4. 饮食

（1）增加优质蛋白质（肉、禽、蛋、鱼类、豆制品等）及热量的摄入。

（2）增加维生素的摄入：多进食富含B族维生素、维生素D、维生素E的食物，如大豆、花生、橘子、香蕉、葡萄、蘑菇、海带、紫菜、香菇、坚果、猕猴桃、草莓、莴苣、卷心菜等。

（3）增加钙、铁、硒、锌、磷酸盐的摄入：如牛奶、豆制品、虾皮、猪肝、黑芝麻、黑豆、黑木耳、红豆、芸豆、菠菜、苹果、黄鱼等。

(4) 适当增加各种纤维素饮食,养成定时排便的习惯,防止便秘。

(5) 肾功能不全者控制饮水量、低盐低脂饮食。

【出院前 1~3 日】

1. 护理处置

(1) 保持病室安静,室内空气新鲜,每日开窗通风 2~3 次,每次 30 分钟,做好病房的消毒隔离工作。

(2) 给予氧气吸入,保持呼吸道通畅。

(3) 监测尿镉等化验结果。

(4) 监测生命体征及血氧饱和度。

(5) 根据患者耐受程度,制订康复计划,如深呼吸及有效咳嗽、腹式呼吸、缩唇式呼吸、有氧训练、气功八段锦等呼吸操及膈肌训练等。

(6) 观察尿量、性质,监测尿素氮、肌酐等肾功能化验检查。

(7) 落实基础护理,如口腔护理、皮肤护理等生活护理。

(8) 给予心理护理:患者常有悲观、抑郁、焦虑、恐惧等心理,护理人员应和蔼真诚、体贴关心患者、细心观察患者的心理变化,了解不良情绪的根本原因,针对性的给予心理疏导。

2. 健康教育

(1) 告知患者疾病相关知识,注意防寒保暖,戒烟酒。

(2) 保证充足的休息与睡眠,活动应循序渐进逐步进行;睡前不喝咖啡、浓茶、睡前热水泡脚,喝热牛奶以促进睡眠,保证每晚有效睡眠时间达 6~8 小时。

(3) 讲解疾病预防知识,出院后在工作场所加强个人防护,脱离污染源,养成良好的卫生习惯,禁止在工作场所吸烟、进食、休息、娱乐,下班后应当换下工作服,淋浴,工作衣帽由厂方定期换洗,尽量减少接触镉的机会。

(4) 讲解服药知识,避免使用肾毒性药物及易于诱发肾功能损害的药物,如氨基糖苷类和磺胺类抗生素,非固醇类抗炎药等。

3. 康复指导

(1) 评估患者及家属健康教育知识掌握程度。

(2) 落实患者及家属对康复计划的掌握。

(3) 指导患者情绪放松,劳逸结合。

4. 饮食

(1) 提供富含优质蛋白的食物。

(2) 多吃新鲜蔬菜、水果补充维生素。

(3) 增加钙、铁、硒、锌、磷酸盐的摄入。

(4) 戒烟酒、忌吃辛辣刺激食物。

【出院日】

1. 护理处置

(1) 与患者及家属共同制订居家康复计划:如居室环境要求;活动耐力训练;功能锻炼;放松训练;饮食康复计划;心理支持疗法等。

(2) 教会患者自我监测和调护。

（3）指导患者及家属做好镉中毒康复日记。

2. 健康教育

（1）自我监测

1）定期来院复查尿镉含量。尿镉高于正常需复诊，积极进行健康体检。

2）监测尿量、水肿情况，如出现尿量减少、下肢水肿，提示肾功能损害加重。

3）监测痰液的颜色和量，痰液颜色及量的改变提示有感染或并发症的发生。

（2）自我调护

1）正确面对镉中毒、保持健康心理。

2）养成良好的生活习惯：①注意生活起居，保持居室空气新鲜，避免吸入烟雾、粉尘和刺激性气体。室温维持在18～22℃，每日开窗通风，多晒太阳、进行户外活动；根据天气变化增减衣服，避免受凉感冒。②加强康复锻炼，增强体质：根据自身病情及体力恢复情况适当锻炼，增强机体免疫力。根据实际情况进行功能锻炼。③饮食搭配均衡，戒烟戒酒。

3）正确使用药物：出院后遵医嘱按时服药，不自行减药、停药。

4）注意加强个人防护，工作时佩戴防护用具。不要在车间吃饭、喝水、吸烟，饭前一定要洗手，不可把工作服穿回家，工作服应勤洗勤换，提高自我防护意识。

3. 康复指导

（1）肢体疼痛、骨质疏松者告知活动安全注意事项。

（2）保持情绪稳定，去除不安、恐惧、愤怒、忧郁等不利因素，保持心情舒畅，劳逸结合。

（3）腹式呼吸：方法同上。

（4）缩唇呼吸：方法同上。

（5）指导患者及家属了解用药副作用。

4. 饮食

（1）提供富含优质蛋白的食物。

（2）多吃新鲜蔬菜、水果补充维生素。

（3）增加钙、铁、硒、锌、磷酸盐的摄入。

（4）戒烟酒、忌吃辛辣刺激食物。

（王小红）

第五节　铊及其化合物中毒临床护理路径

铊及其化合物中毒临床护理路径表

适用对象：第一诊断为铊及其化合物中毒

患者姓名＿＿＿＿＿＿＿＿＿　性别＿＿＿＿＿＿　年龄＿＿＿＿＿＿　住院号＿＿＿＿＿＿＿＿＿

住院日期＿＿＿＿年＿＿＿＿月＿＿＿＿日　出院日期＿＿＿＿年＿＿＿＿月＿＿＿＿日　住院天数＿＿＿＿天

时间	住院第1日	住院第2～3日	住院期间	出院前1～3日	出院日
护理处置	□测量生命体征、佩戴腕带 □体重	□监测生命体征 □病室环境 □卧位	□监测生命体征 □病室环境 □卧位	□监测生命体征 □病室环境 □卧位	□医嘱相关治疗、处置执行 □出院流程指导

续表

时间	住院第1日	住院第2~3日	住院期间	出院前1~3日	出院日
护理处置	□入院护理评估 □通知主管医生 □建立护理病历 □卫生处置 □完成入院护理记录单书写 □医嘱相关治疗执行及指导 　□采集血标本 　□口服药物 　□静脉输液 　□血液净化 　□其他 □巡视观察 □生活护理 □心理护理	□医嘱相关治疗执行及指导 　□血液净化 　□采集血铊、尿铊标本 □用药护理 □协助生活护理 □巡视观察 □心理护理 □睡眠护理	□症状护理 　□消化系统 　□神经系统 　□脱发 □制订康复计划 □用药护理 □协助生活护理 □心理护理	□医嘱相关治疗执行及指导 　□血液净化 　□采集血铊、尿铊标本 □制订康复计划 □协助生活护理 □心理护理	□与患者及家属共同制订居家康复计划 □教会患者自我监测和调护 □指导患者及家属做好铊中毒康复日记 □整理病历
健康教育	□环境介绍 □住院须知 □主管医生 □责任护士 □检验/检查指导 □疾病相关知识 □跌倒预防 □压疮预防	□正确留取尿标本 □检验/检查指导 □血液净化的意义	□疾病相关知识 □安全注意事项 　□卧位 　□活动 □休息与睡眠 □血液净化的目的、方法及注意事项 □尿量监测	□疾病相关知识 □防寒保暖 □戒烟、酒 □防护知识 □休息与睡眠	□自我监测 □自我调护
康复指导	□活动安全 □自我放松训练 □口腔清洁	□活动安全 □肢体按摩 □自我放松训练 □口腔清洁	□活动安全 □功能锻炼 □肢体按摩 □头部按摩 □自我放松训练 □口腔清洁	□活动安全 □康复锻炼 □肢体按摩 □头部按摩 □自我放松训练 □口腔清洁	□活动安全 □康复锻炼 □肢体按摩 □头部按摩 □自我放松训练 □口腔清洁
饮食	□优质蛋白 □维生素:新鲜蔬菜水果 □含钾高的食物 □禁食莲白	□优质蛋白 □维生素:新鲜蔬菜水果 □富含纤维素饮食 □禁饮酒、浓茶、或过咸食物	□优质蛋白 □维生素:新鲜蔬菜水果 □含钾高的食物 □清淡、消化饮食	□优质蛋白 □维生素:新鲜蔬菜水果 □禁食莲白	□优质蛋白 □维生素:新鲜蔬菜水果 □含钾高的食物 □禁食莲白 □戒烟酒
病情变异记录	□无 □有,原因 1. 2.	□无 □有,原因 1. 2.	□无 □有,原因 1. 2.	□无 □有,原因 1. 2.	□无 □有,原因 1. 2.
签名					

---- 临床路径实施规范 ----

【住院第1日】

1. 护理处置

（1）予安静休息，取平卧位或半卧位。

（2）询问病史，体格检查，进行入院护理评估。

（3）测量生命特征。

（4）观察消化道症状：表现为恶心、呕吐、腹绞痛或隐痛、便秘或腹泻，也可见到口腔炎、舌炎、牙龈糜烂、胃肠道出血。

（5）观察神经系统症状：双下肢酸麻、蚁走感，足趾、足底及足跟疼痛，下肢发沉、无力。

（6）观察脱发程度。

（7）遵医嘱给予血液灌流加血液透析治疗，并留取血液净化前后血铊及尿铊标本。

（8）制订护理计划，予口腔护理、皮肤护理及生活护理。

（9）评估患者跌倒、压疮风险及日常生活能力，采取相应的护理措施。

2. 健康教育

（1）介绍病室环境、主管医生、责任护士及同病室病友，消除患者陌生感。

（2）介绍血液净化的目的、方法及注意事项，配合治疗。

（3）介绍相关检查如血铊、尿铊、腹部B超、心电图、肝肾功能、神经肌电图等检查的目的、方法及注意事项。

（4）指导患者24小时尿标本留取方法及注意事项。

（5）指导患者妥善维护深静脉管路，防止管路脱出，不扭曲、打折。

3. 康复指导

（1）肌肉酸痛、下肢麻木、乏力者，嘱卧床休息，防止意外发生。

（2）神经衰弱综合征患者，为其创造良好的病室环境，避免不良刺激。

（3）保持口腔清洁，嘱患者饭后漱口。

4. 饮食

（1）增加优质蛋白质的摄入，如肉、禽、蛋、鱼类、豆制品等。

（2）增加维生素的摄入：多吃新鲜蔬菜及水果，特别是绿叶蔬菜。多进食富含B族维生素的食物，如大豆、花生、胡萝卜、香菇、紫菜、茄子、芹菜、西红柿、橘子、香蕉、葡萄、梨、核桃、栗子、猕猴桃等。

（3）增加含钾高的食物的摄入：如橘子、香蕉、海带、紫菜、菠菜、苋菜、香菜、油菜、甘蓝、芹菜、大葱、青蒜、莴苣、土豆、山药、鲜豌豆、毛豆等。

（4）禁食莲白，因莲白的铊含量较高。

【住院第2～3日】

1. 护理处置

（1）予安静休息，取平卧位或半卧位。

（2）保持病室安静，室内空气新鲜，每日开窗通风2～3次，每次30分钟，做好病房的消毒隔离工作。

（3）继续给予患者血液灌流加血液透析治疗，监测患者生命体征，注意观察有无口腔黏膜出血，皮肤出血倾向，头晕、心慌、出冷汗及有无消化道症状等。留取血液净化前后血铊及尿铊标本。保持深静脉置管处敷料清洁干燥，保持管路通畅。

（4）观察腹痛、食欲不振程度。

（5）观察患者肌肉酸痛、肢体疼痛、麻木程度，是否累及视神经、面神经、舌咽神经。遵医嘱给予止痛剂并观察药物效果。

（6）做好药物治疗的护理

1）普鲁士蓝：是一种可溶性无毒色素，作为离子交换剂，其结构中的钾离子可与肠道中的铊置换，形成不溶性物质，随粪便排出。阻止铊在胃肠道的吸收。口服每日 3 次，每次 1.0g，并予 20% 甘露醇 250ml 口服。无明显不良反应，会出现大便次数增多，且粪便呈蓝色。急慢性胃肠溃疡疾病患者禁用。

2）糖皮质激素：副作用有电解质紊乱、消化道溃疡、出血、感染、内分泌紊乱、神经系统等表现。

（7）准确留取血、尿标本做检查以协助诊断及治疗。

（8）记录 24 小时尿量，观察有无肾损伤。

2. 健康教育

（1）指导患者正确留取尿标本：告知患者留尿的起止时间。铊主要经胃肠道吸收，经肾脏和肠道排出，嘱患者多饮水，保持每天尿量在 2000ml 以上。

（2）脱离铊作业。

（3）完善检验 / 检查前宣教，如通知禁食水、告知检查 / 检验目的、时间、地点及注意事项等。

（4）向患者及家属说明血液净化的意义及注意事项。

（5）告知患者服用普鲁士蓝后，大便次数会增多，且大便会呈蓝色，并可能伴有胃痛、腹痛，使患者有心理准备。

3. 康复指导

（1）指导患者放松，分散其注意力，按摩下肢，降低肌肉张力。

（2）下肢麻木、疼痛者，移开环境中的障碍物，注意活动过程中的安全。

（3）保持口腔清洁，嘱患者饭后漱口。

4. 饮食

（1）增加优质蛋白质的摄入，如肉、禽、蛋、鱼类、豆制品等。

（2）增加维生素的摄入：多吃新鲜蔬菜及水果，特别是绿叶蔬菜。多进食富含 B 族维生素的食物，如大豆、花生、胡萝卜、香菇、紫菜、茄子、芹菜、西红柿、橘子、香蕉、葡萄、梨、核桃、栗子、猕猴桃等。

（3）进富含纤维素饮食，适量多饮水，以促进铊从肾脏和肠道排出，养成定时排便的习惯，防止便秘。

（4）禁烟、酒、浓茶、咖啡及过咸食物。

【住院期间】

1. 护理处置

（1）根据患者血铊、尿铊结果，确定继续血液净化治疗。保持深静脉置管处敷料清洁干燥，保持管路通畅。

（2）观察治疗效果及有无药物不良反应。应用糖皮质激素患者，观察有无药物副作用。

（3）保持病室安静，室内空气新鲜，每日开窗通风2～3次，每次30分钟，做好病房的消毒隔离工作。

（4）消化道症状：评估腹痛的部位、性质、程度、持续时间、肠鸣音。指导患者进营养丰富、易消化、无刺激性饮食。

（5）评估肌肉酸痛、肢体疼痛、麻木程度，是否累及视神经、面神经、舌咽神经。嘱患者卧床休息，遵医嘱给予止痛剂并观察药物效果。

（6）脱发：观察脱发程度，及时将床上脱发清扫干净，床单随时更换，保持床单清洁；观察是否出现Mees纹。

（7）根据患者耐受程度，制订康复计划，如下肢进行主动、被动活动，辅以按摩，防止肌肉萎缩，增强肌力。

（8）落实基础护理，如口腔护理、皮肤护理等生活护理。

（9）心理护理：因多数铊中毒是被投毒，加强与患者沟通，认真倾听患者主诉，稳定患者情绪。缓解对铊中毒、铊超标的恐惧，解除思想顾虑及心理负担，积极配合治疗。

2. 健康教育

（1）告知患者疾病相关知识，注意保暖。

（2）保证充足的休息与睡眠，睡前不喝咖啡、浓茶、睡前热水泡脚，喝热牛奶以促进睡眠，保证每晚有效睡眠时间达6～8小时。

（3）告知活动安全的重要性，避免猛起猛坐，清除环境障碍物。避免剧烈运动，活动量以不感到劳累为原则。

（4）告知监测尿量的意义及重要性。

（5）血液净化的方法及意义。

（6）告知患者脱发原因，脱发现象是暂时的，治愈后头发会重新长出；可选择合适的假发。

3. 康复指导

（1）下肢无力者设专人陪护，注意活动安全，避免发生意外。

（2）肌肉酸痛好转后，可进行肌肉按摩；及时进行肢体功能锻炼，协助进行主动、被动活动，防止肌肉萎缩，增强肌力。先在床上进行肢体锻炼，适应后再在床边和病室内活动，随着病情的改善，适当增加下床行走活动时间，以患者不感到疲劳为宜。

（3）避免使用刺激性强的洗发水，使用温和的富含蛋白质的洗发用品，洗发后，可用少量橄榄油进行头部按摩，每周3～4次，每次10～15分钟。不使用易产生静电的尼龙梳子。

（4）保持口腔清洁，嘱患者饭后漱口。

（5）神经衰弱患者为其创造良好的病室环境，避免不良刺激。

（6）肢体疼痛患者可行中频理疗，配合穴位按摩等对症治疗。

4. 饮食

（1）增加优质蛋白质的摄入，如肉、禽、蛋、鱼类、豆制品等。

（2）增加维生素的摄入：多吃新鲜蔬菜及水果，特别是绿叶蔬菜。多进食富含B族维生素的食物，如大豆、花生、胡萝卜、香菇、紫菜、茄子、芹菜、西红柿、橘子、香蕉、葡萄、梨、核桃、栗子、猕猴桃等。

（3）增加含钾高的食物的摄入：如橘子、香蕉、海带、紫菜、菠菜、苋菜、香菜、油菜、甘蓝、芹菜、大葱、青蒜、莴苣、土豆、山药、鲜豌豆、毛豆等。

（4）消化道症状明显者给予清淡易消化饮食。

【出院前 1～3 日】

1. 护理处置

（1）保持病室安静，室内空气新鲜，每日开窗通风 2～3 次，每次 30 分钟，做好病房的消毒隔离工作。

（2）根据血铊、尿铊结果，确定是否继续血液净化治疗。保持深静脉置管处敷料清洁干燥，保持管路通畅。

（3）监测血铊、尿铊等化验结果。

（4）监测生命体征。

（5）根据患者耐受程度，制订康复计划，如下肢功能训练等。

（6）观察尿量，监测肾功能化验检查。

（7）落实基础护理，如口腔护理、皮肤护理等生活护理。

（8）给予心理护理：患者常有悲观、抑郁、焦虑、恐惧等心理，护理人员应和蔼真诚、体贴关心患者、细心观察患者的心理变化，了解不良情绪的根本原因，针对性的给予心理疏导。

（9）拔除深静脉置管后预防局部血肿形成，按压时间不少于 10 分钟。

2. 健康教育

（1）告知患者疾病相关知识，注意防寒保暖，戒烟酒。

（2）保证充足的休息与睡眠，活动应循序渐进逐步进行；睡前不喝咖啡、浓茶、睡前热水泡脚，喝热牛奶以促进睡眠，保证每晚有效睡眠时间达 6～8 小时。

（3）讲解疾病预防知识，在工作场所加强个人防护，养成良好的卫生习惯，勿在车间进食、吸烟，进餐前洗手，以免进入消化道。

（4）指导功能锻炼的方法及意义。

（5）指导服药方法、意义及注意事项。

3. 康复指导

（1）评估患者及家属健康教育知识掌握程度。

（2）落实患者及家属对康复计划的掌握。

（3）指导患者情绪放松，劳逸结合。

4. 饮食

（1）提供富含优质蛋白的食物。

（2）多吃新鲜蔬菜、水果补充维生素。

（3）禁食莲白，因莲白的铊含量较高。

（4）戒烟酒、忌吃辛辣刺激食物。

【出院日】

1. 护理处置

（1）与患者及家属共同制订居家康复计划：如居室环境要求；活动耐力训练；功能锻炼；放松训练；饮食康复计划；心理支持疗法等。

（2）教会患者自我监测和调护。

（3）指导患者及家属做好铊中毒康复日记。

2. 健康教育

（1）自我监测

1）定期来院复查血铊、尿铊含量。尿铊高于正常需复诊，积极进行健康体检。

2）如感下肢麻木、疼痛，提示对神经系统损害加重。

3）如头发长出后又脱落，提示有再次中毒的可能。

（2）自我调护

1）正确面对铊中毒、保持健康心理。

2）养成良好的生活习惯：①注意生活起居，保持居室空气新鲜，避免接触铊及其化合物。室温维持在 18～22℃，每日开窗通风，多晒太阳、进行户外活动；根据天气变化增减衣服，避免受凉感冒。②加强康复锻炼，增强体质：根据自身病情及体力恢复情况适当锻炼，增强机体免疫力。根据实际情况进行功能锻炼。③饮食搭配均衡，戒烟戒酒。

3）正确使用药物：出院后遵医嘱按时服药，不自行减药、停药。

4）严格遵守操作规程，对铊化合物严格管理，严禁用铊盐作毒鼠剂和脱发剂，提高自我防护意识。

3. 康复指导

（1）下肢疼痛、麻木、乏力者告知活动安全注意事项。

（2）保持情绪稳定，去除不安、恐惧、愤怒、忧郁等不利因素，保持心情舒畅，劳逸结合。

（3）下肢功能锻炼：方法同上。

（4）头部按摩，促进头发生长。

（5）保持口腔清洁。

（6）指导患者及家属了解用药副作用。

4. 饮食

（1）提供富含优质蛋白的食物。

（2）多吃新鲜蔬菜、水果补充维生素。

（3）增加含钾高的食物的摄入。

（4）禁食莲白，因莲白的铊含量较高。

（5）戒烟酒、忌吃辛辣刺激食物。

（王小红）

第六节 磷及其化合物中毒临床护理路径

磷及其化合物中毒临床护理路径表

适用对象：第一诊断为磷及其化合物中毒

患者姓名＿＿＿＿＿＿ 性别＿＿＿＿ 年龄＿＿＿＿ 住院号＿＿＿＿＿＿

住院日期＿＿＿年＿＿＿月＿＿＿日 出院日期＿＿＿年＿＿＿月＿＿＿日 住院天数＿＿＿天

时间	住院第1日	住院第2～3日	住院期间	出院前1～3日	出院日
护理处置	□测量生命体征、佩戴腕带	□监测生命体征 □病室环境	□监测生命体征 □病室环境	□监测生命体征 □病室环境	□医嘱相关治疗、处置执行

续表

时间	住院第1日	住院第2~3日	住院期间	出院前1~3日	出院日
护理处置	□体重 □入院护理评估 □通知主管医生 □建立护理病历 □卫生处置 □完成入院护理记录单书写 □医嘱相关治疗执行及指导 　□采集血标本 　□皮肤湿敷 　□保护胃黏膜 　□口服药物 　□静脉输液 　□其他 □巡视观察 □生活护理 □心理护理	□卧位 □保护胃黏膜 □皮肤湿敷 □用药护理 □协助生活护理 □巡视观察 □心理护理 □睡眠护理	□卧位 □症状护理 　□肝脏损害 　□牙齿损害 　□肾脏损害 □制订康复计划 □用药护理 □协助生活护理 □心理护理	□卧位 □口腔护理 □保护肝肾 □制订康复计划 □协助生活护理 □心理护理	□出院流程指导 □与患者及家属共同制订居家康复计划 □教会患者自我监测和调护 □指导患者及家属做好磷中毒康复日记 □整理病历
健康教育	□环境介绍 □住院须知 □主管医生 □责任护士 □检验/检查指导 □疾病相关知识 □跌倒预防 □压疮预防	□正确皮肤湿敷 □检验/检查指导 □保护胃黏膜的意义	□疾病相关知识 □安全注意事项 　□卧位 　□活动 □休息与睡眠 □口腔卫生的目的、方法及注意事项 □黄疸的监测	□疾病相关知识 □防寒保暖 □戒烟、酒 □防护知识 □休息与睡眠	□自我监测 □自我调护
康复指导	□活动安全 □口腔清洁 □皮肤保护	□活动安全 □口腔清洁 □胃肠保护	□活动安全 □口腔清洁 □自我放松训练	□活动安全 □口腔清洁 □自我放松训练	□活动安全 □口腔清洁 □自我放松训练
饮食	□优质蛋白 □维生素:新鲜蔬菜水果 □口服者禁食	□优质蛋白 □维生素:新鲜蔬菜水果 □口服者予流食、半流食 □禁饮酒、浓茶、或过咸食物	□优质蛋白 □维生素:新鲜蔬菜水果 □口腔疾患者予软食 □限制饮水量	□优质蛋白 □维生素:新鲜蔬菜水果 □口腔疾患者予软食 □高热量饮食	□优质蛋白 □维生素:新鲜蔬菜水果 □高热量饮食 □口腔疾患者予软食 □戒烟酒

续表

时间	住院第1日	住院第2～3日	住院期间	出院前1～3日	出院日
病情变异记录	□无 □有,原因 1. 2.	□无 □有,原因 1. 2.	□无 □有,原因 1. 2.	□无 □有,原因 1. 2.	□无 □有,原因 1. 2.
签名					

临床路径实施规范

【住院第1日】

1. 护理处置

(1) 予安静休息,取平卧位或半卧位。

(2) 询问病史,体格检查,进行入院护理评估。

(3) 测量生命特征。

(4) 吸入黄磷蒸气:观察头晕、恶心等症状,监测心率、血压,肝肾功能等。

(5) 口服中毒:观察恶心、呕吐、腹痛、腹泻等消化道症状,给予保护胃黏膜药物。

(6) 皮肤灼伤:评估创面情况,遵医嘱给予药物湿敷。

(7) 遵医嘱给予保护肝肾、糖皮质激素等对症治疗,观察药物反应。

(8) 制订护理计划,予口腔护理、皮肤护理及生活护理。

(9) 评估患者跌倒、压疮风险及日常生活能力,采取相应的护理措施。

2. 健康教育

(1) 介绍病室环境、主管医生、责任护士及同病室病友,消除患者陌生感。

(2) 介绍皮肤湿敷的目的、方法及注意事项,配合治疗。

(3) 介绍相关检查如腹部B超、心电图、肝肾功能、下颌骨X线等检查的目的、方法及注意事项。

3. 康复指导

(1) 头痛、头晕者注意活动安全,预防跌倒。

(2) 保持口腔清洁,嘱患者饭后漱口。

(3) 皮肤灼伤患者嘱其勿触碰创面,配合药物湿敷。

4. 饮食

(1) 增加优质蛋白质的摄入:如肉、禽、蛋、鱼类、豆制品等。

(2) 增加维生素的摄入:多进食新鲜蔬菜水果,如橙子、草莓、猕猴桃、酸枣、沙棘、辣椒、番茄、菠菜、菜花等。

(3) 口服中毒者禁食牛奶、脂肪,不宜使用蓖麻油。

【住院第2～3日】

1. 护理处置

(1) 予安静休息,取平卧位或半卧位。

(2) 保持病室安静,室内空气新鲜,每日开窗通风2～3次,每次30分钟,做好病房的消毒隔离工作。

（3）观察患者腹痛、腹泻、呕血、便血等消化道症状，给予保护胃黏膜药物治疗。

（4）观察皮肤灼伤患者创面情况，可呈棕黑色或黑色，遵医嘱给予药物湿敷。

（5）做好药物治疗的护理

1）还原型谷胱甘肽：是由谷氨酸、半胱氨酸和甘氨酸结合，含有巯基的三肽，具有抗氧化作用、清除自由基作用，把机体内有害的毒物转化为无害的物质，排泄出体外。不良反应少见恶心、呕吐和头痛、罕见皮疹。

2）糖皮质激素：副作用有电解质紊乱、消化道溃疡、出血、感染、内分泌紊乱、神经系统等表现。

2. 健康教育

（1）向患者及家属说明禁食的目的。

（2）脱离磷作业。

（3）完善检验/检查前宣教，如通知禁食水、告知检查/检验目的、时间、地点及注意事项等。

（4）向患者及家属说明皮肤湿敷的意义及注意事项。

3. 康复指导

（1）头晕、头痛患者，为其创造良好的病室环境，避免不良刺激，注意休息。

（2）保持口腔清洁，嘱患者饭后漱口。

（3）指导口服者需保护消化道，避免消化道损伤。

4. 饮食

（1）增加优质蛋白质的摄入：如肉、禽、蛋、鱼类、豆制品等。

（2）增加维生素的摄入：多进食新鲜蔬菜水果，如橙子、草莓、猕猴桃、酸枣、沙棘、辣椒、番茄、菠菜、菜花等。

（3）口服中毒者根据病情予禁食，逐步给予流食、半流食。

（4）禁烟、酒、浓茶、咖啡及过咸食物。

【住院期间】

1. 护理处置

（1）继续予保肝、保护胃黏膜治疗。

（2）观察治疗效果及有无药物不良反应。

（3）保持病室安静，室内空气新鲜，每日开窗通风2～3次，每次30分钟，做好病房的消毒隔离工作。

（4）肝脏损害：出现血清转氨酶升高、肝大、黄疸，严重者出现肝功能衰竭。观察患者皮肤、巩膜黄染程度，给予保肝治疗。

（5）牙齿损害：观察患者牙齿酸痛、牙周萎缩、牙齿松动或脱落情况。注意口腔卫生，及时治疗口腔各种疾患，尽早修复牙体，下颌骨坏死者及时手术治疗。

（6）肾脏损害：严重者出现肾小管坏死，肾功能不全。监测患者尿量、颜色、性质，控制水钠摄入，预防电解质紊乱。

（7）根据患者耐受程度，制订康复计划，如头晕者缓慢活动，注意口腔卫生等。

（8）落实基础护理，如口腔护理、皮肤护理等生活护理。

2. 健康教育

（1）告知患者疾病相关知识，注意保暖。

（2）保证充足的休息与睡眠，睡前不喝咖啡、浓茶、睡前热水泡脚，喝热牛奶以促进睡眠，保证每晚有效睡眠时间达 6～8 小时。

（3）告知活动安全的重要性，避免猛起猛坐，清除环境障碍物。避免剧烈运动，活动量以不感到劳累为原则。

（4）告知监测尿量的意义及重要性。

3. 康复指导

（1）头晕、乏力者，注意活动安全，避免发生意外。

（2）饭后及时清洁口腔。

（3）创造良好的修养环境，避免不良刺激，保持心情舒畅。

4. 饮食

（1）增加优质蛋白质的摄入：如肉、禽、蛋、鱼类、豆制品等。

（2）增加维生素的摄入：多进食新鲜蔬菜水果，如橙子、草莓、猕猴桃、酸枣、沙棘、辣椒、番茄、菠菜、菜花等。

（3）口腔疾患者，给予流食或软食。

（4）肾功能不全者控制饮水量，予低盐低脂饮食。

【出院前1～3日】

1. 护理处置

（1）保持病室安静，室内空气新鲜，每日开窗通风 2～3 次，每次 30 分钟，做好病房的消毒隔离工作。

（2）观察牙周、牙体损伤程度，加强口腔护理。

（3）观察皮肤颜色，监测血清转氨酶等肝功能化验检查。

（4）监测生命体征。

（5）根据患者耐受程度，制订康复计划，如头晕者缓慢活动、注意口腔卫生等。

（6）观察尿量、性质，监测尿素氮肌酐等肾功能化验检查。

（7）落实基础护理，如口腔护理、皮肤护理等生活护理。

（8）给予心理护理：患者常有悲观、抑郁、焦虑、恐惧等心理，护理人员应和蔼真诚、体贴关心患者、细心观察患者的心理变化，了解不良情绪的根本原因，针对性的给予心理疏导。

2. 健康教育

（1）告知患者疾病相关知识，注意防寒保暖，戒烟酒。

（2）保证充足的休息与睡眠，活动应循序渐进逐步进行；睡前不喝咖啡、浓茶、睡前热水泡脚，喝热牛奶以促进睡眠，保证每晚有效睡眠时间达 6～8 小时。

（3）讲解疾病预防知识，出院后在工作场所加强个人防护，从事手工操作时戴手套，下班后漱口、淋浴、更衣，养成良好的卫生习惯，脱离污染源。

（4）讲解服药知识，避免使用肝毒性、肾毒性药物及易于诱发肝功能、肾功能损害的药物，如氨基糖苷类和磺胺类抗生素，非固醇类抗炎药等。

3. 康复指导

（1）评估患者及家属健康教育知识掌握程度。

（2）落实患者及家属对康复计划的掌握。

（3）指导患者情绪放松,劳逸结合。

4. 饮食

（1）提供富含优质蛋白及高热量的食物。

（2）多吃新鲜蔬菜、水果补充维生素。

（3）口腔疾患者,给予流食或软食。

（4）戒烟酒、忌吃辛辣刺激食物。

【出院日】

1. 护理处置

（1）与患者及家属共同制订居家康复计划:如居室环境要求;活动耐力训练;功能锻炼;放松训练;饮食康复计划;心理支持疗法等。

（2）教会患者自我监测和调护。

（3）指导患者及家属做好磷中毒康复日记。

2. 健康教育

（1）自我监测

1）定期来院复查肝肾功能,高于正常需复诊,积极进行健康体检。

2）监测尿量、水肿情况,如出现尿量减少、下肢水肿,提示肾功能损害加重。

3）监测皮肤颜色,如出现黄疸,提示肝功能损害加重。

（2）自我调护

1）正确面对磷中毒、保持健康心理。

2）养成良好的生活习惯:①注意生活起居,保持居室空气新鲜,避免吸入烟雾、粉尘和刺激性气体。室温维持在18～22℃,每日开窗通风,多晒太阳、进行户外活动;根据天气变化增减衣服,避免受凉感冒。②加强康复锻炼,增强体质:根据自身病情及体力恢复情况适当锻炼,增强机体免疫力。根据实际情况进行功能锻炼。③饮食搭配均衡,戒烟戒酒。

3）正确使用药物:出院后遵医嘱按时服药,不自行减药、停药。

4）注意加强个人防护,生产中注意加强密闭、通风和排毒,严防跑、冒、滴、漏,提高自我防护意识。

3. 康复指导

（1）头晕、乏力者,注意活动安全,避免跌倒。

（2）饭后及时清洁口腔。

（3）情绪放松,避免不良刺激,劳逸结合,保持心情舒畅。

（4）指导患者及家属了解用药副作用。

4. 饮食

（1）提供富含优质蛋白及高热量的食物。

（2）多吃新鲜蔬菜、水果补充维生素。

（3）口腔疾患者,给予流食或软食。

（4）戒烟酒、忌吃辛辣刺激食物。

（王小红）

第七节　砷及其化合物中毒临床护理路径

砷及其化合物中毒临床护理路径表

适用对象：第一诊断为砷及其化合物中毒

患者姓名_____　性别_____　年龄_____　住院号_____

住院日期_____年_____月_____日　出院日期_____年_____月_____日　住院天数_____天

时间	住院第1日	住院第2～3日	住院期间	出院前1～3日	出院日
护理处置	□测量生命体征、佩戴腕带 □体重 □入院护理评估 □通知主管医生 □建立护理病历 □卫生处置 □完成入院护理记录单书写 □医嘱相关治疗执行及指导 　□采集血标本 　□口服药物 　□肌内注射 　□静脉输液 　□其他 □巡视观察 □生活护理 □心理护理	□监测生命体征 □病室环境 □卧位 □医嘱相关治疗执行及指导 　□驱砷治疗 　□收集尿标本 □用药护理 □协助生活护理 □巡视观察 □心理护理 □睡眠护理	□监测生命体征 □病室环境 □卧位 □症状护理 　□皮肤表现 　□周围神经病 □制订康复计划 □用药护理 □协助生活护理 □心理护理	□监测生命体征 □病室环境 □卧位 □医嘱相关治疗执行及指导 　□驱砷治疗 　□收集尿标本 □制订康复计划 □协助生活护理 □心理护理	□医嘱相关治疗、处置执行 □出院流程指导 □与患者及家属共同制订居家康复计划 □教会患者自我监测和调护 □指导患者及家属做好砷中毒康复日记 □整理病历
健康教育	□环境介绍 □住院须知 □主管医生 □责任护士 □检验/检查指导 □疾病相关知识 □跌倒预防 □压疮预防	□正确留取尿标本 □检验/检查指导 □留尿的注意事项	□疾病相关知识 □安全注意事项 　□卧位 　□活动 □休息与睡眠 □驱砷的目的、方法及注意事项	□疾病相关知识 □防寒保暖 □戒烟、酒 □防护知识 □休息与睡眠	□自我监测 □自我调护
康复指导	□皮肤清洁 □活动安全	□皮肤清洁 □活动安全 □肢体按摩	□皮肤清洁 □活动安全 □功能锻炼 □肢体按摩 □理疗 □针灸	□皮肤清洁 □活动安全 □功能锻炼 □肢体按摩 □理疗 □针灸	□皮肤清洁 □活动安全 □功能锻炼 □肢体按摩

续表

时间	住院第1日	住院第2~3日	住院期间	出院前1~3日	出院日
饮食	□优质蛋白 □维生素:新鲜蔬菜水果 □补充微量元素:善存或金施尔康	□优质蛋白 □维生素:新鲜蔬菜水果 □禁饮酒、浓茶、或过咸食物	□优质蛋白 □维生素:新鲜蔬菜水果 □补充微量元素:善存或金施尔康	□优质蛋白 □维生素:新鲜蔬菜水果 □补充微量元素:善存或金施尔康	□优质蛋白 □维生素:新鲜蔬菜水果 □戒烟酒
病情变异记录	□无 □有,原因 1. 2.	□无 □有,原因 1. 2.	□无 □有,原因 1. 2.	□无 □有,原因 1. 2.	□无 □有,原因 1. 2.
签名					

临床路径实施规范

【住院第1日】

1. 护理处置

(1) 予安静休息,取平卧位或半卧位。

(2) 询问病史,体格检查,进行入院护理评估。

(3) 测量生命特征。

(4) 观察患者色素沉着、角化过度、皮炎、湿疹等。

(5) 遵医嘱给予金属络合剂二巯丙磺钠驱砷治疗,观察药物反应。

(6) 制订护理计划,予口腔护理及生活护理。

(7) 评估患者跌倒、压疮风险及日常生活能力,采取相应的护理措施。

2. 健康教育

(1) 介绍病室环境、主管医生、责任护士及同病室病友,消除患者陌生感。

(2) 介绍驱砷治疗的目的及注意事项。

(3) 介绍相关检查如血砷、尿砷、腹部B超、心电图、神经肌电图等检查的目的、方法及注意事项。

(4) 指导患者24小时尿标本留取方法及注意事项。

3. 康复指导

(1) 保持皮肤清洁。

(2) 周围神经病的患者注意活动安全,预防跌倒。

4. 饮食

(1) 增加优质蛋白质(肉、禽、蛋、鱼类、豆制品等)的摄入。

(2) 增加维生素的摄入:维生素C能清除自由基,β-胡萝卜素具有很强的抗氧化作用,有利于砷性皮肤色素沉着黑变的康复。其主要存在于新鲜的水果和蔬菜里。如新鲜的大枣、柑橘类、橙子、草莓、猕猴桃、酸枣、沙棘、辣椒、番茄、菠菜、菜花、胡萝卜等。

(3) 补充微量元素:使用络合剂驱砷的同时,体内其他微量元素也随之排出,导致微量元素的丢失,注意适当补充微量元素,嘱患者可口服善存或金施尔康等。

【住院第 2～3 日】

1. 护理处置

（1）予安静休息，取平卧位或半卧位。

（2）保持病室安静，室内空气新鲜，每日开窗通风 2～3 次，每次 30 分钟，做好病房的消毒隔离工作。

（3）观察患者排尿情况：尿量、尿色、性质等。

（4）观察睡眠情况，睡前不喝咖啡、浓茶，睡前热水泡脚、饮热牛奶以促进睡眠。

（5）根据医嘱继续予二巯丙磺钠驱砷治疗。

（6）做好药物治疗的护理

1）二巯丙磺钠：0.25g，肌内注射，每日 1 次，一般用药 3 天为一疗程，两个疗程之间间隔至少 3～4 日。观察二巯丙磺钠副作用，皮疹、寒战、发热、结膜充血等。用药前及用药期间监测尿常规及肾功能，有肾脏损害者慎用，或遵医嘱小剂量在密切观察下使用。

2）谷胱甘肽：是由谷氨酸、半胱氨酸和甘氨酸结合，含有巯基的三肽，具有抗氧化作用和整合解毒作用，把机体内有害的毒物转化为无害的物质，排泄出体外。不良反应少见恶心、呕吐和头痛、罕见皮疹。

（7）正确收集尿标本：用量杯测量 24 小时总尿量并准确记录，将容器内尿液摇匀后置于广口聚乙烯瓶中，及时送检，注意尿样不得少于 100ml。

2. 健康教育

（1）指导患者正确留取尿标本：告知患者留尿的起止时间，嘱适量多饮水，日饮水量在 3000ml 左右，使 24 小时尿量维持在 2000～2500ml，保证排砷的恒定。嘱女性患者月经期告知医务人员，暂停留尿。

（2）脱离砷作业。

（3）完善检验 / 检查前宣教，如通知禁食水、告知检查 / 检验目的、时间、地点及注意事项等。

3. 康复指导

（1）保持皮肤清洁，应用刺激性小的洗液清洁皮肤。

（2）出现周围神经病的患者给予按摩肢体。

（3）周围神经病的患者注意活动安全，预防跌倒。

4. 饮食

（1）增加优质蛋白质（肉、禽、蛋、鱼类、豆制品等）的摄入。

（2）增加维生素的摄入：维生素 C 能清除自由基，β- 胡萝卜素具有很强的抗氧化作用。其主要存在于新鲜的水果和蔬菜里。如新鲜的大枣、柑橘类、橙子、草莓、猕猴桃、酸枣、沙棘、辣椒、番茄、菠菜、菜花、胡萝卜等。

（3）禁烟、酒、浓茶、咖啡及过咸食物。

【住院期间】

1. 护理处置

（1）根据患者驱砷后尿砷结果，确定下一疗程驱砷治疗。

（2）观察治疗效果及有无药物不良反应。

（3）保持病室安静，室内空气新鲜，每日开窗通风 2～3 次，每次 30 分钟，做好病房的消毒隔离工作。

（4）皮肤表现：色素沉着、角化过度、皮炎、湿疹等，遵医嘱给予药膏涂抹，保持皮肤清洁。

（5）周围神经病：轻者可下床活动，严重者应卧床休息，加床挡保护。移开环境中的障碍物，注意患者活动过程中的安全，预防跌倒、坠床、烫伤。

（6）落实基础护理，如口腔护理、皮肤护理等生活护理。

2. 健康教育

（1）告知患者疾病相关知识，注意保暖。

（2）保证充足的休息与睡眠，睡前不喝咖啡、浓茶、睡前热水泡脚，喝热牛奶以促进睡眠，保证每晚有效睡眠时间达 6~8 小时。

（3）告知患者活动安全的重要性，避免剧烈运动，活动量以不感到劳累为原则。

（4）皮肤破损者嘱其勿触碰，避免因皮肤出血后出现溃疡面容易发生细菌性感染。

3. 康复指导

（1）保持皮肤清洁，勿抓挠皮肤，以免破溃引起感染。

（2）周围神经病的患者给予按摩肢体。

（3）指导其进行功能锻炼，以确保功能位。

（4）周围神经病的患者注意活动安全，预防跌倒。

（5）给予针灸、理疗等对症治疗。

4. 饮食

（1）增加优质蛋白质（肉、禽、蛋、鱼类、豆制品等）的摄入。

（2）增加维生素的摄入：维生素 C 能清除自由基，β- 胡萝卜素具有很强的抗氧化作用，有利于砷性皮肤色素沉着黑变的康复。其主要存在于新鲜的水果和蔬菜里。如新鲜的大枣、柑橘类、橙子、草莓、猕猴桃、酸枣、沙棘、辣椒、番茄、菠菜、菜花、胡萝卜等。

（3）补充微量元素：使用络合剂驱砷的同时，体内其他微量元素也随之排出，导致微量元素的丢失，注意适当补充微量元素，嘱患者可口服善存或金施尔康等。

【出院前 1~3 日】

1. 护理处置

（1）保持病室安静，室内空气新鲜，每日开窗通风 2~3 次，每次 30 分钟，做好病房的消毒隔离工作。

（2）有肾脏损害者，在密切观察下小剂量试用。

（3）监测尿砷、肾功能等化验结果。

（4）遵医嘱给予二巯丙磺钠下一疗程驱砷治疗，观察药物不良反应，正确收集尿标本。

（5）监测生命体征，保护肝、肾功能等对症治疗。

（6）根据患者耐受程度，制订康复计划，逐步加大活动量。

（7）落实基础护理，如口腔护理、皮肤护理等生活护理。

（8）给予心理护理：患者常有悲观、抑郁、焦虑、恐惧等心理，护理人员应和蔼真诚、体贴关心患者、细心观察患者的心理变化，了解不良情绪的根本原因，针对性的给予心理疏导。

2. 健康教育

（1）告知患者疾病相关知识，注意防寒保暖，戒烟酒。

（2）保证充足的休息与睡眠，活动应循序渐进逐步进行；睡前不喝咖啡、浓茶、睡前热水泡脚，喝热牛奶以促进睡眠，保证每晚有效睡眠时间达 6～8 小时。

（3）讲解疾病预防知识，出院后在工作场所加强个人防护，穿工作服、戴手套、口罩，养成良好的卫生习惯，工作场所禁止吸烟、进食、饮水。

3. 康复指导

（1）评估患者及家属健康教育知识掌握程度。

（2）落实患者及家属对康复计划的掌握。

（3）指导患者情绪放松，劳逸结合。

4. 饮食

（1）提供富含优质蛋白的食物。

（2）适当补充微量元素。

（3）多吃新鲜蔬菜、水果补充维生素。

（4）戒烟酒、忌吃辛辣刺激食物。

【出院日】

1. 护理处置

（1）与患者及家属共同制订居家康复计划：如居室环境要求；活动耐力训练；放松训练；饮食康复计划；心理支持疗法等。

（2）教会患者自我监测和调护。

（3）指导患者及家属做好砷中毒康复日记。

2. 健康教育

（1）自我监测

1）定期来院复查尿砷、血砷含量。尿砷、血砷高于正常需复诊，积极进行健康体检。

2）监测头晕、乏力、皮肤等变化，砷中毒患者出现上述症状，提示砷中毒加重。

（2）自我调护

1）正确面对砷中毒、保持健康心理。

2）养成良好的生活习惯：①注意生活起居，保持居室空气新鲜，避免吸入砷或摄入砷化合物。室温维持在 18～22℃，每日开窗通风，多晒太阳、进行户外活动；根据天气变化增减衣服，避免受凉感冒。②加强康复锻炼，增强体质：根据自身病情及体力恢复情况适当锻炼，增强机体免疫力。根据实际情况进行功能锻炼。参加娱乐活动，如：散步、下棋、打太极拳等。③饮食搭配均衡，戒烟戒酒。

3）正确使用药物：出院后遵医嘱按时服药，不自行减药、停药。

4）注意加强个人防护，告诫药物性砷中毒患者应在医师的指导下用药，不可长期或超量服用，以免引起中毒，提高自我防护意识。

3. 康复指导

（1）保持皮肤清洁，勿抓挠皮肤，以免破溃引起感染。

（2）周围神经病的患者给予按摩肢体。

（3）指导其进行功能锻炼，以确保功能位。

（4）周围神经病的患者注意活动安全，预防跌倒。

（5）给予针灸、理疗等对症治疗。

4. 饮食

（1）提供富含优质蛋白的食物。

（2）适当补充微量元素。

（3）多吃新鲜蔬菜、水果补充维生素。

（4）戒烟酒、忌吃辛辣刺激食物。

（王小红）

第八节　砷化氢中毒临床护理路径

砷化氢中毒临床护理路径表

适用对象：第一诊断为砷化氢中毒

患者姓名_____ 性别_____ 年龄_____ 住院号_____

住院日期_____年_____月_____日　　出院日期_____年_____月_____日　　住院天数_____天

时间	住院第1日	住院第2～3日	住院期间	出院前1～3日	出院日
护理处置	□测量生命体征、佩戴腕带 □体重 □入院护理评估 □通知主管医生 □建立护理病历 □卫生处置 □完成入院护理记录单书写 □医嘱相关治疗执行及指导 　□采集血标本 　□口服药物 　□静脉输液 　□血浆置换 　□其他 □巡视观察 □生活护理 □心理护理	□监测生命体征 □病室环境 □卧位 □医嘱相关治疗执行及指导 　□血浆置换 　□收集尿标本 □用药护理 □协助生活护理 □巡视观察 □心理护理 □睡眠护理	□监测生命体征 □病室环境 □卧位 □症状护理 　□溶血 　□肾功能衰竭 　□贫血 □制订康复计划 □用药护理 □协助生活护理 □心理护理	□监测生命体征 □病室环境 □卧位 □溶血护理 □制订康复计划 □协助生活护理 □心理护理	□医嘱相关治疗、处置执行 □出院流程指导 □与患者及家属共同制订居家康复计划 □教会患者自我监测和调护 □指导患者及家属做好砷化氢中毒康复日记 □整理病历
健康教育	□环境介绍 □住院须知 □主管医生 □责任护士 □检验/检查指导 □疾病相关知识 □跌倒预防 □压疮预防	□正确留取尿标本 □检验/检查指导 □血浆置换的意义	□疾病相关知识 □安全注意事项 　□卧位 　□活动 □休息与睡眠 □血浆置换的目的、方法及注意事项 □尿量监测	□疾病相关知识 □防寒保暖 □戒烟、酒 □防护知识 □休息与睡眠	□自我监测 □自我调护

续表

时间	住院第1日	住院第2~3日	住院期间	出院前1~3日	出院日
康复指导	□活动安全 □自我放松训练 □深静脉管保护	□活动安全 □自我放松训练 □早期多饮水	□活动安全 □肾衰者限制饮水 □自我放松训练 □皮肤清洁	□活动安全 □自我放松训练 □皮肤清洁	□活动安全 □自我放松训练 □皮肤清洁
饮食	□优质蛋白 □维生素:新鲜蔬菜水果 □多饮水 □禁酸性食物	□优质蛋白 □维生素:新鲜蔬菜水果 □禁酸性食物 □禁饮酒、浓茶、或过咸食物	□优质蛋白 □维生素:新鲜蔬菜水果 □含钾低的食物 □富含铁的饮食	□优质蛋白 □维生素:新鲜蔬菜水果 □禁酸性食物 □富含铁的饮食	□优质蛋白 □维生素:新鲜蔬菜水果 □禁酸性食物 □富含铁的饮食 □戒烟酒
病情变异记录	□无 □有,原因 1. 2.	□无 □有,原因 1. 2.	□无 □有,原因 1. 2.	□无 □有,原因 1. 2.	□无 □有,原因 1. 2.
签名					

临床路径实施规范

【住院第1日】

1. 护理处置

（1）予安静休息,取平卧位或半卧位。

（2）询问病史,体格检查,进行入院护理评估。

（3）测量生命特征。

（4）观察头晕、头痛、乏力、四肢酸痛程度。

（5）观察恶心、呕吐、胸闷、憋气、腰痛症状。

（6）观察尿液颜色、性质、量,皮肤及巩膜黄染程度。

（7）遵医嘱给予血浆置换治疗,并留取尿标本。

（8）制订护理计划,予口腔护理、皮肤护理及生活护理。

（9）评估患者跌倒、压疮风险及日常生活能力,采取相应的护理措施。

2. 健康教育

（1）介绍病室环境、主管医生、责任护士及同病室病友,消除患者陌生感。

（2）介绍血浆置换的目的、方法及注意事项,配合治疗。

（3）介绍相关检查如尿砷、腹部B超、心电图、肌酐、尿素氮、尿潜血、血红蛋白等肝肾功能检查的目的、方法及注意事项。

（4）指导患者24小时尿标本留取方法及注意事项。

（5）告知维护深静脉管路的重要性。

3. 康复指导

（1）头晕、头痛、乏力、四肢酸痛者,嘱卧床休息,防止意外发生。

（2）告知情绪紧张会加重头痛，要放松心情，保持环境的安静、舒适，为其创造良好的病室环境，避免不良刺激。

（3）指导患者妥善维护深静脉管路，防止管路脱出，不扭曲、打折。

4. 饮食

（1）增加含氨基酸的高生物价蛋白，如鸡蛋、瘦肉、牛奶等优质蛋白质的摄入。

（2）增加维生素的摄入：多吃新鲜蔬菜及水果，但禁止进食酸性食物。

（3）早期保护肾脏功能，鼓励患者多饮水，补充血容量。

【住院第2～3日】

1. 护理处置

（1）予安静休息，取平卧位或半卧位。

（2）保持病室安静，室内空气新鲜，每日开窗通风2～3次，每次30分钟，做好病房的消毒隔离工作。

（3）继续给予患者血浆置换治疗。血浆置换过程中观察凝血及出血：鼻腔、牙龈、皮肤、消化道等有无出血倾向；过敏反应：皮肤瘙痒、皮疹、口麻、寒战、高热等过敏症状；低血压：观察患者意识状态，有无面色苍白、头晕、心悸、出汗、心率加快等症状。观察机器运转情况，严格执行无菌操作，预防感染。

（4）密切观察股静脉穿刺处有无渗血及血肿，及时给予处理及更换敷料，保持深静脉置管处敷料清洁干燥，保持管路通畅，各班认真做好交接班。

（5）做好药物治疗的护理

1）谷胱甘肽：是由谷氨酸、半胱氨酸和甘氨酸结合，含有巯基的三肽，具有抗氧化作用和整合解毒作用，把机体内有害的毒物转化为无害的物质，排泄出体外。不良反应少见恶心、呕吐和头痛、罕见皮疹。

2）糖皮质激素：副作用有电解质紊乱、消化道溃疡、出血、感染、内分泌紊乱、神经系统等表现。

（6）准确留取尿标本做检查以协助诊断及治疗。

（7）准确记录24小时出入量，观察尿液颜色、性质，有无肾损伤。

2. 健康教育

（1）指导患者正确留取尿标本：告知患者留尿的起止时间。

（2）脱离砷化氢作业。

（3）完善检验/检查前宣教，如通知禁食水、告知检查/检验目的、时间、地点及注意事项等。

（4）向患者及家属说明血浆置换的意义及注意事项。

（5）告知患者及家属经血浆置换治疗后，尿色会逐渐由酱油色转变为浓茶色，并逐渐恢复正常。

3. 康复指导

（1）指导患者放松，分散其注意力，避免紧张情绪。

（2）头晕、乏力、四肢酸痛者，嘱卧床休息。移开环境中的障碍物，注意活动过程中的安全，防止意外发生。

（3）指导患者多饮水，早期保护肾脏功能。

4. 饮食

（1）增加含氨基酸的高生物价蛋白，如鸡蛋、瘦肉、牛奶等优质蛋白质的摄入。

（2）增加维生素的摄入：多吃新鲜蔬菜及水果，但禁止进食酸性食物。

（3）禁烟、酒、浓茶、咖啡及过咸食物。

【住院期间】

1. 护理处置

（1）根据患者症状及尿砷结果，确定是否继续血浆置换治疗。保持深静脉置管处敷料清洁干燥，保持管路通畅。

（2）观察治疗效果及有无药物不良反应。应用糖皮质激素患者，观察有无药物副作用。

（3）保持病室安静，室内空气新鲜，每日开窗通风 2～3 次，每次 30 分钟，做好病房的消毒隔离工作。

（4）溶血：观察尿液颜色；出现腰背部及四肢酸痛，嘱卧床休息，协助满足生活需要，局部可热敷；出现皮肤及巩膜黄染，注意伴随症状及有无出血倾向。禁止进食酸性食物或药物。

（5）肾功能衰竭：严格限制液体入量，准确记录出入量；保护肾功能，遵医嘱应用药物碱化尿液，注意观察用药反应。监测电解质、酸碱平衡、肌酐、尿素氮等。

（6）贫血：观察贫血症状，如面色、口唇、甲床苍白程度及心悸、气短情况，卧床休息，限制活动，注意安全。

（7）根据患者耐受程度，制订康复计划，逐步增加活动量。

（8）落实基础护理，如口腔护理、皮肤护理等生活护理。

2. 健康教育

（1）告知患者疾病相关知识，注意保暖。

（2）保证充足的休息与睡眠，睡前不喝咖啡、浓茶、睡前热水泡脚，喝热牛奶以促进睡眠，保证每晚有效睡眠时间达 6～8 小时。

（3）告知活动安全的重要性，血红蛋白低者，告知其活动时易慢，预防跌倒。避免猛起猛坐，清除环境障碍物。避免剧烈运动，活动量以不感到劳累为原则。

（4）告知监测尿量的意义及重要性。

（5）血浆置换的方法及意义。

3. 康复指导

（1）贫血、四肢酸痛者设专人陪护，减少活动，加床档保护，防止头晕造成意外发生。

（2）黄疸患者保持皮肤清洁，不可搔抓皮肤，以免皮肤破溃继发感染。

（3）为患者创造良好的修养环境，避免不良刺激。

（4）肾功能衰竭患者告知其限制饮水量。

4. 饮食

（1）增加含氨基酸的高生物价蛋白，如鸡蛋、瘦肉、牛奶等优质蛋白质的摄入。严重肾脏损伤者限制高钠、水、植物蛋白的摄入。

（2）增加维生素的摄入：多吃新鲜蔬菜及水果，但禁止进食酸性食物。

（3）伴肾功能衰竭时少尿期限制含钾高的食物：如橘子、香蕉、海带、紫菜、菠菜、苋菜、香菜、油菜、甘蓝、芹菜、大葱、青蒜、莴苣、土豆、山药、鲜豌豆、毛豆等。

（4）贫血患者给予含铁丰富的饮食，如瘦肉、猪肝、豆类等。

【出院前1~3日】

1. 护理处置

（1）保持病室安静，室内空气新鲜，每日开窗通风2~3次，每次30分钟，做好病房的消毒隔离工作。

（2）观察血浆置换前后尿色变化，酱油色尿转变为浓茶色尿，逐渐转变为黄色。

（3）监测尿砷、血常规、肝肾功能等化验结果。

（4）监测生命体征。

（5）根据患者耐受程度，制订康复计划，如运动、饮食等。

（6）停止血浆置换治疗拔除深静脉置管后按压15分钟，预防局部血肿形成。

（7）落实基础护理，如口腔护理、皮肤护理等生活护理。

（8）给予心理护理：患者常有悲观、抑郁、焦虑、恐惧等心理，护理人员应和蔼真诚、体贴关心患者、细心观察患者的心理变化，了解不良情绪的根本原因，针对性的给予心理疏导。

2. 健康教育

（1）告知患者疾病相关知识，注意防寒保暖，戒烟酒。

（2）保证充足的休息与睡眠，活动应循序渐进逐步进行；睡前不喝咖啡、浓茶、睡前热水泡脚，喝热牛奶以促进睡眠，保证每晚有效睡眠时间达6~8小时。

（3）讲解疾病预防知识，出院后在工作场所加强个人防护，避免接触有害物质，养成良好的卫生习惯。

（4）指导功能锻炼的方法及意义。

（5）指导服药方法、意义及注意事项。避免使用具有肾脏毒性的药物。

3. 康复指导

（1）评估患者及家属健康教育知识掌握程度。

（2）落实患者及家属对康复计划的掌握。

（3）指导患者情绪放松，劳逸结合。

4. 饮食

（1）提供富含优质蛋白的食物。

（2）多吃新鲜蔬菜、水果补充维生素，禁止进食酸性食物。

（3）贫血患者给予含铁丰富的饮食，如瘦肉、猪肝、豆类等。

（4）戒烟酒、忌吃辛辣刺激食物。

【出院日】

1. 护理处置

（1）与患者及家属共同制订居家康复计划：如居室环境要求；活动耐力训练；功能锻炼；放松训练；饮食康复计划；心理支持疗法等。

（2）教会患者自我监测和调护。

（3）指导患者及家属做好砷化氢中毒康复日记。

2. 健康教育

（1）自我监测

1）定期来院复查尿砷含量。尿砷高于正常需复诊，积极进行健康体检。

2）如感头晕、乏力加重，尿量减少、感肝区疼痛，提示对肝肾损害加重。

（2）自我调护

1）正确面对砷化氢中毒、保持健康心理。

2）养成良好的生活习惯：①注意生活起居，保持居室空气新鲜，避免接触砷化氢。室温维持在 $18\sim22℃$，每日开窗通风，多晒太阳、进行户外活动；根据天气变化增减衣服，避免受凉感冒。②加强康复锻炼，增强体质：根据自身病情及体力恢复情况适当锻炼，增强机体免疫力。根据实际情况进行功能锻炼。③饮食搭配均衡，戒烟戒酒。

3）正确使用药物：出院后遵医嘱按时服药，不自行减药、停药。避免使用具有肾脏毒性的药物。

4）提高自我防护意识，矿石不宜露天存放，注意防潮，避免水浸或与酸类接触，加强排风措施，佩戴防毒面具。

3. 康复指导

（1）贫血、乏力、四肢酸痛者告知活动安全注意事项。

（2）保持情绪稳定，去除不安、恐惧、愤怒、忧郁等不利因素，保持心情舒畅，劳逸结合。

（3）保持皮肤清洁。

（4）指导患者及家属了解用药副作用。

4. 饮食

（1）提供富含优质蛋白的食物。

（2）多吃新鲜蔬菜、水果补充维生素，禁止进食酸性食物。

（3）贫血患者给予含铁丰富的饮食，如瘦肉、猪肝、豆类等。

（4）戒烟酒、忌吃辛辣刺激食物。

（王小红）

第九节　氯气中毒临床护理路径

氯气中毒临床护理路径表

适用对象：第一诊断为氯气中毒

患者姓名＿＿＿＿＿＿＿　性别＿＿＿＿＿　年龄＿＿＿＿＿　住院号＿＿＿＿＿＿＿

住院日期＿＿＿年＿＿＿月＿＿＿日　出院日期＿＿＿年＿＿＿月＿＿＿日　住院天数＿＿＿天

时间	住院第1日	住院第2~3日	住院期间	出院前1~3日	出院日
护理处置	□测量生命体征、佩戴腕带 □体重 □入院护理评估 □通知主管医生 □建立护理病历 □卫生处置 □完成入院护理记录单书写	□监测生命体征 □病室环境 □卧位 □保持呼吸道通畅 □氧疗 　□氧气吸入 　□无创正压通气 □眼部护理 □用药护理	□监测生命体征 □病室环境 □卧位 □症状护理 　□化学性肺炎 　□肺水肿 □制订康复计划 □用药护理 □协助生活护理	□监测生命体征 □病室环境 □卧位 □保持呼吸道通畅 □氧疗 　□氧气吸入 　□其他 □制订康复计划 □协助生活护理	□医嘱相关治疗、处置执行 □出院流程指导 □与患者及家属共同制订居家康复计划 □教会患者自我监测和调护

续表

时间	住院第 1 日	住院第 2～3 日	住院期间	出院前 1～3 日	出院日
护理处置	□医嘱相关治疗执行及指导 　□采集血标本 　□皮内注射 　□口服药物 　□静脉输液 　□吸氧 　□雾化吸入 　□其他 □巡视观察 □生活护理 □心理护理	□协助生活护理 □巡视观察 □心理护理 □睡眠护理	□心理护理	□心理护理	□指导患者及家属做好氯气中毒康复日记 □整理病历
健康教育	□环境介绍 □住院须知 □主管医生 □责任护士 □检验/检查指导 □疾病相关知识 □跌倒预防 □压疮预防	□雾化吸入的意义 □检验/检查指导 □氧疗的意义	□疾病相关知识 □呼吸功能练习 　□深呼吸 　□有效咳嗽 □休息与睡眠 □氧疗的目的、方法及注意事项	□疾病相关知识 □防寒保暖 □戒烟、酒 □呼吸功能练习 　□深呼吸 　□有效咳嗽 □防护知识 □休息与睡眠	□自我监测 □自我调护
康复指导	□氧气疗法 □无创正压通气	□活动安全 □有效咳痰 □自我放松训练	□活动安全 □有效咳痰 □深呼吸 □腹式呼吸 □缩唇呼吸 □有氧训练	□活动安全 □有效咳痰 □康复锻炼 □腹式呼吸 □缩唇呼吸 □自我放松训练	□康复锻炼 □腹式呼吸 □缩唇呼吸 □有氧训练 □自我放松训练
饮食	□优质蛋白 □高热量 □维生素:新鲜蔬菜水果	□优质蛋白 □高热量 □维生素:新鲜蔬菜水果	□优质蛋白 □维生素:新鲜蔬菜水果 □重症者予易消化流食	□优质蛋白 □维生素:新鲜蔬菜水果 □禁食辛辣、油炸、刺激性食物	□优质蛋白 □高热量 □维生素:新鲜蔬菜水果 □戒烟酒
病情变异记录	□无 □有,原因 1. 2.	□无 □有,原因 1. 2.	□无 □有,原因 1. 2.	□无 □有,原因 1. 2.	□无 □有,原因 1. 2.
签名					

—— 临床路径实施规范 ——

【住院第 1 日】

1. 护理处置

（1）予安静休息,取平卧位或半卧位。

（2）询问病史,体格检查,进行入院护理评估。

（3）测量生命特征及指脉氧。

（4）立即予氧气吸入，可选择适当方法给氧，如发生严重肺水肿或急性呼吸窘迫综合征，给予鼻面罩持续正压通气（CPAP）：检查呼吸机性能，连接管道，调节好参数，给患者带上面罩，患者取舒适体位，一般取半卧位或平卧位，保持气道通畅，防止枕头过高，使呼吸道变窄，影响气流通过，降低疗效。头带的松紧度适宜，既要防止漏气刺激眼部和面部皮肤，又要防止口鼻面罩过紧产生的皮肤红斑。

（5）观察患者咳嗽、咳痰、胸闷及呼吸困难程度，早期防治化学性肺炎和肺水肿。

（6）遵医嘱给予支气管扩张剂、祛痰药、抗生素、糖皮质激素等对症治疗，观察药物反应。

（7）制订护理计划，予口腔护理、皮肤护理及管道护理。

（8）评估患者跌倒、压疮风险及日常生活能力，采取相应的护理措施。

2. 健康教育

（1）介绍病室环境、主管医生、责任护士及同病室病友，消除患者陌生感。

（2）介绍吸氧或无创通气的目的、方法及注意事项，配合治疗。

（3）介绍相关检查如动脉血气分析、腹部 B 超、心电图、肺功能、胸部正侧位片、肝肾功能、心肌酶谱、胸部 CT 等检查的目的、方法及注意事项。

3. 康复指导　指导患者呼吸疗法：

（1）氧气疗法：氧气吸入是肺功能损害、低氧血症必要的科学治疗手段，及时补充氧气可增加病人吸入气体氧含量，减轻呼吸做功，弥补呼吸功能不全，提高动脉血氧分压，改善组织缺氧，使心、脑、肾等重要器官功能得以维持，提高生活质量、延长生命。

（2）无创正压通气治疗：无创正压通气能缓解患者的呼吸困难。无创正压通气治疗是通过缓解呼吸肌疲劳，减轻患者呼吸困难，进而改善患者的运动耐力。

4. 饮食

（1）增加优质蛋白质（肉、禽、蛋、鱼类、豆制品等）及热量的摄入。

（2）增加维生素的摄入

1）维生素 A：能维持上皮细胞组织，特别是呼吸道上皮组织的健康，对减轻咳嗽症状有一定的益处。天然维生素 A 只存在于动物性食品如动物肝脏、蛋类、奶油和鱼肝油中；植物所含的胡萝卜素进入人体，可在肝中转变为维生素 A。此外，咸带鱼、鲫鱼、白鲢、鳝鱼、鱿鱼、蛤蜊、人奶、牛奶等也含丰富的维生素 A。

2）维生素 C：具有抗氧化作用，其主要存在于新鲜的水果和蔬菜里。如新鲜的大枣、柑橘类、橙子、草莓、猕猴桃、酸枣、沙棘、辣椒、番茄、菠菜、菜花等。

【住院第 2～3 日】

1. 护理处置

（1）予安静休息，取平卧位或半卧位。

（2）保持病室安静，室内空气新鲜，每日开窗通风 2～3 次，每次 30 分钟，做好病房的消毒隔离工作。

（3）观察患者意识变化、呼吸频率、节律及深浅度，监测指脉氧。

（4）观察痰液的颜色、性质、量，促进患者痰液排出，保持呼吸道通畅。

（5）合理氧疗：根据病情予鼻导管吸氧或无创机械通气。

（6）做好药物治疗的护理

1）糖皮质激素：可降低毛细血管通透性，具有解毒、抗过敏和抗炎作用。予早期、足量、短程应用，对化学性肺水肿有特殊效果。副作用有电解质紊乱、消化道溃疡、出血、感染、内分泌紊乱、神经系统等表现。

2）抗生素及祛痰药：抗生素需做药敏试验，选用敏感药物，要注意联合用药选用协同作用的药物，提高疗效，同时剂量要足，时间要够，防止耐药。

3）还原型谷胱甘肽：是由谷氨酸、半胱氨酸和甘氨酸结合，含有巯基的三肽，具有抗氧化作用，及时清除氧自由基，可减轻氯气产生的氧化性损伤，改善低氧血症，防治 ARDS 的作用。不良反应少见恶心、呕吐和头痛、罕见皮疹。

（7）予雾化吸入中和剂、支气管解痉剂、祛痰剂，协助患者翻身拍背，促进痰液咳出，必要时予以吸痰。

（8）眼部和皮肤损伤者，及时用生理盐水或清水彻底清洗，遵医嘱按时予眼药滴入。

2. 健康教育

（1）指导患者及早雾化吸入治疗，可减轻呼吸道黏膜的损伤及咽部不适。鼓励患者排痰。

（2）脱离氯气作业。

（3）完善检验 / 检查前宣教，如通知禁食水、告知检查 / 检验目的、时间、地点及注意事项等。

（4）向患者及家属说明氧疗的意义及注意事项，鼓励患者坚持氧疗。

（5）眼部避免强光刺激。

3. 康复指导

（1）指导患者进行深呼吸和有效咳嗽：取坐位，助患者先进行几次深而慢的呼吸后尽量深吸气、屏气，继而缩唇缓慢的将气体呼出；再深吸一口气、屏气，身体少前倾，自胸腔进行2～3次短促有力的咳嗽，咳痰后进行放松性深呼吸。

（2）剧烈咳嗽者，加床挡保护，注意患者活动过程中的安全，预防咳嗽性晕厥。

（3）闭目休息，注意用眼卫生。

（4）认真倾听患者主诉，与患者多沟通，稳定患者情绪，缓解对氯气中毒的恐惧，解除思想顾虑及心理负担，积极配合治疗。

4. 饮食

（1）增加优质蛋白质（肉、禽、蛋、鱼类、豆制品等）及热量的摄入。

（2）增加维生素的摄入

1）维生素 A：能维持上皮细胞组织，特别是呼吸道上皮组织的健康，对减轻咳嗽症状有一定的益处。天然维生素 A 只存在于动物性食品如动物肝脏、蛋类、奶油和鱼肝油中；植物所含的胡萝卜素进入人体，可在肝中转变为维生素 A。此外，咸带鱼、鲫鱼、白鲢、鳝鱼、鱿鱼、蛤蜊、人奶、牛奶等也含丰富的维生素 A。

2）维生素 C：具有抗氧化作用，其主要存在于新鲜的水果和蔬菜里。如新鲜的大枣、柑橘类、橙子、草莓、猕猴桃、酸枣、沙棘、辣椒、番茄、菠菜、菜花等。

【住院期间】

1. 护理处置

（1）继续予鼻导管吸氧或无创正压通气。

（2）观察治疗效果及有无药物不良反应。

（3）保持病室安静，室内空气新鲜，每日开窗通风 2～3 次，每次 30 分钟，做好病房的消毒隔离工作。

（4）观察患者呼吸频率、节律及深浅度，监测指脉氧。

（5）观察痰液的颜色、性质、量，予雾化吸入等促进患者痰液排出，保持呼吸道通畅，必要时及时吸痰，避免气道黏膜坏死脱落阻塞呼吸道。

（6）遵医嘱准确及时使用抗生素、糖皮质激素、祛痰药及支气管舒张剂等药物。

（7）化学性肺炎：呼吸困难者取坐位或半坐位，给予合理氧疗；剧烈咳嗽时给予止咳剂，胸痛时协助患者取舒适卧位，避免诱发及加重疼痛因素。指导患者使用放松术或分散患者注意力。

（8）肺水肿：出现呼吸困难加重，粉红色泡沫痰或痰中带血等为肺水肿表现。取半坐位或坐位，给予鼻导管吸氧，发绀不缓解时应加大氧气流量 4～6L/min，仍不改善者给予鼻面罩持续正压通气，并观察发绀、呼吸困难的改善情况，保持呼吸道通畅，将 30% 酒精溶液置氧气湿化瓶中吸入。及时吸痰，喉头水肿者做好气管插管准备。限制液体入量，控制输液速度，应用利尿剂时保持水、电解质、酸碱平衡，准确记录出入量。

（9）根据患者耐受程度，制订康复计划，如深呼吸及有效咳嗽、腹式呼吸、缩唇式呼吸、有氧训练等呼吸操及膈肌训练等。

（10）落实基础护理，如口腔护理、皮肤护理及管道护理。

2. 健康教育

（1）告知患者疾病相关知识，注意保暖。

（2）保证充足的休息与睡眠，睡前不喝咖啡、浓茶、睡前热水泡脚，喝热牛奶以促进睡眠，保证每晚有效睡眠时间达 6～8 小时。

（3）指导深呼吸及有效咳嗽的方法及意义。鼓励患者多饮水、咳嗽、深呼吸及变换体位，以利咳出坏死脱落的黏膜及分泌物。

（4）氧疗的方法及意义。

3. 康复指导

（1）剧烈咳嗽者，加床挡保护，注意患者活动过程中的安全，预防咳嗽性晕厥。

（2）腹式呼吸

1）患者取舒适体位，可取坐位或半卧位，两膝半屈使腹肌放松，一手放于腹部，一手放于胸部。

2）用鼻缓慢深呼吸，膈肌放松，尽力挺腹，使其鼓起。

3）缓慢呼气，腹肌收缩，腹部下凹。

4）动作要领：肩背放松，腹部吸鼓呼瘪，吸时经鼻，呼时经口，深吸细呼。

5）训练时注意：①避免用力呼气或呼气过长，一面发生喘息、憋气、支气管痉挛。②深呼吸练习时以每次练 3～4 次吸 / 呼为宜，避免过度通气。

（3）缩唇呼吸

1）指导患者取舒适体位。

2）经鼻深吸气，呼气时将嘴唇缩起呈吹口哨状缓慢呼气 4～6 秒。

3）吸气与呼气时间比为 1:2，尽量深吸慢呼。

4）每天 2 次，每次 10～20 分钟，每分钟 7～8 次。

（4）有氧训练：如步行、快走、慢跑、打太极拳等。

运动三部曲：第一部：热身运动（5～10分钟）。

　　　　　　第二部：正式运动（20～60分钟），应将运动量慢慢提高，直至感觉到有点吃力，并保持这个速度/运动量锻炼20～60分钟，运动强度不应太易或过分困难。

　　　　　　第三部：缓和运动（5～10分钟）。

（5）胸痛患者协助取舒适卧位，避免诱发及加重疼痛因素，指导患者使用放松术或分散患者注意力。

4. 饮食

（1）增加优质蛋白质（肉、禽、蛋、鱼类、豆制品等）及热量的摄入。

（2）增加维生素的摄入

1）维生素 A：能维持上皮细胞组织，特别是呼吸道上皮组织的健康，对减轻咳嗽症状有一定的益处。天然维生素 A 只存在于动物性食品如动物肝脏、蛋类、奶油和鱼肝油中；植物所含的胡萝卜素进入人体，可在肝中转变为维生素 A。此外，咸带鱼、鲫鱼、白鲢、鳝鱼、鱿鱼、蛤蜊、人奶、牛奶等也含丰富的维生素 A。

2）维生素 C：具有抗氧化作用，其主要存在于新鲜的水果和蔬菜里。如新鲜的大枣、柑橘类、橙子、草莓、猕猴桃、酸枣、沙棘、辣椒、番茄、菠菜、菜花等。

（3）重度中毒患者给予易消化流食，少量多餐。鼻饲患者给予鼻饲饮食。

【出院前 1～3 日】

1. 护理处置

（1）保持病室安静，室内空气新鲜，每日开窗通风 2～3 次，每次 30 分钟，做好病房的消毒隔离工作。

（2）给予合理氧疗，保持呼吸道通畅。

（3）监测生命体征及血氧饱和度。

（4）根据患者耐受程度，制订康复计划，如深呼吸及有效咳嗽、腹式呼吸、缩唇式呼吸、有氧训练、气功八段锦等呼吸操及膈肌训练等。

（5）落实基础护理，如口腔护理、皮肤护理及管道护理。

（6）给予心理护理：患者常有悲观、抑郁、焦虑、恐惧等心理，护理人员应和蔼真诚、体贴关心患者、细心观察患者的心理变化，了解不良情绪的根本原因，针对性的给予心理疏导。

2. 健康教育

（1）告知患者疾病相关知识，注意防寒保暖，戒烟酒。

（2）保证充足的休息与睡眠，活动应循序渐进逐步进行；睡前不喝咖啡、浓茶、睡前热水泡脚，喝热牛奶以促进睡眠，保证每晚有效睡眠时间达 6～8 小时。

（3）讲解疾病预防知识，在工作场所加强个人防护，操作时注意通风，配备个人防护用品，作业场所设置防毒面具，养成良好的卫生习惯。

（4）告知患者情绪放松，劳逸结合，经治疗后症状会减轻或消失。

3. 康复指导

（1）评估患者及家属健康教育知识掌握程度。

（2）落实患者及家属对康复计划的掌握。

（3）指导患者情绪放松，劳逸结合。

4. 饮食

（1）提供富含优质蛋白的食物。

（2）多吃新鲜蔬菜、水果补充维生素。

（3）禁食辛辣、油炸、刺激性食物。

（4）戒烟酒。

【出院日】

1. 护理处置

（1）与患者及家属共同制订居家康复计划：如居室环境要求；活动耐力训练；有效咳嗽、咳痰；呼吸训练；有氧训练；放松训练；饮食康复计划；心理支持疗法等。

（2）教会患者自我监测和调护。

（3）指导患者及家属做好氯气中毒康复日记。

2. 健康教育

（1）自我监测

1）定期来院复查胸部正侧位片，积极进行健康体检。

2）监测痰液的颜色和量，痰液颜色及量的改变提示有感染或并发症的发生。

3）监测胸痛的部位及性质，若胸痛突然加剧和呼吸困难，提示自发性气胸。

（2）自我调护

1）正确面对氯气中毒、保持健康心理。

2）养成良好的生活习惯：①注意生活起居，保持居室空气新鲜，避免吸入烟雾、粉尘和刺激性气体。室温维持在18～22℃，每日开窗通风，多晒太阳、进行户外活动，避免过劳；坚持耐寒锻炼，温水洗澡、冷水洗脸；注意天气变化，及时增减衣服，避免受凉感冒。②加强康复锻炼，增强体质：根据自身病情及体力恢复情况适当锻炼，增强机体免疫力。根据实际情况进行功能锻炼。③饮食搭配均衡，戒烟戒酒。

3）正确使用药物：出院后遵医嘱按时服药，不自行减药、停药。

4）注意加强个人防护，工作时佩戴防护用具，提高自我防护意识。

3. 康复指导

（1）有氧训练：根据实际情况，在最大呼吸耐受水平上选择连续步行或慢跑、户外行走、打太极拳、练气功等。

（2）指导患者及家属自我放松方法：方法同上。

（3）腹式呼吸：方法同上。

（4）缩唇呼吸：方法同上。

（5）保持情绪稳定，去除不安、恐惧、愤怒、忧郁等不利因素，保持心情舒畅，劳逸结合。

（6）指导患者及家属了解用药副作用。

4. 饮食

（1）提供富含优质蛋白的食物。

（2）多吃新鲜蔬菜、水果补充维生素。

（3）禁食辛辣、油炸、刺激性食物。

（4）戒烟酒。

（王小红、章一华）

第十节 二氧化硫中毒临床护理路径

二氧化硫中毒临床护理路径表单

适用对象：第一诊断为二氧化硫中毒

患者姓名_____ 性别_____ 年龄_____ 住院号_____

住院日期_____年_____月_____日 出院日期_____年_____月_____日 住院天数_____天

时间	住院第1日	住院第2~3日	住院期间	出院前1~3日	出院日
护理处置	□测量生命体征、佩戴腕带 □体重 □入院护理评估 □通知主管医生 □建立护理病历 □卫生处置 □完成入院护理记录单书写 □医嘱相关治疗执行及指导 　□采集血标本 　□皮内注射 　□口服药物 　□静脉输液 　□吸氧 　□雾化吸入 　□其他 □巡视观察 □生活护理 □心理护理	□监测生命体征 □病室环境 □卧位 □保持呼吸道通畅 □氧疗 　□氧气吸入 　□无创正压通气 □眼部、皮肤护理 □用药护理 □协助生活护理 □巡视观察 □心理护理 □睡眠护理	□监测生命体征 □病室环境 □卧位 □症状护理 　□化学性肺炎 　□肺水肿 □制订康复计划 □用药护理 □协助生活护理 □心理护理	□监测生命体征 □病室环境 □卧位 □保持呼吸道通畅 □氧疗 　□氧气吸入 　□其他 □制订康复计划 □协助生活护理 □心理护理	□医嘱相关治疗、处置执行 □出院流程指导 □与患者及家属共同制订居家康复计划 □教会患者自我监测和调护 □指导患者及家属做好二氧化硫中毒康复日记 □整理病历
健康教育	□环境介绍 □住院须知 □主管医生 □责任护士 □检验/检查指导 □疾病相关知识 □跌倒预防 □压疮预防	□雾化吸入的意义 □检验/检查指导 □氧疗的意义	□疾病相关知识 □呼吸功能练习 　□深呼吸 　□有效咳嗽 □休息与睡眠 □氧疗的目的、方法及注意事项	□疾病相关知识 □防寒保暖 □戒烟、酒 □呼吸功能练习 　□深呼吸 　□有效咳嗽 □防护知识 □休息与睡眠	□自我监测 □自我调护
康复指导	□氧气疗法 □无创正压通气	□活动安全 □有效咳痰 □自我放松训练	□活动安全 □有效咳痰 □深呼吸 □腹式呼吸 □缩唇呼吸 □有氧训练	□活动安全 □有效咳痰 □康复锻炼 □腹式呼吸 □缩唇呼吸 □自我放松训练	□康复锻炼 □腹式呼吸 □缩唇呼吸 □有氧训练 □自我放松训练

续表

时间	住院第1日	住院第2~3日	住院期间	出院前1~3日	出院日
饮食	□优质蛋白 □高热量 □维生素:新鲜蔬菜水果	□优质蛋白 □高热量 □维生素:新鲜蔬菜水果	□优质蛋白 □维生素:新鲜蔬菜水果 □重症者予易消化流食	□优质蛋白 □维生素:新鲜蔬菜水果 □禁食辛辣、油炸、刺激性食物	□优质蛋白 □高热量 □维生素:新鲜蔬菜水果 □戒烟酒
病情变异记录	□无 □有,原因 1. 2.	□无 □有,原因 1. 2.	□无 □有,原因 1. 2.	□无 □有,原因 1. 2.	□无 □有,原因 1. 2.
签名					

临床路径实施规范

【住院第1日】

1. 护理处置

（1）予安静休息,取平卧位或半卧位。

（2）询问病史,体格检查,进行入院护理评估。

（3）测量生命特征及指脉氧。

（4）立即予氧气吸入,可选择适当方法给氧,如发生严重肺水肿或急性呼吸窘迫综合征,给予鼻面罩持续正压通气（CPAP）:检查呼吸机性能,连接管道,调节好参数,给患者带上面罩,患者取舒适体位,一般取半卧位或平卧位,保持气道通畅,防止枕头过高,使呼吸道变窄,影响气流通过,降低疗效。头带的松紧度适宜,既要防止漏气刺激眼部和面部皮肤,又要防止口鼻面罩过紧产生的皮肤红斑。

（5）观察患者咳嗽、咳痰、胸闷及呼吸困难程度,早期防治化学性肺炎和肺水肿。

（6）遵医嘱给予支气管扩张剂、祛痰药、抗生素、糖皮质激素等对症治疗,观察药物反应。

（7）清除残留二氧化硫毒物,清洗皮肤及头发,更换干净衣服,用清水含漱口腔及咽喉部后吐出,生理盐水冲洗眼及鼻黏膜,防止眼、鼻黏膜损伤。保持病室通风透气。

（8）制订护理计划,予口腔护理、皮肤护理及管道护理。

（9）评估患者跌倒、压疮风险及日常生活能力,采取相应的护理措施。

2. 健康教育

（1）介绍病室环境、主管医生、责任护士及同病室病友,消除患者陌生感。

（2）介绍吸氧或无创通气的目的、方法及注意事项,配合治疗。

（3）介绍相关检查如动脉血气分析、腹部B超、心电图、肺功能、胸部正侧位片、肝肾功能、心肌酶谱、胸部CT等检查的目的、方法及注意事项。

3. 康复指导 指导患者呼吸疗法:

（1）氧气疗法:氧气吸入是肺功能损害、低氧血症必要的科学治疗手段,及时补充氧气可增加病人吸入气体氧含量,减轻呼吸做功,弥补呼吸功能不全,提高动脉血氧分压,改善组织缺氧,使心、脑、肾等重要器官功能得以维持,提高生活质量、延长生命。

(2)无创正压通气治疗:无创正压通气能缓解患者的呼吸困难。无创正压通气治疗是通过缓解呼吸肌疲劳,减轻患者呼吸困难,进而改善患者的运动耐力。

4. 饮食

(1)增加优质蛋白质(肉、禽、蛋、鱼类、豆制品等)及热量的摄入。

(2)增加维生素的摄入

1)维生素 A:能维持上皮细胞组织,特别是呼吸道上皮组织的健康,对减轻咳嗽症状有一定的益处。天然维生素 A 只存在于动物性食品如动物肝脏、蛋类、奶油和鱼肝油中;植物所含的胡萝卜素进入人体,可在肝中转变为维生素 A。此外,咸带鱼、鲫鱼、白鲢、鳝鱼、鱿鱼、蛤蜊、人奶、牛奶等也含丰富的维生素 A。

2)维生素 C:具有抗氧化作用,其主要存在于新鲜的水果和蔬菜里。如新鲜的大枣、柑橘类、橙子、草莓、猕猴桃、酸枣、沙棘、辣椒、番茄、菠菜、菜花等。

【住院第 2~3 日】

1. 护理处置

(1)予安静休息,取平卧位或半卧位。

(2)保持病室安静,室内空气新鲜,每日开窗通风 2~3 次,每次 30 分钟,做好病房的消毒隔离工作。

(3)观察患者意识变化、呼吸频率、节律及深浅度,监测指脉氧。

(4)观察痰液的颜色、性质、量,促进患者痰液排出,保持呼吸道通畅。

(5)合理氧疗:根据病情予鼻导管吸氧或无创机械通气。

(6)做好药物治疗的护理

1)糖皮质激素:可降低毛细血管通透性,具有解毒、抗过敏和抗炎作用。予早期、足量、短程应用,对化学性肺水肿具有特殊效果。副作用有电解质紊乱、消化道溃疡、出血、感染、内分泌紊乱、神经系统等表现。

2)抗生素及祛痰药:抗生素需做药敏试验,选用敏感药物,要注意联合用药选用协同作用的药物,提高疗效,同时剂量要足,时间要够,防止耐药。

3)还原型谷胱甘肽:是由谷氨酸、半胱氨酸和甘氨酸结合,含有巯基的三肽,具有抗氧化作用,及时清除氧自由基,可减轻肺组织损伤,改善低氧血症,防治 ARDS 的作用。不良反应少见恶心、呕吐和头痛、罕见皮疹。

(7)予雾化吸入中和剂、支气管解痉剂、祛痰剂,协助患者翻身拍背,促进痰液咳出,必要时予以吸痰。

(8)对眼部及皮肤接触者给予相应处理,用无菌生理盐水纱布把双眼覆盖,必要时遵医嘱给予抗生素眼药水和氢化可的松眼药水交替使用,防止感染;皮肤灼伤者给予湿敷。

2. 健康教育

(1)指导患者及早雾化吸入治疗,可减轻呼吸道黏膜的损伤及咽部不适。鼓励患者排痰。

(2)脱离二氧化硫作业。

(3)完善检验 / 检查前宣教,如通知禁食水、告知检查 / 检验目的、时间、地点及注意事项等。

(4)向患者及家属说明氧疗的意义及注意事项,鼓励患者坚持氧疗。

（5）嘱患者注意休息，眼部避免强光刺激。

3. 康复指导

（1）指导患者进行深呼吸和有效咳嗽：取坐位，助患者先进行几次深而慢的呼吸后尽量深吸气、屏气，继而缩唇缓慢地将气体呼出；再深吸一口气、屏气，身体少前倾，自胸腔进行 2～3 次短促有力的咳嗽，咳痰后进行放松性深呼吸。

（2）剧烈咳嗽者，加床挡保护，注意患者活动过程中的安全，预防咳嗽性晕厥。

（3）保护眼睑结膜，避免光线刺激。

（4）认真倾听患者主诉，与患者多沟通，稳定患者情绪，缓解对二氧化硫中毒的恐惧，解除思想顾虑及心理负担，积极配合治疗。

4. 饮食

（1）增加优质蛋白质（肉、禽、蛋、鱼类、豆制品等）及热量的摄入。

（2）增加维生素的摄入

1）维生素 A：能维持上皮细胞组织，特别是呼吸道上皮组织的健康，对减轻咳嗽症状有一定的益处。天然维生素 A 只存在于动物性食品如动物肝脏、蛋类、奶油和鱼肝油中；植物所含的胡萝卜素进入人体，可在肝中转变为维生素 A。此外，咸带鱼、鲫鱼、白鲢鱼、鳝鱼、鱿鱼、蛤蜊、人奶、牛奶等也含丰富的维生素 A。

2）维生素 C：具有抗氧化作用，其主要存在于新鲜的水果和蔬菜里。如新鲜的大枣、柑橘类、橙子、草莓、猕猴桃、酸枣、沙棘、辣椒、番茄、菠菜、菜花等。

【住院期间】

1. 护理处置

（1）继续予鼻导管吸氧或无创正压通气。

（2）观察治疗效果及有无药物不良反应。

（3）保持病室安静，室内空气新鲜，每日开窗通风 2～3 次，每次 30 分钟，做好病房的消毒隔离工作。

（4）观察患者呼吸频率、节律及深浅度，监测指脉氧。

（5）观察痰液的颜色、性质、量，予雾化吸入等促进患者痰液排出，保持呼吸道通畅，必要时及时吸痰，避免气道黏膜坏死脱落阻塞呼吸道。

（6）遵医嘱准确及时使用抗生素、糖皮质激素、祛痰药及支气管舒张剂等药物。

（7）化学性肺炎：呼吸困难者取坐位或半坐位，给予合理氧疗；剧烈咳嗽时给予止咳剂，胸痛时协助患者取舒适卧位，避免诱发及加重疼痛因素。指导患者使用放松术或分散患者注意力。

（8）肺水肿：出现呼吸困难加重，粉红色泡沫痰或痰中带血等为肺水肿表现。取半坐位或坐位，给予鼻导管吸氧，发绀不缓解时应加大氧气流量 4～6L/min，仍不改善者给予鼻面罩持续正压通气，并观察发绀、呼吸困难的改善情况，保持呼吸道通畅，将 30% 酒精溶液置氧气湿化瓶中吸入。及时吸痰，喉头水肿者做好气管插管准备。限制液体入量，控制输液速度，应用利尿剂时保持水、电解质、酸碱平衡，准确记录出入量。

（9）根据患者耐受程度，制订康复计划，如深呼吸及有效咳嗽、腹式呼吸、缩唇式呼吸、有氧训练等呼吸操及膈肌训练等。

（10）落实基础护理，如口腔护理、皮肤护理及管道护理。

2. 健康教育

（1）告知患者疾病相关知识，注意保暖。

（2）保证充足的休息与睡眠，睡前不喝咖啡、浓茶、睡前热水泡脚，喝热牛奶以促进睡眠，保证每晚有效睡眠时间达6～8小时。

（3）指导深呼吸及有效咳嗽的方法及意义。鼓励患者多饮水、咳嗽、深呼吸及变换体位，以利咳出坏死脱落的黏膜及分泌物。

（4）氧疗的方法及意义。

3. 康复指导

（1）剧烈咳嗽者，加床挡保护，注意患者活动过程中的安全，预防咳嗽性晕厥。

（2）腹式呼吸

1）患者取舒适体位，可取坐位或半卧位，两膝半屈使腹肌放松，一手放于腹部，一手放于胸部。

2）用鼻缓慢深呼吸，膈肌放松，尽力挺腹，使其鼓起。

3）缓慢呼气，腹肌收缩，腹部下凹。

4）动作要领：肩背放松，腹部吸鼓呼瘪，吸时经鼻，呼时经口，深吸细呼。

5）训练时注意：①避免用力呼气或呼气过长，一面发生喘息、憋气、支气管痉挛。②深呼吸练习时以每次练3～4次吸/呼为宜，避免过度通气。

（3）缩唇呼吸

1）指导患者取舒适体位。

2）经鼻深吸气，呼气时将嘴唇缩起呈吹口哨状缓慢呼气4～6秒。

3）吸气与呼气时间比为1∶2，尽量深吸慢呼。

4）每天2次，每次10～20分钟，每分钟7～8次。

（4）有氧训练：如步行、快走、慢跑、打太极拳等。

运动三部曲：第一部：热身运动（5～10分钟）。

第二部：正式运动（20～60分钟），应将运动量慢慢提高，直至感觉到有点吃力，并保持这个速度/运动量锻炼20～60分钟，运动强度不应太易或过分困难。

第三部：缓和运动（5～10分钟）。

（5）胸痛患者协助取舒适卧位，避免诱发及加重疼痛因素，指导患者使用放松术或分散患者注意力。

4. 饮食

（1）增加优质蛋白质（肉、禽、蛋、鱼类、豆制品等）及热量的摄入。

（2）增加维生素的摄入

1）维生素A：能维持上皮细胞组织，特别是呼吸道上皮组织的健康，对减轻咳嗽症状有一定的益处。天然维生素A只存在于动物性食品如动物肝脏、蛋类、奶油和鱼肝油中；植物所含的胡萝卜素进入人体，可在肝中转变为维生素A。此外，咸带鱼、鲫鱼、白鲢、鱿鱼、蛤蜊、人奶、牛奶等也含丰富的维生素A。

2）维生素C：具有抗氧化作用，其主要存在于新鲜的水果和蔬菜里。如新鲜的大枣、柑橘类、橙子、草莓、猕猴桃、酸枣、沙棘、辣椒、番茄、菠菜、菜花等。

（3）有消化道症状患者早期给予温度适中的流质或半流质饮食，如牛奶、豆浆、蛋清等黏膜保护剂，少量多餐，减少对胃黏膜的刺激，以免加重对消化道的损伤；重度中毒患者给予易消化流食，少量多餐。鼻饲患者给予鼻饲饮食。

【出院前1～3日】

1. 护理处置

（1）保持病室安静，室内空气新鲜，每日开窗通风2～3次，每次30分钟，做好病房的消毒隔离工作。

（2）给予合理氧疗，保持呼吸道通畅。

（3）监测生命体征及血氧饱和度。

（4）根据患者耐受程度，制订康复计划，如深呼吸及有效咳嗽、腹式呼吸、缩唇式呼吸、有氧训练、气功八段锦等呼吸操及膈肌训练等。

（5）落实基础护理，如口腔护理、皮肤护理及管道护理。

（6）给予心理护理：患者常有悲观、抑郁、焦虑、恐惧等心理，护理人员应和蔼真诚、体贴关心患者、细心观察患者的心理变化，了解不良情绪的根本原因，针对性的给予心理疏导。

2. 健康教育

（1）告知患者疾病相关知识，注意防寒保暖，戒烟酒。

（2）保证充足的休息与睡眠，活动应循序渐进逐步进行；睡前不喝咖啡、浓茶、睡前热水泡脚，喝热牛奶以促进睡眠，保证每晚有效睡眠时间达6～8小时。

（3）讲解疾病预防知识，在工作场所加强个人防护，穿戴工作服、橡胶手套、防毒口罩，养成良好的卫生习惯。

（4）告知患者情绪放松，劳逸结合，经治疗后症状会减轻或消失。

3. 康复指导

（1）评估患者及家属健康教育知识掌握程度。

（2）落实患者及家属对康复计划的掌握。

（3）指导患者情绪放松，劳逸结合。

4. 饮食

（1）提供富含优质蛋白的食物。

（2）多吃新鲜蔬菜、水果补充维生素。

（3）禁食辛辣、油炸、刺激性食物。

（4）戒烟酒。

【出院日】

1. 护理处置

（1）与患者及家属共同制订居家康复计划：如居室环境要求；活动耐力训练；有效咳嗽、咳痰；呼吸训练；有氧训练；放松训练；饮食康复计划；心理支持疗法等。

（2）教会患者自我监测和调护。

（3）指导患者及家属做好二氧化硫中毒康复日记。

2. 健康教育

（1）自我监测

1）定期来院复查胸部正侧位片、肝肾功能、心肌酶谱等，积极进行健康体检。

2）监测痰液的颜色和量，痰液颜色及量的改变提示有感染或并发症的发生。

3）监测胸痛的部位及性质，若胸痛突然加剧和呼吸困难，提示自发性气胸。

（2）自我调护

1）正确面对二氧化硫中毒、保持健康心理。

2）养成良好的生活习惯：①注意生活起居，保持居室空气新鲜，避免吸入烟雾、粉尘和刺激性气体。室温维持在18～22℃，每日开窗通风，多晒太阳、进行户外活动，避免过劳；坚持耐寒锻炼，温水洗澡、冷水洗脸；注意天气变化，及时增减衣服，避免受凉感冒。②加强康复锻炼，增强体质：根据自身病情及体力恢复情况适当锻炼，增强机体免疫力。根据实际情况进行功能锻炼。③饮食搭配均衡，戒烟戒酒。

3）正确使用药物：出院后遵医嘱按时服药，不自行减药、停药。

4）注意加强个人防护，工作时佩戴防护用具，提高自我防护意识。

3. 康复指导

（1）有氧训练：根据实际情况，在最大呼吸耐受水平上选择连续步行或慢跑、户外行走、打太极拳、练气功等。

（2）指导患者及家属自我放松方法：方法同上。

（3）腹式呼吸：方法同上。

（4）缩唇呼吸：方法同上。

（5）保持情绪稳定，去除不安、恐惧、愤怒、忧郁等不利因素，保持心情舒畅，劳逸结合。

（6）指导患者及家属了解用药副作用。

4. 饮食

（1）提供富含优质蛋白的食物。

（2）多吃新鲜蔬菜、水果补充维生素。

（3）禁食辛辣、油炸、刺激性食物。

（4）戒烟酒。

（王小红）

第十一节　光气中毒临床护理路径

光气中毒临床护理路径表

适用对象：第一诊断为光气中毒

患者姓名＿＿＿＿＿＿＿＿　性别＿＿＿＿＿　年龄＿＿＿＿＿　住院号＿＿＿＿＿＿＿＿

住院日期＿＿＿＿＿年＿＿＿＿＿月＿＿＿＿日　出院日期＿＿＿＿＿年＿＿＿＿＿月＿＿＿＿日　住院天数＿＿＿＿天

时间		住院第1日	住院第2～3日	住院期间	出院前1～3日	出院日
护理处置		□测量生命体征、佩戴腕带 □体重 □入院护理评估 □通知主管医生 □建立护理病历	□监测生命体征 □病室环境 □卧位 □保持呼吸道通畅 □氧疗 　□氧气吸入	□监测生命体征 □病室环境 □卧位 □症状护理 　□化学性肺炎 　□肺水肿	□监测生命体征 □病室环境 □卧位 □保持呼吸道通畅 □氧疗 　□氧气吸入	□医嘱相关治疗、处置执行 □出院流程指导 □与患者及家属共同制订居家康复计划

续表

时间	住院第1日	住院第2～3日	住院期间	出院前1～3日	出院日
护理处置	□卫生处置 □完成入院护理记录单书写 □医嘱相关治疗执行及指导 　□采集血标本 　□皮内注射 　□口服药物 　□静脉输液 　□吸氧 　□雾化吸入 　□皮肤清洗 □巡视观察 □生活护理 □心理护理	□无创正压通气 □眼部护理 □潜伏期观察 □用药护理 □协助生活护理 □巡视观察 □心理护理 □睡眠护理	□制订康复计划 □用药护理 □协助生活护理 □心理护理	□其他 □制订康复计划 □协助生活护理 □心理护理	□教会患者自我监测和调护 □指导患者及家属做好光气中毒康复日记 □整理病历
健康教育	□环境介绍 □住院须知 □主管医生 □责任护士 □检验/检查指导 □疾病相关知识 □跌倒预防 □压疮预防	□雾化吸入的意义 □检验/检查指导 □氧疗的意义	□疾病相关知识 □呼吸功能练习 　□深呼吸 　□有效咳嗽 □休息与睡眠 □氧疗的目的、方法及注意事项	□疾病相关知识 □防寒保暖 □戒烟、酒 □呼吸功能练习 　□深呼吸 　□有效咳嗽 □防护知识 □休息与睡眠	□自我监测 □自我调护
康复指导	□氧气疗法 □无创正压通气	□活动安全 □有效咳痰 □自我放松训练	□活动安全 □有效咳痰 □深呼吸 □腹式呼吸 □缩唇呼吸 □有氧训练	□活动安全 □有效咳痰 □康复锻炼 □腹式呼吸 □缩唇呼吸 □自我放松训练	□康复锻炼 □腹式呼吸 □缩唇呼吸 □有氧训练 □自我放松训练
饮食	□优质蛋白 □高热量 □维生素:新鲜蔬菜水果	□优质蛋白 □高热量 □维生素:新鲜蔬菜水果	□优质蛋白 □维生素:新鲜蔬菜水果 □重症者予易消化流食	□优质蛋白 □维生素:新鲜蔬菜水果 □禁食辛辣、油炸、刺激性食物	□优质蛋白 □高热量 □维生素:新鲜蔬菜水果 □戒烟酒
病情变异记录	□无 □有,原因 1. 2.	□无 □有,原因 1. 2.	□无 □有,原因 1. 2.	□无 □有,原因 1. 2.	□无 □有,原因 1. 2.
签名					

临床路径实施规范

【住院第1日】

1. **护理处置**

（1）予安静休息，取平卧位或半卧位。

（2）询问病史，体格检查，进行入院护理评估。

（3）测量生命特征及指脉氧。

（4）立即予氧气吸入，可选择适当方法给氧，如发生严重肺水肿或急性呼吸窘迫综合征，给予鼻面罩持续正压通气（CPAP）：检查呼吸机性能，连接管道，调节好参数，给患者带上面罩，患者取舒适体位，一般取半卧位或平卧位，保持气道通畅，防止枕头过高，使呼吸道变窄，影响气流通过，降低疗效。头带的松紧度适宜，既要防止漏气刺激眼部和面部皮肤，又要防止口鼻面罩过紧产生的皮肤红斑。

（5）观察患者咳嗽、咳痰、胸闷及呼吸困难程度，早期防治化学性肺炎和肺水肿。

（6）遵医嘱给予支气管扩张剂、镇咳、祛痰药、抗生素、糖皮质激素等对症治疗，观察药物反应。

（7）入院后立即更换衣物，清水清洗皮肤，迅速清除毒物，以防毒物继续吸收，保持病室通风透气。

（8）制订护理计划，予口腔护理、皮肤护理及管道护理。

（9）评估患者跌倒、压疮风险及日常生活能力，采取相应的护理措施。

（10）由刺激期进入症状缓解期，此期刺激症状虽较前有所缓解，但病情仍在进展，潜伏期越短，病情愈重。密切观察48小时，注意病情变化。

2. **健康教育**

（1）介绍病室环境、主管医生、责任护士及同病室病友，消除患者陌生感。

（2）介绍吸氧或无创通气的目的、方法及注意事项，配合治疗。光气对支气管黏膜产生局部刺激，引起支气管痉挛，导致化学性肺炎和肺水肿，造成缺氧，缺氧状态又可进一步加重肺水肿，危及生命，故早期合理用氧十分重要，嘱患者不随意调节氧流量。

（3）介绍相关检查如动脉血气分析、腹部B超、心电图、肺功能、胸部正侧位片、肝肾功能、心肌酶谱、胸部CT等检查的目的、方法及注意事项。

3. **康复指导** 指导患者呼吸疗法：

（1）氧气疗法：氧气吸入是肺功能损害、低氧血症必要的科学治疗手段，及时补充氧气可增加病人吸入气体氧含量，减轻呼吸做功，弥补呼吸功能不全，提高动脉血氧分压，改善组织缺氧，使心、脑、肾等重要器官功能得以维持，提高生活质量、延长生命。

（2）无创正压通气治疗：无创正压通气能缓解患者的呼吸困难。无创正压通气治疗是通过缓解呼吸肌疲劳，减轻患者呼吸困难，进而改善患者的运动耐力。

4. **饮食**

（1）增加优质蛋白质（肉、禽、蛋、鱼类、豆制品等）及热量的摄入。

（2）增加维生素的摄入

1）维生素A：能维持上皮细胞组织，特别是呼吸道上皮组织的健康，对减轻咳嗽症状有一定的益处。天然维生素A只存在于动物性食品如动物肝脏、蛋类、奶油和鱼肝油中；植物所含的胡萝卜素进入人体,可在肝中转变为维生素 A。此外,咸带鱼、鲫鱼、白鲢、鳝鱼、鱿鱼、蛤蜊、人奶、牛奶等也含丰富的维生素 A。

2)维生素 C:具有抗氧化作用,其主要存在于新鲜的水果和蔬菜里。如新鲜的大枣、柑橘类、橙子、草莓、猕猴桃、酸枣、沙棘、辣椒、番茄、菠菜、菜花等。

【住院第 2~3 日】

1. 护理处置

(1)予安静休息,取平卧位或半卧位。

(2)保持病室安静,室内空气新鲜,每日开窗通风 2~3 次,每次 30 分钟,做好病房的消毒隔离工作。

(3)观察患者意识变化、呼吸频率、节律及深浅度,监测指脉氧。

(4)观察痰液的颜色、性质、量,促进患者痰液排出,保持呼吸道通畅。

(5)合理氧疗:根据病情予鼻导管吸氧或无创机械通气。

(6)做好药物治疗的护理

1)糖皮质激素:可降低毛细血管通透性,具有解毒、抗过敏和抗炎作用。予早期、足量、短程应用,是治疗肺水肿的关键。副作用有电解质紊乱、消化道溃疡、出血、感染、内分泌紊乱、神经系统等表现。

2)抗生素及祛痰药:抗生素需做药敏试验,选用敏感药物,要注意联合用药选用协同作用的药物,提高疗效,同时剂量要足,时间要够,防止耐药。

3)还原型谷胱甘肽:是由谷氨酸、半胱氨酸和甘氨酸结合,含有巯基的三肽,具有抗氧化作用,及时清除氧自由基,可减轻光气对肺组织的损伤,改善低氧血症,防治 ARDS 的作用。不良反应少见恶心、呕吐和头痛,罕见皮疹。

(7)予雾化吸入中和剂、支气管解痉剂、祛痰剂,协助患者翻身拍背,促进痰液咳出,必要时予以吸痰。

(8)出现眼部刺激症状给予相应处理,用无菌生理盐水纱布把双眼覆盖,遵医嘱给予滴眼液点眼,防止感染。

2. 健康教育

(1)告知患者雾化吸入治疗的目的及作用,早期雾化吸入可解除血管痉挛、降低血管通透性,促进水肿消退,减轻咽痛、干咳等气道刺激症状,雾化吸入完毕,及时用冷开水漱口,鼓励患者排痰。

(2)脱离光气作业。

(3)完善检验/检查前宣教,如通知禁食水、告知检查/检验目的、时间、地点及注意事项等。

(4)向患者及家属说明氧疗的意义及注意事项,鼓励患者坚持氧疗。

(5)嘱患者闭目休息,眼部避免强光刺激,严防用手擦揉眼睛,防止角膜擦伤。

3. 康复指导

(1)指导患者进行深呼吸和有效咳嗽:取坐位,助患者先进行几次深而慢的呼吸后尽量深吸气、屏气,继而缩唇缓慢的将气体呼出;再深吸一口气、屏气,身体少前倾,自胸腔进行 2~3 次短促有力的咳嗽,咳痰后进行放松性深呼吸。

(2)剧烈咳嗽者,加床挡保护,注意患者活动过程中的安全,预防咳嗽性晕厥。

（3）为眼灼伤患者拉上窗帘，避免光线对眼的刺激，减轻眼部症状保护眼睑结膜。

（4）认真倾听患者主诉，与患者多沟通，稳定患者情绪，缓解对光气中毒的恐惧，解除思想顾虑及心理负担，积极配合治疗。

4. 饮食

（1）增加优质蛋白质（肉、禽、蛋、鱼类、豆制品等）及热量的摄入。

（2）增加维生素的摄入

1）维生素 A：能维持上皮细胞组织，特别是呼吸道上皮组织的健康，对减轻咳嗽症状有一定的益处。天然维生素 A 只存在于动物性食品如动物肝脏、蛋类、奶油和鱼肝油中；植物所含的胡萝卜素进入人体，可在肝中转变为维生素 A。此外，咸带鱼、鲫鱼、白鲢、鳝鱼、鱿鱼、蛤蜊、人奶、牛奶等也含丰富的维生素 A。

2）维生素 C：具有抗氧化作用，其主要存在于新鲜的水果和蔬菜里。如新鲜的大枣、柑橘类、橙子、草莓、猕猴桃、酸枣、沙棘、辣椒、番茄、菠菜、菜花等。

【住院期间】

1. 护理处置

（1）继续予鼻导管吸氧或无创正压通气。

（2）观察治疗效果及有无药物不良反应。

（3）保持病室安静，室内空气新鲜，每日开窗通风 2～3 次，每次 30 分钟，做好病房的消毒隔离工作。

（4）观察患者呼吸频率、节律及深浅度，监测指脉氧。

（5）观察痰液的颜色、性质、量，予雾化吸入等促进患者痰液排出，保持呼吸道通畅，必要时及时吸痰，避免气道黏膜坏死脱落阻塞呼吸道。

（6）遵医嘱准确及时使用抗生素、糖皮质激素、祛痰药及支气管舒张剂等药物。

（7）化学性肺炎：呼吸困难者取坐位或半坐位，给予合理氧疗；剧烈咳嗽时给予止咳剂，胸痛时协助患者取舒适卧位，避免诱发及加重疼痛因素。指导患者使用放松术或分散患者注意力。

（8）肺水肿：出现呼吸困难加重，粉红色泡沫痰或痰中带血等为肺水肿表现。取半坐位或坐位，减少回心血量，给予鼻导管吸氧，发绀不缓解时应加大氧气流量 4～6L/min，仍不改善者给予鼻面罩持续正压通气，并观察发绀、呼吸困难的改善情况，保持呼吸道通畅。特别注意：湿化瓶中不能使用乙醇湿化，以免三光气体和乙醇发生反应而加重病情。及时吸痰，喉头水肿者做好气管插管准备。限制液体入量，控制输液速度，应用利尿剂时保持水、电解质、酸碱平衡，准确记录出入量。

（9）监测患者有无并发气胸、窒息等重度中毒表现。重度光气中毒伴急性呼吸窘迫综合征患者，立即协助医生予以气管插管呼吸机辅助通气。在救治 ARDS 过程中，机械通气不能改善低氧血症时，可应用体外膜肺氧合（ECMO）支持。

（10）根据患者耐受程度，制订康复计划，如深呼吸及有效咳嗽、腹式呼吸、缩唇式呼吸、有氧训练等呼吸操及膈肌训练等。

（11）落实基础护理，如口腔护理、皮肤护理及管道护理。

2. 健康教育

（1）告知患者疾病相关知识，注意保暖。

（2）保证充足的休息与睡眠，睡前不喝咖啡、浓茶、睡前热水泡脚，喝热牛奶以促进睡眠，保证每晚有效睡眠时间达 6～8 小时。

（3）指导深呼吸及有效咳嗽的方法及意义。鼓励患者多饮水、咳嗽、深呼吸及变换体位，以利咳出坏死脱落的黏膜及分泌物。

（4）氧疗的方法及意义。

3. 康复指导

（1）剧烈咳嗽者，加床挡保护，注意患者活动过程中的安全，预防咳嗽性晕厥。

（2）腹式呼吸

1）患者取舒适体位，可取坐位或半卧位，两膝半屈使腹肌放松，一手放于腹部，一手放于胸部。

2）用鼻缓慢深呼吸，膈肌放松，尽力挺腹，使其鼓起。

3）缓慢呼气，腹肌收缩，腹部下凹。

4）动作要领：肩背放松，腹部吸鼓呼瘪，吸时经鼻，呼时经口，深吸细呼。

5）训练时注意：①避免用力呼气或呼气过长，一面发生喘息、憋气、支气管痉挛。②深呼吸练习时以每次练 3～4 次吸 / 呼为宜，避免过度通气。

（3）缩唇呼吸

1）指导患者取舒适体位。

2）经鼻深吸气，呼气时将嘴唇缩起呈吹口哨状缓慢呼气 4～6 秒。

3）吸气与呼气时间比为 1∶2，尽量深吸慢呼。

4）每天 2 次，每次 10～20 分钟，每分钟 7～8 次。

（4）有氧训练：如步行、快走、慢跑、打太极拳等。

运动三部曲：第一部：热身运动（5～10 分钟）。

第二部：正式运动（20～60 分钟），应将运动量慢慢提高，直至感觉到有点吃力，并保持这个速度 / 运动量锻炼 20～60 分钟，运动强度不应太易或过分困难。

第三部：缓和运动（5～10 分钟）。

（5）胸痛患者协助取舒适卧位，避免诱发及加重疼痛因素，指导患者使用放松术或分散患者注意力。

4. 饮食

（1）增加优质蛋白质（肉、禽、蛋、鱼类、豆制品等）及热量的摄入。

（2）增加维生素的摄入

1）维生素 A：能维持上皮细胞组织，特别是呼吸道上皮组织的健康，对减轻咳嗽症状有一定的益处。天然维生素 A 只存在于动物性食品如动物肝脏、蛋类、奶油和鱼肝油中；植物所含的胡萝卜素进入人体，可在肝中转变为维生素 A。此外，咸带鱼、鲫鱼、白鲢、鳝鱼、鱿鱼、蛤蜊、人奶、牛奶等也含丰富的维生素 A。

2）维生素 C：具有抗氧化作用，其主要存在于新鲜的水果和蔬菜里。如新鲜的大枣、柑橘类、橙子、草莓、猕猴桃、酸枣、沙棘、辣椒、番茄、菠菜、菜花等。

（3）重度中毒患者给予易消化流食，少量多餐。鼻饲患者给予鼻饲饮食。

（4）嘱患者应用激素期间勿饮酒及咖啡，避免服用非甾体类抗炎药。多进食清淡及高钾食物，如香蕉、绿叶蔬菜、芦笋、全麦片及柑橘等。

【出院前1~3日】

1. 护理处置

（1）保持病室安静，室内空气新鲜，每日开窗通风2~3次，每次30分钟，做好病房的消毒隔离工作。

（2）给予合理氧疗，保持呼吸道通畅。

（3）监测生命体征及血氧饱和度。

（4）根据患者耐受程度，制订康复计划，如深呼吸及有效咳嗽、腹式呼吸、缩唇式呼吸、有氧训练、气功八段锦等呼吸操及膈肌训练等。

（5）落实基础护理，如口腔护理、皮肤护理及管道护理。

（6）给予心理护理：患者常有悲观、抑郁、焦虑、恐惧等心理，护理人员应和蔼真诚、体贴关心患者、细心观察患者的心理变化，了解不良情绪的根本原因，针对性的给予心理疏导。

2. 健康教育

（1）告知患者疾病相关知识，注意防寒保暖，戒烟酒。

（2）保证充足的休息与睡眠，活动应循序渐进逐步进行；睡前不喝咖啡、浓茶、睡前热水泡脚，喝热牛奶以促进睡眠，保证每晚有效睡眠时间达6~8小时。

（3）讲解疾病预防知识，在工作场所加强个人防护，操作时注意通风，配备个人防护用品，作业场所设置防毒面具，养成良好的卫生习惯。

（4）告知患者情绪放松，劳逸结合，经治疗后症状会减轻或消失。

3. 康复指导

（1）评估患者及家属健康教育知识掌握程度。

（2）落实患者及家属对康复计划的掌握。

（3）指导患者情绪放松，劳逸结合。

4. 饮食

（1）提供富含优质蛋白的食物。

（2）多吃新鲜蔬菜、水果补充维生素。

（3）禁食辛辣、油炸、刺激性食物。

（4）戒烟酒。

【出院日】

1. 护理处置

（1）与患者及家属共同制订居家康复计划：如居室环境要求；活动耐力训练；有效咳嗽、咳痰；呼吸训练；有氧训练；放松训练；饮食康复计划；心理支持疗法等。

（2）教会患者自我监测和调护。

（3）指导患者及家属做好光气中毒康复日记。

2. 健康教育

（1）自我监测

1）定期来院复查胸部正侧位片、肝肾功能、心肌酶谱等，积极进行健康体检。

2）监测痰液的颜色和量，痰液颜色及量的改变提示有感染或并发症的发生。

3）监测胸痛的部位及性质，若胸痛突然加剧和呼吸困难，提示自发性气胸。

（2）自我调护

1）正确面对光气中毒、保持健康心理。

2）养成良好的生活习惯：①注意生活起居，保持居室空气新鲜，避免吸入烟雾、粉尘和刺激性气体。室温维持在18～22℃，每日开窗通风，多晒太阳、进行户外活动，避免过劳；坚持耐寒锻炼，温水洗澡、冷水洗脸；注意天气变化，及时增减衣服，避免受凉感冒。②加强康复锻炼，增强体质：根据自身病情及体力恢复情况适当锻炼，增强机体免疫力。根据实际情况进行功能锻炼。③饮食搭配均衡，戒烟戒酒。

3）正确使用药物：出院后遵医嘱按时服药，不自行减药、停药。

4）注意加强个人防护，工作时佩戴防护用具，提高自我防护意识。在生产、运输、使用光气过程中应严格执行操作规程。

3. 康复指导

（1）有氧训练：根据实际情况，在最大呼吸耐受水平上选择连续步行或慢跑、户外行走、打太极拳、练气功等。

（2）指导患者及家属自我放松方法：方法同上。

（3）腹式呼吸：方法同上。

（4）缩唇呼吸：方法同上。

（5）保持情绪稳定，去除不安、恐惧、愤怒、忧郁等不利因素，保持心情舒畅，劳逸结合。

（6）指导患者及家属了解用药副作用。

4. 饮食

（1）提供富含优质蛋白的食物。

（2）多吃新鲜蔬菜、水果补充维生素。

（3）禁食辛辣、油炸、刺激性食物。

（4）戒烟酒。

（王小红、章一华）

第十二节　氨气中毒临床护理路径

氨气中毒临床护理路径表

适用对象：第一诊断为氨气中毒

患者姓名＿＿＿＿＿＿＿　性别＿＿＿＿＿　年龄＿＿＿＿＿＿　住院号＿＿＿＿＿＿＿＿

住院日期＿＿＿＿年＿＿＿月＿＿＿日　出院日期＿＿＿年＿＿＿月＿＿＿日　住院天数＿＿＿＿天

时间	住院第1日	住院第2～3日	住院期间	出院前1～3日	出院日
护理处置	□测量生命体征、佩戴腕带 □体重 □入院护理评估 □通知主管医生 □建立护理病历	□监测生命体征 □病室环境 □卧位 □保持呼吸道通畅 □氧疗 　□氧气吸入	□监测生命体征 □病室环境 □卧位 □症状护理 　□化学性肺炎 　□肺水肿	□监测生命体征 □病室环境 □卧位 □保持呼吸道通畅 □氧疗 　□氧气吸入	□医嘱相关治疗、处置执行 □出院流程指导 □与患者及家属共同制订居家康复计划

续表

时间	住院第1日	住院第2～3日	住院期间	出院前1～3日	出院日
护理处置	□卫生处置 □完成入院护理记录单书写 □医嘱相关治疗执行及指导 　□采集血标本 　□皮内注射 　□口服药物 　□静脉输液 　□吸氧 　□雾化吸入 　□其他 □巡视观察 □生活护理 □心理护理	□无创正压通气 □眼部、皮肤护理 □用药护理 □协助生活护理 □巡视观察 □心理护理 □睡眠护理	□制订康复计划 □用药护理 □协助生活护理 □心理护理	□其他 □制订康复计划 □协助生活护理 □心理护理	□教会患者自我监测和调护 □指导患者及家属做好氨气中毒康复日记 □整理病历
健康教育	□环境介绍 □住院须知 □主管医生 □责任护士 □检验/检查指导 □疾病相关知识 □跌倒预防 □压疮预防	□雾化吸入的意义 □检验/检查指导 □氧疗的意义	□疾病相关知识 □呼吸功能练习 　□深呼吸 　□有效咳嗽 □休息与睡眠 □氧疗的目的、方法及注意事项	□疾病相关知识 □防寒保暖 □戒烟、酒 □呼吸功能练习 　□深呼吸 　□有效咳嗽 □防护知识 □休息与睡眠	□自我监测 □自我调护
康复指导	□氧气疗法 □无创正压通气	□活动安全 □有效咳痰 □自我放松训练	□活动安全 □有效咳痰 □深呼吸 □腹式呼吸 □缩唇呼吸 □有氧训练	□活动安全 □有效咳痰 □康复锻炼 □腹式呼吸 □缩唇呼吸 □自我放松训练	□康复锻炼 □腹式呼吸 □缩唇呼吸 □有氧训练 □自我放松训练
饮食	□优质蛋白 □高热量 □维生素：新鲜蔬菜水果	□优质蛋白 □高热量 □维生素：新鲜蔬菜水果	□优质蛋白 □维生素：新鲜蔬菜水果 □重症者予易消化流食	□优质蛋白 □维生素：新鲜蔬菜水果 □禁食辛辣、油炸、刺激性食物	□优质蛋白 □高热量 □维生素：新鲜蔬菜水果 □戒烟酒
病情变异记录	□无 □有,原因 1. 2.	□无 □有,原因 1. 2.	□无 □有,原因 1. 2.	□无 □有,原因 1. 2.	□无 □有,原因 1. 2.
签名					

临床路径实施规范

【住院第1日】

1. 护理处置

(1) 予安静休息,取平卧位或半卧位。

(2) 询问病史,体格检查,进行入院护理评估。

(3) 测量生命特征及指脉氧。

(4) 立即予氧气吸入,可选择适当方法给氧,如发生严重肺水肿或急性呼吸窘迫综合征,给予鼻面罩持续正压通气(CPAP):检查呼吸机性能,连接管道,调节好参数,给患者带上面罩,患者取舒适体位,一般取半卧位或平卧位,保持气道通畅,防止枕头过高,使呼吸道变窄,影响气流通过,降低疗效。头带的松紧度适宜,既要防止漏气刺激眼部和面部皮肤,又要防止口鼻面罩过紧产生的皮肤红斑。

(5) 观察患者咳嗽、咳痰、胸闷及呼吸困难程度,早期防治化学性肺炎和肺水肿。

(6) 遵医嘱给予支气管扩张剂、祛痰药、抗生素、糖皮质激素等对症治疗,观察药物反应。

(7) 予 1%～3% 硼酸水或用盐水冲洗眼睛,用流动清水反复冲洗污染的皮肤,更换干净衣服,保持病室通风透气。

(8) 制订护理计划,予口腔护理、皮肤护理及管道护理。

(9) 评估患者跌倒、压疮风险及日常生活能力,采取相应的护理措施。

2. 健康教育

(1) 介绍病室环境、主管医生、责任护士及同病室病友,消除患者陌生感。

(2) 介绍吸氧或无创通气的目的、方法及注意事项,配合治疗。

(3) 介绍相关检查如动脉血气分析、腹部 B 超、心电图、肺功能、胸部正侧位片、肝肾功能、心肌酶谱、胸部 CT 等检查的目的、方法及注意事项。

3. 康复指导　指导患者呼吸疗法:

(1) 氧气疗法:氧气吸入是肺功能损害、低氧血症必要的科学治疗手段,及时补充氧气可增加病人吸入气体氧含量,减轻呼吸做功,弥补呼吸功能不全,提高动脉血氧分压,改善组织缺氧,使心、脑、肾等重要器官功能得以维持,提高生活质量、延长生命。

(2) 无创正压通气治疗:无创正压通气能缓解患者的呼吸困难。无创正压通气治疗是通过缓解呼吸肌疲劳,减轻患者呼吸困难,进而改善患者的运动耐力。

4. 饮食

(1) 增加优质蛋白质(肉、禽、蛋、鱼类、豆制品等)及热量的摄入。

(2) 增加维生素的摄入

1) 维生素 A:能维持上皮细胞组织,特别是呼吸道上皮组织的健康,对减轻咳嗽症状有一定的益处。天然维生素 A 只存在于动物性食品如动物肝脏、蛋类、奶油和鱼肝油中;植物所含的胡萝卜素进入人体,可在肝中转变为维生素 A。此外,咸带鱼、鲫鱼、白鲢、鳝鱼、鱿鱼、蛤蜊、人奶、牛奶等也含丰富的维生素 A。

2) 维生素 C:具有抗氧化作用,其主要存在于新鲜的水果和蔬菜里。如新鲜的大枣、柑橘类、橙子、草莓、猕猴桃、酸枣、沙棘、辣椒、番茄、菠菜、菜花等。

【住院第2~3日】

1. 护理处置

（1）予安静休息，取平卧位或半卧位。

（2）保持病室安静，室内空气新鲜，每日开窗通风2~3次，每次30分钟，做好病房的消毒隔离工作。

（3）观察患者意识变化、呼吸频率、节律及深浅度，监测指脉氧。

（4）观察痰液的颜色、性质、量，促进患者痰液排出，保持呼吸道通畅。

（5）合理氧疗：根据病情予鼻导管吸氧或无创机械通气。

（6）做好药物治疗的护理

1）糖皮质激素：可降低毛细血管通透性，具有解毒、抗过敏和抗炎作用。予早期、足量、短程应用，对化学性肺水肿有特殊效果。副作用有电解质紊乱、消化道溃疡、出血、感染、内分泌紊乱、神经系统等表现。

2）抗生素及祛痰药：抗生素需做药敏试验，选用敏感药物，要注意联合用药选用协同作用的药物，提高疗效，同时剂量要足，时间要够，防止耐药。

3）还原型谷胱甘肽：是由谷氨酸、半胱氨酸和甘氨酸结合，含有巯基的三肽，具有抗氧化作用，及时清除氧自由基，可减轻肺组织损伤，改善低氧血症，防治ARDS的作用。不良反应少见恶心、呕吐和头痛，罕见皮疹。

（7）予雾化吸入中和剂、支气管解痉剂、祛痰剂，协助患者翻身拍背，促进痰液咳出，必要时予以吸痰。

（8）对眼部及皮肤接触者给予相应处理，遵医嘱给予抗生素眼药水和氢化可的松眼药水交替使用，避免强光刺激，戴有色眼镜或用纱布覆盖。观察皮肤创面情况，皮肤灼伤者给予湿敷。

2. 健康教育

（1）告知患者雾化吸入治疗的目的及作用，早期雾化吸入可解除血管痉挛、降低血管通透性，促进水肿消退，减轻咽痛、干咳等气道刺激症状，雾化吸入完毕，及时用冷开水漱口，鼓励患者排痰。

（2）脱离氨气作业。

（3）完善检验/检查前宣教，如通知禁食水、告知检查/检验目的、时间、地点及注意事项等。

（4）向患者及家属说明氧疗的意义及注意事项，鼓励患者坚持氧疗。

（5）嘱患者闭目休息，眼部避免强光刺激，严防用手擦揉眼睛，防止角膜擦伤。

3. 康复指导

（1）指导患者进行深呼吸和有效咳嗽：取坐位，助患者先进行几次深而慢的呼吸后尽量深吸气、屏气，继而缩唇缓慢地将气体呼出；再深吸一口气、屏气，身体少前倾，自胸腔进行2~3次短促有力的咳嗽，咳痰后进行放松性深呼吸。

（2）剧烈咳嗽者，加床挡保护，注意患者活动过程中的安全，预防咳嗽性晕厥。

（3）为眼灼伤患者拉上窗帘，避免光线对眼的刺激，减轻眼部症状保护眼睑结膜。

（4）认真倾听患者主诉，与患者多沟通，稳定患者情绪，缓解对氨气中毒的恐惧，解除思想顾虑及心理负担，积极配合治疗。

4. 饮食

（1）增加优质蛋白质（肉、禽、蛋、鱼类、豆制品等）及热量的摄入。

（2）增加维生素的摄入

1）维生素 A：能维持上皮细胞组织，特别是呼吸道上皮组织的健康，对减轻咳嗽症状有一定的益处。天然维生素 A 只存在于动物性食品如动物肝脏、蛋类、奶油和鱼肝油中；植物所含的胡萝卜素进入人体，可在肝中转变为维生素 A。此外，咸带鱼、鲫鱼、白鲢、鳝鱼、鱿鱼、蛤蜊、人奶、牛奶等也含丰富的维生素 A。

2）维生素 C：具有抗氧化作用，其主要存在于新鲜的水果和蔬菜里。如新鲜的大枣、柑橘类、橙子、草莓、猕猴桃、酸枣、沙棘、辣椒、番茄、菠菜、菜花等。

【住院期间】

1. 护理处置

（1）继续予鼻导管吸氧或无创正压通气。

（2）观察治疗效果及有无药物不良反应。

（3）保持病室安静，室内空气新鲜，每日开窗通风 2～3 次，每次 30 分钟，做好病房的消毒隔离工作。

（4）观察患者呼吸频率、节律及深浅度，监测指脉氧。

（5）观察痰液的颜色、性质、量，予雾化吸入等促进患者痰液排出，保持呼吸道通畅，必要时及时吸痰，避免气道黏膜坏死脱落阻塞呼吸道。

（6）遵医嘱准确及时使用抗生素、糖皮质激素、祛痰药及支气管舒张剂等药物。

（7）化学性肺炎：呼吸困难者取坐位或半坐位，给予合理氧疗；剧烈咳嗽时给予止咳剂，胸痛时协助患者取舒适卧位，避免诱发及加重疼痛因素。指导患者使用放松术或分散患者注意力。

（8）肺水肿：出现呼吸困难加重，粉红色泡沫痰或痰中带血等为肺水肿表现。取半坐位或坐位，给予鼻导管吸氧，发绀不缓解时应加大氧气流量 4～6L/min，仍不改善者给予鼻面罩持续正压通气，并观察发绀、呼吸困难的改善情况，保持呼吸道通畅，将 30% 酒精溶液置氧气湿化瓶中吸入。及时吸痰，喉头水肿者做好气管插管准备。限制液体入量，控制输液速度，应用利尿剂时保持水、电解质、酸碱平衡，准确记录出入量。

（9）根据患者耐受程度，制订康复计划，如深呼吸及有效咳嗽、腹式呼吸、缩唇式呼吸、有氧训练等呼吸操及膈肌训练等。

（10）落实基础护理，如口腔护理、皮肤护理及管道护理。

2. 健康教育

（1）告知患者疾病相关知识，注意保暖。

（2）保证充足的休息与睡眠，睡前不喝咖啡、浓茶、睡前热水泡脚，喝热牛奶以促进睡眠，保证每晚有效睡眠时间达 6～8 小时。

（3）指导深呼吸及有效咳嗽的方法及意义。鼓励患者多饮水、咳嗽、深呼吸及变换体位，以利咳出坏死脱落的黏膜及分泌物。

（4）氧疗的方法及意义。

3. 康复指导

（1）剧烈咳嗽者，加床挡保护，注意患者活动过程中的安全，预防咳嗽性晕厥。

（2）腹式呼吸

1）患者取舒适体位，可取坐位或半卧位，两膝半屈使腹肌放松，一手放于腹部，一手放于胸部。

2）用鼻缓慢深呼吸，膈肌放松，尽力挺腹，使其鼓起。

3）缓慢呼气，腹肌收缩，腹部下凹。

4）动作要领：肩背放松，腹部吸鼓呼瘪，吸时经鼻，呼时经口，深吸细呼。

5）训练时注意：①避免用力呼气或呼气过长，一面发生喘息、憋气、支气管痉挛。②深呼吸练习时以每次练3～4次吸/呼为宜，避免过度通气。

（3）缩唇呼吸

1）指导患者取舒适体位。

2）经鼻深吸气，呼气时将嘴唇缩起呈吹口哨状缓慢呼气4～6秒。

3）吸气与呼气时间比为1:2，尽量深吸慢呼。

4）每天2次，每次10～20分钟，每分钟7～8次。

（4）有氧训练：如步行、快走、慢跑、打太极拳等。

运动三部曲：第一部：热身运动（5～10分钟）。

第二部：正式运动（20～60分钟），应将运动量慢慢提高，直至感觉到有点吃力，并保持这个速度/运动量锻炼20～60分钟，运动强度不应太易或过分困难。

第三部：缓和运动（5～10分钟）。

（5）胸痛患者协助取舒适卧位，避免诱发及加重疼痛因素，指导患者使用放松术或分散患者注意力。

4. 饮食

（1）增加优质蛋白质（肉、禽、蛋、鱼类、豆制品等）及热量的摄入。

（2）增加维生素的摄入

1）维生素A：能维持上皮细胞组织，特别是呼吸道上皮组织的健康，对减轻咳嗽症状有一定的益处。天然维生素A只存在于动物性食品如动物肝脏、蛋类、奶油和鱼肝油中；植物所含的胡萝卜素进入人体，可在肝中转变为维生素A。此外，咸带鱼、鲫鱼、白鲢、鳝鱼、鱿鱼、蛤蜊、人奶、牛奶等也含丰富的维生素A。

2）维生素C：具有抗氧化作用，其主要存在于新鲜的水果和蔬菜里。如新鲜的大枣、柑橘类、橙子、草莓、猕猴桃、酸枣、沙棘、辣椒、番茄、菠菜、菜花等。

（3）有消化道症状患者早期给予温度适中的流质或半流质饮食，如牛奶、豆浆、蛋清等黏膜保护剂，少量多餐，减少对胃黏膜的刺激，以免加重对消化道的损伤；重度中毒患者给予易消化流食，少量多餐。鼻饲患者给予鼻饲饮食。

（4）嘱患者应用激素期间勿饮酒及咖啡，避免服用非甾体类抗炎药。多进食清淡及高钾食物，如香蕉、绿叶蔬菜、芦笋、全麦片及柑橘等。

【出院前1~3日】

1. 护理处置

（1）保持病室安静，室内空气新鲜，每日开窗通风2～3次，每次30分钟，做好病房的消毒隔离工作。

（2）给予合理氧疗，保持呼吸道通畅。

（3）监测生命体征及血氧饱和度。

（4）根据患者耐受程度，制订康复计划，如深呼吸及有效咳嗽、腹式呼吸、缩唇式呼吸、有氧训练、气功八段锦等呼吸操及膈肌训练等。

（5）落实基础护理，如口腔护理、皮肤护理及管道护理。

（6）给予心理护理：患者常有悲观、抑郁、焦虑、恐惧等心理，护理人员应和蔼真诚、体贴关心患者、细心观察患者的心理变化，了解不良情绪的根本原因，针对性的给予心理疏导。

2. 健康教育

（1）告知患者疾病相关知识，注意防寒保暖，戒烟酒。

（2）保证充足的休息与睡眠，活动应循序渐进逐步进行；睡前不喝咖啡、浓茶、睡前热水泡脚，喝热牛奶以促进睡眠，保证每晚有效睡眠时间达6～8小时。

（3）讲解疾病预防知识，在工作场所加强个人防护，操作时注意通风，配备个人防护用品，作业场所设置防毒面具，养成良好的卫生习惯。

（4）告知患者情绪放松，劳逸结合，经治疗后症状会减轻或消失。

3. 康复指导

（1）评估患者及家属健康教育知识掌握程度。

（2）落实患者及家属对康复计划的掌握。

（3）指导患者情绪放松，劳逸结合。

4. 饮食

（1）提供富含优质蛋白的食物。

（2）多吃新鲜蔬菜、水果补充维生素。

（3）禁食辛辣、油炸、刺激性食物。

（4）戒烟酒。

【出院日】

1. 护理处置

（1）与患者及家属共同制订居家康复计划：如居室环境要求；活动耐力训练；有效咳嗽、咳痰；呼吸训练；有氧训练；放松训练；饮食康复计划；心理支持疗法等。

（2）教会患者自我监测和调护。

（3）指导患者及家属做好氨气中毒康复日记。

2. 健康教育

（1）自我监测

1）定期来院复查胸部正侧位片、肝肾功能、心肌酶谱等，积极进行健康体检。

2）监测痰液的颜色和量，痰液颜色及量的改变提示有感染或并发症的发生。

3）监测胸痛的部位及性质，若胸痛突然加剧和呼吸困难，提示自发性气胸。

（2）自我调护

1）正确面对氨气中毒、保持健康心理。

2）养成良好的生活习惯：①注意生活起居，保持居室空气新鲜，避免吸入烟雾、粉尘和刺激性气体。室温维持在18～22℃，每日开窗通风，多晒太阳、进行户外活动，避免过劳；坚持耐寒锻炼，温水洗澡、冷水洗脸；注意天气变化，及时增减衣服，避免受凉感冒。②加强康复锻炼,增强体质:根据自身病情及体力恢复情况适当锻炼,增强机体免疫力。根据实际情况进行功能锻炼。③饮食搭配均衡,戒烟戒酒。

3)正确使用药物:出院后遵医嘱按时服药,不自行减药、停药。

4)注意加强个人防护,工作时佩戴防护用具,提高自我防护意识。

3. 康复指导

(1)有氧训练:根据实际情况,在最大呼吸耐受水平上选择连续步行或慢跑、户外行走、打太极拳、练气功等。

(2)指导患者及家属自我放松方法:方法同上。

(3)腹式呼吸:方法同上。

(4)缩唇呼吸:方法同上。

(5)保持情绪稳定,去除不安、恐惧、愤怒、忧郁等不利因素,保持心情舒畅,劳逸结合。

(6)指导患者及家属了解用药副作用。

4. 饮食

(1)提供富含优质蛋白的食物。

(2)多吃新鲜蔬菜、水果补充维生素。

(3)禁食辛辣、油炸、刺激性食物。

(4)戒烟酒。

(王小红、章一华)

第十三节　一氧化碳中毒临床护理路径

一氧化碳中毒临床护理路径表

适用对象:第一诊断为一氧化碳中毒

患者姓名_____　　性别_____　　年龄_____　　住院号_____

住院日期_____年_____月_____日　　出院日期_____年_____月_____日　　住院天数_____天

时间	住院第1日	住院第2~3日	住院期间	出院前1~3日	出院日
护理处置	□测量生命体征、佩戴腕带 □体重 □入院护理评估 □通知主管医生 □建立护理病历 □卫生处置 □完成入院护理记录单书写 □医嘱相关治疗执行及指导 　□采集血标本 　□口服药物	□监测生命体征 □病室环境 □卧位 □保持呼吸道通畅 □氧疗 　□氧气吸入 　□无创正压通气 　□高压氧治疗 □用药护理 □协助生活护理 □巡视观察 □心理护理 □睡眠护理	□监测生命体征 □病室环境 □卧位 □症状护理 　肺水肿 　脑水肿 　迟发脑病 □制订康复计划 □用药护理 □协助生活护理 □心理护理	□监测生命体征 □病室环境 □卧位 □保持呼吸道通畅 □氧疗 　□氧气吸入 　□高压氧治疗 □制订康复计划 □协助生活护理 □心理护理	□医嘱相关治疗、处置执行 □出院流程指导 □与患者及家属共同制订居家康复计划 □教会患者自我监测和调护 □指导患者及家属做好一氧化碳中毒康复日记 □整理病历

续表

时间	住院第1日	住院第2~3日	住院期间	出院前1~3日	出院日
护理处置	□静脉输液 □吸氧 □雾化吸入 □巡视观察 □生活护理 □心理护理				
健康教育	□环境介绍 □住院须知 □主管医生 □责任护士 □检验/检查指导 □疾病相关知识 □跌倒预防 □压疮预防	□氧疗的意义 □检验/检查指导 □高压氧治疗注意事项	□疾病相关知识 □肢体功能位 □功能功能 □休息与睡眠 □安全管理	□疾病相关知识 □防寒保暖 □戒烟、酒 □肢体功能位 □功能功能 □防护知识 □休息与睡眠	□自我监测 □自我调护
康复指导	□氧气疗法 □无创正压通气	□活动安全 □康复训练 □自我放松训练	□活动安全 □康复训练 □功能锻炼	□活动安全 □康复锻炼 □功能锻炼	□活动安全 □康复锻炼 □自我放松训练
饮食	□优质蛋白 □高热量 □维生素:新鲜蔬菜水果	□优质蛋白 □高热量 □维生素:新鲜蔬菜水果	□优质蛋白 □维生素:新鲜蔬菜水果 □重症者予易消化流食、鼻饲饮食	□优质蛋白 □维生素:新鲜蔬菜水果 □禁食辛辣、油炸、刺激性食物	□优质蛋白 □高热量 □维生素:新鲜蔬菜水果 □戒烟酒
病情变异记录	□无 □有,原因 1. 2.	□无 □有,原因 1. 2.	□无 □有,原因 1. 2.	□无 □有,原因 1. 2.	□无 □有,原因 1. 2.
签名					

临床路径实施规范

【住院第1日】

1. 护理处置

（1）予安静休息,取平卧位或半卧位。

（2）询问病史,体格检查,进行入院护理评估。

（3）测量生命特征及神志,评估患者皮肤、黏膜颜色,中毒者皮肤呈樱桃红色。

（4）立即予氧气吸入,轻度中毒者给予合理氧疗,如发生严重肺水肿或急性呼吸窘迫综合征,给予鼻面罩持续正压通气（CPAP）:检查呼吸机性能,连接管道,调节好参数,给患者带上面罩,患者取舒适体位,一般取半卧位或平卧位,保持气道通畅,防止枕头过高,使呼吸道变窄,影响气流通过,降低疗效。头带的松紧度适宜,既要防止漏气刺激眼部和面部皮肤,又要防止口鼻面罩过紧产生的皮肤红斑。

(5)观察患者呼吸急促,口鼻喷出白色或粉红色泡沫,早期防治急性肺水肿。

(6)遵医嘱给予祛痰药、还原型谷胱甘肽、糖皮质激素、促进脑血液循环等对症治疗,观察药物反应。

(7)制订护理计划,予口腔护理、皮肤护理及管道护理。

(8)评估患者跌倒、压疮风险及日常生活能力,采取相应的护理措施。

2. 健康教育

(1)介绍病室环境、主管医生、责任护士及同病室病友,消除患者陌生感。

(2)介绍吸氧或无创通气的目的、方法及注意事项,配合治疗。急性一氧化碳中毒给予氧疗可以加速体内一氧化碳的排出,同时达到解毒及对症治疗的目的。嘱患者不随意调节氧流量。

(3)介绍相关检查如血中碳氧血红蛋白(HbCO)、腹部 B 超、心电图、胸部正侧位片、脑电图、肝肾功能、心肌酶谱、头颅 CT、胸部 CT、神经-肌电图等检查的目的、方法及注意事项。

3. 康复指导 指导患者氧气疗法:氧气吸入、无创正压通气治疗:氧疗可以加速体内一氧化碳的排出。改善脑缺氧症状。有条件可尽快给予高压氧治疗。

4. 饮食

(1)增加优质蛋白质(肉、禽、蛋、鱼类、豆制品等)及热量的摄入。

(2)增加维生素的摄入

1)维生素 A:能维持上皮细胞组织,特别是呼吸道上皮组织的健康,对减轻咳嗽症状有一定的益处。天然维生素 A 只存在于动物性食品如动物肝脏、蛋类、奶油和鱼肝油中;植物所含的胡萝卜素进入人体,可在肝中转变为维生素 A。此外,咸带鱼、鲫鱼、白鲢、鳝鱼、鱿鱼、蛤蜊、人奶、牛奶等也含丰富的维生素 A。

2)维生素 C:具有抗氧化作用,其主要存在于新鲜的水果和蔬菜里。如新鲜的大枣、柑橘类、橙子、草莓、猕猴桃、酸枣、沙棘、辣椒、番茄、菠菜、菜花等。

【住院第2~3日】

1. 护理处置

(1)予安静休息,取平卧位或半卧位。

(2)保持病室安静,室内空气新鲜,每日开窗通风2~3次,每次30分钟,做好病房的消毒隔离工作。

(3)观察患者意识变化、呼吸频率、节律及深浅度,监测指脉氧。

(4)观察痰液的颜色、性质、量,促进患者痰液排出,保持呼吸道通畅。

(5)合理氧疗:根据病情予鼻导管吸氧或无创机械通气。

(6)做好药物治疗的护理

1)糖皮质激素:可降低毛细血管通透性,具有解毒、抗过敏和抗炎作用。予早期、足量、短程应用,是治疗肺水肿的关键。副作用有电解质紊乱、消化道溃疡、出血、感染、内分泌紊乱、神经系统等表现。

2)抗生素及祛痰药:抗生素需做药敏试验,选用敏感药物,要注意联合用药选用协同作用的药物,提高疗效,同时剂量要足,时间要够,防止耐药。

3)还原型谷胱甘肽:是由谷氨酸、半胱氨酸和甘氨酸结合,含有巯基的三肽,具有抗氧化作用,及时清除氧自由基,改善低氧血症,防治 ARDS 的作用。不良反应少见恶心、呕吐和头痛、罕见皮疹。

(7)予雾化吸入、祛痰剂,协助患者翻身拍背,促进痰液咳出,必要时予以吸痰。

(8)重症患者眼睑不能闭合时,每日做眼睛清洁护理,涂抗生素眼膏加盖纱布,预防角膜损伤。

(9)给予高压氧治疗,高压氧能有效地治疗一氧化碳中毒,纠正机体缺氧状态,防止因缺氧而引起的脏器损害。出高压氧舱后询问患者有无治疗不良反应,保持呼吸道通畅。

2. 健康教育

(1)告知患者雾化吸入治疗的目的及作用,雾化吸入完毕,及时用冷开水漱口,鼓励患者排痰。

(2)脱离一氧化碳作业。

(3)完善检验 / 检查前宣教,如通知禁食水、告知检查 / 检验目的、时间、地点及注意事项等。

(4)向患者及家属说明氧疗的意义及注意事项,鼓励患者坚持氧疗。

(5)向患者及家属讲解高压氧治疗的意义以及高压氧仓的安全防护知识,介绍高压氧治疗的基本过程,解除患者恐惧、疑虑的心理状态,使其更好地配合治疗。严禁携带易燃易爆物品,禁止穿易产生静电火花的衣物,穿纯棉病号服进舱;嘱患者进舱前排尽二便,不要吃易产生气体的食物及饮料。使患者积极接受治疗。

(6)教会清醒患者开通咽鼓管动作,如吞咽或捏鼻鼓气动作。

3. 康复指导

(1)头晕、头痛、四肢乏力者,嘱卧床休息,加床挡保护,预防跌倒。

(2)认真倾听患者主诉,与患者多沟通,稳定患者情绪,缓解对一氧化碳中毒的恐惧,解除思想顾虑及心理负担,积极配合治疗。

(3)保持患者肢体的功能位,定时为患者做肢体、关节被动运动,防止失用综合征如肌肉萎缩、关节僵直或足下垂等,意识逐渐恢复应做肢体功能锻炼。

(4)出高压氧舱后患者感到疲劳,嘱其注意休息。

4. 饮食

(1)增加优质蛋白质(肉、禽、蛋、鱼类、豆制品等)及热量的摄入。

(2)增加维生素的摄入

1)维生素 A:能维持上皮细胞组织,特别是呼吸道上皮组织的健康,对减轻咳嗽症状有一定的益处。天然维生素 A 只存在于动物性食品如动物肝脏、蛋类、奶油和鱼肝油中;植物所含的胡萝卜素进入人体,可在肝中转变为维生素 A。此外,咸带鱼、鲫鱼、白鲢、鳝鱼、鱿鱼、蛤蜊、人奶、牛奶等也含丰富的维生素 A。

2)维生素 C:具有抗氧化作用,其主要存在于新鲜的水果和蔬菜里。如新鲜的大枣、柑橘类、橙子、草莓、猕猴桃、酸枣、沙棘、辣椒、番茄、菠菜、菜花等。

(3)进舱前勿进易产生气体的食物及饮料。

【住院期间】

1. 护理处置

(1)继续予鼻导管吸氧、无创正压通气、高压氧治疗。

（2）观察治疗效果及有无药物不良反应。

（3）保持病室安静，室内空气新鲜，每日开窗通风 2～3 次，每次 30 分钟，做好病房的消毒隔离工作。

（4）观察患者神志、呼吸频率、节律及深浅度，监测指脉氧。

（5）观察痰液的颜色、性质、量，予雾化吸入等促进患者痰液排出，保持呼吸道通畅，必要时及时吸痰。

（6）遵医嘱使用促进脑血液循环、糖皮质激素、抗氧化剂、血管扩张剂或抗帕金森病药物治疗。

（7）肺水肿：出现呼吸困难加重，粉红色泡沫痰或痰中带血等为肺水肿表现。取半坐位或坐位，减少回心血量，给予鼻导管吸氧，发绀不缓解时应加大氧气流量 4～6 升 / 分，仍不改善者给予鼻面罩持续正压通气，并观察发绀、呼吸困难的改善情况，保持呼吸道通畅，及时吸痰。限制液体入量，控制输液速度，应用利尿剂时保持水、电解质、酸碱平衡，准确记录出入量。

（8）脑水肿：出现剧烈头痛、头晕、四肢无力、喷射性呕吐等。给予促进脑血液循环，维持呼吸循环功能及镇痉治疗。及时清除口鼻、气道分泌物和呕吐物，防止窒息及吸入性肺炎；及时观察病情变化，患者意识、生命体征、皮肤颜色、瞳孔变化；抽搐、躁动者给予约束，加双侧床档保护，保持肢体功能位。

（9）急性一氧化碳中毒迟发性脑病：迟发性脑病是指急性一氧化碳中毒患者神志清醒后，经过一段假愈期，突然发生以痴呆、精神症状和锥体外系为主的神经系统疾病。给予高压氧、糖皮质激素、抗氧化剂、血管扩张剂或抗帕金森病药物治疗。神志清醒的患者，护士应主动多与其交流，了解心理状况，保持精神愉快，避免精神刺激而诱发迟发性脑病的发生。由于智能下降，记忆减退，定向力减退，常会错拿别人物品，乱睡床位，找不到病房、卫生间等，易造成患者间的争执、冲突。故应加强专人陪护，及时纠正，耐心诱导。防止患者走失、跌伤。

（10）根据患者耐受程度，制订康复计划，如肢体主动、被动运动，保持肢体功能位等。

（11）落实基础护理，如口腔护理、皮肤护理及气道护理。

（12）气管切开的病人做好气道管理：及时清除口腔、气管套管内的分泌物，保持病人呼吸道通畅。

2. 健康教育

（1）告知患者疾病相关知识，注意保暖。

（2）保证充足的休息与睡眠，睡前不喝咖啡、浓茶、睡前热水泡脚，喝热牛奶以促进睡眠，保证每晚有效睡眠时间达 6～8 小时。

（3）指导肢体功能锻炼的方法及意义。

（4）氧疗的方法及意义。

3. 康复指导

（1）躁动明显者，根据医嘱予以保护性约束，防止四肢受伤，预防坠床。

（2）四肢肌张力较高者，保持肢体功能位，防止各个关节过伸或过展。定时进行按摩、被动运动，预防肢体挛缩畸形，促进尽早恢复肢体功能。

（3）指导患者进行肢体精细动作的康复训练，可结合理疗及康复治疗。

4. 饮食

（1）增加优质蛋白质（肉、禽、蛋、鱼类、豆制品等）及热量的摄入。

（2）增加维生素的摄入

1）维生素 A：能维持上皮细胞组织，特别是呼吸道上皮组织的健康，对减轻咳嗽症状有一定的益处。天然维生素 A 只存在于动物性食品如动物肝脏、蛋类、奶油和鱼肝油中；植物所含的胡萝卜素进入人体，可在肝中转变为维生素 A。此外，咸带鱼、鲫鱼、白鲢、鳝鱼、鱿鱼、蛤蜊、人奶、牛奶等也含丰富的维生素 A。

2）维生素 C：具有抗氧化作用，其主要存在于新鲜的水果和蔬菜里。如新鲜的大枣、柑橘类、橙子、草莓、猕猴桃、酸枣、沙棘、辣椒、番茄、菠菜、菜花等。

（3）轻度吞咽障碍者宜予半流食，最好是糊状，进食宜慢，防止呛咳。鼻饲患者给予鼻饲饮食。

【出院前 1~3 日】

1. 护理处置

（1）保持病室安静，室内空气新鲜，每日开窗通风 2~3 次，每次 30 分钟，做好病房的消毒隔离工作。

（2）给予合理氧疗，保持呼吸道通畅。

（3）监测生命体征。

（4）根据患者耐受程度，制订康复计划，如肢体主动、被动运动，保持肢体功能位，肢体按摩等。

（5）落实基础护理，如口腔护理、皮肤护理及管道护理。

（6）给予心理护理：患者常有悲观、抑郁、焦虑、恐惧等心理，护理人员应和蔼真诚、体贴关心患者、细心观察患者的心理变化，了解不良情绪的根本原因，针对性的给予心理疏导。

2. 健康教育

（1）告知患者疾病相关知识，注意防寒保暖，戒烟酒。

（2）保证充足的休息与睡眠，活动应循序渐进逐步进行；睡前不喝咖啡、浓茶、睡前热水泡脚，喝热牛奶以促进睡眠，保证每晚有效睡眠时间达 6~8 小时。

（3）讲解疾病预防知识，在工作场所加强个人防护，操作时注意通风，配备个人防护用品，作业场所设置防毒面具，养成良好的卫生习惯。

（4）告知患者情绪放松，劳逸结合，经治疗后症状会减轻或消失。

3. 康复指导

（1）评估患者及家属健康教育知识掌握程度。

（2）落实患者及家属对康复计划的掌握。

（3）指导患者情绪放松，劳逸结合。

（4）肢体功能锻炼：疾病早期注意保持肢体的功能位，做好肢体、关节的被动活动，肌肉按摩，防止肢体的失用性萎缩；缩短后期肢体功能恢复的病程。

4. 饮食

（1）提供高热量、富含优质蛋白的食物。

（2）多吃新鲜蔬菜、水果补充维生素，保持大便通畅。

（3）戒烟酒。

【出院日】

1. 护理处置

（1）与患者及家属共同制订居家康复计划：如居室环境要求；活动耐力训练；肢体功能锻炼；放松训练；饮食康复计划；心理支持疗法等。

（2）教会患者自我监测和调护。

（3）指导患者及家属做好一氧化碳中毒康复日记。

2. 健康教育

（1）自我监测

1）定期来院复查血碳氧血红蛋白含量（HbCO）、脑电图、头颅 CT 等，积极进行健康体检。

2）监测痰液的颜色和量，痰液颜色及量的改变提示有肺部感染或并发症的发生。

3）日常生活中，家属应注意观察患者的行为举止、言谈话语，发现异常及时到医院就诊。

（2）自我调护

1）正确面对一氧化碳中毒、保持健康心理。

2）养成良好的生活习惯：①注意生活起居，保持居室空气新鲜，避免吸入刺激性气体。室温维持在 18～22℃，每日开窗通风，多晒太阳、进行户外活动，近期内避免从事过重的体力劳动及剧烈的体育锻炼，避免过劳；坚持耐寒锻炼，温水洗澡、冷水洗脸；注意天气变化，及时增减衣服，避免受凉感冒。②加强康复锻炼，增强体质：根据自身病情及体力恢复情况适当锻炼，增强机体免疫力。根据实际情况进行肢体功能锻炼。③饮食搭配均衡，戒烟戒酒。

3）正确使用药物：出院后遵医嘱按时服药，不自行减药、停药。

4）注意加强个人防护，家庭使用煤气及煤炉时注意安全，冬季取暖季节做好通风，居室内火炉要安装烟囱，烟囱结构要严密且通风良好，提高预防意识，学会简单的急救知识及方法，以减少意外伤害。

3. 康复指导

（1）指导患者做肢体主动和被动活动，保持功能位，防止失用综合征如肌肉萎缩、关节僵直或足下垂等，进行肢体功能锻炼。

（2）指导患者及家属自我放松方法：方法同上。

（3）保持情绪稳定，去除不安、恐惧、愤怒、忧郁等不利因素，保持心情舒畅，劳逸结合。

（4）指导患者及家属了解用药副作用。

4. 饮食

（1）提供高热量、富含优质蛋白的食物。

（2）多吃新鲜蔬菜、水果补充维生素。

（3）禁食辛辣、油炸、刺激性食物。

（王小红、章一华）

第十四节　硫化氢中毒临床护理路径

硫化氢中毒临床护理路径表

适用对象：第一诊断为硫化氢中毒

患者姓名＿＿＿＿＿＿＿＿　性别＿＿＿＿＿＿　年龄＿＿＿＿＿＿　住院号＿＿＿＿＿＿＿＿＿＿

住院日期＿＿＿＿年＿＿＿＿月＿＿＿＿日　出院日期＿＿＿＿年＿＿＿＿月＿＿＿＿日　住院天数＿＿＿＿天

时间	住院第1日	住院第2～3日	住院期间	出院前1～3日	出院日
护理处置	□测量生命体征、佩戴腕带 □体重 □入院护理评估 □通知主管医生 □建立护理病历 □卫生处置 □完成入院护理记录单书写 □医嘱相关治疗执行及指导 　□采集血标本 　□皮内注射 　□口服药物 　□静脉输液 　□吸氧 　□雾化吸入 　□眼、皮肤清洗 □巡视观察 □生活护理 □心理护理	□监测生命体征 □病室环境 □卧位 □保持呼吸道通畅 □氧疗 　□氧气吸入 　□无创正压通气 　□高压氧治疗 □眼部护理 □用药护理 □协助生活护理 □巡视观察 □心理护理 □睡眠护理	□监测生命体征 □病室环境 □卧位 □症状护理 　化学性肺炎 　肺水肿 　脑水肿 □制订康复计划 □用药护理 □协助生活护理 □心理护理	□监测生命体征 □病室环境 □卧位 □保持呼吸道通畅 □氧疗 　□氧气吸入 　□高压氧治疗 □制订康复计划 □协助生活护理 □心理护理	□医嘱相关治疗、处置执行 □出院流程指导 □与患者及家属共同制订居家康复计划 □教会患者自我监测和调护 □指导患者及家属做好硫化氢中毒康复日记 □整理病历
健康教育	□环境介绍 □住院须知 □主管医生 □责任护士 □检验/检查指导 □疾病相关知识 □跌倒预防 □压疮预防	□雾化吸入的意义 □检验/检查指导 □氧疗的意义 □高压氧治疗注意事项	□疾病相关知识 □呼吸功能练习 　□深呼吸 　□有效咳嗽 □休息与睡眠 □氧疗的目的、方法及注意事项	□疾病相关知识 □防寒保暖 □戒烟、酒 □呼吸功能练习 　□深呼吸 　□有效咳嗽 □防护知识 □休息与睡眠	□自我监测 □自我调护
康复指导	□氧气疗法 □无创正压通气	□活动安全 □有效咳痰 □康复训练 □眼部保护	□活动安全 □有效咳痰 □深呼吸 □腹式呼吸 □有氧训练 □康复训练	□活动安全 □有效咳痰 □康复锻炼 □腹式呼吸 □缩唇呼吸	□康复锻炼 □腹式呼吸 □缩唇呼吸 □有氧训练

续表

时间	住院第1日	住院第2～3日	住院期间	出院前1～3日	出院日
饮食	□优质蛋白 □高热量 □维生素:新鲜蔬菜水果	□优质蛋白 □高热量 □维生素:新鲜蔬菜水果	□优质蛋白 □维生素:新鲜蔬菜水果 □重症者予易消化流食	□优质蛋白 □维生素:新鲜蔬菜水果 □禁食辛辣、油炸、刺激性食物	□优质蛋白 □高热量 □维生素:新鲜蔬菜水果 □戒烟酒
病情变异记录	□无 □有,原因 1. 2.	□无 □有,原因 1. 2.	□无 □有,原因 1. 2.	□无 □有,原因 1. 2.	□无 □有,原因 1. 2.
签名					

临床路径实施规范

【住院第1日】

1. 护理处置

(1) 予安静休息,取平卧位或半卧位。

(2) 询问病史,体格检查,进行入院护理评估。

(3) 测量生命特征及指脉氧。

(4) 立即予氧气吸入,可选择适当方法给氧,如发生严重肺水肿或急性呼吸窘迫综合征,给予鼻面罩持续正压通气(CPAP):检查呼吸机性能,连接管道,调节好参数,给患者带上面罩,患者取舒适体位,一般取半卧位或平卧位,保持气道通畅,防止枕头过高,使呼吸道变窄,影响气流通过,降低疗效。头带的松紧度适宜,既要防止漏气刺激眼部和面部皮肤,又要防止口鼻面罩过紧产生的皮肤红斑。

(5) 观察患者咳嗽、咳痰、胸闷及呼吸困难程度,早期防治化学性肺炎和肺水肿。

(6) 遵医嘱给予支气管扩张剂、镇咳、祛痰药、抗生素、糖皮质激素等对症治疗,观察药物反应。

(7) 脱去污染的衣服,清洁全身皮肤,终止毒物接触,防止经皮肤吸收,更换清洁病服,保持病室通风透气。出现畏光、流泪、视物模糊等眼部刺激症状,给予相应处理,及时用生理盐水或清水彻底清洗眼部至少15分钟,遵医嘱按时滴眼药。

(8) 制订护理计划,予口腔护理、皮肤护理及管道护理。

(9) 评估患者跌倒、压疮风险及日常生活能力,采取相应的护理措施。

2. 健康教育

(1) 介绍病室环境、主管医生、责任护士及同病室病友,消除患者陌生感。

(2) 介绍吸氧或无创通气的目的、方法及注意事项,配合治疗。硫化氢对上呼吸道黏膜有强烈的刺激性及腐蚀性,引起化学性肺炎和肺水肿。硫化氢有细胞窒息作用,加重组织缺氧,危及生命,故早期合理用氧十分重要,嘱患者不随意调节氧流量。

(3) 介绍相关检查如动脉血气分析、腹部B超、心电图、肺功能、胸部正侧位片、脑电图、肝肾功能、心肌酶谱、头颅CT、胸部CT、神经-肌电图等检查的目的、方法及注意事项。

3. **康复指导** 指导患者氧气疗法：

（1）氧气疗法：氧气吸入是肺功能损害、低氧血症必要的科学治疗手段，及时补充氧气可增加病人吸入气体氧含量，提高动脉血氧分压，改善组织缺氧，使心、脑、肾等重要器官功能得以维持，提高生活质量、延长生命。

（2）无创正压通气治疗：无创正压通气能缓解患者的呼吸困难。无创正压通气治疗是通过缓解呼吸肌疲劳，减轻患者呼吸困难，进而改善患者的运动耐力。

4. **饮食**

（1）增加优质蛋白质（肉、禽、蛋、鱼类、豆制品等）及热量的摄入。

（2）增加维生素的摄入

1）维生素 A：能维持上皮细胞组织，特别是呼吸道上皮组织的健康，对减轻咳嗽症状有一定的益处。天然维生素 A 只存在于动物性食品如动物肝脏、蛋类、奶油和鱼肝油中；植物所含的胡萝卜素进入人体，可在肝中转变为维生素 A。此外，咸带鱼、鲫鱼、白鲢鱼、鱿鱼、蛤蜊、人奶、牛奶等也含丰富的维生素 A。

2）维生素 C：具有抗氧化作用，其主要存在于新鲜的水果和蔬菜里。如新鲜的大枣、柑橘类、橙子、草莓、猕猴桃、酸枣、沙棘、辣椒、番茄、菠菜、菜花等。

【住院第 2～3 日】

1. **护理处置**

（1）予安静休息，取平卧位或半卧位。

（2）保持病室安静，室内空气新鲜，每日开窗通风 2～3 次，每次 30 分钟，做好病房的消毒隔离工作。

（3）观察患者意识变化、呼吸频率、节律及深浅度，监测指脉氧。

（4）观察痰液的颜色、性质、量，促进患者痰液排出，保持呼吸道通畅。

（5）合理氧疗：根据病情予鼻导管吸氧或无创机械通气。

（6）做好药物治疗的护理

1）糖皮质激素：可降低毛细血管通透性，具有解毒、抗过敏和抗炎作用。予早期、足量、短程应用，是治疗肺水肿的关键。副作用有电解质紊乱、消化道溃疡、出血、感染、内分泌紊乱、神经系统等表现。

2）抗生素及祛痰药：抗生素需做药敏试验，选用敏感药物，要注意联合用药选用协同作用的药物，提高疗效，同时剂量要足，时间要够，防止耐药。

3）还原型谷胱甘肽：是由谷氨酸、半胱氨酸和甘氨酸结合，含有巯基的三肽，具有抗氧化作用，及时清除氧自由基，可减轻硫化氢对肺组织的损伤，改善低氧血症，防治 ARDS 的作用。不良反应少见恶心、呕吐和头痛、罕见皮疹。

（7）予雾化吸入、支气管解痉剂、祛痰剂，协助患者翻身拍背，促进痰液咳出，必要时予以吸痰。

（8）重症患者眼睑闭合不全，每日做眼睛清洁护理，覆盖湿纱布或涂眼膏使其闭合，以保护角膜防水肿溃疡。

（9）给予高压氧治疗，高压氧能有效地治疗硫化氢中毒所致的严重低氧损害，能逆转损害组织的变性，纠正机体缺氧状态，防止因缺氧而引起的脏器损害。出高压氧舱后询问患者有无治疗不良反应，保持呼吸道通畅。

2. 健康教育

（1）告知患者雾化吸入治疗的目的及作用，早期雾化吸入可解除血管痉挛、降低血管通透性，促进水肿消退，减轻咽痛、干咳等气道刺激症状，雾化吸入完毕，及时用冷开水漱口，鼓励患者排痰。

（2）脱离硫化氢作业。

（3）完善检验/检查前宣教，如通知禁食水、告知检查/检验目的、时间、地点及注意事项等。

（4）向患者及家属说明氧疗的意义及注意事项，鼓励患者坚持氧疗。

（5）嘱患者闭目休息，严防用手擦揉眼睛，防止角膜擦伤，避免强光刺激，注意用眼卫生。

（6）向患者及家属讲解高压氧治疗的意义以及高压氧仓的安全防护知识，介绍高压氧治疗的基本过程，解除患者恐惧、疑虑的心理状态，使其更好地配合治疗。严禁携带易燃易爆物品，禁止穿易产生静电火花的衣物，穿纯棉病号服进舱；嘱患者进舱前排尽二便，不要吃易产生气体的食物及饮料。使患者积极接受治疗。

（7）教会清醒患者开通咽鼓管动作，如吞咽或捏鼻鼓气动作。

3. 康复指导

（1）指导患者进行深呼吸和有效咳嗽：取坐位，助患者先进行几次深而慢的呼吸后尽量深吸气、屏气，继而缩唇缓慢地将气体呼出；再深吸一口气、屏气，身体少前倾，自胸腔进行2～3次短促有力的咳嗽，咳痰后进行放松性深呼吸。

（2）剧烈咳嗽者，加床挡保护，注意患者活动过程中的安全，预防咳嗽性晕厥。

（3）避免光线对眼的刺激，减轻眼部症状保护眼睑结膜。

（4）认真倾听患者主诉，与患者多沟通，稳定患者情绪，缓解对硫化氢中毒的恐惧，解除思想顾虑及心理负担，积极配合治疗。

（5）指导患者做肢体被动活动，保持功能位置，防止失用综合征如肌肉萎缩、关节僵直或足下垂等，意识逐渐恢复应做肢体功能锻炼。

4. 饮食

（1）增加优质蛋白质（肉、禽、蛋、鱼类、豆制品等）及热量的摄入。

（2）增加维生素的摄入

1）维生素A：能维持上皮细胞组织，特别是呼吸道上皮组织的健康，对减轻咳嗽症状有一定的益处。天然维生素A只存在于动物性食品如动物肝脏、蛋类、奶油和鱼肝油中；植物所含的胡萝卜素进入人体，可在肝中转变为维生素A。此外，咸带鱼、鲫鱼、白鲢、鳝鱼、鱿鱼、蛤蜊、人奶、牛奶等也含丰富的维生素A。

2）维生素C：具有抗氧化作用，其主要存在于新鲜的水果和蔬菜里。如新鲜的大枣、柑橘类、橙子、草莓、猕猴桃、酸枣、沙棘、辣椒、番茄、菠菜、菜花等。

【住院期间】

1. 护理处置

（1）继续予鼻导管吸氧、无创正压通气、高压氧治疗。

（2）观察治疗效果及有无药物不良反应。

（3）保持病室安静，室内空气新鲜，每日开窗通风2～3次，每次30分钟，做好病房的消毒隔离工作。

（4）观察患者呼吸频率、节律及深浅度，监测指脉氧。

（5）观察痰液的颜色、性质、量，予雾化吸入等促进患者痰液排出，保持呼吸道通畅，必要时及时吸痰，避免气道黏膜坏死脱落阻塞呼吸道。

（6）遵医嘱准确及时使用抗生素、糖皮质激素、祛痰药及支气管舒张剂等药物。

（7）化学性肺炎：呼吸困难者取坐位或半坐位，给予合理氧疗；剧烈咳嗽时给予止咳剂，胸痛时协助患者取舒适卧位，避免诱发及加重疼痛因素。指导患者使用放松术或分散患者注意力。

（8）肺水肿：出现呼吸困难加重，粉红色泡沫痰或痰中带血等为肺水肿表现。取半坐位或坐位，减少回心血量，给予鼻导管吸氧，发绀不缓解时应加大氧气流量4～6L/min，仍不改善者给予鼻面罩持续正压通气，并观察发绀、呼吸困难的改善情况，保持呼吸道通畅，及时吸痰。限制液体入量，控制输液速度，应用利尿剂时保持水、电解质、酸碱平衡，准确记录出入量。

（9）预防脑水肿、中毒性心肌炎、中毒性脑病等多脏器损害，观察有无窒息。必要时协助医生予以气管插管呼吸机辅助通气。在救治ARDS过程中，机械通气不能改善低氧血症时，可应用体外膜肺氧合（ECMO）支持。正确调节输液速度，以减轻心脏负担，保护心功能。

（10）根据患者耐受程度，制订康复计划，如深呼吸及有效咳嗽、腹式呼吸、缩唇式呼吸、有氧训练等呼吸操及膈肌训练等。

（11）落实基础护理，如口腔护理、皮肤护理及管道护理。

（12）保持大小便通畅：尿潴留者可用手给予轻轻按摩膀胱或小腹部采取热敷，使尿液排出，必要时行导尿术，做好会阴冲洗，定期更换尿管及引流袋，防止泌尿系感染，详细记录尿量及性质。便秘者可给予缓泻剂或清洁洗肠通便，及时观察病情变化，护理安全措施到位，加床档保护，防止跌倒、坠床。

2. 健康教育

（1）告知患者疾病相关知识，注意保暖。

（2）保证充足的休息与睡眠，睡前不喝咖啡、浓茶、睡前热水泡脚，喝热牛奶以促进睡眠，保证每晚有效睡眠时间达6～8小时。

（3）指导深呼吸及有效咳嗽的方法及意义。

（4）氧疗的方法及意义。

3. 康复指导

（1）剧烈咳嗽者，加床挡保护，注意患者活动过程中的安全，预防咳嗽性晕厥。

（2）腹式呼吸

1）患者取舒适体位，可取坐位或半卧位，两膝半屈使腹肌放松，一手放于腹部，一手放于胸部。

2）用鼻缓慢深呼吸，膈肌放松，尽力挺腹，使其鼓起。

3）缓慢呼气，腹肌收缩，腹部下凹。

4）动作要领：肩背放松，腹部吸鼓呼瘪，吸时经鼻，呼时经口，深吸细呼。

5）训练时注意：①避免用力呼气或呼气过长，一面发生喘息、憋气、支气管痉挛。②深呼吸练习时以每次练3～4次吸/呼为宜，避免过度通气。

（3）缩唇呼吸

1）指导患者取舒适体位。

2）经鼻深吸气，呼气时将嘴唇缩起呈吹口哨状缓慢呼气4～6秒。

3）吸气与呼气时间比为1:2，尽量深吸慢呼。

4）每天2次，每次10～20分钟，每分钟7～8次。

（4）有氧训练：如步行、快走、慢跑、打太极拳等。

运动三部曲：第一部：热身运动（5～10分钟）。

第二部：正式运动（20～60分钟），应将运动量慢慢提高，直至感觉到有点吃力，并保持这个速度/运动量锻炼20～60分钟，运动强度不应太易或过分困难。

第三部：缓和运动（5～10分钟）。

（5）胸痛患者协助取舒适卧位，避免诱发及加重疼痛因素，指导患者使用放松术或分散患者注意力。

4. 饮食

（1）增加优质蛋白质（肉、禽、蛋、鱼类、豆制品等）及热量的摄入。

（2）增加维生素的摄入

1）维生素A：能维持上皮细胞组织，特别是呼吸道上皮组织的健康，对减轻咳嗽症状有一定的益处。天然维生素A只存在于动物性食品如动物肝脏、蛋类、奶油和鱼肝油中；植物所含的胡萝卜素进入人体，可在肝中转变为维生素A。此外，咸带鱼、鲫鱼、白鲢、鳝鱼、鱿鱼、蛤蜊、人奶、牛奶等也含丰富的维生素A。

2）维生素C：具有抗氧化作用，其主要存在于新鲜的水果和蔬菜里。如新鲜的大枣、柑橘类、橙子、草莓、猕猴桃、酸枣、沙棘、辣椒、番茄、菠菜、菜花等。

（3）重度中毒患者给予易消化流食，少量多餐。鼻饲患者给予鼻饲饮食。

（4）嘱患者应用激素期间勿饮酒及咖啡，避免服用非甾体类抗炎药。多进食清淡及高钾食物，如香蕉、绿叶蔬菜、芦笋、全麦片及柑橘等。

【出院前1~3日】

1. 护理处置

（1）保持病室安静，室内空气新鲜，每日开窗通风2～3次，每次30分钟，做好病房的消毒隔离工作。

（2）给予合理氧疗，保持呼吸道通畅。

（3）监测生命体征及血氧饱和度。

（4）根据患者耐受程度，制订康复计划，如深呼吸及有效咳嗽、腹式呼吸、缩唇式呼吸、有氧训练、气功八段锦等呼吸操及膈肌训练等。

（5）落实基础护理，如口腔护理、皮肤护理及管道护理。

（6）给予心理护理：患者常有悲观、抑郁、焦虑、恐惧等心理，护理人员应和蔼真诚、体贴关心患者、细心观察患者的心理变化，了解不良情绪的根本原因，针对性的给予心理疏导。

2. 健康教育

（1）告知患者疾病相关知识，注意防寒保暖，戒烟酒。

（2）保证充足的休息与睡眠，活动应循序渐进逐步进行；睡前不喝咖啡、浓茶、睡前热水泡脚,喝热牛奶以促进睡眠,保证每晚有效睡眠时间达6~8小时。

（3）讲解疾病预防知识,在工作场所加强个人防护,养成良好的卫生习惯;普及中毒防护知识,掌握简单有效的自救方法。

（4）告知患者情绪放松,劳逸结合,经治疗后症状会减轻或消失。

3. 康复指导

（1）评估患者及家属健康教育知识掌握程度。

（2）落实患者及家属对康复计划的掌握。

（3）指导患者情绪放松,劳逸结合。

（4）指导患者做肢体主动和被动活动,保持功能位置,防止失用综合征如肌肉萎缩、关节僵直或足下垂等,进行肢体功能锻炼。

4. 饮食

（1）提供富含优质蛋白的食物。

（2）多吃新鲜蔬菜、水果补充维生素。

（3）禁食辛辣、油炸、刺激性食物。

（4）戒烟酒。

【出院日】

1. 护理处置

（1）与患者及家属共同制订居家康复计划:如居室环境要求;活动耐力训练;有效咳嗽、咳痰;呼吸训练;有氧训练;放松训练;饮食康复计划;心理支持疗法等。

（2）教会患者自我监测和调护。

（3）指导患者及家属做好硫化氢中毒康复日记。

2. 健康教育

（1）自我监测

1）定期来院复查胸部正侧位片、心肌酶谱等,积极进行健康体检。

2）监测痰液的颜色和量,痰液颜色及量的改变提示有感染或并发症的发生。

3）监测胸痛的部位及性质,若胸痛突然加剧和呼吸困难,提示自发性气胸。

（2）自我调护

1）正确面对硫化氢中毒、保持健康心理。

2）养成良好的生活习惯:①注意生活起居,保持居室空气新鲜,避免吸入烟雾、粉尘和刺激性气体。室温维持在18~22℃,每日开窗通风,多晒太阳、进行户外活动,避免过劳;坚持耐寒锻炼,温水洗澡、冷水洗脸;注意天气变化,及时增减衣服,避免受凉感冒。②加强康复锻炼,增强体质:根据自身病情及体力恢复情况适当锻炼,增强机体免疫力。根据实际情况进行功能锻炼。③饮食搭配均衡,戒烟戒酒。

3）正确使用药物:出院后遵医嘱按时服药,不自行减药、停药。

4）注意加强个人防护,工作时佩戴防护用具,提高自我防护意识。发现有人中毒,救护人员要做好防护后才能去救人。

3. 康复指导

（1）有氧训练:根据实际情况,在最大呼吸耐受水平上选择连续步行或慢跑、户外行走、打太极拳、练气功等。

（2）指导患者及家属自我放松方法：方法同上。

（3）腹式呼吸：方法同上。

（4）缩唇呼吸：方法同上。

（5）保持情绪稳定，去除不安、恐惧、愤怒、忧郁等不利因素，保持心情舒畅，劳逸结合。

（6）指导患者及家属了解用药副作用。

4. 饮食

（1）提供富含优质蛋白的食物。

（2）多吃新鲜蔬菜、水果补充维生素。

（3）禁食辛辣、油炸、刺激性食物。

（4）戒烟酒。

（王小红）

第十五节　磷化氢、磷化锌、磷化铝中毒临床护理路径

磷化氢、磷化锌、磷化铝中毒临床护理路径表

适用对象：第一诊断为磷化氢、磷化锌、磷化铝中毒

患者姓名＿＿＿＿＿＿＿＿　性别＿＿＿＿＿＿　年龄＿＿＿＿＿＿　住院号＿＿＿＿＿＿＿＿

住院日期＿＿＿＿年＿＿＿＿月＿＿＿＿日　出院日期＿＿＿＿年＿＿＿＿月＿＿＿＿日　住院天数＿＿＿＿天

时间	住院第1日	住院第2～3日	住院期间	出院前1～3日	出院日
护理处置	□测量生命体征、佩戴腕带 □体重 □入院护理评估 □通知主管医生 □建立护理病历 □卫生处置 □完成入院护理记录单书写 □医嘱相关治疗执行及指导 　□采集血标本 　□皮内注射 　□口服药物 　□静脉输液 　□吸氧 　□雾化吸入 　□皮肤清洗 □巡视观察 □生活护理 □心理护理	□监测生命体征 □病室环境 □卧位 □保持呼吸道通畅 □氧疗 　□氧气吸入 　□无创正压通气 　□高压氧治疗 □血液净化 □用药护理 □协助生活护理 □巡视观察 □心理护理 □睡眠护理	□监测生命体征 □病室环境 □卧位 □症状护理 　□肺水肿 　□脑水肿 □制订康复计划 □用药护理 □协助生活护理 □心理护理	□监测生命体征 □病室环境 □卧位 □保持呼吸道通畅 □氧疗 　□氧气吸入 　□无创正压通气 □制订康复计划 □协助生活护理 □心理护理	□医嘱相关治疗、处置执行 □出院流程指导 □与患者及家属共同制订居家康复计划 □教会患者自我监测和调护 □指导患者及家属做好磷化氢、磷化锌、磷化铝中毒康复日记 □整理病历

续表

时间	住院第 1 日	住院第 2～3 日	住院期间	出院前 1～3 日	出院日
健康教育	□环境介绍 □住院须知 □主管医生 □责任护士 □检验/检查指导 □疾病相关知识 □跌倒预防 □压疮预防	□雾化吸入的意义 □检验/检查指导 □氧疗的意义 □高压氧治疗注意事项 □血液净化意义	□疾病相关知识 □呼吸功能练习 　□深呼吸 　□有效咳嗽 □休息与睡眠 □氧疗的目的、方法及注意事项	□疾病相关知识 □防寒保暖 □戒烟、酒 □呼吸功能练习 　□深呼吸 　□有效咳嗽 □防护知识 □休息与睡眠	□自我监测 □自我调护
康复指导	□氧气疗法 □无创正压通气	□活动安全 □有效咳痰 □康复训练	□活动安全 □有效咳痰 □深呼吸 □腹式呼吸 □有氧训练 □康复训练	□活动安全 □有效咳痰 □康复锻炼 □腹式呼吸 □缩唇呼吸	□康复锻炼 □腹式呼吸 □缩唇呼吸 □有氧训练
饮食	□优质蛋白 □高热量 □维生素:新鲜蔬菜水果	□优质蛋白 □高热量 □维生素:新鲜蔬菜水果	□优质蛋白 □维生素:新鲜蔬菜水果 □重症者予易消化流食	□优质蛋白 □维生素:新鲜蔬菜水果 □禁食辛辣、油炸、刺激性食物	□优质蛋白 □高热量 □维生素:新鲜蔬菜水果 □戒烟酒
病情变异记录	□无 □有,原因 1. 2.	□无 □有,原因 1. 2.	□无 □有,原因 1. 2.	□无 □有,原因 1. 2.	□无 □有,原因 1. 2.
签名					

────── 临床路径实施规范 ──────

【住院第 1 日】

1. 护理处置

（1）予安静休息,取平卧位或半卧位。

（2）询问病史,体格检查,进行入院护理评估。

（3）测量生命特征及指脉氧。

（4）立即予氧气吸入,可选择适当方法给氧,如发生严重肺水肿或急性呼吸窘迫综合征,给予鼻面罩持续正压通气（CPAP）:检查呼吸机性能,连接管道,调节好参数,给患者带上面罩,患者取舒适体位,一般取半卧位或平卧位,保持气道通畅,防止枕头过高,使呼吸道变窄,影响气流通过,降低疗效。头带的松紧度适宜,既要防止漏气刺激眼部和面部皮肤,又要防止口鼻面罩过紧产生的皮肤红斑。

（5）观察患者咳嗽、咳痰、胸闷及呼吸困难程度,早期防治肺水肿。

（6）遵医嘱给予支气管扩张剂、镇咳、祛痰药、抗生素、糖皮质激素等对症治疗,观察药物反应。

（7）脱去污染的衣服,协助患者用温水冲洗头发和全身皮肤,终止毒物接触,换上干净病服,保持病室通风透气。

(8) 制订护理计划,予口腔护理、皮肤护理及管道护理。

(9) 评估患者跌倒、压疮风险及日常生活能力,采取相应的护理措施。

2. 健康教育

(1) 介绍病室环境、主管医生、责任护士及同病室病友,消除患者陌生感。

(2) 介绍吸氧或无创通气的目的、方法及注意事项,配合治疗。磷化氢、磷化锌、磷化铝对上呼吸道黏膜有强烈的刺激性,引起肺水肿,早期合理用氧十分重要,嘱患者不随意调节氧流量。

(3) 介绍相关检查如动脉血气分析、腹部 B 超、心电图、肺功能、胸部正侧位片、肝肾功能、心肌酶谱等检查的目的、方法及注意事项。

3. 康复指导　指导患者氧气疗法:

(1) 氧气疗法:氧气吸入是肺功能损害、低氧血症必要的科学治疗手段,及时补充氧气可增加病人吸入气体氧含量,提高动脉血氧分压,改善组织缺氧,使心、脑、肾等重要器官功能得以维持,提高生活质量、延长生命。

(2) 无创正压通气治疗:无创正压通气能缓解患者的呼吸困难。无创正压通气治疗是通过缓解呼吸肌疲劳,减轻患者呼吸困难,进而改善患者的运动耐力。

4. 饮食

(1) 增加优质蛋白质(肉、禽、蛋、鱼类、豆制品等)及热量的摄入。

(2) 增加维生素的摄入

1) 维生素 A 能维持上皮细胞组织,特别是呼吸道上皮组织的健康,对减轻咳嗽症状有一定的益处。天然维生素 A 只存在于动物性食品如动物肝脏、蛋类、奶油和鱼肝油中;植物所含的胡萝卜素进入人体,可在肝中转变为维生素 A。此外,咸带鱼、鲫鱼、白鲢、鳝鱼、鱿鱼、蛤蜊、人奶、牛奶等也含丰富的维生素 A。

2) 维生素 C 具有抗氧化作用,其主要存在于新鲜的水果和蔬菜里。如新鲜的大枣、柑橘类、橙子、草莓、猕猴桃、酸枣、沙棘、辣椒、番茄、菠菜、菜花等。

【住院第 2～3 日】

1. 护理处置

(1) 予安静休息,取平卧位或半卧位。

(2) 保持病室安静,室内空气新鲜,每日开窗通风 2～3 次,每次 30 分钟,做好病房的消毒隔离工作。

(3) 观察患者意识变化、呼吸频率、节律及深浅度,监测指脉氧。

(4) 观察痰液的颜色、性质、量,促进患者痰液排出,保持呼吸道通畅。

(5) 合理氧疗:根据病情予鼻导管吸氧或无创机械通气。

(6) 做好药物治疗的护理

1) 糖皮质激素:可降低毛细血管通透性,具有解毒、抗过敏和抗炎作用。予早期、足量、短程应用,是治疗肺水肿的关键。副作用有电解质紊乱、消化道溃疡、出血、感染、内分泌紊乱、神经系统等表现。

2) 抗生素及祛痰药:抗生素需做药敏试验,选用敏感药物,要注意联合用药选用协同作用的药物,提高疗效,同时剂量要足,时间要够,防止耐药。

3）还原型谷胱甘肽：是由谷氨酸、半胱氨酸和甘氨酸结合，含有巯基的三肽，具有抗氧化作用，及时清除氧自由基，可减轻磷化氢、磷化锌、磷化铝对肺组织的损伤，改善低氧血症，防治 ARDS 的作用。不良反应少见恶心、呕吐和头痛、罕见皮疹。

（7）予雾化吸入、支气管解痉剂、祛痰剂，协助患者翻身拍背，促进痰液咳出，必要时予以吸痰。

（8）给予高压氧治疗，高压氧能有效地治疗磷化氢、磷化锌、磷化铝中毒所致的严重低氧损害，能逆转损害组织的变性，纠正机体缺氧状态，防止因缺氧而引起的脏器损害。出高压氧舱后询问患者有无治疗不良反应，保持呼吸道通畅。

（9）重度中毒者给予血液透析或血液灌流治疗，血液透析能快速有效清除体内的磷化氢，减轻毒物对各脏器进一步损害，维持电解质平衡并促进肾功能恢复，做好相关护理，注意无菌操作，密切监测生命体征。

2. 健康教育

（1）告知患者雾化吸入治疗的目的及作用，早期雾化吸入可减轻磷化氢对支气管黏膜和肺的刺激、腐蚀，并促使体内毒物经肺呼出。雾化吸入完毕，及时用冷开水漱口，鼓励患者排痰。

（2）脱离磷化氢、磷化锌、磷化铝作业。

（3）完善检验 / 检查前宣教，如通知禁食水、告知检查 / 检验目的、时间、地点及注意事项等。

（4）向患者及家属说明氧疗的意义及注意事项，鼓励患者坚持氧疗。

（5）向患者及家属讲解高压氧治疗的意义以及高压氧仓的安全防护知识，介绍高压氧治疗的基本过程，解除患者恐惧、疑虑的心理状态，使其更好地配合治疗。严禁携带易燃易爆物品，禁止穿易产生静电火花的衣物，穿纯棉病号服进舱；嘱患者进舱前排尽二便，不要吃易产生气体的食物及饮料。使患者积极接受治疗。

（6）教会清醒患者开通咽鼓管动作，如吞咽或捏鼻鼓气动作。

（7）向患者及家属说明血液净化的意义及注意事项。

3. 康复指导

（1）指导患者进行深呼吸和有效咳嗽：取坐位，助患者先进行几次深而慢的呼吸后尽量深吸气、屏气，继而缩唇缓慢地将气体呼出；再深吸一口气、屏气，身体少前倾，自胸腔进行 2～3 次短促有力的咳嗽，咳痰后进行放松性深呼吸。

（2）剧烈咳嗽者，加床挡保护，注意患者活动过程中的安全，预防咳嗽性晕厥。

（3）认真倾听患者主诉，与患者多沟通，稳定患者情绪，缓解对磷化氢、磷化锌、磷化铝中毒的恐惧，解除思想顾虑及心理负担，积极配合治疗。

（4）指导患者做肢体被动活动，保持功能位置，防止失用综合征如肌肉萎缩、关节僵直或足下垂等，意识逐渐恢复应做肢体功能锻炼。

4. 饮食

（1）增加优质蛋白质（肉、禽、蛋、鱼类、豆制品等）及热量的摄入。

（2）增加维生素的摄入

1）维生素 A：能维持上皮细胞组织，特别是呼吸道上皮组织的健康，对减轻咳嗽症状有一定的益处。天然维生素 A 只存在于动物性食品如动物肝脏、蛋类、奶油和鱼肝油中；植物所含的胡萝卜素进入人体,可在肝中转变为维生素 A。此外,咸带鱼、鲫鱼、白鲢、鳝鱼、鱿鱼、蛤蜊、人奶、牛奶等也含丰富的维生素 A。

2) 维生素 C:具有抗氧化作用,其主要存在于新鲜的水果和蔬菜里。如新鲜的大枣、柑橘类、橙子、草莓、猕猴桃、酸枣、沙棘、辣椒、番茄、菠菜、菜花等。

(3) 嘱患者不要吃易产生气体的食物及饮料。

【住院期间】

1. 护理处置

(1) 继续予鼻导管吸氧、无创正压通气、高压氧治疗。

(2) 观察治疗效果及有无药物不良反应。

(3) 保持病室安静,室内空气新鲜,每日开窗通风 2~3 次,每次 30 分钟,做好病房的消毒隔离工作。

(4) 观察患者呼吸频率、节律及深浅度,监测指脉氧。

(5) 观察痰液的颜色、性质、量,予雾化吸入等促进患者痰液排出,保持呼吸道通畅。

(6) 遵医嘱准确及时使用抗生素、糖皮质激素、祛痰药及支气管舒张剂等药物。

(7) 肺水肿:出现呼吸困难加重,粉红色泡沫痰或痰中带血等为肺水肿表现。取半坐位或坐位,减少回心血量,给予鼻导管吸氧,发绀不缓解时应加大氧气流量 4~6 升 / 分,仍不改善者给予鼻面罩持续正压通气,并观察发绀、呼吸困难的改善情况,保持呼吸道通畅,及时吸痰。限制液体入量,控制输液速度,应用利尿剂时保持水、电解质、酸碱平衡,准确记录出入量。

(8) 预防脑水肿、中毒性心肌炎,观察患者意识障碍程度,有无癫痫发作,预防脑水肿。必要时协助医生予以气管插管呼吸机辅助通气。在救治 ARDS 过程中,机械通气不能改善低氧血症时,可应用体外膜肺氧合(ECMO)支持。正确调节输液速度,以减轻心脏负担,保护心功能。

(9) 根据患者耐受程度,制订康复计划,如深呼吸及有效咳嗽、腹式呼吸、缩唇式呼吸、有氧训练等呼吸操及膈肌训练等。

(10) 落实基础护理,如口腔护理、皮肤护理及管道护理。

(11) 保持大小便通畅:尿潴留者可用手给予轻轻按摩膀胱或小腹部采取热敷,使尿液排出,必要时行导尿术,做好会阴冲洗,定期更换尿管及引流袋,防止泌尿系感染,详细记录尿量及性质。便秘者可给予缓泻剂或清洁洗肠通便,及时观察病情变化,护理安全措施到位,加床档保护,防止跌倒、坠床。

2. 健康教育

(1) 告知患者疾病相关知识,注意保暖。

(2) 保证充足的休息与睡眠,睡前不喝咖啡、浓茶、睡前热水泡脚,喝热牛奶以促进睡眠,保证每晚有效睡眠时间达 6~8 小时。

(3) 指导深呼吸及有效咳嗽的方法及意义。

(4) 氧疗的方法及意义。

3. 康复指导

(1) 剧烈咳嗽者,加床挡保护,注意患者活动过程中的安全,预防咳嗽性晕厥。

(2) 腹式呼吸

1）患者取舒适体位，可取坐位或半卧位，两膝半屈使腹肌放松，一手放于腹部，一手放于胸部。

2）用鼻缓慢深呼吸，膈肌放松，尽力挺腹，使其鼓起。

3）缓慢呼气，腹肌收缩，腹部下凹。

4）动作要领：肩背放松，腹部吸鼓呼瘪，吸时经鼻，呼时经口，深吸细呼。

5）训练时注意：①避免用力呼气或呼气过长，一面发生喘息、憋气、支气管痉挛。②深呼吸练习时以每次练3～4次吸/呼为宜，避免过度通气。

（3）缩唇呼吸

1）指导患者取舒适体位。

2）经鼻深吸气，呼气时将嘴唇缩起呈吹口哨状缓慢呼气4～6秒。

3）吸气与呼气时间比为1∶2，尽量深吸慢呼。

4）每天2次，每次10～20分钟，每分钟7～8次。

（4）有氧训练：如步行、快走、慢跑、打太极拳等。

运动三部曲：第一部：热身运动（5～10分钟）。

第二部：正式运动（20～60分钟），应将运动量慢慢提高，直至感觉到有点吃力，并保持这个速度/运动量锻炼20～60分钟，运动强度不应太易或过分困难。

第三部：缓和运动（5～10分钟）。

（5）胸痛患者协助取舒适卧位，避免诱发及加重疼痛因素，指导患者使用放松术或分散患者注意力。

4. 饮食

（1）增加优质蛋白质（肉、禽、蛋、鱼类、豆制品等）及热量的摄入。

（2）增加维生素的摄入

1）维生素A能维持上皮细胞组织，特别是呼吸道上皮组织的健康，对减轻咳嗽症状有一定的益处。天然维生素A只存在于动物性食品如动物肝脏、蛋类、奶油和鱼肝油中；植物所含的胡萝卜素进入人体，可在肝中转变为维生素A。此外，咸带鱼、鲫鱼、白鲢、鳝鱼、鱿鱼、蛤蜊、人奶、牛奶等也含丰富的维生素A。

2）维生素C具有抗氧化作用，其主要存在于新鲜的水果和蔬菜里。如新鲜的大枣、柑橘类、橙子、草莓、猕猴桃、酸枣、沙棘、辣椒、番茄、菠菜、菜花等。

（3）重度中毒患者给予易消化流食，少量多餐。鼻饲患者给予鼻饲饮食。

（4）嘱患者应用激素期间勿饮酒及咖啡，避免服用非甾体类抗炎药。多进食清淡及高钾食物，如香蕉、绿叶蔬菜、芦笋、全麦片及柑橘等。

【出院前1～3日】

1. 护理处置

（1）保持病室安静，室内空气新鲜，每日开窗通风2～3次，每次30分钟，做好病房的消毒隔离工作。

（2）给予合理氧疗，保持呼吸道通畅。

（3）监测生命体征及血氧饱和度。

（4）根据患者耐受程度，制订康复计划，如深呼吸及有效咳嗽、腹式呼吸、缩唇式呼吸、有氧训练、气功八段锦等呼吸操及膈肌训练等。

（5）落实基础护理，如口腔护理、皮肤护理及管道护理。

（6）给予心理护理：患者常有悲观、抑郁、焦虑、恐惧等心理，护理人员应和蔼真诚、体贴关心患者、细心观察患者的心理变化，了解不良情绪的根本原因，针对性的给予心理疏导。

2. 健康教育

（1）告知患者疾病相关知识，注意防寒保暖，戒烟酒。

（2）保证充足的休息与睡眠，活动应循序渐进逐步进行；睡前不喝咖啡、浓茶、睡前热水泡脚，喝热牛奶以促进睡眠，保证每晚有效睡眠时间达6～8小时。

（3）讲解疾病预防知识，注意容器密闭，加强厂房通风，贮存、运输硅铁、电石，必须注意不能遇水，以防发生磷化氢中毒，提高自我防护意识。

（4）告知患者情绪放松，劳逸结合，经治疗后症状会减轻或消失。

3. 康复指导

（1）评估患者及家属健康教育知识掌握程度。

（2）落实患者及家属对康复计划的掌握。

（3）指导患者情绪放松，劳逸结合。

（4）指导患者做肢体主动和被动活动，保持功能位置，防止失用综合征如肌肉萎缩、关节僵直或足下垂等，进行肢体功能锻炼。

4. 饮食

（1）提供富含优质蛋白的食物。

（2）多吃新鲜蔬菜、水果补充维生素。

（3）禁食辛辣、油炸、刺激性食物。

（4）戒烟酒。

【出院日】

1. 护理处置

（1）与患者及家属共同制订居家康复计划：如居室环境要求；活动耐力训练；有效咳嗽、咳痰；呼吸训练；有氧训练；放松训练；饮食康复计划；心理支持疗法等。

（2）教会患者自我监测和调护。

（3）指导患者及家属做好磷化氢、磷化锌、磷化铝中毒康复日记。

2. 健康教育

（1）自我监测

1）定期来院复查胸部正侧位片、心肌酶谱等，积极进行健康体检。

2）监测痰液的颜色和量，痰液颜色及量的改变提示有感染或并发症的发生。

3）监测胸痛的部位及性质，若胸痛突然加剧和呼吸困难，提示自发性气胸。

（2）自我调护

1）正确面对磷化氢、磷化锌、磷化铝中毒、保持健康心理。

2）养成良好的生活习惯：①注意生活起居，保持居室空气新鲜，避免吸入烟雾、粉尘和刺激性气体。室温维持在18～22℃，每日开窗通风，多晒太阳、进行户外活动，避免过劳；坚持耐寒锻炼，温水洗澡、冷水洗脸；注意天气变化，及时增减衣服，避免受凉感冒。②加强康复锻炼，增强体质：根据自身病情及体力恢复情况适当锻炼，增强机体免疫力。根据实际情况进行功能锻炼。③饮食搭配均衡，戒烟戒酒。

3）正确使用药物：出院后遵医嘱按时服药，不自行减药、停药。

4）注意加强个人防护，在使用磷化氢工作时，应戴上装有高锰酸钾（使磷氧化成磷酸酐而失去毒性）及药用炭的毒气防御器，以确保生产安全，养成良好的卫生习惯，掌握简单有效的自救方法。

3. **康复指导**

（1）有氧训练：根据实际情况，在最大呼吸耐受水平上选择连续步行或慢跑、户外行走、打太极拳、练气功等。

（2）指导患者及家属自我放松方法：方法同上。

（3）腹式呼吸：方法同上。

（4）缩唇呼吸：方法同上。

（5）保持情绪稳定，去除不安、恐惧、愤怒、忧郁等不利因素，保持心情舒畅，劳逸结合。

（6）指导患者及家属了解用药副作用。

4. **饮食**

（1）提供富含优质蛋白的食物。

（2）多吃新鲜蔬菜、水果补充维生素。

（3）禁食辛辣、油炸、刺激性食物。

（4）戒烟酒。

（王小红）

第十六节　氟及其无机化合物中毒临床护理路径

氟及其无机化合物中毒临床护理路径表

适用对象：第一诊断为氟及其无机化合物中毒

患者姓名＿＿＿＿＿＿＿　性别＿＿＿＿＿　年龄＿＿＿＿＿　住院号＿＿＿＿＿＿＿＿

住院日期＿＿＿年＿＿＿月＿＿＿日　出院日期＿＿＿年＿＿＿月＿＿＿日　住院天数＿＿＿＿天

时间	住院第1日	住院第2～3日	住院期间	出院前1～3日	出院日
护理处置	□测量生命体征、佩戴腕带 □体重 □入院护理评估 □通知主管医生 □建立护理病历 □卫生处置 □完成入院护理记录单书写 □医嘱相关治疗执行及指导 　□采集血标本 　□皮内注射	□监测生命体征 □病室环境 □卧位 □保持呼吸道通畅 □氧疗 　□氧气吸入 　□无创正压通气 □皮肤护理 □用药护理 □协助生活护理 □巡视观察 □心理护理 □睡眠护理	□监测生命体征 □病室环境 □卧位 □症状护理 　□肺水肿 　□氟骨症 □制订康复计划 □用药护理 □协助生活护理 □心理护理	□监测生命体征 □病室环境 □卧位 □保持呼吸道通畅 □氧疗 　□氧气吸入 　□其他 □制订康复计划 □协助生活护理 □心理护理	□医嘱相关治疗、处置执行 □出院流程指导 □与患者及家属共同制订居家康复计划 □教会患者自我监测和调护 □指导患者及家属做好氟及其无机化合物中毒康复日记 □整理病历

时间	住院第1日	住院第2～3日	住院期间	出院前1～3日	出院日
护理处置	□口服药物 □静脉输液 □吸氧 □雾化吸入 □眼部、皮肤处理 □巡视观察 □生活护理 □心理护理				
健康教育	□环境介绍 □住院须知 □主管医生 □责任护士 □检验/检查指导 □疾病相关知识 □跌倒预防 □压疮预防	□皮肤湿敷的意义 □检验/检查指导 □氧疗的意义	□疾病相关知识 □呼吸功能练习 　□深呼吸 　□有效咳嗽 □休息与睡眠 □氧疗的目的、方法及注意事项 □安全注意事项	□疾病相关知识 □防寒保暖 □戒烟、酒 □呼吸功能练习 　□深呼吸 　□有效咳嗽 □防护知识 □休息与睡眠	□自我监测 □自我调护
康复指导	□氧气疗法 □无创正压通气	□活动安全 □有效咳痰 □皮肤护理	□活动安全 □有效咳痰 □深呼吸 □腹式呼吸 □缩唇呼吸 □有氧训练	□活动安全 □有效咳痰 □康复锻炼 □腹式呼吸 □缩唇呼吸 □自我放松训练	□康复锻炼 □腹式呼吸 □缩唇呼吸 □有氧训练 □自我放松训练
饮食	□优质蛋白、高热量 □高钙饮食 □维生素：新鲜蔬菜水果	□优质蛋白 □高热量 □维生素：新鲜蔬菜水果	□优质蛋白 □维生素：新鲜蔬菜水果 □重症者予易消化流食	□优质蛋白 □维生素：新鲜蔬菜水果 □禁食辛辣、油炸、刺激性食物	□优质蛋白 □高热量 □高钙饮食 □维生素：新鲜蔬菜水果 □戒烟酒
病情变异记录	□无 □有,原因 1. 2.	□无 □有,原因 1. 2.	□无 □有,原因 1. 2.	□无 □有,原因 1. 2.	□无 □有,原因 1. 2.
签名					

临床路径实施规范

【住院第1日】

1. 护理处置

（1）予安静休息,取平卧位或半卧位。

（2）询问病史,体格检查,进行入院护理评估。

（3）测量生命特征及指脉氧。

（4）立即予氧气吸入，可选择适当方法给氧，如发生严重肺水肿或急性呼吸窘迫综合征，给予鼻面罩持续正压通气（CPAP）：检查呼吸机性能，连接管道，调节好参数，给患者带上面罩，患者取舒适体位，一般取半卧位或平卧位，保持气道通畅，防止枕头过高，使呼吸道变窄，影响气流通过，降低疗效。头带的松紧度适宜，既要防止漏气刺激眼部和面部皮肤，又要防止口鼻面罩过紧产生的皮肤红斑。

（5）观察患者咳嗽、咳痰、胸闷及呼吸困难程度，早期防治化学性肺炎和肺水肿。

（6）遵医嘱给予支气管扩张剂、祛痰药、抗生素、糖皮质激素等对症治疗，观察药物反应。

（7）制订护理计划，予口腔护理、皮肤护理及管道护理。

（8）评估患者跌倒、压疮风险及日常生活能力，采取相应的护理措施。

（9）眼及皮肤灼伤患者用大量流动水或生理盐水冲洗，不少于30分钟。

2. 健康教育

（1）介绍病室环境、主管医生、责任护士及同病室病友，消除患者陌生感。

（2）介绍吸氧或无创通气的目的、方法及注意事项，配合治疗。

（3）介绍相关检查如尿氟、动脉血气分析、腹部B超、心电图、胸部正侧位片、肝肾功能、心肌酶谱、胸部CT、骨密度等检查的目的、方法及注意事项。

3. 康复指导　指导患者呼吸疗法：

（1）氧气疗法：氧气吸入是肺功能损害、低氧血症必要的科学治疗手段，及时补充氧气可增加病人吸入气体氧含量，减轻呼吸做功，弥补呼吸功能不全，提高动脉血氧分压，改善组织缺氧，使心、脑、肾等重要器官功能得以维持，提高生活质量、延长生命。

（2）无创正压通气治疗：无创正压通气能缓解患者的呼吸困难。无创正压通气治疗是通过缓解呼吸肌疲劳，减轻患者呼吸困难，进而改善患者的运动耐力。

4. 饮食

（1）增加优质蛋白质（肉、禽、蛋、鱼类、豆制品等）及热量的摄入。

（2）增加维生素的摄入

1）维生素A：能维持上皮细胞组织，特别是呼吸道上皮组织的健康，对减轻咳嗽症状有一定的益处。天然维生素A只存在于动物性食品如动物肝脏、蛋类、奶油和鱼肝油中；植物所含的胡萝卜素进入人体，可在肝中转变为维生素A。此外，咸带鱼、鲫鱼、白鲢、鳝鱼、鱿鱼、蛤蜊、人奶、牛奶等也含丰富的维生素A。

2）维生素C：具有抗氧化作用，其主要存在于新鲜的水果和蔬菜里。如新鲜的大枣、柑橘类、橙子、草莓、猕猴桃、酸枣、沙棘、辣椒、番茄、菠菜、菜花等。

（3）高钙饮食：牛奶、海带、虾皮、豆制品、金针菇、萝卜、香菇、木耳、坚果等。

【住院第2～3日】

1. 护理处置

（1）予安静休息，取平卧位或半卧位。

（2）保持病室安静，室内空气新鲜，每日开窗通风2～3次，每次30分钟，做好病房的消毒隔离工作。

（3）观察患者意识变化、呼吸频率、节律及深浅度，监测指脉氧。

(4) 观察痰液的颜色、性质、量,促进患者痰液排出,保持呼吸道通畅。

(5) 合理氧疗:根据病情予鼻导管吸氧或无创机械通气。

(6) 做好药物治疗的护理

1) 糖皮质激素:可降低毛细血管通透性,具有解毒、抗过敏和抗炎作用。予早期、足量、短程应用,对化学性肺水肿具有特殊效果。副作用有电解质紊乱、消化道溃疡、出血、感染、内分泌紊乱、神经系统等表现。

2) 抗生素及祛痰药:抗生素需做药敏试验,选用敏感药物,要注意联合用药选用协同作用的药物,提高疗效,同时剂量要足,时间要够,防止耐药。

3) 还原型谷胱甘肽:是由谷氨酸、半胱氨酸和甘氨酸结合,含有巯基的三肽,具有抗氧化作用,及时清除氧自由基,可减轻氟及其无机化合物产生的氧化性损伤,改善低氧血症,防治 ARDS 的作用。不良反应少见恶心、呕吐和头痛、罕见皮疹。

(7) 予 2%～4% 碳酸氢钠雾化吸入、支气管解痉剂、祛痰剂,协助患者翻身拍背,促进痰液咳出,必要时予以吸痰。

(8) 皮肤氢氟酸灼伤者,给予灼伤处皮肤持续湿敷,有水疱和坏死组织应剪开水疱,清除渗液及坏死组织,应用抗生素预防感染,加强观察皮肤情况。

2. 健康教育

(1) 指导患者及早雾化吸入治疗,可减轻呼吸道黏膜的损伤及咽部不适。鼓励患者排痰。

(2) 脱离氟及其无机化合物作业。

(3) 完善检验/检查前宣教,如通知禁食水、告知检查/检验目的、时间、地点及注意事项等。

(4) 向患者及家属说明氧疗的意义及注意事项,鼓励患者坚持氧疗。

(5) 告知皮肤灼伤者治疗的目的及注意事项,嘱其勿用手触碰皮肤,避免感染,使其积极配合治疗。

3. 康复指导

(1) 指导患者进行深呼吸和有效咳嗽:取坐位,助患者先进行几次深而慢的呼吸后尽量深吸气、屏气,继而缩唇缓慢地将气体呼出;再深吸一口气、屏气,身体少前倾,自胸腔进行 2～3 次短促有力的咳嗽,咳痰后进行放松性深呼吸。

(2) 剧烈咳嗽者,加床挡保护,注意患者活动过程中的安全,预防咳嗽性晕厥。

(3) 告知患者皮肤灼伤处持续湿敷的重要性。

(4) 认真倾听患者主诉,与患者多沟通,稳定患者情绪,缓解对氟及其无机化合物中毒的恐惧,解除思想顾虑及心理负担,积极配合治疗。

4. 饮食

(1) 增加优质蛋白质(肉、禽、蛋、鱼类、豆制品等)及热量的摄入。

(2) 增加维生素的摄入

1) 维生素 A:能维持上皮细胞组织,特别是呼吸道上皮组织的健康,对减轻咳嗽症状有一定的益处。天然维生素 A 只存在于动物性食品如动物肝脏、蛋类、奶油和鱼肝油中;植物所含的胡萝卜素进入人体,可在肝中转变为维生素 A。此外,咸带鱼、鲫鱼、白鲢、鳝鱼、鱿鱼、蛤蜊、人奶、牛奶等也含丰富的维生素 A。

2）维生素 C：具有抗氧化作用，其主要存在于新鲜的水果和蔬菜里。如新鲜的大枣、柑橘类、橙子、草莓、猕猴桃、酸枣、沙棘、辣椒、番茄、菠菜、菜花等。

【住院期间】

1. 护理处置

（1）继续予鼻导管吸氧或无创正压通气。

（2）观察治疗效果及有无药物不良反应。

（3）保持病室安静，室内空气新鲜，每日开窗通风 2～3 次，每次 30 分钟，做好病房的消毒隔离工作。

（4）观察患者呼吸频率、节律及深浅度，监测指脉氧。

（5）观察痰液的颜色、性质、量，予雾化吸入等促进患者痰液排出，保持呼吸道通畅，必要时及时吸痰，避免气道黏膜坏死脱落阻塞呼吸道。

（6）遵医嘱准确及时使用抗生素、糖皮质激素、祛痰药及支气管舒张剂等药物。

（7）肺水肿：出现呼吸困难加重，粉红色泡沫痰或痰中带血等为急性肺水肿表现。取半坐位或坐位，给予鼻导管吸氧，发绀不缓解时应加大氧气流量 4～6 升/分，仍不改善者给予鼻面罩持续正压通气，并观察发绀、呼吸困难的改善情况，保持呼吸道通畅，将 30% 酒精溶液置氧气湿化瓶中吸入。及时吸痰，喉头水肿者做好气管插管准备。限制液体入量，控制输液速度，应用利尿剂时保持水、电解质、酸碱平衡，准确记录出入量。

（8）氟骨症：观察氟斑牙和氟骨症的表现，腰、腿、膝关节疼痛程度，必要时给予止痛药。护理安全措施到位，移开环境中障碍物，预防跌倒。

（9）观察患者低钙血症表现，监测心功能，预防由于低钙血症导致的心律失常等心脏损害。

（10）根据患者耐受程度，制订康复计划，如深呼吸及有效咳嗽、腹式呼吸、缩唇式呼吸、有氧训练等呼吸操及膈肌训练等。

（11）落实基础护理，如口腔护理、皮肤护理及管道护理。

2. 健康教育

（1）告知患者疾病相关知识，注意保暖。

（2）保证充足的休息与睡眠，睡前不喝咖啡、浓茶、睡前热水泡脚，喝热牛奶以促进睡眠，保证每晚有效睡眠时间达 6～8 小时。

（3）指导深呼吸及有效咳嗽的方法及意义。鼓励患者多饮水、咳嗽、深呼吸及变换体位，以利痰液咳出。

（4）氧疗的方法及意义。

（5）告知患者活动时安全相关注意事项，活动宜慢，避免跌倒。

3. 康复指导

（1）剧烈咳嗽者，加床挡保护，注意患者活动过程中的安全，预防咳嗽性晕厥。

（2）腹式呼吸

1）患者取舒适体位，可取坐位或半卧位，两膝半屈使腹肌放松，一手放于腹部，一手放于胸部。

2）用鼻缓慢深呼吸，膈肌放松，尽力挺腹，使其鼓起。

3）缓慢呼气，腹肌收缩，腹部下凹。

4）动作要领：肩背放松，腹部吸鼓呼瘪，吸时经鼻，呼时经口，深吸细呼。

5）训练时注意：①避免用力呼气或呼气过长，一面发生喘息、憋气、支气管痉挛。②深呼吸练习时以每次练3～4次吸/呼为宜，避免过度通气。

（3）缩唇呼吸

1）指导患者取舒适体位。

2）经鼻深吸气，呼气时将嘴唇缩起呈吹口哨状缓慢呼气4～6秒。

3）吸气与呼气时间比为1∶2，尽量深吸慢呼。

4）每天2次，每次10～20分钟，每分钟7～8次。

（4）有氧训练：如步行、快走、慢跑、打太极拳等。

运动三部曲：第一部：热身运动（5～10分钟）。

第二部：正式运动（20～60分钟），应将运动量慢慢提高，直至感觉到有点吃力，并保持这个速度/运动量锻炼20～60分钟，运动强度不应太易或过分困难。

第三部：缓和运动（5～10分钟）。

（5）嘱氟斑牙患者饭后漱口。

4. 饮食

（1）增加优质蛋白质（肉、禽、蛋、鱼类、豆制品等）及热量的摄入。

（2）增加维生素的摄入

1）维生素A：能维持上皮细胞组织，特别是呼吸道上皮组织的健康，对减轻咳嗽症状有一定的益处。天然维生素A只存在于动物性食品如动物肝脏、蛋类、奶油和鱼肝油中；植物所含的胡萝卜素进入人体，可在肝中转变为维生素A。此外，咸带鱼、鲫鱼、白鲢鱼、鳝鱼、鱿鱼、蛤蜊、人奶、牛奶等也含丰富的维生素A。

2）维生素C：具有抗氧化作用，其主要存在于新鲜的水果和蔬菜里。如新鲜的大枣、柑橘类、橙子、草莓、猕猴桃、酸枣、沙棘、辣椒、番茄、菠菜、菜花等。

（3）重度中毒患者给予易消化流食，少量多餐。鼻饲患者给予鼻饲饮食。

（4）予氟斑牙患者软食。

【出院前1～3日】

1. 护理处置

（1）保持病室安静，室内空气新鲜，每日开窗通风2～3次，每次30分钟，做好病房的消毒隔离工作。

（2）给予合理氧疗，保持呼吸道通畅。

（3）监测生命体征及血氧饱和度。

（4）根据患者耐受程度，制订康复计划，如深呼吸及有效咳嗽、腹式呼吸、缩唇式呼吸、有氧训练、气功八段锦等呼吸操及膈肌训练等。

（5）落实基础护理，如口腔护理、皮肤护理及管道护理。

（6）给予心理护理：患者常有悲观、抑郁、焦虑、恐惧等心理，护理人员应和蔼真诚、体贴关心患者、细心观察患者的心理变化，了解不良情绪的根本原因，针对性的给予心理疏导。

2. 健康教育

（1）告知患者疾病相关知识，注意防寒保暖，戒烟酒。

（2）保证充足的休息与睡眠，活动应循序渐进逐步进行；睡前不喝咖啡、浓茶、睡前热水泡脚，喝热牛奶以促进睡眠，保证每晚有效睡眠时间达 6～8 小时。

（3）讲解疾病预防知识，工作场所加强个人防护，使用防护用品，如橡皮手套、防护服、胶鞋、防毒面罩等，禁止在工作场所进食、喝水，养成良好的卫生习惯。

（4）告知患者情绪放松，劳逸结合，经治疗后症状会减轻或消失。

3. 康复指导

（1）评估患者及家属健康教育知识掌握程度。

（2）落实患者及家属对康复计划的掌握。

（3）指导患者情绪放松，劳逸结合。

4. 饮食

（1）提供富含优质蛋白、高热量的食物。

（2）多吃新鲜蔬菜、水果补充维生素。

（3）禁食辛辣、油炸、刺激性食物。

（4）戒烟酒。

【出院日】

1. 护理处置

（1）与患者及家属共同制订居家康复计划：如居室环境要求；活动耐力训练；有效咳嗽、咳痰；呼吸训练；有氧训练；放松训练；饮食康复计划；心理支持疗法等。

（2）教会患者自我监测和调护。

（3）指导患者及家属做好氟及其无机化合物中毒康复日记。

2. 健康教育

（1）自我监测

1）定期来院复查尿氟、胸部正侧位片、骨密度、心肌酶谱、心电图，积极进行健康体检。

2）监测痰液的颜色和量，痰液颜色及量的改变提示有感染或并发症的发生。

3）灼伤处皮肤颜色改变、疼痛加剧，提示皮肤损伤加重。

（2）自我调护

1）正确面对氟及其无机化合物中毒、保持健康心理。

2）养成良好的生活习惯：①注意生活起居，保持居室空气新鲜，避免吸入烟雾、粉尘和刺激性气体。室温维持在 18～22℃，每日开窗通风，多晒太阳、进行户外活动，避免过劳；坚持耐寒锻炼，温水洗澡、冷水洗脸；注意天气变化，及时增减衣服，避免受凉感冒。②加强康复锻炼，增强体质：根据自身病情及体力恢复情况适当锻炼，增强机体免疫力。根据实际情况进行功能锻炼。③饮食搭配均衡，戒烟戒酒。

3）正确使用药物：出院后遵医嘱按时服药，不自行减药、停药。

4）注意加强个人防护，进行岗前培训及防护知识培训，设置排风设备，防止着火及爆炸，提高自我防护意识。

3. 康复指导

（1）有氧训练：根据实际情况，在最大呼吸耐受水平上选择连续步行或慢跑、户外行走、打太极拳、练气功等。

（2）指导患者及家属自我放松方法：方法同上。

（3）腹式呼吸：方法同上。

（4）缩唇呼吸：方法同上。

（5）保持情绪稳定，去除不安、恐惧、愤怒、忧郁等不利因素，保持心情舒畅，劳逸结合。

（6）指导患者及家属了解用药副作用。

4. 饮食

（1）提供富含优质蛋白、高热量、高钙的食物。

（2）多吃新鲜蔬菜、水果补充维生素。

（3）禁食辛辣、油炸、刺激性食物。

（4）戒烟酒。

（王小红）

第十七节　有机锡中毒临床护理路径

有机锡中毒临床护理路径表

适用对象：第一诊断为有机锡中毒

患者姓名＿＿＿＿＿＿　性别＿＿＿＿＿　年龄＿＿＿＿＿　住院号＿＿＿＿＿＿

住院日期＿＿＿年＿＿＿月＿＿＿日　出院日期＿＿＿年＿＿＿月＿＿＿日　住院天数＿＿＿天

时间	住院第1日	住院第2~3日	住院期间	出院前1~3日	出院日
护理处置	□测量生命体征、佩戴腕带 □体重 □入院护理评估 □通知主管医生 □建立护理病历 □卫生处置 □完成入院护理记录单书写 □医嘱相关治疗执行及指导 　□采集血标本 　□皮内注射 　□口服药物 　□静脉输液 　□吸氧 　□眼部、皮肤处理 □巡视观察 □生活护理 □心理护理	□监测生命体征 □病室环境 □卧位 □保持呼吸道通畅 □氧疗 □心动过缓护理 □用药护理 □协助生活护理 □巡视观察 □心理护理 □睡眠护理	□监测生命体征 □病室环境 □卧位 □症状护理 　□脑水肿 　□低钾、低钙血症 □制订康复计划 □用药护理 □协助生活护理 □心理护理	□监测生命体征 □病室环境 □卧位 □保持呼吸道通畅 □低钾、低钙血症护理 □制订康复计划 □协助生活护理 □心理护理	□医嘱相关治疗、处置执行 □出院流程指导 □与患者及家属共同制订居家康复计划 □教会患者自我监测和调护 □指导患者及家属做好有机锡中毒康复日记 □整理病历

续表

时间	住院第1日	住院第2~3日	住院期间	出院前1~3日	出院日
健康教育	□环境介绍 □住院须知 □主管医生 □责任护士 □检验/检查指导 □疾病相关知识 □跌倒预防 □压疮预防	□监测心率的意义 □检验/检查指导 □氧疗的意义	□疾病相关知识 □呼吸功能练习 □休息与睡眠 □补钾的目的、方法及注意事项 □安全注意事项	□疾病相关知识 □防寒保暖 □戒烟、酒 □安全注意事项 □防护知识 □休息与睡眠	□自我监测 □自我调护
康复指导	□氧气疗法 □无创正压通气	□活动安全 □有效咳嗽 □自我放松训练	□活动安全 □自我放松训练 □康复锻炼	□活动安全 □自我放松训练 □康复锻炼	□活动安全 □康复锻炼 □自我放松训练
饮食	□优质蛋白、高热量 □维生素:新鲜蔬菜水果	□优质蛋白、高热量 □维生素:新鲜蔬菜水果	□优质蛋白、高热量 □维生素:新鲜蔬菜水果 □含钾、钙高的饮食 □重症者予易消化流食	□优质蛋白、高热量 □维生素:新鲜蔬菜水果 □肾损伤者控制饮水 □禁食辛辣、油炸、刺激性食物	□优质蛋白、高热量 □高钾、高钙饮食 □维生素:新鲜蔬菜水果 □戒烟酒
病情变异记录	□无 □有,原因 1. 2.	□无 □有,原因 1. 2.	□无 □有,原因 1. 2.	□无 □有,原因 1. 2.	□无 □有,原因 1. 2.
签名					

临床路径实施规范

【住院第1日】

1. 护理处置

（1）予安静休息,取平卧位或半卧位。

（2）询问病史,体格检查,进行入院护理评估。

（3）测量生命特征及指脉氧。

（4）立即予氧气吸入,可选择适当方法给氧,如发生严重肺水肿或急性呼吸窘迫综合征,给予鼻面罩持续正压通气（CPAP）:检查呼吸机性能,连接管道,调节好参数,给患者带上面罩,患者取舒适体位,一般取半卧位或平卧位,保持气道通畅,防止枕头过高,使呼吸道变窄,影响气流通过,降低疗效。头带的松紧度适宜,既要防止漏气刺激眼部和面部皮肤,又要防止口鼻面罩过紧产生的皮肤红斑。

（5）观察患者咳嗽、咳痰、胸闷及呼吸困难程度,早期防治化学性肺炎和肺水肿。

（6）遵医嘱给予支气管扩张剂、祛痰药、抗生素、糖皮质激素等对症治疗,观察药物反应。

（7）制订护理计划,予口腔护理、皮肤护理及管道护理。

(8) 评估患者跌倒、压疮风险及日常生活能力,采取相应的护理措施。

(9) 皮肤或眼受污染者,立即用大量流动清水彻底冲洗。

2. 健康教育

(1) 介绍病室环境、主管医生、责任护士及同病室病友,消除患者陌生感。

(2) 介绍吸氧或无创通气的目的、方法及注意事项,配合治疗。

(3) 介绍相关检查如脑电图、动脉血气分析、腹部 B 超、心电图、胸部正侧位片、肝肾功能、心肌酶谱、胸部 CT、血钾、血钙等检查的目的、方法及注意事项。

3. 康复指导　指导患者呼吸疗法:

(1) 氧气疗法:氧气吸入是肺功能损害、低氧血症必要的科学治疗手段,及时补充氧气可增加病人吸入气体氧含量,减轻呼吸做功,弥补呼吸功能不全,提高动脉血氧分压,改善组织缺氧,使心、脑、肾等重要器官功能得以维持,提高生活质量、延长生命。

(2) 无创正压通气治疗:无创正压通气能缓解患者的呼吸困难。无创正压通气治疗是通过缓解呼吸肌疲劳,减轻患者呼吸困难,进而改善患者的运动耐力。

4. 饮食

(1) 增加优质蛋白质(肉、禽、蛋、鱼类、豆制品等)及热量的摄入。

(2) 增加维生素的摄入

1) 维生素 A:能维持上皮细胞组织,特别是呼吸道上皮组织的健康,对减轻咳嗽症状有一定的益处。天然维生素 A 只存在于动物性食品如动物肝脏、蛋类、奶油和鱼肝油中;植物所含的胡萝卜素进入人体,可在肝中转变为维生素 A。此外,咸带鱼、鲫鱼、白鲢、鳝鱼、鱿鱼、蛤蜊、人奶、牛奶等也含丰富的维生素 A。

2) 维生素 C:具有抗氧化作用,其主要存在于新鲜的水果和蔬菜里。如新鲜的大枣、柑橘类、橙子、草莓、猕猴桃、酸枣、沙棘、辣椒、番茄、菠菜、菜花等。

【住院第 2~3 日】

1. 护理处置

(1) 予安静休息,取平卧位或半卧位。

(2) 保持病室安静,室内空气新鲜,每日开窗通风 2~3 次,每次 30 分钟,做好病房的消毒隔离工作。

(3) 观察患者意识变化、呼吸频率、节律及深浅度,监测指脉氧。

(4) 观察痰液的颜色、性质、量,促进患者痰液排出,保持呼吸道通畅。

(5) 合理氧疗:根据病情予鼻导管吸氧或无创机械通气。

(6) 做好药物治疗的护理

1) 糖皮质激素:可降低毛细血管通透性,具有解毒、抗过敏和抗炎作用。予早期、足量、短程应用,对化学性肺水肿具有特殊效果。副作用有电解质紊乱、消化道溃疡、出血、感染、内分泌紊乱、神经系统等表现。

2) 抗生素及祛痰药:抗生素需做药敏试验,选用敏感药物,要注意联合用药选用协同作用的药物,提高疗效,同时剂量要足,时间要够,防止耐药。

3) 还原型谷胱甘肽:是由谷氨酸、半胱氨酸和甘氨酸结合,含有巯基的三肽,具有抗氧化作用,及时清除氧自由基,可减轻有机锡产生的氧化性损伤,改善低氧血症,防治 ARDS 的作用。不良反应少见恶心、呕吐和头痛、罕见皮疹。

（7）有机锡中毒所致心律失常，以缓慢型心律失常为主。机制可能与有机锡对心肌损害及改变心脏传导有关，也与低血钾有关。评估心悸、心律失常等心血管表现，心动过缓者给予阿托品治疗，监测心电图变化。

2. 健康教育

（1）脱离有机锡作业。

（2）完善检验/检查前宣教，如通知禁食水、告知检查/检验目的、时间、地点及注意事项等。

（3）向患者及家属说明氧疗的意义及注意事项，鼓励患者坚持氧疗。

（4）窦性心动过缓者，如感头晕、胸闷，嘱其卧床休息，避免剧烈运动，保持充足睡眠。

3. 康复指导

（1）指导患者进行深呼吸和有效咳嗽：取坐位，助患者先进行几次深而慢的呼吸后尽量深吸气、屏气，继而缩唇缓慢地将气体呼出；再深吸一口气、屏气，身体少前倾，自胸腔进行2～3次短促有力的咳嗽，咳痰后进行放松性深呼吸。

（2）窦性心动过缓者，嘱其保持充足睡眠，避免精神紧张，消除顾虑。

（3）告知患者情绪紧张会加重头痛、失眠等神经衰弱症状，要放松心情。

（4）认真倾听患者主诉，与患者多沟通，稳定患者情绪，缓解对有机锡中毒的恐惧，解除思想顾虑及心理负担，积极配合治疗。

4. 饮食

（1）增加优质蛋白质（肉、禽、蛋、鱼类、豆制品等）及热量的摄入。

（2）增加维生素的摄入

1）维生素A：能维持上皮细胞组织，特别是呼吸道上皮组织的健康，对减轻咳嗽症状有一定的益处。天然维生素A只存在于动物性食品如动物肝脏、蛋类、奶油和鱼肝油中；植物所含的胡萝卜素进入人体，可在肝中转变为维生素A。此外，咸带鱼、鲫鱼、白鲢、鳝鱼、鱿鱼、蛤蜊、人奶、牛奶等也含丰富的维生素A。

2）维生素C：具有抗氧化作用，其主要存在于新鲜的水果和蔬菜里。如新鲜的大枣、柑橘类、橙子、草莓、猕猴桃、酸枣、沙棘、辣椒、番茄、菠菜、菜花等。

【住院期间】

1. 护理处置

（1）观察治疗效果及有无药物不良反应。

（2）保持病室安静，室内空气新鲜，每日开窗通风2～3次，每次30分钟，做好病房的消毒隔离工作。

（3）观察患者呼吸频率、节律及深浅度，监测指脉氧。

（4）观察痰液的颜色、性质、量，予雾化吸入等促进患者痰液排出，保持呼吸道通畅。

（5）遵医嘱准确及时使用抗生素、糖皮质激素、祛痰药及支气管舒张剂等药物。

（6）脑水肿：有机锡引起神经细胞代谢障碍。观察意识障碍、癫痫发作、共济失调、幻觉、行为异常等精神症状。控制液体入量，积极防治脑水肿，观察神志、瞳孔、有无情绪障碍、剧烈头痛、呕吐、烦躁不安等，积极脱水降颅压有效预防脑疝，加双侧床档保护，预防跌倒、坠床。

（7）低钾血症：钾下降的程度与吸入有机锡的剂量有密切的关系，血钾降低是三甲基锡中毒的特征之一,且与中毒症状轻重呈正相关,低剂量时虽然未引起明显中毒症状,但血钾仍明显低于正常水平。观察全身乏力、食欲不振、肌力减退等低血钾症状。遵医嘱积极予以正确补钾措施及护理,静脉补钾结合口服补钾,维持水、电解质平衡。

(8)观察低钙血症表现,监测心功能,预防由于低钙血症导致的心律失常等心脏损害。低钙血症患者遵医嘱静脉补钙治疗。

(9)根据患者耐受程度,制订康复计划,如训练等。

(10)落实基础护理,如口腔护理、皮肤护理及生活护理。

2. 健康教育

(1)告知患者疾病相关知识,注意保暖。

(2)保证充足的休息与睡眠,睡前不喝咖啡、浓茶、睡前热水泡脚,喝热牛奶以促进睡眠,保证每晚有效睡眠时间达6~8小时。

(3)告知患者补钾的方法及意义。

(4)嘱患者活动注意安全,出现低钾、神经系统症状者嘱其卧床休息,预防跌倒。

3. 康复指导

(1)心血管表现的窦性心动过缓,低钾血症出现全身乏力、肌力减退的患者,嘱卧床休息,预防跌倒、坠床。

(2)指导患者症状好转后,逐步增加活动量,以不感到疲劳为宜。

(3)指导患者缓慢深呼吸、听轻音乐等减轻头痛的方法,耐心解释病情,对患者进行心理疏导。

4. 饮食

(1)增加优质蛋白质(肉、禽、蛋、鱼类、豆制品等)及热量的摄入。

(2)增加维生素的摄入

1)维生素A:能维持上皮细胞组织,特别是呼吸道上皮组织的健康,对减轻咳嗽症状有一定的益处。天然维生素A只存在于动物性食品如动物肝脏、蛋类、奶油和鱼肝油中;植物所含的胡萝卜素进入人体,可在肝中转变为维生素A。此外,咸带鱼、鲫鱼、白鲢、鳝鱼、鱿鱼、蛤蜊、人奶、牛奶等也含丰富的维生素A。

2)维生素C:具有抗氧化作用,其主要存在于新鲜的水果和蔬菜里。如新鲜的大枣、柑橘类、橙子、草莓、猕猴桃、酸枣、沙棘、辣椒、番茄、菠菜、菜花等。

(3)高钙饮食:牛奶、海带、虾皮、豆制品、金针菇、萝卜、香菇、木耳、坚果等。

(4)高钾饮食:香蕉、橙子、苹果、葡萄、西瓜、杏子、菠菜、苋菜、香菜、油菜、甘蓝、茄子、番茄、黄瓜、芹菜、大葱、青蒜、莴苣、土豆、山药、鲜豌豆、毛豆、芋头、刀豆、扁豆、蘑菇等。

(5)重度中毒患者给予易消化流食,少量多餐。鼻饲患者给予鼻饲饮食。

【出院前1~3日】

1. 护理处置

(1)保持病室安静,室内空气新鲜,每日开窗通风2~3次,每次30分钟,做好病房的消毒隔离工作。

(2)给予合理氧疗,保持呼吸道通畅。

(3)监测生命体征及血氧饱和度。

（4）根据患者耐受程度，制订康复计划，如逐步增加活动量等。

（5）落实基础护理，如口腔护理、皮肤护理及管道护理。

（6）给予心理护理：患者常有悲观、抑郁、焦虑、恐惧等心理，护理人员应和蔼真诚、体贴关心患者、细心观察患者的心理变化，了解不良情绪的根本原因，针对性的给予心理疏导。

2. 健康教育

（1）告知患者疾病相关知识，注意防寒保暖，戒烟酒。

（2）保证充足的休息与睡眠，活动应循序渐进逐步进行；睡前不喝咖啡、浓茶、睡前热水泡脚，喝热牛奶以促进睡眠，保证每晚有效睡眠时间达6～8小时。

（3）讲解疾病预防知识，工作场所加强个人防护，工作服、手套等宜采用塑料或合成纤维类材料，不宜采用棉织品或橡胶制品，养成良好的卫生习惯。

（4）告知患者情绪放松，劳逸结合，经治疗后症状会减轻或消失。

3. 康复指导

（1）评估患者及家属健康教育知识掌握程度。

（2）落实患者及家属对康复计划的掌握。

（3）指导患者情绪放松，劳逸结合。

4. 饮食

（1）提供富含优质蛋白、高热量的食物。

（2）多吃新鲜蔬菜、水果补充维生素。

（3）肾脏损伤者控制饮水量，水肿患者给予清淡、易消化、足量维生素饮食，限制钠盐摄入。

（4）禁食辛辣、油炸、刺激性食物。

（5）戒烟酒。

【出院日】

1. 护理处置

（1）与患者及家属共同制订居家康复计划：如居室环境要求；活动耐力训练；有效咳嗽、咳痰；呼吸训练；有氧训练；放松训练；饮食康复计划；心理支持疗法等。

（2）教会患者自我监测和调护。

（3）指导患者及家属做好有机锡中毒康复日记。

2. 健康教育

（1）自我监测

1）定期来院复查尿锡、胸部正侧位片、脑电图、心电图、血钾、血钙等，积极进行健康体检。

2）监测痰液的颜色和量，痰液颜色及量的改变提示有感染或并发症的发生。

3）监测脉搏变化，如有异常及时来院就诊。

（2）自我调护

1）正确面对有机锡中毒、保持健康心理。

2）养成良好的生活习惯：①注意生活起居，保持居室空气新鲜，避免吸入烟雾、粉尘和刺激性气体。室温维持在18～22℃，每日开窗通风，多晒太阳、进行户外活动，避免过劳；

坚持耐寒锻炼,温水洗澡、冷水洗脸;注意天气变化,及时增减衣服,避免受凉感冒。②加强康复锻炼,增强体质:根据自身病情及体力恢复情况适当锻炼,增强机体免疫力。根据实际情况进行功能锻炼。③饮食搭配均衡,戒烟戒酒。

3)正确使用药物:出院后遵医嘱按时服药,不自行减药、停药。

4)注意加强个人防护,进行岗前培训及防护知识培训,提高自我防护意识。

3. 康复指导

(1)有氧训练:根据实际情况,在最大呼吸耐受水平上选择连续步行或慢跑、户外行走、打太极拳、练气功等。

(2)指导患者及家属自我放松方法:方法同上。

(3)保持情绪稳定,去除不安、恐惧、愤怒、忧郁等不利因素,保持心情舒畅,劳逸结合。

(4)指导患者及家属了解用药副作用。

(5)注意活动安全。

4. 饮食

(1)提供富含优质蛋白、高热量、高钾、高钙的食物。

(2)多吃新鲜蔬菜、水果补充维生素。

(3)禁食辛辣、油炸、刺激性食物。

(4)戒烟酒。

(王小红)

第十八节　汽油中毒临床护理路径

汽油中毒临床护理路径表

适用对象:第一诊断为汽油中毒

患者姓名＿＿＿＿＿＿＿＿　性别＿＿＿＿＿＿　年龄＿＿＿＿＿＿　住院号＿＿＿＿＿＿＿＿

住院日期＿＿＿＿年＿＿＿＿月＿＿＿＿日　出院日期＿＿＿＿年＿＿＿＿月＿＿＿＿日　住院天数＿＿＿＿天

时间	住院第1日	住院第2~3日	住院期间	出院前1~3日	出院日
护理处置	□测量生命体征、佩戴腕带 □体重 □入院护理评估 □通知主管医生 □建立护理病历 □卫生处置 □完成入院护理记录单书写 □医嘱相关治疗执行及指导 　□采集血标本 　□皮内注射	□监测生命体征 □病室环境 □卧位 □保持呼吸道通畅 □氧疗 　□氧气吸入 　□无创正压通气 □眼部护理 □用药护理 □协助生活护理 □巡视观察 □心理护理 □睡眠护理	□监测生命体征 □病室环境 □卧位 □症状护理 　□肺水肿 　□中毒性脑病 　□周围神经病变 □制订康复计划 □用药护理 □协助生活护理 □心理护理	□监测生命体征 □病室环境 □卧位 □保持呼吸道通畅 □氧疗 　□氧气吸入 　□其他 □制订康复计划 □协助生活护理 □心理护理	□医嘱相关治疗、处置执行 □出院流程指导 □与患者及家属共同制订居家康复计划 □教会患者自我监测和调护 □指导患者及家属做好汽油中毒康复日记 □整理病历

续表

时间	住院第1日	住院第2～3日	住院期间	出院前1～3日	出院日
护理处置	□口服药物 □静脉输液 □吸氧 □雾化吸入 □皮肤处理 □巡视观察 □生活护理 □心理护理				
健康教育	□环境介绍 □住院须知 □主管医生 □责任护士 □检验/检查指导 □疾病相关知识 □跌倒预防 □压疮预防	□雾化吸入的意义 □检验/检查指导 □氧疗的意义	□疾病相关知识 □呼吸功能练习 　□深呼吸 　□有效咳嗽 □休息与睡眠 □氧疗的目的、方法及注意事项	□疾病相关知识 □防寒保暖 □戒烟、酒 □呼吸功能练习 　□深呼吸 　□有效咳嗽 □防护知识 □休息与睡眠	□自我监测 □自我调护
康复指导	□氧气疗法 □无创正压通气	□活动安全 □有效咳痰 □自我放松训练	□活动安全 □有效咳痰 □深呼吸 □腹式呼吸 □有氧训练 □肢体功能锻炼	□活动安全 □有效咳痰 □深呼吸 □腹式呼吸 □肢体功能锻炼 □自我放松训练	□肢体功能锻炼 □腹式呼吸 □缩唇呼吸 □有氧训练 □自我放松训练
饮食	□优质蛋白 □高热量 □维生素:新鲜蔬菜水果	□优质蛋白 □高热量 □维生素:新鲜蔬菜水果	□优质蛋白 □维生素:新鲜蔬菜水果 □重症者予易消化流食	□优质蛋白 □维生素:新鲜蔬菜水果 □禁食辛辣、油炸、刺激性食物	□优质蛋白 □高热量 □维生素:新鲜蔬菜水果 □戒烟酒
病情变异记录	□无 □有,原因 1. 2.	□无 □有,原因 1. 2.	□无 □有,原因 1. 2.	□无 □有,原因 1. 2.	□无 □有,原因 1. 2.
签名					

临床路径实施规范

【住院第1日】

1. 护理处置

（1）予安静休息,取平卧位或半卧位。

（2）询问病史,体格检查,进行入院护理评估。

（3）测量生命特征及指脉氧。

（4）立即予氧气吸入,可选择适当方法给氧,如发生严重肺水肿或急性呼吸窘迫综合征,给予鼻面罩持续正压通气（CPAP）:检查呼吸机性能,连接管道,调节好参数,给患者带上面罩，患者取舒适体位，一般取半卧位或平卧位，保持气道通畅，防止枕头过高，使呼吸道变窄，影响气流通过，降低疗效。头带的松紧度适宜，既要防止漏气刺激眼部和面部皮肤，又要防止口鼻面罩过紧产生的皮肤红斑。

（5）观察患者咳嗽、咳痰、胸闷及呼吸困难程度，早期防治化学性肺炎和肺水肿。

（6）遵医嘱给予支气管扩张剂、祛痰药、抗生素、糖皮质激素等对症治疗，观察药物反应。

（7）制订护理计划，予口腔护理、皮肤护理及管道护理。

（8）评估患者跌倒、压疮风险及日常生活能力，采取相应的护理措施。

（9）皮肤接触者彻底清洁皮肤及毛发，更换衣服，打开门窗加强通风，促进有毒气体的疏散，保持室内空气清新。

2. 健康教育

（1）介绍病室环境、主管医生、责任护士及同病室病友，消除患者陌生感。

（2）介绍吸氧或无创通气的目的、方法及注意事项，配合治疗。

（3）介绍相关检查如动脉血气分析、腹部 B 超、心电图、胸部正侧位片、肝肾功能、头颅 CT、等检查的目的、方法及注意事项。

3. 康复指导　指导患者呼吸疗法：

（1）氧气疗法：氧气吸入是肺功能损害、低氧血症必要的科学治疗手段，及时补充氧气可增加病人吸入气体氧含量，减轻呼吸做功，弥补呼吸功能不全，提高动脉血氧分压，改善组织缺氧，使心、脑、肾等重要器官功能得以维持，提高生活质量、延长生命。

（2）无创正压通气治疗：无创正压通气能缓解患者的呼吸困难。无创正压通气治疗是通过缓解呼吸肌疲劳，减轻患者呼吸困难，进而改善患者的运动耐力。

4. 饮食

（1）增加优质蛋白质（肉、禽、蛋、鱼类、豆制品等）及热量的摄入。

（2）增加维生素的摄入

1）维生素 A 能维持上皮细胞组织，特别是呼吸道上皮组织的健康，对减轻咳嗽症状有一定的益处。天然维生素 A 只存在于动物性食品如动物肝脏、蛋类、奶油和鱼肝油中；植物所含的胡萝卜素进入人体，可在肝中转变为维生素 A。此外，咸带鱼、鲫鱼、白鲢鱼、鳝鱼、鱿鱼、蛤蜊、人奶、牛奶等也含丰富的维生素 A。

2）维生素 C 具有抗氧化作用，其主要存在于新鲜的水果和蔬菜里。如新鲜的大枣、柑橘类、橙子、草莓、猕猴桃、酸枣、沙棘、辣椒、番茄、菠菜、菜花等。

【住院第 2～3 日】

1. 护理处置

（1）予安静休息，取平卧位或半卧位。

（2）保持病室安静，室内空气新鲜，每日开窗通风 2～3 次，每次 30 分钟，做好病房的消毒隔离工作。

（3）观察患者意识变化、呼吸频率、节律及深浅度，监测指脉氧。

（4）观察痰液的颜色、性质、量，促进患者痰液排出，保持呼吸道通畅。

（5）合理氧疗：根据病情予鼻导管吸氧或无创机械通气。

（6）做好药物治疗的护理

1）糖皮质激素：可降低毛细血管通透性，具有解毒、抗过敏和抗炎作用。予早期、足量、短程应用，对化学性肺水肿具有特殊效果。副作用有电解质紊乱、消化道溃疡、出血、感染、内分泌紊乱、神经系统等表现。

2）抗生素及祛痰药：抗生素需做药敏试验，选用敏感药物，要注意联合用药选用协同作用的药物，提高疗效，同时剂量要足，时间要够，防止耐药。

3）还原型谷胱甘肽：是由谷氨酸、半胱氨酸和甘氨酸结合，含有巯基的三肽，具有抗氧化作用，及时清除氧自由基，可减轻肺损伤，改善低氧血症，防治 ARDS 的作用。不良反应少见恶心、呕吐和头痛，罕见皮疹。

（7）予雾化吸入、支气管解痉剂、祛痰剂，协助患者翻身拍背，促进痰液咳出，必要时予以吸痰。

（8）眼部刺激症状者，及时用生理盐水或清水彻底清洗，遵医嘱按时予眼药滴入。

2. 健康教育

（1）指导患者及早雾化吸入治疗，可减轻呼吸道黏膜的损伤及咽部不适，稀化痰液，利于痰液咳出，鼓励患者排痰。

（2）脱离汽油作业。

（3）完善检验/检查前宣教，如通知禁食水、告知检查/检验目的、时间、地点及注意事项等。

（4）向患者及家属说明氧疗的意义及注意事项，鼓励患者坚持氧疗。

（5）眼部避免强光刺激。

3. 康复指导

（1）指导患者进行深呼吸和有效咳嗽：取坐位，助患者先进行几次深而慢的呼吸后尽量深吸气、屏气，继而缩唇缓慢地将气体呼出；再深吸一口气、屏气，身体少前倾，自胸腔进行2～3次短促有力的咳嗽，咳痰后进行放松性深呼吸。

（2）剧烈咳嗽者，加床挡保护，注意患者活动过程中的安全，预防咳嗽性晕厥。

（3）认真倾听患者主诉，与患者多沟通，稳定患者情绪，缓解对汽油中毒的恐惧，解除思想顾虑及心理负担，积极配合治疗。

4. 饮食

（1）增加优质蛋白质（肉、禽、蛋、鱼类、豆制品等）及热量的摄入。

（2）增加维生素的摄入

1）维生素 A：能维持上皮细胞组织，特别是呼吸道上皮组织的健康，对减轻咳嗽症状有一定的益处。天然维生素 A 只存在于动物性食品如动物肝脏、蛋类、奶油和鱼肝油中；植物所含的胡萝卜素进入人体，可在肝中转变为维生素 A。此外，咸带鱼、鲫鱼、白鲢鱼、鱿鱼、蛤蜊、人奶、牛奶等也含丰富的维生素 A。

2）维生素 C：具有抗氧化作用，其主要存在于新鲜的水果和蔬菜里。如新鲜的大枣、柑橘类、橙子、草莓、猕猴桃、酸枣、沙棘、辣椒、番茄、菠菜、菜花等。

【住院期间】

1. 护理处置

（1）继续予鼻导管吸氧或无创正压通气。保护肝肾功能。

（2）观察治疗效果及有无药物不良反应。

（3）保持病室安静，室内空气新鲜，每日开窗通风 2～3 次，每次 30 分钟，做好病房的消毒隔离工作。

（4）观察患者呼吸频率、节律及深浅度，监测指脉氧。

（5）观察痰液的颜色、性质、量，予雾化吸入等促进患者痰液排出，保持呼吸道通畅，必要时及时吸痰。

（6）遵医嘱准确及时使用抗生素、糖皮质激素、祛痰药及支气管舒张剂等药物。

（7）肺水肿：出现呼吸困难加重，粉红色泡沫痰或痰中带血等为肺水肿表现。取半坐位或坐位，或双腿下垂缓解肺部水肿状态，膈肌下降利于呼吸。给予鼻导管吸氧，发绀不缓解时应加大氧气流量 4～6L/min，仍不改善者给予鼻面罩持续正压通气，并观察发绀、呼吸困难的改善情况，保持呼吸道通畅，将 30% 酒精溶液置氧气湿化瓶中吸入。及时吸痰，喉头水肿者做好气管插管准备。限制液体入量，控制输液速度，应用利尿剂时保持水、电解质、酸碱平衡，准确记录出入量。

（8）中毒性脑病：观察有无谵妄、抽搐，观察抽搐发作情况，神志与瞳孔变化以及抽搐部位和持续时间、间隔时间、意识障碍等精神症状，积极防治中毒性脑病。抽搐发作时设专人看护，将牙垫放入口腔内，以防舌咬伤，抽搐时减少对患者的任何刺激，一切动作要轻，护理安全措施到位，防止坠床。观察有无头痛、呕吐等颅内高压症状，防止脑水肿的发生。加双侧床档保护，加强安全防护。及时给予吸痰，预防因呕吐、呼吸道分泌物过多而导致的吸入性窒息，保持呼吸道通畅。

（9）周围神经病变：可出现四肢麻木、下肢乏力等周围神经病变。注意活动安全。

（10）根据患者耐受程度，制订康复计划，如深呼吸及有效咳嗽、腹式呼吸、缩唇式呼吸、有氧训练等呼吸操及膈肌训练等。周围神经病变者进行肢体功能锻炼。

（11）落实基础护理，如口腔护理、皮肤护理及管道护理。

2. 健康教育

（1）告知患者疾病相关知识，注意保暖。

（2）保证充足的休息与睡眠，睡前不喝咖啡、浓茶、睡前热水泡脚，喝热牛奶以促进睡眠，保证每晚有效睡眠时间达 6～8 小时。

（3）指导深呼吸及有效咳嗽的方法及意义。鼓励患者多饮水、咳嗽、深呼吸及变换体位，促进痰液排出。

（4）氧疗的方法及意义。

（5）周围神经病患者指导其活动安全。

3. 康复指导

（1）深呼吸及有效咳嗽：方法同上。

（2）腹式呼吸

1）患者取舒适体位，可取坐位或半卧位，两膝半屈使腹肌放松，一手放于腹部，一手放于胸部。

2）用鼻缓慢深呼吸，膈肌放松，尽力挺腹，使其鼓起。

3）缓慢呼气，腹肌收缩，腹部下凹。

4）动作要领：肩背放松，腹部吸鼓呼瘪，吸时经鼻，呼时经口，深吸细呼。

5）训练时注意：①避免用力呼气或呼气过长，一面发生喘息、憋气、支气管痉挛。②深呼吸练习时以每次练3～4次吸/呼为宜,避免过度通气。

(3)有氧训练:如步行、快走、慢跑、打太极拳等。

运动三部曲:第一部:热身运动(5～10分钟)

　　　　　　第二部:正式运动(20～60分钟),应将运动量慢慢提高,直至感觉到有点吃力,并保持这个速度/运动量锻炼20～60分钟,运动强度不应太易或过分困难。

　　　　　　第三部:缓和运动(5～10分钟)

(4)指导周围神经病变者进行肢体功能锻炼,如进行肌力训练、运动控制训练,并结合推拿针灸、按摩治疗,逐步增加肌肉力量耐力训练、步行训练、平衡功能训练等。

4. 饮食

(1)增加优质蛋白质(肉、禽、蛋、鱼类、豆制品等)及热量的摄入。

(2)增加维生素的摄入

1)维生素A:能维持上皮细胞组织,特别是呼吸道上皮组织的健康,对减轻咳嗽症状有一定的益处。天然维生素A只存在于动物性食品如动物肝脏、蛋类、奶油和鱼肝油中;植物所含的胡萝卜素进入人体,可在肝中转变为维生素A。此外,咸带鱼、鲫鱼、白鲢鱼、鳝鱼、鱿鱼、蛤蜊、人奶、牛奶等也含丰富的维生素A。

2)维生素C:具有抗氧化作用,其主要存在于新鲜的水果和蔬菜里。如新鲜的大枣、柑橘类、橙子、草莓、猕猴桃、酸枣、沙棘、辣椒、番茄、菠菜、菜花等。

(3)重度中毒患者给予易消化流食,少量多餐。鼻饲患者给予鼻饲饮食。

【出院前1～3日】

1. 护理处置

(1)保持病室安静,室内空气新鲜,每日开窗通风2～3次,每次30分钟,做好病房的消毒隔离工作。

(2)给予合理氧疗,保持呼吸道通畅。

(3)监测生命体征及血氧饱和度。

(4)根据患者耐受程度,制订康复计划,如深呼吸及有效咳嗽、腹式呼吸、缩唇式呼吸、有氧训练、肢体功能锻炼等。

(5)落实基础护理,如口腔护理、皮肤护理及管道护理。

(6)给予心理护理:患者常有悲观、抑郁、焦虑、恐惧等心理,护理人员应和蔼真诚、体贴关心患者、细心观察患者的心理变化,了解不良情绪的根本原因,针对性的给予心理疏导。

2. 健康教育

(1)告知患者疾病相关知识,注意防寒保暖,戒烟酒。

(2)保证充足的休息与睡眠,活动应循序渐进逐步进行;睡前不喝咖啡、浓茶、睡前热水泡脚,喝热牛奶以促进睡眠,保证每晚有效睡眠时间达6～8小时。

(3)讲解疾病预防知识,在工作场所加强个人防护,穿戴工作服、防护手套、胶鞋,佩戴消毒面具,养成良好的卫生习惯。

(4)告知患者情绪放松,劳逸结合,经治疗后症状会减轻或消失。

3. 康复指导

(1)评估患者及家属健康教育知识掌握程度。

(2)落实患者及家属对康复计划的掌握。

（3）指导患者情绪放松，劳逸结合。

4. 饮食

（1）提供富含优质蛋白的食物。

（2）多吃新鲜蔬菜、水果补充维生素。

（3）禁食辛辣、油炸、刺激性食物。

（4）戒烟酒。

【出院日】

1. 护理处置

（1）与患者及家属共同制订居家康复计划：如居室环境要求；活动耐力训练；有效咳嗽、咳痰；呼吸训练；有氧训练；放松训练；肢体功能锻炼；饮食康复计划；心理支持疗法等。

（2）教会患者自我监测和调护。

（3）指导患者及家属做好汽油中毒康复日记。

2. 健康教育

（1）自我监测

1）定期来院复查血气分析、胸片、头颅 CT、肝肾功能等，积极进行健康体检。

2）监测痰液的颜色和量，痰液颜色及量的改变提示有感染或并发症的发生。

3）监测下肢麻木、无力有无改善。

（2）自我调护

1）正确面对汽油中毒、保持健康心理。

2）养成良好的生活习惯：①注意生活起居，保持居室空气新鲜，避免吸入烟雾、粉尘和刺激性气体。室温维持在 18～22℃，每日开窗通风，多晒太阳、进行户外活动，避免过劳；坚持耐寒锻炼，温水洗澡、冷水洗脸；注意天气变化，及时增减衣服，避免受凉感冒。②加强康复锻炼，增强体质：根据自身病情及体力恢复情况适当锻炼，增强机体免疫力。根据实际情况进行肢体功能锻炼。③饮食搭配均衡，戒烟戒酒。

3）正确使用药物：出院后遵医嘱按时服药，不自行减药、停药。

4）注意加强个人防护，工作场所安装通风排毒装置，严格遵守安全操作规程，提高自我防护意识。

3. 康复指导

（1）有氧训练：根据实际情况，在最大呼吸耐受水平上选择连续步行或慢跑、户外行走、打太极拳、练气功等。

（2）指导患者及家属自我放松方法：方法同上。

（3）腹式呼吸：方法同上。

（4）缩唇呼吸：方法同上。

（5）肢体功能锻炼：方法同上。

（6）保持情绪稳定，去除不安、恐惧、愤怒、忧郁等不利因素，保持心情舒畅，劳逸结合。

（7）指导患者及家属了解用药副作用。

4. 饮食

（1）提供富含优质蛋白、高热量的食物。

（2）多吃新鲜蔬菜、水果补充维生素。

（3）禁食辛辣、油炸、刺激性食物。

（4）戒烟酒。

（王小红、章一华）

第十九节　四氯化碳中毒临床护理路径

四氯化碳中毒临床护理路径表单

适用对象：第一诊断为四氯化碳中毒

患者姓名_____　性别_____　年龄_____　住院号_____

住院日期_____年_____月_____日　　出院日期_____年_____月_____日　　住院天数_____天

时间	住院第1日	住院第2～3日	住院期间	出院前1～3日	出院日
护理处置	□测量生命体征、佩戴腕带 □体重 □入院护理评估 □通知主管医生 □建立护理病历 □卫生处置 □完成入院护理记录单书写 □医嘱相关治疗执行及指导 　□采集血标本 　□口服药物 　□静脉输液 　□吸氧 　□眼部、皮肤处理 □巡视观察 □生活护理 □心理护理	□监测生命体征 □病室环境 □卧位 □症状护理 　□中枢神经系统 　□肝损害 □用药护理 □协助生活护理 □巡视观察 □心理护理 □睡眠护理	□监测生命体征 □病室环境 □卧位 □症状护理 　□肾损害 　□神经衰弱症候群 □制订康复计划 □用药护理 □协助生活护理 □心理护理	□监测生命体征 □病室环境 □卧位 □保护肝肾 □制订康复计划 □协助生活护理 □心理护理	□医嘱相关治疗、处置执行 □出院流程指导 □与患者及家属共同制订居家康复计划 □教会患者自我监测和调护 □指导患者及家属做好四氯化碳中毒康复日记 □整理病历
健康教育	□环境介绍 □住院须知 □主管医生 □责任护士 □检验/检查指导 □疾病相关知识 □跌倒预防 □压疮预防	□安全的重要性 □检验/检查指导 □血液净化的意义	□疾病相关知识 □休息与睡眠 □血液净化的目的、方法及注意事项	□疾病相关知识 □防寒保暖 □戒烟、酒 □防护知识 □休息与睡眠	□自我监测 □自我调护
康复指导	□氧气疗法 □活动安全	□活动安全 □管路维护 □自我放松训练	□活动安全 □尿量监测 □自我放松训练	□活动安全 □尿量监测 □自我放松训练	□活动安全 □尿量监测 □自我放松训练

续表

时间	住院第1日	住院第2～3日	住院期间	出院前1～3日	出院日
饮食	□优质蛋白 □高热量 □维生素：新鲜蔬菜水果	□优质蛋白 □高热量 □维生素：新鲜蔬菜水果	□优质蛋白、高热量 □维生素：新鲜蔬菜水果 □肾功能损害者控制饮水量	□优质蛋白、高热量 □维生素：新鲜蔬菜水果 □禁食辛辣、油炸、刺激性食物	□优质蛋白 □高热量 □维生素：新鲜蔬菜水果 □戒烟酒
病情变异记录	□无 □有,原因 1. 2.	□无 □有,原因 1. 2.	□无 □有,原因 1. 2.	□无 □有,原因 1. 2.	□无 □有,原因 1. 2.
签名					

临床路径实施规范

【住院第1日】

1. 护理处置

（1）予安静休息,取平卧位或半卧位。

（2）询问病史,体格检查,进行入院护理评估。

（3）测量生命特征及指脉氧。

（4）立即予氧气吸入,可选择适当方法给氧,保持呼吸道通畅。

（5）皮肤、眼受污染时,用清水或2%碳酸氢钠溶液冲洗,至少15分钟以上。脱去污染衣服,更换病服。

（6）遵医嘱给予保肝、抗生素、糖皮质激素等对症治疗,观察药物反应。

（7）制订护理计划,予口腔护理、皮肤护理及生活护理。

（8）评估患者跌倒、压疮风险及日常生活能力,采取相应的护理措施。

2. 健康教育

（1）介绍病室环境、主管医生、责任护士及同病室病友,消除患者陌生感。

（2）介绍吸氧的目的、方法及注意事项,配合治疗。

（3）介绍相关检查如动脉血气分析、腹部B超、心电图、胸部正侧位片、肝肾功能等检查的目的、方法及注意事项。

3. 康复指导

（1）氧气疗法:氧气吸入是肺功能损害、低氧血症必要的科学治疗手段,及时补充氧气可增加病人吸入气体氧含量,减轻呼吸做功,弥补呼吸功能不全,提高动脉血氧分压,改善组织缺氧,使心、脑、肾等重要器官功能得以维持,提高生活质量、延长生命。

（2）头痛、头晕、乏力、步态蹒跚者,嘱活动注意安全。

4. 饮食

（1）增加优质蛋白质（肉、禽、蛋、鱼类、豆制品等）及热量的摄入。

（2）增加维生素的摄入

1）维生素 A：能维持上皮细胞组织，特别是呼吸道上皮组织的健康，对减轻咳嗽症状有一定的益处。天然维生素 A 只存在于动物性食品如动物肝脏、蛋类、奶油和鱼肝油中；植物所含的胡萝卜素进入人体，可在肝中转变为维生素 A。此外，咸带鱼、鲫鱼、白鲢、鳝鱼、鱿鱼、蛤蜊、人奶、牛奶等也含丰富的维生素 A。

2）维生素 C：具有抗氧化作用，其主要存在于新鲜的水果和蔬菜里。如新鲜的大枣、柑橘类、橙子、草莓、猕猴桃、酸枣、沙棘、辣椒、番茄、菠菜、菜花等。

【住院第 2～3 日】

1. 护理处置

（1）予安静休息，取平卧位或半卧位。

（2）保持病室安静，室内空气新鲜，每日开窗通风 2～3 次，每次 30 分钟，做好病房的消毒隔离工作。

（3）观察患者意识变化、呼吸频率、节律及深浅度，监测指脉氧。保持呼吸道通畅。

（4）观察头晕、乏力、昏迷、抽搐等中枢神经系统症状，加强安全管理，加床档保护，必要时给予约束。

（5）观察腹痛、黄疸、腹水等肝损害症状，早期发现肝性脑病表现。必要时给予血液净化治疗，血液净化过程中每小时监测生命体征情况，严格无菌操作，预防感染。

（6）做好药物治疗的护理

1）糖皮质激素：可降低毛细血管通透性，具有解毒、抗过敏和抗炎作用。予早期、足量、短程应用，对化学性肺水肿具有特殊效果。副作用有电解质紊乱、消化道溃疡、出血、感染、内分泌紊乱、神经系统等表现。

2）抗生素及祛痰药：抗生素需做药敏试验，选用敏感药物，要注意联合用药选用协同作用的药物，提高疗效，同时剂量要足，时间要够，防止耐药。

3）还原型谷胱甘肽：是由谷氨酸、半胱氨酸和甘氨酸结合，含有巯基的三肽，具有抗氧化作用，及时清除氧自由基，可减轻肺损伤，改善低氧血症。不良反应少见恶心、呕吐和头痛、罕见皮疹。

2. 健康教育

（1）脱离四氯化碳作业。

（2）完善检验 / 检查前宣教，如通知禁食水、告知检查 / 检验目的、时间、地点及注意事项等。

（3）向患者及家属说明血液净化的意义及注意事项，保护肝功能，消除恐惧，使其积极配合治疗。

（4）嘱患者活动时注意安全，出现中枢神经系统症状时卧床休息，预防跌倒、坠床。

3. 康复指导

（1）妥善保护深静脉管路，防止管路脱出，不扭曲、打折，积极配合血液净化治疗。

（2）嘱患者活动是宜慢，勿猛起猛坐，移开环境中的障碍物，防止意外发生。

（3）认真倾听患者主诉，与患者多沟通，稳定患者情绪，缓解对四氯化碳中毒的恐惧，解除思想顾虑及心理负担，积极配合治疗。

4. 饮食

（1）增加优质蛋白质（肉、禽、蛋、鱼类、豆制品等）及热量的摄入。

（2）增加维生素的摄入：多吃新鲜水果蔬菜,维生素 C 具有抗氧化作用,其主要存在于新鲜的水果和蔬菜里。如新鲜的大枣、柑橘类、橙子、草莓、猕猴桃、酸枣、沙棘、辣椒、番茄、菠菜、菜花等。

【住院期间】

1. 护理处置

（1）根据患者症状及化验结果,确定是否继续血液净化治疗。保持深静脉置管处敷料清洁干燥,保持管路通畅。

（2）观察治疗效果及有无药物不良反应。

（3）保持病室安静,室内空气新鲜,每日开窗通风 2～3 次,每次 30 分钟,做好病房的消毒隔离工作。

（4）遵医嘱准确及时使用保护肝肾、糖皮质激素等药物。

（5）评估患者有无少尿、无尿等肾功能衰竭征象,监测血肌酐,必要时给予血液透析治疗,防治尿毒症、高钾血症。肾功能衰竭患者严格控制液体入量,维持水、电解质及酸碱平衡,准确记录出入量。

（6）评估头晕、乏力、失眠、食欲下降等神经衰弱症候群及胃肠功能紊乱症状。

（7）根据患者耐受程度,制订康复计划。

（8）落实基础护理,如口腔护理、皮肤护理及生活护理。

2. 健康教育

（1）告知患者疾病相关知识,注意保暖。

（2）保证充足的休息与睡眠,睡前不喝咖啡、浓茶、睡前热水泡脚,喝热牛奶以促进睡眠,保证每晚有效睡眠时间达 6～8 小时。

（3）告知患者及家属血液净化的目的、方法及注意事项。血液透析可及时清除体内潴留的代谢产物,纠正电解质紊乱及酸中毒,同时可清除体内过多水分,预防水钠潴留,减轻心脏负荷和毒素对神经系统的损害,消除恐惧,已取得配合。

3. 康复指导

（1）告知患者出现肾功能衰竭时控制饮水量的目的及重要性。

（2）嘱患者放松心情,缓解神经衰弱症候群的症状。

（3）头晕者活动是宜慢,勿猛起猛坐,移开环境中的障碍物,防止意外发生。

4. 饮食

（1）增加优质蛋白质（肉、禽、蛋、鱼类、豆制品等）及热量的摄入。

（2）增加维生素的摄入：多进食新鲜蔬菜水果。维生素 C 具有抗氧化作用,其主要存在于新鲜的水果和蔬菜里。如新鲜的大枣、柑橘类、橙子、草莓、猕猴桃、酸枣、沙棘、辣椒、番茄、菠菜、菜花等。

（3）少尿期给予低盐、低蛋白、高维生素、高热量饮食,严格限制蛋白质摄入,以降低尿素氮和肌酐指标。

【出院前 1～3 日】

1. 护理处置

（1）保持病室安静,室内空气新鲜,每日开窗通风 2～3 次,每次 30 分钟,做好病房的消毒隔离工作。

（2）嘱医嘱给予保护肝、肾治疗。

（3）监测生命体征。

（4）根据患者耐受程度，制订康复计划，逐渐增加运动量。

（5）落实基础护理，如口腔护理、皮肤护理及生活护理。

（6）给予心理护理：患者常有悲观、抑郁、焦虑、恐惧等心理，护理人员应和蔼真诚、体贴关心患者、细心观察患者的心理变化，了解不良情绪的根本原因，针对性的给予心理疏导。

2. 健康教育

（1）告知患者疾病相关知识，注意防寒保暖，戒烟酒。

（2）保证充足的休息与睡眠，活动应循序渐进逐步进行；睡前不喝咖啡、浓茶、睡前热水泡脚，喝热牛奶以促进睡眠，保证每晚有效睡眠时间达6～8小时。

（3）讲解疾病预防知识，在工作场所加强个人防护，进入高浓度四氯化碳作业环境时，必须佩戴滤过式或供氧式面具，养成良好的卫生习惯。

（4）告知患者情绪放松，劳逸结合，经治疗后症状会减轻或消失。

3. 康复指导

（1）评估患者及家属健康教育知识掌握程度。

（2）落实患者及家属对康复计划的掌握。

（3）指导患者情绪放松，劳逸结合。

4. 饮食

（1）提供富含优质蛋白的食物。

（2）多吃新鲜蔬菜、水果补充维生素。

（3）禁食辛辣、油炸、刺激性食物。

（4）肾功能损害者控制饮水量。

【出院日】

1. 护理处置

（1）与患者及家属共同制订居家康复计划：如居室环境要求；活动耐力训练；有效咳嗽、咳痰；呼吸训练；有氧训练；放松训练；饮食康复计划；心理支持疗法等。

（2）教会患者自我监测和调护。

（3）指导患者及家属做好四氯化碳中毒康复日记。

2. 健康教育

（1）自我监测

1）定期来院复查谷丙转氨酶、谷草转氨酶、血胆红素、尿素氮、肌酐等肝肾功能等，积极进行健康体检。

2）如出现腹痛、乏力加重，提示肝功能损害。

3）监测尿液的颜色和量，如尿量变少，提示肾功能损害。

（2）自我调护

1）正确面对四氯化碳中毒、保持健康心理。

2）养成良好的生活习惯：①注意生活起居，保持居室空气新鲜，避免吸入烟雾、粉尘和刺激性气体。室温维持在18～22℃，每日开窗通风，多晒太阳、进行户外活动，避免过劳；坚持耐寒锻炼，温水洗澡、冷水洗脸；注意天气变化，及时增减衣服，避免受凉感冒。②加强康复锻炼,增强体质:根据自身病情及体力恢复情况适当锻炼,增强机体免疫力。③饮食搭配均衡,戒烟戒酒。

3)正确使用药物:出院后遵医嘱按时服药,不自行减药、停药。

4)注意加强个人防护,生产四氯化碳等工序,要求严格密闭,提高自我防护意识。

3. 康复指导

(1)有氧训练:根据实际情况,在最大呼吸耐受水平上选择连续步行或慢跑、户外行走、打太极拳、练气功等。

(2)指导患者及家属自我放松方法:方法同上。

(3)保持情绪稳定,去除不安、恐惧、愤怒、忧郁等不利因素,保持心情舒畅,劳逸结合。

(4)指导患者及家属了解用药副作用。

4. 饮食

(1)提供富含优质蛋白、高热量的食物。

(2)多吃新鲜蔬菜、水果补充维生素。

(3)禁食辛辣、油炸、刺激性食物。

(4)戒烟酒。

(王小红)

第二十节   甲醇中毒临床护理路径

甲醇中毒临床护理路径表

适用对象:第一诊断为甲醇中毒

患者姓名_____   性别_____   年龄_____   住院号_____

住院日期_____年_____月_____日   出院日期_____年_____月_____日   住院天数_____天

时间	住院第1日	住院第2~3日	住院期间	出院前1~3日	出院日
护理处置	□测量生命体征、佩戴腕带 □体重 □入院护理评估 □通知主管医生 □建立护理病历 □卫生处置 □完成入院护理记录单书写 □医嘱相关治疗执行及指导 　□采集血标本 　□皮内注射 　□口服药物 　□静脉输液 　□吸氧	□监测生命体征 □病室环境 □卧位 □保持呼吸道通畅 □氧疗 　□氧气吸入 　□无创正压通气 　□高压氧治疗 □症状护理 　□中枢神经系统 　□眼部护理 □用药护理 □协助生活护理 □巡视观察 □心理护理 □睡眠护理	□监测生命体征 □病室环境 □卧位 □症状护理 　□代谢性酸中毒 □血液净化治疗 □制订康复计划 □用药护理 □协助生活护理 □心理护理	□监测生命体征 □病室环境 □卧位 □保持呼吸道通畅 □氧疗 　□氧气吸入 　□其他 □制订康复计划 □协助生活护理 □心理护理	□医嘱相关治疗、处置执行 □出院流程指导 □与患者及家属共同制订居家康复计划 □教会患者自我监测和调护 □指导患者及家属做好甲醇中毒康复日记 □整理病历

续表

时间	住院第1日	住院第2~3日	住院期间	出院前1~3日	出院日
护理处置	□雾化吸入 □眼部护理 □巡视观察 □生活护理 □心理护理				
健康教育	□环境介绍 □住院须知 □主管医生 □责任护士 □检验/检查指导 □疾病相关知识 □跌倒预防 □压疮预防	□眼部护理的注意事项 □检验/检查指导 □氧疗的意义 □高压氧治疗注意事项	□疾病相关知识 □呼吸功能练习 　□深呼吸 　□有效咳嗽 □休息与睡眠 □血液净化的目的、方法及注意事项	□疾病相关知识 □防寒保暖 □戒烟、酒 □呼吸功能练习 　□深呼吸 　□有效咳嗽 □防护知识 □休息与睡眠	□自我监测 □自我调护
康复指导	□氧气疗法 □无创正压通气	□活动安全 □有效咳痰 □护眼指导 □自我放松训练	□活动安全 □有效咳痰 □深呼吸 □腹式呼吸 □有氧训练	□活动安全 □有效咳痰 □深呼吸 □腹式呼吸 □有氧训练 □自我放松训练	□活动安全 □腹式呼吸 □缩唇呼吸 □有氧训练 □自我放松训练
饮食	□优质蛋白 □高热量 □维生素:新鲜蔬菜水果	□优质蛋白 □高热量 □维生素:新鲜蔬菜水果	□优质蛋白 □维生素:新鲜蔬菜水果 □重症者予易消化流食	□优质蛋白 □维生素:新鲜蔬菜水果 □禁食辛辣、油炸、刺激性食物	□优质蛋白 □高热量 □维生素:新鲜蔬菜水果 □戒烟酒
病情变异记录	□无 □有,原因 1. 2.	□无 □有,原因 1. 2.	□无 □有,原因 1. 2.	□无 □有,原因 1. 2.	□无 □有,原因 1. 2.
签名					

临床路径实施规范

【住院第1日】

1. 护理处置

（1）予安静休息,取平卧位或半卧位。

（2）询问病史,体格检查,进行入院护理评估。

（3）测量生命特征及指脉氧。

（4）立即予氧气吸入,可选择适当方法给氧,如发生严重肺水肿或急性呼吸窘迫综合征,给予鼻面罩持续正压通气(CPAP):检查呼吸机性能,连接管道,调节好参数,给患者戴上面罩,患者取舒适体位,一般取半卧位或平卧位,保持气道通畅,防止枕头过高,使呼吸道变窄,影响气流通过,降低疗效。头带的松紧度适宜,既要防止漏气刺激眼部和面部皮肤,又要防止口鼻面罩过紧产生的皮肤红斑。

（5）观察头痛、嗜睡、意识障碍、呼吸节律和幅度的改变，早期防治代谢性酸中毒。

（6）遵医嘱给予碳酸氢钠、抗生素、糖皮质激素等对症治疗，观察药物反应。

（7）制订护理计划，予口腔护理、皮肤护理及管道护理。

（8）评估患者跌倒、压疮风险及日常生活能力，采取相应的护理措施。

（9）观察视力下降、畏光、视物模糊等症状，给予改善眼底血循环，营养神经治疗，防止视神经病变。

2. 健康教育

（1）介绍病室环境、主管医生、责任护士及同病室病友，消除患者陌生感。

（2）介绍吸氧或无创通气的目的、方法及注意事项，配合治疗。

（3）介绍相关检查如血甲醇浓度、动脉血气分析、腹部 B 超、心电图、胸部正侧位片、肝肾功能、脑电图、眼科（包括视力、眼底、视野、视觉诱发电位）等检查的目的、方法及注意事项。

3. 康复指导　指导患者呼吸疗法：

（1）氧气疗法：氧气吸入是肺功能损害、低氧血症必要的科学治疗手段，及时补充氧气可增加病人吸入气体氧含量，减轻呼吸做功，弥补呼吸功能不全，提高动脉血氧分压，改善组织缺氧，使心、脑、肾等重要器官功能得以维持，提高生活质量、延长生命。

（2）无创正压通气治疗：无创正压通气能缓解患者的呼吸困难。无创正压通气治疗是通过缓解呼吸肌疲劳，减轻患者呼吸困难，进而改善患者的运动耐力。

4. 饮食

（1）增加优质蛋白质（肉、禽、蛋、鱼类、豆制品等）及热量的摄入。

（2）增加维生素的摄入

1）维生素 A：能维持上皮细胞组织，特别是呼吸道上皮组织的健康，对减轻咳嗽症状有一定的益处。天然维生素 A 只存在于动物性食品如动物肝脏、蛋类、奶油和鱼肝油中；植物所含的胡萝卜素进入人体，可在肝中转变为维生素 A。此外，咸带鱼、鲫鱼、白鲢、鳝鱼、鱿鱼、蛤蜊、人奶、牛奶等也含丰富的维生素 A。

2）维生素 C：具有抗氧化作用，其主要存在于新鲜的水果和蔬菜里。如新鲜的大枣、柑橘类、橙子、草莓、猕猴桃、酸枣、沙棘、辣椒、番茄、菠菜、菜花等。

3）B 族维生素：如豆类、糙米、牛奶、家禽、绿叶蔬菜、香蕉、胡萝卜、香菇、紫菜、芹菜、橘子、柑、橙等。

【住院第 2~3 日】

1. 护理处置

（1）予安静休息，取平卧位或半卧位。

（2）保持病室安静，室内空气新鲜，每日开窗通风 2~3 次，每次 30 分钟，做好病房的消毒隔离工作。

（3）观察患者意识变化、呼吸频率、节律及深浅度，监测指脉氧。

（4）观察痰液的颜色、性质、量，促进患者痰液排出，保持呼吸道通畅。

（5）合理氧疗：根据病情予鼻导管吸氧或无创机械通气。

（6）做好药物治疗的护理

1）糖皮质激素：可降低毛细血管通透性，具有解毒、抗过敏和抗炎作用。予早期、足量、短程应用，对化学性肺水肿具有特殊效果。副作用有电解质紊乱、消化道溃疡、出血、感染、内分泌紊乱、神经系统等表现。

2）叶酸片：10mg，3次/日。

3）乙醇：早期可口服乙醇解毒，其剂量可根据病情不同而定，一般可口服50%白酒0.25ml/kg，以后每4个小时口服0.5ml/kg，连用3～4天，但神经中枢明显抑制者忌用乙醇。

（7）协助患者翻身拍背，促进痰液咳出，必要时予以吸痰。

（8）评估患者是否出现头晕、乏力、意识模糊、昏迷、癫痫样抽搐等中枢神经系统症状，加强安全管理，加床档保护，必要时给予约束，预防跌倒坠床。重症患者给予高压氧治疗，促进细胞有氧代谢，纠正细胞缺氧和水肿，促进中枢神经系统康复。告知患者高压氧治疗的注意事项，出高压氧舱后询问患者有无治疗不良反应。

（9）评估患者视力下降、畏光、视物模糊、失明等眼部损伤程度，采取相应措施保护视力，病房以较厚窗帘遮光，避免光线刺激，遵医嘱应用滴眼液。

2. 健康教育

（1）指导患者及早雾化吸入治疗，稀化痰液，利于痰液咳出，鼓励患者排痰。

（2）脱离甲醇作业。

（3）完善检验/检查前宣教，如通知禁食水、告知检查/检验目的、时间、地点及注意事项等。

（4）向患者及家属说明氧疗的意义及注意事项，鼓励患者坚持氧疗。

（5）告知患者高压氧治疗的目的及注意事项，介绍高压氧治疗的基本过程，解除患者恐惧、疑虑的心理状态，使其更好地配合治疗。严禁携带易燃易爆物品，禁止穿易产生静电火花的衣物，穿纯棉病号服进舱；嘱患者进舱前排尽二便，不要吃易产生气体的食物及饮料。眼部避免强光刺激。

（6）告知患者采取避光护眼措施保护视力的重要性，保持病房内温度适宜、光线温和。

3. 康复指导

（1）指导患者进行深呼吸和有效咳嗽：取坐位，助患者先进行几次深而慢的呼吸后尽量深吸气、屏气，继而缩唇缓慢地将气体呼出；再深吸一口气、屏气，身体少前倾，自胸腔进行2～3次短促有力的咳嗽，咳痰后进行放松性深呼吸。

（2）嘱患者活动注意安全，出现中枢神经系统症状者嘱其卧床休息，预防跌倒、坠床。

（3）协助患者采取避光护眼措施：如拉上窗帘，用纱布和眼罩遮盖双眼，避免强光直接刺激，给予患者眼药水滴眼，告知患者尽量不要揉眼睛，必要时可用无菌棉球擦拭，避免发生感染。

（4）认真倾听患者主诉，与患者多沟通，稳定患者情绪，缓解对甲醇中毒的恐惧，解除思想顾虑及心理负担，积极配合治疗。

4. 饮食

（1）增加优质蛋白质（肉、禽、蛋、鱼类、豆制品等）及热量的摄入。

（2）增加维生素的摄入

1）维生素A：能维持上皮细胞组织，特别是呼吸道上皮组织的健康，对减轻咳嗽症状有一定的益处。天然维生素A只存在于动物性食品如动物肝脏、蛋类、奶油和鱼肝油中；植物所含的胡萝卜素进入人体,可在肝中转变为维生素 A。此外,咸带鱼、鲫鱼、白鲢、鳝鱼、鱿鱼、蛤蜊、人奶、牛奶等也含丰富的维生素 A。

2) 维生素 C:具有抗氧化作用,其主要存在于新鲜的水果和蔬菜里。如新鲜的大枣、柑橘类、橙子、草莓、猕猴桃、酸枣、沙棘、辣椒、番茄、菠菜、菜花等。

3) B 族维生素:如豆类、糙米、牛奶、家禽、绿叶蔬菜、香蕉、胡萝卜、香菇、紫菜、芹菜、橘子、柑、橙等。

【住院期间】

1. 护理处置

(1) 继续予鼻导管吸氧或无创正压通气。保护肝肾功能。

(2) 观察治疗效果及有无药物不良反应。

(3) 保持病室安静,室内空气新鲜,每日开窗通风 2～3 次,每次 30 分钟,做好病房的消毒隔离工作。

(4) 观察患者呼吸频率、节律及深浅度,监测指脉氧。

(5) 观察痰液的颜色、性质、量,予雾化吸入等促进患者痰液排出,保持呼吸道通畅,必要时及时吸痰。

(6) 遵医嘱准确及时使用抗生素、糖皮质激素、祛痰药及支气管舒张剂等药物。

(7) 代谢性酸中毒:急性甲醇中毒患者体内的甲酸、甲酸盐及乳酸堆积造成了阴离子间隙增高的代谢性酸中毒,轻度代谢性酸中毒患者无明显临床表现,仅出现二氧化碳结合力降低等,重者则可能出现呼吸困难甚至死于呼吸麻痹。出现代谢性酸中毒时,予碳酸氢钠纠正代谢性酸中毒,重度代谢性酸中毒和伴有阴离子间隙增高的轻度代谢性酸中毒,应及早进行血液净化治疗。保持呼吸道通畅,及时清除口鼻腔分泌物及呕吐物,呼吸衰竭表现时及时配合医生行气管插管接呼吸机辅助呼吸。

(8) 血液净化治疗应严格执行无菌技术操作,深静脉置管处敷料保持干燥,如有渗血及时更换,防止感染,做好相关护理。

(9) 纠正酸中毒,维持水、电解质及酸碱平衡,准确记录出入量。

(10) 根据患者耐受程度,制订康复计划,如深呼吸及有效咳嗽、腹式呼吸、缩唇式呼吸、有氧训练呼吸操等。

(11) 落实基础护理,如口腔护理、皮肤护理及管道护理。

2. 健康教育

(1) 告知患者疾病相关知识,注意保暖。

(2) 保证充足的休息与睡眠,睡前不喝咖啡、浓茶、睡前热水泡脚,喝热牛奶以促进睡眠,保证每晚有效睡眠时间达 6～8 小时。

(3) 指导深呼吸及有效咳嗽的方法及意义。鼓励患者多饮水、咳嗽、深呼吸及变换体位,促进痰液排出。

(4) 氧疗的方法及意义。

(5) 讲解血液净化的目的及注意事项,取得患者配合。

3. 康复指导

(1) 深呼吸及有效咳嗽:方法同上。

(2) 腹式呼吸

1）患者取舒适体位，可取坐位或半卧位，两膝半屈使腹肌放松，一手放于腹部，一手放于胸部。

2）用鼻缓慢深呼吸，膈肌放松，尽力挺腹，使其鼓起。

3）缓慢呼气，腹肌收缩，腹部下凹。

4）动作要领：肩背放松，腹部吸鼓呼瘪，吸时经鼻，呼时经口，深吸细呼。

5）训练时注意：①避免用力呼气或呼气过长，一面发生喘息、憋气、支气管痉挛。②深呼吸练习时以每次练3～4次吸/呼为宜，避免过度通气。

（3）有氧训练：如步行、快走、慢跑、打太极拳等。

运动三部曲：第一部：热身运动（5～10分钟）

第二部：正式运动（20～60分钟），应将运动量慢慢提高，直至感觉到有点吃力，并保持这个速度/运动量锻炼20～60分钟，运动强度不应太易或过分困难。

第三部：缓和运动（5～10分钟）

（4）嘱患者卧床休息，保持情绪稳定，以免因激动的情绪而加重头痛。

4. 饮食

（1）增加优质蛋白质（肉、禽、蛋、鱼类、豆制品等）及热量的摄入。

（2）增加维生素的摄入

1）维生素A：能维持上皮细胞组织，特别是呼吸道上皮组织的健康，对减轻咳嗽症状有一定的益处。天然维生素A只存在于动物性食品如动物肝脏、蛋类、奶油和鱼肝油中；植物所含的胡萝卜素进入人体，可在肝中转变为维生素A。此外，咸带鱼、鲫鱼、白鲢、鳝鱼、鱿鱼、蛤蜊、人奶、牛奶等也含丰富的维生素A。

2）维生素C：具有抗氧化作用，其主要存在于新鲜的水果和蔬菜里。如新鲜的大枣、柑橘类、橙子、草莓、猕猴桃、酸枣、沙棘、辣椒、番茄、菠菜、菜花等。

3）B族维生素：如豆类、糙米、牛奶、家禽、绿叶蔬菜、香蕉、胡萝卜、香菇、紫菜、芹菜、橘子、柑、橙等。

（3）重度中毒患者给予易消化流食，少量多餐。鼻饲患者给予鼻饲饮食。

【出院前1~3日】

1. 护理处置

（1）保持病室安静，室内空气新鲜，每日开窗通风2～3次，每次30分钟，做好病房的消毒隔离工作。

（2）给予合理氧疗，保持呼吸道通畅。

（3）监测生命体征及血氧饱和度。

（4）根据患者耐受程度，制订康复计划，如深呼吸及有效咳嗽、腹式呼吸、缩唇式呼吸、有氧训练等。

（5）落实基础护理，如口腔护理、皮肤护理及管道护理。

（6）给予心理护理：患者常有悲观、抑郁、焦虑、恐惧等心理，护理人员应和蔼真诚、体贴关心患者、细心观察患者的心理变化，了解不良情绪的根本原因，针对性的给予心理疏导。

2. 健康教育

（1）告知患者疾病相关知识，注意防寒保暖，戒烟酒。

（2）保证充足的休息与睡眠，活动应循序渐进逐步进行；睡前不喝咖啡、浓茶、睡前热水泡脚，喝热牛奶以促进睡眠，保证每晚有效睡眠时间达6～8小时。

（3）讲解疾病预防知识，工作场所加强个人防护，培训相关知识，严格遵守操作规程，操作人员佩戴过滤式防毒面具（半面罩），戴化学安全防护眼镜，穿防静电工作服，戴橡胶手套，养成良好的卫生习惯。

（4）告知患者情绪放松，劳逸结合，经治疗后症状会减轻或消失。

3. 康复指导

（1）评估患者及家属健康教育知识掌握程度。

（2）落实患者及家属对康复计划的掌握。

（3）指导患者情绪放松，劳逸结合。

4. 饮食

（1）提供富含优质蛋白、高热量的食物。

（2）多吃新鲜蔬菜、水果补充维生素。

（3）禁食辛辣、油炸、刺激性食物。

（4）戒烟酒。

【出院日】

1. 护理处置

（1）与患者及家属共同制订居家康复计划：如居室环境要求；活动耐力训练；有效咳嗽、咳痰；呼吸训练；有氧训练；放松训练；饮食康复计划；心理支持疗法等。

（2）教会患者自我监测和调护。

（3）指导患者及家属做好甲醇中毒康复日记。

2. 健康教育

（1）自我监测

1）定期来院复查血气分析、视力、眼底、视野、胸片、肝肾功能等，积极进行健康体检。

2）监测咳嗽、胸闷、气促有无减轻。

3）监测视力有无下降，如有异常及时就诊。

（2）自我调护

1）正确面对甲醇中毒、保持健康心理。

2）养成良好的生活习惯：①注意生活起居，保持居室空气新鲜，避免吸入烟雾、粉尘和刺激性气体。室温维持在18～22℃，每日开窗通风，多晒太阳、进行户外活动，避免过劳；坚持耐寒锻炼，温水洗澡、冷水洗脸；注意天气变化，及时增减衣服，避免受凉感冒。②加强康复锻炼，增强体质：根据自身病情及体力恢复情况适当锻炼，增强机体免疫力。根据实际情况进行功能锻炼。③饮食搭配均衡，戒烟戒酒。

3）正确使用药物：出院后遵医嘱按时服药，不自行减药、停药。

4）注意加强个人防护，生产或使用甲醇，应采用自动化、密闭化的生产工艺，提高自我防护意识。

3. 康复指导

（1）有氧训练：根据实际情况，在最大呼吸耐受水平上选择连续步行或慢跑、户外行走、打太极拳、练气功等。

（2）指导患者及家属自我放松方法：方法同上。

（3）腹式呼吸：方法同上。

（4）缩唇呼吸：方法同上。

（5）保持情绪稳定，去除不安、恐惧、愤怒、忧郁等不利因素，保持心情舒畅，劳逸结合。

（6）指导患者及家属了解用药副作用。

4. 饮食

（1）提供富含优质蛋白、高热量的食物。

（2）多吃新鲜蔬菜、水果补充维生素。

（3）禁食辛辣、油炸、刺激性食物。

（4）戒烟酒。

（王小红、章一华）

第二十一节　甲醛中毒临床护理路径

甲醛中毒临床护理路径表

适用对象：第一诊断为甲醛中毒

患者姓名＿＿＿＿＿＿＿＿＿　性别＿＿＿＿＿＿　年龄＿＿＿＿＿＿　住院号＿＿＿＿＿＿＿＿＿

住院日期＿＿＿年＿＿＿月＿＿＿日　出院日期＿＿＿年＿＿＿月＿＿＿日　住院天数＿＿＿天

时间	住院第1日	住院第2～3日	住院期间	出院前1～3日	出院日
护理处置	□测量生命体征、佩戴腕带 □体重 □入院护理评估 □通知主管医生 □建立护理病历 □卫生处置 □完成入院护理记录单书写 □医嘱相关治疗执行及指导 　□采集血标本 　□皮内注射 　□口服药物 　□静脉输液 　□吸氧 　□雾化吸入 　□眼、皮肤处理 □巡视观察 □生活护理 □心理护理	□监测生命体征 □病室环境 □卧位 □保持呼吸道道畅 □氧疗 　□氧气吸入 　□无创正压通气 □用药护理 □协助生活护理 □巡视观察 □心理护理 □睡眠护理	□监测生命体征 □病室环境 □卧位 □症状护理 　□化学性肺炎 　□肺水肿 □制订康复计划 □用药护理 □协助生活护理 □心理护理	□监测生命体征 □病室环境 □卧位 □保持呼吸道通畅 □氧疗 　□氧气吸入 　□其他 □制订康复计划 □协助生活护理 □心理护理	□医嘱相关治疗、处置执行 □出院流程指导 □与患者及家属共同制订居家康复计划 □教会患者自我监测和调护 □指导患者及家属做好甲醛中毒康复日记 □整理病历

续表

时间	住院第1日	住院第2~3日	住院期间	出院前1~3日	出院日
健康教育	□环境介绍 □住院须知 □主管医生 □责任护士 □检验/检查指导 □疾病相关知识 □跌倒预防 □压疮预防	□雾化吸入的意义 □检验/检查指导 □氧疗的意义	□疾病相关知识 □呼吸功能练习 　□深呼吸 　□有效咳嗽 □休息与睡眠 □氧疗的目的、方法及注意事项	□疾病相关知识 □防寒保暖 □戒烟、酒 □呼吸功能练习 　□深呼吸 　□有效咳嗽 □防护知识 □休息与睡眠	□自我监测 □自我调护
康复指导	□氧气疗法 □无创正压通气 □眼部护理	□活动安全 □有效咳痰 □自我放松训练	□活动安全 □有效咳痰 □深呼吸 □腹式呼吸 □缩唇呼吸 □有氧训练	□活动安全 □有效咳痰 □康复锻炼 □腹式呼吸 □缩唇呼吸 □自我放松训练	□康复锻炼 □腹式呼吸 □缩唇呼吸 □有氧训练 □自我放松训练
饮食	□优质蛋白 □高热量 □维生素:新鲜蔬菜水果	□优质蛋白 □高热量 □维生素:新鲜蔬菜水果	□优质蛋白 □维生素:新鲜蔬菜水果 □重症者予易消化流食	□优质蛋白 □维生素:新鲜蔬菜水果 □禁食辛辣、油炸、刺激性食物	□优质蛋白 □高热量 □维生素:新鲜蔬菜水果 □戒烟酒
病情变异记录	□无 □有,原因 1. 2.	□无 □有,原因 1. 2.	□无 □有,原因 1. 2.	□无 □有,原因 1. 2.	□无 □有,原因 1. 2.
签名					

临床路径实施规范

【住院第1日】

1. 护理处置

(1)予安静休息,取平卧位或半卧位。

(2)询问病史,体格检查,进行入院护理评估。

(3)测量生命特征及指脉氧。

(4)立即予氧气吸入,可选择适当方法给氧,如发生严重肺水肿或急性呼吸窘迫综合征,给予鼻面罩持续正压通气(CPAP):检查呼吸机性能,连接管道,调节好参数,给患者带上面罩,患者取舒适体位,一般取半卧位或平卧位,保持气道通畅,防止枕头过高,使呼吸道变窄,影响气流通过,降低疗效。头带的松紧度适宜,既要防止漏气刺激眼部和面部皮肤,又要防止口鼻面罩过紧产生的皮肤红斑。

(5)观察患者咳嗽、咳痰、胸闷及呼吸困难程度,早期防治化学性肺炎和肺水肿。

(6)遵医嘱给予支气管扩张剂、祛痰药、抗生素、糖皮质激素等对症治疗,观察药物反应。

（7）制订护理计划，予口腔护理、皮肤护理及管道护理。

（8）评估患者跌倒、压疮风险及日常生活能力，采取相应的护理措施。

（9）皮肤接触者用大量清水冲洗皮肤；评估患者的眼部刺激症状：眼部烧灼感、流泪等。

2. 健康教育

（1）介绍病室环境、主管医生、责任护士及同病室病友，消除患者陌生感。

（2）介绍吸氧或无创通气的目的、方法及注意事项，配合治疗。

（3）介绍相关检查如动脉血气分析、腹部 B 超、心电图、肺功能、胸部正侧位片、肝肾功能、胸部 CT 等检查的目的、方法及注意事项。

3. 康复指导　指导患者呼吸疗法：

（1）氧气疗法：氧气吸入是肺功能损害、低氧血症必要的科学治疗手段，及时补充氧气可增加病人吸入气体氧含量，减轻呼吸做功，弥补呼吸功能不全，提高动脉血氧分压，改善组织缺氧，使心、脑、肾等重要器官功能得以维持，提高生活质量、延长生命。

（2）无创正压通气治疗：无创正压通气能缓解患者的呼吸困难。无创正压通气治疗是通过缓解呼吸肌疲劳，减轻患者呼吸困难，进而改善患者的运动耐力。

（3）有眼部刺激症状患者，协助按时点眼药，嘱其勿用手揉眼。

4. 饮食

（1）增加优质蛋白质（肉、禽、蛋、鱼类、豆制品等）及热量的摄入。

（2）增加维生素的摄入

1）维生素 A：能维持上皮细胞组织，特别是呼吸道上皮组织的健康，对减轻咳嗽症状有一定的益处。天然维生素 A 只存在于动物性食品如动物肝脏、蛋类、奶油和鱼肝油中；植物所含的胡萝卜素进入人体，可在肝中转变为维生素 A。此外，咸带鱼、鲫鱼、白鲢、鳝鱼、鱿鱼、蛤蜊、人奶、牛奶等也含丰富的维生素 A。

2）维生素 C：具有抗氧化作用，其主要存在于新鲜的水果和蔬菜里。如新鲜的大枣、柑橘类、橙子、草莓、猕猴桃、酸枣、沙棘、辣椒、番茄、菠菜、菜花等。

【住院第 2～3 日】

1. 护理处置

（1）予安静休息，取平卧位或半卧位。

（2）保持病室安静，室内空气新鲜，每日开窗通风 2～3 次，每次 30 分钟，做好病房的消毒隔离工作。

（3）观察患者意识变化、呼吸频率、节律及深浅度，监测指脉氧。

（4）观察痰液的颜色、性质、量，促进患者痰液排出，保持呼吸道通畅。

（5）合理氧疗：根据病情予鼻导管吸氧或无创机械通气。

（6）做好药物治疗的护理

1）糖皮质激素：可降低毛细血管通透性，具有解毒、抗过敏和抗炎作用。予早期、足量、短程应用，对化学性肺水肿有特殊效果。副作用有电解质紊乱、消化道溃疡、出血、感染、内分泌紊乱、神经系统等表现。

2）抗生素及祛痰药：抗生素需做药敏试验，选用敏感药物，要注意联合用药选用协同作用的药物，提高疗效，同时剂量要足，时间要够，防止耐药。

3）还原型谷胱甘肽：是由谷氨酸、半胱氨酸和甘氨酸结合，含有巯基的三肽，具有抗氧化作用,及时清除氧自由基,可减轻肺损伤,改善低氧血症,防治 ARDS 的作用。不良反应少见恶心、呕吐和头痛、罕见皮疹。

（7）予雾化吸入、支气管解痉剂、祛痰剂,协助患者翻身拍背,促进痰液咳出,必要时予以吸痰。

2. 健康教育

（1）指导患者及早雾化吸入治疗,可减轻呼吸道黏膜的损伤及咽部不适。鼓励患者排痰。

（2）脱离甲醛作业。

（3）完善检验/检查前宣教,如通知禁食水、告知检查/检验目的、时间、地点及注意事项等。

（4）向患者及家属说明氧疗的意义及注意事项,鼓励患者坚持氧疗。

（5）眼部避免强光刺激。

3. 康复指导

（1）指导患者进行深呼吸和有效咳嗽:取坐位,助患者先进行几次深而慢的呼吸后尽量深吸气、屏气,继而缩唇缓慢地将气体呼出;再深吸一口气、屏气,身体少前倾,自胸腔进行2~3次短促有力的咳嗽,咳痰后进行放松性深呼吸。

（2）剧烈咳嗽者,加床挡保护,注意患者活动过程中的安全,预防咳嗽性晕厥。

（3）闭目休息,注意用眼卫生。

（4）认真倾听患者主诉,与患者多沟通,稳定患者情绪,缓解对甲醛中毒的恐惧,解除思想顾虑及心理负担,积极配合治疗。

4. 饮食

（1）增加优质蛋白质（肉、禽、蛋、鱼类、豆制品等）及热量的摄入。

（2）增加维生素的摄入

1）维生素 A:能维持上皮细胞组织,特别是呼吸道上皮组织的健康,对减轻咳嗽症状有一定的益处。天然维生素 A 只存在于动物性食品如动物肝脏、蛋类、奶油和鱼肝油中;植物所含的胡萝卜素进入人体,可在肝中转变为维生素 A。此外,咸带鱼、鲫鱼、白鲢、鳝鱼、鱿鱼、蛤蜊、人奶、牛奶等也含丰富的维生素 A。

2）维生素 C:具有抗氧化作用,其主要存在于新鲜的水果和蔬菜里。如新鲜的大枣、柑橘类、橙子、草莓、猕猴桃、酸枣、沙棘、辣椒、番茄、菠菜、菜花等。

【住院期间】

1. 护理处置

（1）继续予鼻导管吸氧或无创正压通气。

（2）观察治疗效果及有无药物不良反应。

（3）保持病室安静,室内空气新鲜,每日开窗通风2~3次,每次30分钟,做好病房的消毒隔离工作。

（4）观察患者呼吸频率、节律及深浅度,监测指脉氧。

（5）观察痰液的颜色、性质、量,予雾化吸入等促进患者痰液排出,保持呼吸道通畅,必要时及时吸痰。

（6）遵医嘱准确及时使用抗生素、糖皮质激素、祛痰药及支气管舒张剂等药物。

（7）化学性肺炎：呼吸困难者取坐位或半坐位，给予合理氧疗；剧烈咳嗽时给予止咳剂。密切观察患者呼吸的频率、节律，口唇、甲床发绀程度。

（8）肺水肿：出现呼吸困难加重，粉红色泡沫痰或痰中带血等为肺水肿表现。取半坐位或坐位，给予鼻导管吸氧，发绀不缓解时应加大氧气流量 4～6L/min，仍不改善者给予鼻面罩持续正压通气，并观察发绀、呼吸困难的改善情况，保持呼吸道通畅。及时吸痰，喉头水肿者做好气管插管准备。限制液体入量，控制输液速度，应用利尿剂时保持水、电解质、酸碱平衡，准确记录出入量。建立人工气道者，加强气道管理，及时吸痰，保持呼吸道通畅，加床档保护。

（9）观察重症患者有无休克、血压下降甚至心跳骤停。严密监测患者心率、心律、血压等生命体征。对心肌损害者，注意控制输液速度。维持水、电解质及酸碱平衡，准确记录出入量。

（10）根据患者耐受程度，制订康复计划，如深呼吸及有效咳嗽、腹式呼吸、缩唇式呼吸、有氧训练等呼吸操及膈肌训练等。

（11）落实基础护理，如口腔护理、皮肤护理及管道护理。

2. 健康教育

（1）告知患者疾病相关知识，注意保暖。

（2）保证充足的休息与睡眠，睡前不喝咖啡、浓茶、睡前热水泡脚，喝热牛奶以促进睡眠，保证每晚有效睡眠时间达 6～8 小时。

（3）指导深呼吸及有效咳嗽的方法及意义。鼓励患者多饮水、咳嗽、深呼吸及变换体位，以利痰液咳出。

（4）氧疗的方法及意义。

（5）呼吸困难者取半坐位，嘱患者避免剧烈活动，以免加重肺水肿及心肌损害。

（6）头晕、乏力者活动注意安全，预防跌倒、坠床。

3. 康复指导

（1）剧烈咳嗽者，加床挡保护，注意患者活动过程中的安全，预防咳嗽性晕厥。

（2）腹式呼吸

1）患者取舒适体位，可取坐位或半卧位，两膝半屈使腹肌放松，一手放于腹部，一手放于胸部。

2）用鼻缓慢深呼吸，膈肌放松，尽力挺腹，使其鼓起。

3）缓慢呼气，腹肌收缩，腹部下凹。

4）动作要领：肩背放松，腹部吸鼓呼瘪，吸时经鼻，呼时经口，深吸细呼。

5）训练时注意：①避免用力呼气或呼气过长，一面发生喘息、憋气、支气管痉挛。②深呼吸练习时以每次练 3～4 次吸/呼为宜，避免过度通气。

（3）缩唇呼吸

1）指导患者取舒适体位。

2）经鼻深吸气，呼气时将嘴唇缩起呈吹口哨状缓慢呼气 4～6 秒。

3）吸气与呼气时间比为 1:2，尽量深吸慢呼。

4）每天 2 次，每次 10～20 分钟，每分钟 7～8 次。

（4）有氧训练：如步行、快走、慢跑、打太极拳等。

运动三部曲：第一部：热身运动（5～10分钟）。

第二部：正式运动（20～60分钟），应将运动量慢慢提高，直至感觉到有点吃力，并保持这个速度/运动量锻炼20～60分钟，运动强度不应太易或过分困难。

第三部：缓和运动（5～10分钟）。

（5）嘱患者卧床休息，保持情绪稳定，以免因激动的情绪而加重头痛。

4. 饮食

（1）增加优质蛋白质（肉、禽、蛋、鱼类、豆制品等）及热量的摄入。

（2）增加维生素的摄入

1）维生素A：能维持上皮细胞组织，特别是呼吸道上皮组织的健康，对减轻咳嗽症状有一定的益处。天然维生素A只存在于动物性食品如动物肝脏、蛋类、奶油和鱼肝油中；植物所含的胡萝卜素进入人体，可在肝中转变为维生素A。此外，咸带鱼、鲫鱼、白鲢、鳝鱼、鱿鱼、蛤蜊、人奶、牛奶等也含丰富的维生素A。

2）维生素C：具有抗氧化作用，其主要存在于新鲜的水果和蔬菜里。如新鲜的大枣、柑橘类、橙子、草莓、猕猴桃、酸枣、沙棘、辣椒、番茄、菠菜、菜花等。

（3）重度中毒患者给予易消化流食，少量多餐。鼻饲患者给予鼻饲饮食。

【出院前1～3日】

1. 护理处置

（1）保持病室安静，室内空气新鲜，每日开窗通风2～3次，每次30分钟，做好病房的消毒隔离工作。

（2）给予合理氧疗，保持呼吸道通畅。

（3）监测生命体征及血氧饱和度。

（4）根据患者耐受程度，制订康复计划，如深呼吸及有效咳嗽、腹式呼吸、缩唇式呼吸、有氧训练等呼吸操及膈肌训练等。

（5）落实基础护理，如口腔护理、皮肤护理及管道护理。

（6）给予心理护理：患者常有悲观、抑郁、焦虑、恐惧等心理，护理人员应和蔼真诚、体贴关心患者、细心观察患者的心理变化，了解不良情绪的根本原因，针对性的给予心理疏导。

2. 健康教育

（1）告知患者疾病相关知识，注意防寒保暖，戒烟酒。

（2）保证充足的休息与睡眠，活动应循序渐进逐步进行；睡前不喝咖啡、浓茶、睡前热水泡脚，喝热牛奶以促进睡眠，保证每晚有效睡眠时间达6～8小时。

（3）讲解疾病预防知识，出院后在工作场所加强个人防护，严格遵守操作规程，养成良好的卫生习惯。

（4）告知患者情绪放松，劳逸结合，经治疗后症状会减轻或消失。

3. 康复指导

（1）评估患者及家属健康教育知识掌握程度。

（2）落实患者及家属对康复计划的掌握。

（3）指导患者情绪放松，劳逸结合。

4. 饮食

（1）提供富含优质蛋白、高热量的食物。

（2）多吃新鲜蔬菜、水果补充维生素。

（3）禁食辛辣、油炸、刺激性食物。

（4）戒烟酒。

【出院日】

1. 护理处置

（1）与患者及家属共同制订居家康复计划：如居室环境要求；活动耐力训练；有效咳嗽、咳痰；呼吸训练；有氧训练；放松训练；饮食康复计划；心理支持疗法等。

（2）教会患者自我监测和调护。

（3）指导患者及家属做好甲醛中毒康复日记。

2. 健康教育

（1）自我监测

1）定期来院复查胸部正侧位片、血气分析，积极进行健康体检。

2）监测痰液的颜色和量，痰液颜色及量的改变提示有感染或并发症的发生。

（2）自我调护

1）正确面对甲醛中毒、保持健康心理。

2）养成良好的生活习惯：①注意生活起居，保持居室空气新鲜，避免吸入烟雾、粉尘和刺激性气体。室温维持在18～22℃，每日开窗通风，多晒太阳、进行户外活动，避免过劳；坚持耐寒锻炼，温水洗澡、冷水洗脸；注意天气变化，及时增减衣服，避免受凉感冒。②加强康复锻炼，增强体质：根据自身病情及体力恢复情况适当锻炼，增强机体免疫力。根据实际情况进行功能锻炼。③饮食搭配均衡，戒烟戒酒。

3）正确使用药物：出院后遵医嘱按时服药，不自行减药、停药。

4）注意加强个人防护，进行岗前培训及防护知识培训，工作时佩戴防护用具，提高自我防护意识。

3. 康复指导

（1）有氧训练：根据实际情况，在最大呼吸耐受水平上选择连续步行或慢跑、户外行走、打太极拳、练气功等。

（2）指导患者及家属自我放松方法：方法同上。

（3）腹式呼吸：方法同上。

（4）缩唇呼吸：方法同上。

（5）保持情绪稳定，去除不安、恐惧、愤怒、忧郁等不利因素，保持心情舒畅，劳逸结合。

（6）指导患者及家属了解用药副作用。

4. 饮食

（1）提供富含优质蛋白、高热量的食物。

（2）多吃新鲜蔬菜、水果补充维生素。

（3）禁食辛辣、油炸、刺激性食物。

（4）戒烟酒。

（王小红、章一华）

第二十二节 有机磷中毒临床护理路径

有机磷中毒临床护理路径表

适用对象：第一诊断为有机磷中毒

患者姓名＿＿＿＿＿＿＿ 性别＿＿＿＿ 年龄＿＿＿＿ 住院号＿＿＿＿＿＿＿

住院日期＿＿＿年＿＿＿月＿＿＿日 出院日期＿＿＿年＿＿＿月＿＿＿日 住院天数＿＿＿天

时间		住院第1日	住院第2～3日	住院期间	出院前1～3日	出院日
护理处置		□测量生命体征、佩戴腕带 □体重 □入院护理评估 □通知主管医生 □建立护理病历 □卫生处置 □完成入院护理记录单书写 □医嘱相关治疗执行及指导 　□采集血标本 　□静脉输液 　□氧气吸入 　□血液净化 　□皮肤处理 □巡视观察 □生活护理 □心理护理	□监测生命体征 □病室环境 □卧位 □医嘱相关治疗执行及指导 　□血液净化 　□解毒剂 □用药护理 □协助生活护理 □巡视观察 □心理护理 □睡眠护理	□监测生命体征 □病室环境 □卧位 □症状护理 　□中间期肌无力综合征 　□迟发性多发性神经病 □制订康复计划 □用药护理 □协助生活护理 □心理护理	□监测生命体征 □病室环境 □卧位 □医嘱相关治疗执行及指导 　□解毒剂 　□其他 □制订康复计划 □协助生活护理 □心理护理	□医嘱相关治疗、处置执行 □出院流程指导 □与患者及家属共同制订居家康复计划 □教会患者自我监测和调护 □指导患者及家属做好有机磷中毒康复日记 □整理病历
健康教育		□环境介绍 □住院须知 □主管医生 □责任护士 □检验/检查指导 □疾病相关知识 □跌倒预防 □压疮预防	□应用解毒剂的意义 □检验/检查指导 □血液净化的目的、方法及注意事项	□疾病相关知识 □安全注意事项 　□卧位 　□活动 □休息与睡眠 □药物副作用 □症状监测	□疾病相关知识 □防寒保暖 □戒烟、酒 □防护知识 □休息与睡眠	□自我监测 □自我调护
康复指导		□活动安全 □自我放松训练	□活动安全 □管路保护 □自我放松训练	□活动安全 □功能锻炼 □肢体按摩 □针灸 □自我放松训练	□活动安全 □康复锻炼 □肢体按摩 □针灸 □理疗 □自我放松训练	□活动安全 □康复锻炼 □肢体按摩 □针灸 □理疗 □自我放松训练

续表

时间	住院第1日	住院第2~3日	住院期间	出院前1~3日	出院日
饮食	□口服中毒者禁食	□流食 □半流食 □清淡饮食	□流食 □半流食 □清淡、易消化饮食	□优质蛋白 □维生素:新鲜蔬菜水果 □高热量	□优质蛋白 □维生素:新鲜蔬菜水果 □高热量 □戒烟酒
病情变异记录	□无 □有,原因 1. 2.	□无 □有,原因 1. 2.	□无 □有,原因 1. 2.	□无 □有,原因 1. 2.	□无 □有,原因 1. 2.
签名					

临床路径实施规范

【住院第1日】

1. 护理处置

（1）予安静休息,取平卧位或半卧位。

（2）询问病史,体格检查,进行入院护理评估。

（3）测量生命特征。

（4）观察毒蕈碱样症状:腺体分泌亢进,出现多汗,流涎,口鼻分泌物增多及肺水肿等;平滑肌痉挛,出现呼吸困难,恶心,呕吐,腹痛,腹泻及大小便失禁;瞳孔缩小,重者如针尖样;心血管抑制,可见心动过缓,血压偏低及心律失常。

（5）观察烟碱样症状:肌束震颤,肌肉痉挛,进而由兴奋转为抑制,出现肌无力,肌肉麻痹等。

（6）观察中枢神经系统症状:早期出现头晕、头痛、倦怠、乏力等,随后可出现烦躁不安,言语不清及不同程度的意识障碍,严重者可发生脑水肿。早期积极预防脑水肿。

（7）遵医嘱给予阿托品、氯解磷定治疗,给予吸氧,保持呼吸道通畅。必要时给予血液灌流治疗,并留取血液灌流前后血标本。

（8）脱去被污染的衣服,彻底清洗全身,水温以30~33℃为宜,特别注意头发、指甲清洁,更换衣服和被服。

（9）制订护理计划,予口腔护理、皮肤护理及生活护理。

（10）评估患者跌倒、压疮风险及日常生活能力,采取相应的护理措施。

2. 健康教育

（1）介绍病室环境、主管医生、责任护士及同病室病友,消除患者陌生感。

（2）介绍血液灌流的目的、方法及注意事项,配合治疗。血液灌流能有效的吸附毒物。

（3）介绍相关检查如全血胆碱酯酶活性、血有机磷浓度、腹部B超、心电图、肝肾功能、凝血功能、心肌酶谱、神经肌电图、胸部X线、头部MRI等检查的目的、方法及注意事项。

（4）指导患者妥善维护深静脉管路,防止管路脱出,不扭曲、打折。

3. 康复指导

（1）头晕、头痛、乏力者,嘱卧床休息,防止意外发生。

（2）清洁全身皮肤时注意保暖，避免着凉。

（3）认真倾听患者主诉，与患者多沟通，稳定患者情绪，缓解对有机磷中毒的恐惧，解除思想顾虑及心理负担，使其积极配合治疗。

4. **饮食** 口服中毒后24小时内须绝对禁食。

【住院第2～3日】

1. 护理处置

（1）予安静休息，取平卧位或半卧位。

（2）保持病室安静，室内空气新鲜，每日开窗通风2～3次，每次30分钟，做好病房的消毒隔离工作。

（3）继续给予血液灌流治疗，监测患者生命体征，注意观察有无口腔黏膜出血，皮肤出血倾向，头晕、心慌、出冷汗及有无消化道症状等。留取血液灌流后血有机磷标本。保持深静脉置管处敷料清洁干燥，保持管路通畅。

（4）监测体温、心率、皮肤出汗情况、瞳孔与意识等阿托品化指标，表现为瞳孔较前扩大、口干、皮肤干燥、颜面潮红、肺部湿啰音明显减轻或消失、心率加快，按时给予相应治疗；区别阿托品中毒表现，如瞳孔扩大、尿潴留、烦躁不安、可出现幻觉、瞻望、抽搐甚至昏迷。

（5）做好药物治疗的护理

1）抗胆碱药：常用药物为阿托品，能阻断乙酰胆碱受体、对抗毒蕈碱样症状、解除呼吸中枢抑制和平滑肌痉挛、抑制腺体分泌、保持呼吸道通畅。用药原则为早期、足量、反复、持续和迅速阿托品化。静脉小壶滴入，强调用量个体化。副作用为口干、眩晕、散瞳、皮肤潮红、心跳加快、兴奋、烦躁、谵语、惊厥。观察阿托品化指征。

2）胆碱酯酶复能剂：常用药物为氯解磷定，能缓解烟碱样症状。应与阿托品合用。用药原则为早期、足量、足程。以葡萄糖液或生理盐水稀释后静点。一次剂量过大或注射过速可引起眩晕、心动过速、头痛、抽搐、恶心、呕吐等。

3）糖皮质激素：副作用有电解质紊乱、消化道溃疡、出血、感染、内分泌紊乱、神经系统等表现。

（6）观察患者有无尿潴留情况，必要时给予导尿并加强护理，尿潴留患者可用热毛巾按摩下腹部膀胱区或听流水声，鼓励自行排尿，如物理刺激无效时，可行导尿术。

（7）准确留取血标本做检查以协助诊断及治疗。

2. 健康教育

（1）向患者及家属说明应用解毒剂的意义及注意事项。

（2）脱离有机磷作业。

（3）完善检验/检查前宣教，如通知禁食水、告知检查/检验目的、时间、地点及注意事项等。

（4）向患者及家属说明血液灌流的意义及注意事项，以取得患者配合。

3. 康复指导

（1）认真倾听患者主诉，与患者多沟通，稳定患者情绪，缓解对有机磷中毒的恐惧，解除思想顾虑及心理负担，使其积极配合治疗。

（2）嘱患者活动注意安全，重症者卧床休息。

（3）血液灌流者保护好深静脉置管，避免脱出。

4. 饮食　重度中毒患者禁食 2～3 天,逐步给予流食、半流食,饮食宜清淡,温度不宜过高,不宜用高脂、高蛋白、高糖类食物,不能进食者给予鼻饲饮食。

【住院期间】

1. 护理处置

(1)根据患者血有机磷浓度检查结果,确定是否继续血液灌流治疗。保持深静脉置管处敷料清洁干燥,保持管路通畅。

(2)观察治疗效果及有无药物不良反应。应用糖皮质激素患者,观察有无药物副作用。

(3)保持病室安静,室内空气新鲜,每日开窗通风 2～3 次,每次 30 分钟,做好病房的消毒隔离工作。

(4)中间期肌无力综合征:在急性中毒后 1～4 天左右,胆碱能危象基本消失且意识清晰,出现肌无力为主的临床表现。评估患者中间期肌无力综合征表现,以肌无力为最突出表现,涉及部位以屈肌、肢体近端肌、颅神经Ⅲ～Ⅶ和Ⅹ支配的肌肉,严重者累及呼吸肌,患者表现为胸闷、憋气、眼球转动障碍、咀嚼肌、颈部肌无力、呼吸动度小、膝反射减弱或消失,一般数分钟内出现发绀、呼吸渐停、意识丧失,必要时给予气管插管,呼吸机辅助呼吸,加强气道管理。

(5)迟发性周围神经病:在急性重度和中度中毒后 2～4 周左右,胆碱能症状消失,出现以远端肢体肌肉麻痹和感觉障碍为主的周围神经病。神经 - 肌电图检查显示神经源性损害。全血或红细胞胆碱酯酶活性可正常。给予中、西医对症和支持治疗及运动功能的康复锻炼。

(6)根据患者耐受程度,制订康复计划,如下肢进行主动、被动活动,辅以按摩,防止肌肉萎缩,增强肌力,加强功能锻炼,保持功能位。

(7)落实基础护理,如口腔护理、皮肤护理等生活护理。

(8)企图自杀者清醒后,注意患者思想状况,解除顾虑,增强其信心,以防再次自杀。

2. 健康教育

(1)告知患者疾病相关知识,注意保暖。

(2)保证充足的休息与睡眠,睡前不喝咖啡、浓茶、睡前热水泡脚,喝热牛奶以促进睡眠,保证每晚有效睡眠时间达 6～8 小时。

(3)告知活动安全的重要性,避免猛起猛坐,清除环境障碍物。避免剧烈运动,活动量以不感到劳累为原则。迟发性周围神经病患者嘱其活动注意安全,预防跌倒、坠床。

(4)告知应用解毒剂的意义及重要性。

(5)血液净灌流的方法及意义。

(6)嘱患者如感胸闷、憋气及时告知医护人员。

3. 康复指导

(1)下肢无力者设专人陪护,注意活动安全,避免发生意外。

(2)迟发性周围神经病者,指导其进行肢体功能锻炼,协助进行主动、被动活动;防止肌肉萎缩,增强肌力。先在床上进行肢体锻炼,适应后再在床边和病室内活动,随着病情的改善,适当增加下床行走活动时间,以患者不感到疲劳为宜。

(3)结合按摩、针灸等治疗。

(4)告知患者情绪放松,经治疗后症状会减轻或消失。

4. 饮食

(1)给予流食、半流食,清淡易消化饮食。

(2)不能进食者给予鼻饲饮食。

【出院前1~3日】

1. 护理处置

(1)保持病室安静,室内空气新鲜,每日开窗通风2~3次,每次30分钟,做好病房的消毒隔离工作。

(2)根据患者临床症状,继续给予阿托品、氯解磷定等药物治疗,观察用药后反应。

(3)监测血胆碱酯酶、血有机磷浓度、肝肾功能等化验结果。

(4)监测生命体征。

(5)根据患者耐受程度,制订康复计划,如肢体功能训练等。

(6)落实基础护理,如口腔护理、皮肤护理等生活护理。

(7)给予心理护理:自服患者由于各种因素的精神刺激,导致患者的心理失衡,心理障碍,产生心理冲动、绝望,出现自杀行为,护理人员应以高度的同情心和责任心,耐心开导患者,帮助患者树立正确的人生观,激发生活的勇气,更好地配合治疗,使之早日康复。

(8)拔除深静脉置管后预防局部血肿形成,按压时间不少于10分钟。

2. 健康教育

(1)告知患者疾病相关知识,注意防寒保暖,戒烟酒。

(2)保证充足的休息与睡眠,活动应循序渐进逐步进行;睡前不喝咖啡、浓茶、睡前热水泡脚,喝热牛奶以促进睡眠,保证每晚有效睡眠时间达6~8小时。

(3)讲解疾病预防知识,工作场所加强个人防护,严格遵守操作规程,养成良好的卫生习惯。

(4)指导功能锻炼的方法及意义。

(5)指导服药方法、意义及注意事项。

3. 康复指导

(1)评估患者及家属健康教育知识掌握程度。

(2)落实患者及家属对康复计划的掌握。

(3)指导患者情绪放松,劳逸结合。

(4)出现下肢弛缓性麻痹、肢体远端袜套式感觉障碍时,给予针灸、理疗、按摩等治疗的同时,注意加强功能锻炼,保持功能位。

4. 饮食

(1)根据病情逐步给予优质蛋白、高热量饮食。

(2)多吃新鲜蔬菜、水果,补充维生素。

(3)戒烟酒、忌吃辛辣刺激食物。

【出院日】

1. 护理处置

(1)与患者及家属共同制订居家康复计划:如居室环境要求;活动耐力训练;功能锻炼;放松训练;饮食康复计划;心理支持疗法等。

(2)教会患者自我监测和调护。

（3）指导患者及家属做好有机磷中毒康复日记。

2. 健康教育

（1）自我监测

1）定期来院复查血胆碱酯酶、肝肾功能等，积极进行健康体检。

2）如出现远端肢体肌肉麻痹和感觉障碍，提示出现迟发性周围神经病。

（2）自我调护

1）正确面对有机磷中毒、保持健康心理。

2）养成良好的生活习惯：①注意生活起居，保持居室空气新鲜，避免接触有机磷农药。室温维持在18～22℃，每日开窗通风，多晒太阳、进行户外活动；根据天气变化增减衣服，避免受凉感冒。②加强康复锻炼，增强体质：根据自身病情及体力恢复情况适当锻炼，增强机体免疫力。根据实际情况进行肢体功能锻炼。③饮食搭配均衡，戒烟戒酒。

3）正确使用药物：出院后遵医嘱按时服药，不自行减药、停药。

4）严格遵守操作规程，进行岗前培训及防护知识培训，提高自我防护意识。

5）告诫家属对家里腐蚀性制剂、农药的容器贴上明显标记，并存放于安全处，以防误服。

3. 康复指导

（1）下肢疼痛、麻木、无力、足下垂者告知活动安全注意事项。

（2）保持情绪稳定，去除不安、恐惧、愤怒、忧郁等不利因素，保持心情舒畅，劳逸结合。

（3）下肢功能锻炼：方法同上。

（4）保持口腔清洁。

（5）指导患者及家属了解用药副作用。

4. 饮食

（1）提供富含优质蛋白的食物。

（2）多吃新鲜蔬菜、水果，补充维生素。

（3）戒烟酒、忌吃辛辣刺激食物。

（王小红、章一华）

第二十三节　苯中毒临床护理路径

苯中毒临床护理路径表

适用对象：第一诊断为苯中毒

患者姓名＿＿＿＿＿＿＿＿　性别＿＿＿＿＿＿　年龄＿＿＿＿＿＿　住院号＿＿＿＿＿＿＿＿

住院日期＿＿＿＿年＿＿＿＿月＿＿＿＿日　出院日期＿＿＿＿年＿＿＿＿月＿＿＿＿日　住院天数＿＿＿＿天

时间	住院第1日	住院第2～3日	住院期间	出院前1～3日	出院日
护理处置	□测量生命体征、佩戴腕带 □体重	□监测生命体征 □病室环境 □卧位	□监测生命体征 □病室环境 □卧位	□监测生命体征 □病室环境 □卧位	□医嘱相关治疗、处置执行 □出院流程指导

时间	住院第1日	住院第2~3日	住院期间	出院前1~3日	出院日
护理处置	□入院护理评估 □通知主管医生 □建立护理病历 □卫生处置 □完成入院护理记录单书写 □医嘱相关治疗执行及指导 　□清洁皮肤 　□控制抽搐 　□催吐、洗胃 　□导泻、利尿 　□采集血标本 　□皮内注射 　□口服药物 　□静脉输液 　□吸氧 　□其他 □巡视观察 □生活护理 □心理护理	□保持呼吸道通畅 □氧疗 　□鼻塞吸氧 　□无创正压通气 □注意保暖 □用药护理 □协助生活护理 □巡视观察 □心理护理	□氧疗 　□鼻塞吸氧 　□无创正压通气 □注意保暖 □配合医疗工作 □用药护理 □协助生活护理 □心理护理	□注意保暖 □配合医疗工作 □制订康复计划 □协助生活护理 □心理护理	□与患者及家属共同制订居家康复计划 □整理病历
健康教育	□环境介绍 □住院须知 □主管医生 □责任护士 □检验/检查指导 □疾病相关知识 □跌倒预防 □压疮预防	□疾病相关知识 □定时更换体位 □晨禁食水,完善化验、检查后可进饮食	□疾病相关知识 □按时服药 □根据患者病情对患者进行恢复期健康教育 □休息与睡眠	□疾病相关知识 □防寒保暖 □戒烟酒 □休息与睡眠 □Ⅱ级预防教育 □出院准备及出院指导	□自我监测 □Ⅱ级预防教育 □复查相关事宜
康复指导	□保持肢体功能位 □卧床患者做被动运动	□保持肢体功能位 □卧床患者作主动或被动运动 □做手指关节屈伸运动	□沿床边扶走活动 □锻炼受损肢体肌力关节运动 □按摩、推拿、被动运动,防止肌肉萎缩	□室内或室外活动 □由近端到远端做肢体按摩及被动活动 □功能锻炼,循序渐进增加活动强度	□功能锻炼,循序渐进增加活动强度 □防止肢体功能障碍
饮食	□清淡易消化 □增加优质蛋白及维生素 □危重患者流质或半流质	□清淡易消化 □增加优质蛋白及维生素 □危重患者过渡至软质饮食	□低盐低脂、清淡易消化饮食 □均衡营养	□清淡易消化、高热量高蛋白高维生素饮食 □均衡营养	□饮食均衡,营养丰富 □禁烟酒、辛辣刺激性食物
病情变异记录	□无 □有,原因 1. 2.	□无 □有,原因 1. 2.	□无 □有,原因 1. 2.	□无 □有,原因 1. 2.	□无 □有,原因 1. 2.
签名					

临床路径实施规范

【住院第1日】

1. 护理处置

（1）予以安静休息，取平卧位或半卧位。

（2）询问病史，体格检查，评估患者

1）全身情况：意识状况、生命体征的变化，特别是呼吸情况及有无发绀等。

2）局部情况：观察有无出血情况，如皮肤黏膜出血、牙龈出血、鼻出血、消化道出血及脑出血等。

3）心理状况：有无紧张、焦虑和恐惧等。

4）健康认知：对本病的认知程度及发生的原因。

（3）每小时巡视患者，观察患者局部有无出现水泡，观察中毒性脑病或肺水肿的先兆，是否有活动后心悸、呼吸困难、乏力、头痛等症状，并注意观察患者的生命体征及意识的变化。

（4）根据医嘱完成催吐或洗胃、导泻、利尿等操作。清洁皮肤，建立静脉通路，嘱患者卧床、禁食，根据患者病情及医嘱予以吸氧、心电监护。

（5）心搏骤停、心肺复苏时，禁止注射肾上腺素，避免诱发心室颤动。如有抽搐或肌肉痉挛者可以使用镇静剂。烦躁不安可用异丙嗪肌内注射。抽搐可用苯巴比妥肌内注射，或10% 水合氯醛加温水灌肠。保护气道，防止呕吐物误吸。昏迷时间长者，监测血氧分压、血清电解质和末梢血，防止并发症。同时注意保暖。

（6）制订护理计划，予以口腔护理、皮肤护理及管道护理。

（7）配合医生予以急救对症治疗，密切观察患者的病情变化。准确记录出入量，完成护理记录单。

（8）予以生活护理及心理护理。

（9）评估患者跌倒、压疮风险及日常生活能力，采取相应的护理措施。

2. 健康教育

（1）指导家属完成急诊挂号、交费和办理入院手续等工作。

（2）予以入院宣教，包括环境介绍、住院须知、介绍责任医生及责任护士、防跌倒、防压疮等相关知识。

（3）介绍鼻塞吸氧、心电监护、无创通气的目的、方法及注意事项，配合治疗。

（4）介绍相关检查如血常规、骨髓穿刺的目的、方法及注意事项。

（5）护士应了解患者的家庭、社会背景等，多关心照顾患者，耐心疏导，向患者及家属讲解本病的相关知识，解除患者的顾虑，使患者树立战胜疾病的信心。

3. 康复指导

（1）保持肢体功能位。

（2）卧床患者做被动活动。

4. 饮食

（1）危重患者根据医嘱禁食或流质饮食、半流质饮食。避免患者发生呛咳。

（2）清淡易消化饮食。增加优质蛋白的摄入，适量补充维生素。

【住院第2~3日】

1. 护理处置

（1）予安静休息，取半卧位。

（2）保持病室安静，室内空气新鲜，每日开窗通风2~3次，每次30分钟，做好病室的消毒隔离工作。

（3）观察患者的生命体征变化，尤其注意患者有无出血的征象，如皮肤黏膜出血、牙龈出血、鼻出血、消化道出血、及脑出血等，观察出血的部位、性质、颜色及量，及时监测血常规。

（4）根据患者病情及医嘱指导患者卧床休息及床上活动，予以重症监护、吸氧或无创通气、心电监护、准确记录出入量，及时完成护理记录单的书写。

（5）予以皮肤护理及防跌倒措施。

（6）予以生活护理及心理护理。

2. 健康教育

（1）根据患者病情给予相应的健康宣教。

（2）血小板低下者，应避免跌倒、碰撞及外伤。穿刺部位应按压3~5分钟以上。

（3）禁食六小时后完善各项化验检查，检查完成后可进饮食。

3. 康复指导

（1）保持肢体功能位。

（2）卧床患者作主动或被动运动。

（3）做手指关节屈伸运动。

4. 饮食

（1）危重患者根据医嘱逐步过渡半流质饮食、软食。

（2）增加优质蛋白质摄入，如鱼类、蛋类，并可适当进食动物的肺脏、肾脏。减少脂肪的摄入。

【住院期间】

1. 护理处置

（1）继续氧气吸入或无创呼吸机辅助通气。

（2）保持病室安静，室内空气新鲜，每日开窗通风2~3次，每次30分钟，做好病室的消毒隔离工作。

（3）根据患者病情及医嘱指导患者床上或床旁活动，予以吸氧、心电监护、准确记录出入量，观察有无出血倾向。

（4）积极配合医疗工作。

（5）予以生活护理及心理护理，落实基础护理如口腔护理、皮肤护理、管道护理等。

2. 健康教育

（1）告知患者疾病相关知识，注意保暖，多饮水。

（2）保证充足的休息与睡眠，活动应循序渐进，卧床休息-坐起-床边活动-室外活动逐步进行；睡前不喝咖啡、浓茶；睡前热水泡脚；喝热牛奶以促进睡眠，保证每晚有效睡眠时间达6~8小时。

3. 康复指导

（1）沿床边扶走活动。

（2）锻炼受损肢体的肌力及关节运动。

（3）按摩、推拿、被动运动，防止肌肉萎缩。

4. 饮食

（1）低盐低脂、清淡易消化饮食，均衡营养。

（2）增加优质蛋白质摄入，如鱼类、蛋类，并可适当进食动物的肺脏、肾脏。减少脂肪的摄入。

【出院前 1～3 日】

1. 护理处置

（1）保持病室安静，室内空气新鲜，每日开窗通风 2～3 次，每次 30 分钟，做好病室的消毒隔离工作。

（2）根据医嘱执行Ⅱ级护理，监测生命体征，注意观察患者病情变化。

（3）根据患者病情及医嘱指导患者室内或室外活动。

（4）患者疾病恢复期予以生活护理及心理护理。

2. 健康教育

（1）根据患者病情指导并监督患者恢复期的治疗与活动。

（2）对患者进行Ⅱ级预防教育。

（3）指导患者出院所需材料及出院后相关注意事项。

3. 康复指导

（1）室内活动。

（2）由近端到远端做肢体按摩及被动活动。

（3）功能锻炼，循序渐进增加活动强度，避免发生肢体功能障碍等中毒性脑病后遗症。

4. 饮食

（1）清淡易消化、高热量高蛋白高维生素饮食。

（2）均衡营养，注意饮食中糖、脂肪、蛋白质三大营养物质的合理搭配。

（3）多吃新鲜蔬菜、水果补充维生素。

（4）多饮水、戒烟酒、忌吃辛辣刺激食物。

【出院日】

1. 护理处置

（1）执行医嘱相关的治疗与处置。

（2）指导患者办理出院手续。

（3）与患者及家属共同制订居家康复计划，指导患者进行功能训练。

（4）教会患者自我检测与保健，做好康复日记。

（5）整理出院病历。

2. 健康教育

（1）对患者进行Ⅱ级预防教育。

（2）告知患者复查相关事项。

3. 康复指导

（1）功能锻炼，循序渐进增加活动强度。

（2）防止肢体功能障碍。

4. 饮食

（1）饮食均衡，营养丰富。禁烟酒、辛辣刺激性食物。

（2）增加优质蛋白质摄入，如鱼类、蛋类，并可适当进食动物的肺脏、肾脏。减少脂肪的摄入。

（郭卫婷、王文君）

第二十四节　甲苯中毒临床护理路径

甲苯中毒临床护理路径表

适用对象：第一诊断为甲苯中毒

患者姓名＿＿＿＿＿＿＿　性别＿＿＿＿　年龄＿＿＿＿　住院号＿＿＿＿＿＿＿

住院日期＿＿＿年＿＿＿月＿＿＿日　出院日期＿＿＿年＿＿＿月＿＿＿日　住院天数＿＿＿天

时间	住院第1日	住院第2～3日	住院期间	出院前1～3日	出院日
护理处置	□测量生命体征、佩戴腕带 □体重 □入院护理评估 □通知主管医生 □建立护理病历 □卫生处置 □完成入院护理记录单书写 □医嘱相关治疗执行及指导 　□清洁皮肤 　□控制抽搐 　□催吐、洗胃 　□导泻、利尿 　□采集血标本 　□皮内注射 　□口服药物 　□静脉输液 　□吸氧 　□其他 □巡视观察 □生活护理 □心理护理	□监测生命体征 □病室环境 □卧位 □保持呼吸道通畅 □氧疗 　□鼻塞吸氧 　□无创正压通气 □注意保暖 □用药护理 □协助生活护理 □巡视观察 □心理护理	□监测生命体征 □病室环境 □卧位 □氧疗 　□鼻塞吸氧 　□无创正压通气 □注意保暖 □配合医疗工作 □用药护理 □协助生活护理 □心理护理	□监测生命体征 □病室环境 □卧位 □注意保暖 □配合医疗工作 □制订康复计划 □协助生活护理 □心理护理	□医嘱相关治疗、处置执行 □出院流程指导 □与患者及家属共同制订居家康复计划 □整理病历
健康教育	□环境介绍 □住院须知 □主管医生 □责任护士 □检验/检查指导 □疾病相关知识 □跌倒预防 □压疮预防	□疾病相关知识 □定时更换体位 □晨禁食水，完善化验、检查后可进饮食	□疾病相关知识 □按时服药 □根据患者病情对患者进行恢复期健康教育 □休息与睡眠	□疾病相关知识 □防寒保暖 □戒烟酒 □休息与睡眠 □Ⅱ级预防教育 □出院准备及出院指导	□自我监测 □Ⅱ级预防教育 □复查相关事宜

续表

时间	住院第1日	住院第2～3日	住院期间	出院前1～3日	出院日
康复指导	□保持肢体功能位 □卧床患者做被动运动	□保持肢体功能位 □卧床患者作主动或被动运动 □做手指关节屈伸运动	□沿床边扶走活动 □锻炼受损肢体肌力关节运动 □按摩、推拿、被动运动,防止肌肉萎缩	□室内或室外活动 □由近端到远端做肢体按摩及被动活动 □功能锻炼,循序渐进增加活动强度	□功能锻炼,循序渐进增加活动强度 □防止肢体功能障碍
饮食	□清淡易消化 □增加优质蛋白及维生素 □危重患者流质或半流质	□清淡易消化 □增加优质蛋白及维生素 □危重患者过渡至软质饮食	□低盐低脂、清淡易消化饮食 □均衡营养	□清淡易消化 □高热量高蛋白 □高维生素饮食 □均衡营养	□饮食均衡,营养丰富 □禁烟酒、辛辣刺激性食物
病情变异记录	□无 □有,原因 1. 2.	□无 □有,原因 1. 2.	□无 □有,原因 1. 2.	□无 □有,原因 1. 2.	□无 □有,原因 1. 2.
签名					

临床路径实施规范

【住院第1日】

1. 护理处置

(1)予以安静休息,取平卧位或半卧位。

(2)询问病史,体格检查,评估患者

1)全身情况:意识状况、生命体征的变化,特别是呼吸情况及有无发绀等。

2)局部情况:观察有无咳嗽,是否咳粉红色泡沫痰,是否有哮鸣音等。

3)心理状况:有无紧张、焦虑和恐惧等。

4)健康认知:对本病的认知程度及发生的原因。

(3)每小时巡视患者,观察患者局部有无出现水泡,观察中毒性脑病或肺水肿的先兆,是否有活动后心悸、呼吸困难、乏力、头痛等症状,并注意观察患者的生命体征及意识的变化。

(4)根据医嘱完成催吐或洗胃、导泻、利尿等操作。清洁皮肤,建立静脉通路,嘱患者卧床、禁食,根据患者病情及医嘱予以吸氧、心电监护。

(5)心搏骤停、心肺复苏时,禁止注射肾上腺素,避免诱发心室颤动。如有抽搐或肌肉痉挛者可以使用镇静剂。烦躁不安可用异丙嗪肌内注射。抽搐可用苯巴比妥肌内注射,或10%水合氯醛加温水灌肠。保护气道,防止呕吐物误吸。昏迷时间长者,监测血氧分压、血清电解质和末梢血,防止并发症。同时注意保暖。

(6)制订护理计划,予以口腔护理、皮肤护理及管道护理。

(7)配合医生予以急救对症治疗,密切观察患者的病情变化。准确记录出入量,完成护理记录单。

（8）予以生活护理及心理护理。

（9）评估患者跌倒、压疮风险及日常生活能力，采取相应的护理措施。

2. 健康教育

（1）指导家属完成急诊挂号、交费和办理入院手续等工作。

（2）予以入院宣教，包括环境介绍、住院须知、介绍责任医生及责任护士、防跌倒、防压疮等相关知识。

（3）介绍鼻塞吸氧、心电监护、无创通气的目的、方法及注意事项，配合治疗。

（4）介绍相关检查如血常规、骨髓穿刺的目的、方法及注意事项。

（5）护士应了解患者的家庭、社会背景等，多关心照顾患者，耐心疏导，向患者及家属讲解本病的相关知识，解除患者的顾虑，使患者树立战胜疾病的信心。

3. 康复指导

（1）保持肢体功能位。

（2）卧床患者做被动活动。

4. 饮食

（1）危重患者根据医嘱禁食或流质饮食、半流质饮食。避免患者发生呛咳。

（2）清淡易消化饮食。增加优质蛋白的摄入，适量补充维生素。

【住院第2～3日】

1. 护理处置

（1）予安静休息，取半卧位。

（2）保持病室安静，室内空气新鲜，每日开窗通风2～3次，每次30分钟，做好病室的消毒隔离工作。

（3）观察患者的生命体征变化，尤其注意患者有无中毒性脑病的发生。

（4）根据患者病情及医嘱指导患者卧床休息及床上活动，予以重症监护、吸氧、心电监护、准确记录出入量，及时完成护理记录单的书写。

（5）予以皮肤护理及防跌倒措施。

（6）予以生活护理及心理护理。

2. 健康教育

（1）根据患者病情给予相应的健康宣教。

（2）年老体弱及卧床者应及时更换体位，每两小时协助患者翻身。

（3）禁食六小时后完善各项化验检查，检查完成后可进饮食。

3. 康复指导

（1）保持肢体功能位。

（2）卧床患者作主动或被动运动。

（3）做手指关节屈伸运动。

4. 饮食

（1）危重患者根据医嘱逐步过渡半流质饮食、软食。

（2）增加优质蛋白质摄入，如鱼类、蛋类，并可适当进食动物的肺脏、肾脏。减少脂肪的摄入。

【住院期间】

1. 护理处置

(1) 继续氧气吸入或无创呼吸机辅助通气。

(2) 保持病室安静,室内空气新鲜,每日开窗通风2~3次,每次30分钟,做好病室的消毒隔离工作。

(3) 根据患者病情及医嘱指导患者床上或床旁活动,予以吸氧、心电监护、准确记录出入量。

(4) 积极配合医疗工作。

(5) 予以生活护理及心理护理,落实基础护理如口腔护理、皮肤护理、管道护理等。

2. 健康教育

(1) 告知患者疾病相关知识,注意保暖,多饮水。

(2) 保证充足的休息与睡眠,活动应循序渐进,从卧床休息-坐起-床边活动-室外活动逐步进行;睡前不喝咖啡、浓茶;睡前热水泡脚;喝热牛奶以促进睡眠,保证每晚有效睡眠时间达6~8小时。

3. 康复指导

(1) 沿床边扶走活动。

(2) 锻炼受损肢体的肌力及关节运动。

(3) 按摩、推拿、被动运动,防止肌肉萎缩。

4. 饮食

(1) 低盐低脂、清淡易消化饮食,均衡营养。

(2) 增加优质蛋白质摄入,如鱼类、蛋类,并可适当进食动物的肺脏、肾脏。减少脂肪的摄入。

【出院前1~3日】

1. 护理处置

(1) 保持病室安静,室内空气新鲜,每日开窗通风2~3次,每次30分钟,做好病室的消毒隔离工作。

(2) 根据医嘱执行Ⅱ级护理,监测生命体征,注意观察患者病情变化。

(3) 根据患者病情及医嘱指导患者室内或室外活动。

(4) 患者疾病恢复期予以生活护理及心理护理。

2. 健康教育

(1) 根据患者病情指导并监督患者恢复期的治疗与活动。

(2) 对患者进行Ⅱ级预防教育。

(3) 指导患者出院所需材料及出院后相关注意事项。

3. 康复指导

(1) 室内活动。

(2) 由近端到远端做肢体按摩及被动活动。

(3) 功能锻炼,循序渐进增加活动强度,避免发生肢体功能障碍等中毒性脑病后遗症。

4. 饮食

(1) 清淡易消化、高热量高蛋白高维生素饮食。

（2）均衡营养，注意饮食中糖、脂肪、蛋白质三大营养物质的合理搭配。

（3）多吃新鲜蔬菜、水果补充维生素。

（4）多饮水、戒烟酒、忌吃辛辣刺激食物。

【出院日】

1. 护理处置

（1）执行医嘱相关的治疗与处置。

（2）指导患者办理出院手续。

（3）与患者及家属共同制订居家康复计划，指导患者进行功能训练。

（4）教会患者自我检测与保健，做好康复日记。

（5）整理出院病历。

2. 健康教育

（1）对患者进行Ⅱ级预防教育。

（2）告知患者复查相关事项。

3. 康复指导

（1）功能锻炼，循序渐进增加活动强度。

（2）防止肢体功能障碍。

4. 饮食

（1）饮食均衡，营养丰富。禁烟酒、辛辣刺激性食物。

（2）增加优质蛋白质摄入，如鱼类、蛋类，并可适当进食动物的肺脏、肾脏。减少脂肪的摄入。

（郭卫婷、王文君）

第二十五节　二甲苯中毒临床护理路径

二甲苯中毒临床护理路径表

适用对象：第一诊断为二甲苯中毒

患者姓名_____　性别_____　年龄_____　住院号_____

住院日期____年____月____日　　出院日期____年____月____日　　住院天数____天

时间	住院第1日	住院第2～3日	住院期间	出院前1～3日	出院日
护理处置	□测量生命体征、佩戴腕带 □体重 □入院护理评估 □通知主管医生 □建立护理病历 □卫生处置 □完成入院护理记录单书写 □医嘱相关治疗执行及指导	□监测生命体征 □病室环境 □卧位 □保持呼吸道通畅 □氧疗 　□鼻塞吸氧 　□无创正压通气 □预防脑水肿 □注意保暖 □用药护理 □协助生活护理	□监测生命体征 □病室环境 □卧位 □注意保暖 □配合医疗工作 □用药护理 □协助生活护理 □心理护理	□监测生命体征 □病室环境 □卧位 □注意保暖 □配合医疗工作 □制订康复计划 □协助生活护理 □心理护理	□医嘱相关治疗、处置执行 □出院流程指导 □与患者及家属共同制订居家康复计划 □整理病历

续表

时间	住院第1日	住院第2～3日	住院期间	出院前1～3日	出院日
护理处置	□清洁皮肤 □控制抽搐 □催吐、洗胃 □导泻、利尿 □采集血标本 □皮内注射 □口服药物 □静脉输液 □吸氧 □其他 □巡视观察 □生活护理 □心理护理	□巡视观察 □心理护理			
健康教育	□环境介绍 □住院须知 □主管医生 □责任护士 □检验/检查指导 □疾病相关知识 □跌倒预防 □压疮预防	□疾病相关知识 □定时更换体位 □晨禁食水,完善化验、检查后可进饮食	□疾病相关知识 □按时服药 □神经系统检查注意事项 □根据患者病情对患者进行恢复期健康教育 □休息与睡眠	□疾病相关知识 □防寒保暖 □戒烟酒 □休息与睡眠 □预防神经系统后遗症 □Ⅱ级预防教育 □出院准备及出院指导	□自我监测 □预防神经系统后遗症 □Ⅱ级预防教育 □复查相关事宜
康复指导	□保持肢体功能位 □卧床患者做被动运动	□保持肢体功能位 □卧床患者作主动或被动运动 □做手指关节屈伸运动	□沿床边扶走活动 □锻炼受损肢体肌力关节运动 □按摩、推拿、被动运动,防止肌肉萎缩	□室内或室外活动 □由近端到远端做肢体按摩及被动活动 □功能锻炼,循序渐进增加活动强度	□功能锻炼,循序渐进增加活动强度 □防止肢体功能障碍
饮食	□清淡易消化 □增加优质蛋白及维生素 □危重患者流质或半流质	□清淡易消化 □增加优质蛋白及维生素 □危重患者过渡至软质饮食	□低盐低脂、清淡易消化饮食 □均衡营养	□清淡易消化 □高热量高蛋白□高维生素饮食 □均衡营养	□饮食均衡,营养丰富 □禁烟酒、辛辣刺激性食物
病情变异记录	□无 □有,原因 1. 2.	□无 □有,原因 1. 2.	□无 □有,原因 1. 2.	□无 □有,原因 1. 2.	□无 □有,原因 1. 2.
签名					

临床路径实施规范

【住院第 1 日】

1. 护理处置

（1）予以安静休息，取平卧位或半卧位。

（2）询问病史，体格检查，评估患者

1）全身情况：意识状况，生命体征的变化，特别是呼吸情况及有无发绀等。

2）局部情况：观察有无咳嗽，是否咳粉红色泡沫痰，是否有哮鸣音等。

3）心理状况：有无紧张、焦虑和恐惧等。

4）健康认知：对本病的认知程度及发生的原因。

（3）每小时巡视患者，观察患者局部有无出现水泡，观察中毒性脑病或肺水肿的先兆，是否有活动后心悸、呼吸困难、乏力、头痛等症状，并注意观察患者的生命体征及意识的变化。

（4）根据医嘱完成催吐或洗胃、导泻、利尿等操作。清洁皮肤，建立静脉通路，嘱卧床、禁食，根据患者病情及医嘱予以吸氧、心电监护。

（5）心搏骤停、心肺复苏时，禁止注射肾上腺素，避免诱发心室颤动。如有抽搐或肌肉痉挛者可以使用镇静剂。烦躁不安可用异丙嗪肌内注射。抽搐可用苯巴比妥肌内注射，或10% 水合氯醛加温水灌肠。保护气道，防止呕吐物误吸。昏迷时间长者，监测血氧分压、血清电解质和末梢血，防止并发症。同时注意保暖。

（6）制订护理计划，予以口腔护理、皮肤护理及管道护理。

（7）配合医生予以急救对症治疗，密切观察患者病情变化。准确记录出入量，完成护理记录单。

（8）予以生活护理及心理护理。

（9）评估患者跌倒、压疮风险及日常生活能力，采取相应的护理措施。

2. 健康教育

（1）指导家属完成急诊挂号、交费和办理入院手续等工作。

（2）予以入院宣教，包括环境介绍、住院须知，消除患者的紧张情绪及陌生感。介绍责任医生、责任护士、防跌倒、防压疮等相关知识。

（3）介绍吸氧、心电监护、无创通气的目的、方法及注意事项，配合治疗。

（4）介绍相关检查如血常规、骨髓穿刺的目的、方法及注意事项。

（5）护士应了解患者的家庭、社会背景等，多关心照顾患者，耐心疏导，向患者及家属讲解本病的相关知识，解除患者的顾虑，使患者树立战胜疾病的信心。

3. 康复指导

（1）保持肢体功能位。

（2）卧床患者做被动运动。

4. 饮食

（1）根据医嘱禁食或流质饮食、半流质饮食。避免患者发生呛咳。

（2）清淡易消化饮食，增加优质蛋白的摄入，适当补充维生素。

【住院第2~3日】

1. **护理处置**

（1）予安静休息，取半卧位。

（2）保持病室安静，室内空气新鲜，每日开窗通风2~3次，每次30分钟，做好病室的消毒隔离工作。

（3）观察患者生命体征变化，尤其注意有无中毒性脑病的发生。

（4）根据患者病情及医嘱指导患者卧床休息及床上活动，予以重症监护、吸氧、心电监护、准确记录出入量，准确及时完成护理记录单的书写。

（5）有意识障碍或抽搐时注意防治脑水肿，协助医生给予对症处理。

（6）予以皮肤护理及防跌倒措施。

（7）予以生活护理及心理护理。

2. **健康教育**

（1）根据患者病情给予相应的健康宣教。

（2）年老体弱及卧床者应及时更换体位，每两小时协助患者翻身。

（3）禁食六小时后完善各项化验检查，检查完成后可进饮食。

3. **康复指导**

（1）保持肢体功能位。

（2）卧床患者作主动或被动运动。

（3）做手指关节屈伸运动。

4. **饮食**

（1）逐步过渡半流质饮食、软食。

（2）增加优质蛋白质摄入，如鱼类、蛋类，并可适当进食动物的肺脏、肾脏。减少脂肪的摄入。

【住院期间】

1. **护理处置**

（1）继续氧气吸入或无创呼吸机辅助通气。

（2）保持病室安静，室内空气新鲜，每日开窗通风2~3次，每次30分钟，做好病室的消毒隔离工作。

（3）根据患者病情及医嘱指导患者床上或床旁活动，予以吸氧、心电监护、准确记录出入量。

（4）积极配合医疗工作。

（5）予以生活护理及心理护理，落实基础护理如口腔护理、皮肤护理、管道护理等。

2. **健康教育**

（1）告知患者疾病相关知识，注意保暖，多饮水。

（2）保证充足的休息与睡眠，活动应循序渐进，从卧床休息-坐起-床边活动-室外活动逐步进行；睡前不喝咖啡、浓茶、睡前热水泡脚，喝热牛奶以促进睡眠，保证每晚有效睡眠时间达6~8小时。

3. **康复指导**

（1）沿床边扶走活动。

（2）锻炼受损肢体的肌力关节运动。

（3）按摩、推拿、被动运动，防止肌肉萎缩。

4. 饮食

（1）低盐低脂、清淡易消化饮食，均衡营养。

（2）增加优质蛋白质摄入，如鱼类、蛋类，并可适当进食动物的肺脏、肾脏。减少脂肪的摄入。

【出院前1~3日】

1. 护理处置

（1）保持病室安静，室内空气新鲜，每日开窗通风2~3次，每次30分钟，做好病室的消毒隔离工作。

（2）根据医嘱执行Ⅱ级护理，监测生命体征，注意观察患者病情变化。

（3）根据患者病情及医嘱指导患者室内或室外活动。

（4）患者疾病恢复期予以生活护理及心理护理。

2. 健康教育

（1）根据患者病情指导并监督患者恢复期的治疗与活动。

（2）对患者进行Ⅱ级预防教育。

（3）指导患者出院所需材料及出院后相关注意事项。

3. 康复指导

（1）室内活动。

（2）由近端到远端做肢体按摩及被动活动。

（3）功能锻炼，循序渐进增加活动强度。避免发生肢体功能障碍等中毒性脑病后遗症。

4. 饮食

（1）清淡易消化、高热量高蛋白高维生素饮食。

（2）均衡营养，注意饮食中糖、脂肪、蛋白质三大营养物质的合理搭配。

（3）多吃新鲜蔬菜、水果补充维生素。

（4）多饮水、戒烟酒、忌吃辛辣刺激食物。

【出院日】

1. 护理处置

（1）执行医嘱相关的治疗、处置与执行。

（2）指导患者出院。

（3）与患者及家属共同制订居家康复计划，注意指导患者进行功能训练。

（4）教会患者自我检测与保健。做好康复日记。

（5）整理出院病历。

2. 健康教育

（1）对患者进行Ⅱ级预防教育。

（2）告知患者复查相关事项。

3. 康复指导

（1）功能锻炼，循序渐进增加活动强度。

（2）防止肢体功能障碍。

4. 饮食

（1）饮食均衡，营养丰富，禁烟酒、辛辣刺激性食物。

（2）增加优质蛋白质摄入，如鱼类、蛋类，并可适当进食动物的肺脏、肾脏。减少脂肪的摄入。

（郭卫婷、王文君）

第二十六节 正己烷中毒临床护理路径

正己烷中毒临床护理路径表

适用对象：第一诊断为正己烷中毒

患者姓名_____ 性别_____ 年龄_____ 住院号_____

住院日期____年____月____日 出院日期____年____月____日 住院天数____天

时间	住院第1日	住院第2～3日	住院期间	出院前1～3日	出院日
护理处置	□测量生命体征、佩戴腕带 □体重 □入院护理评估 □通知主管医生 □建立护理病历 □卫生处置 □完成入院护理记录单书写 □口服活性炭 □医嘱相关治疗执行及指导 　□清洁皮肤 　□控制抽搐 　□催吐、洗胃 　□导泻、利尿 　□采集血标本 　□皮内注射 　□口服药物 　□静脉输液 　□吸氧 　□其他 □巡视观察 □注意肢端血运 □生活护理 □心理护理	□监测生命体征 □病室环境 □卧位 □保持呼吸道通畅 □氧疗 　□鼻塞吸氧 　□无创正压通气 　□呼吸机辅助通气 □注意保暖 □观察肢端感觉及运动 □用药护理 □协助生活护理 □巡视观察 □心理护理	□监测生命体征 □病室环境 □卧位 □氧疗 　□鼻塞吸氧 　□无创正压通气 □注意保暖 □配合医疗工作 □用药护理 □协助生活护理 □心理护理	□监测生命体征 □病室环境 □卧位 □注意保暖 □配合医疗工作 □制订康复计划 □协助生活护理 □心理护理	□医嘱相关治疗、处置执行 □出院流程指导 □与患者及家属共同制订居家康复计划 □整理病历

续表

时间	住院第1日	住院第2~3日	住院期间	出院前1~3日	出院日
健康教育	□环境介绍 □住院须知 □主管医生 □责任护士 □检验/检查指导 □疾病相关知识 □跌倒预防 □压疮预防	□疾病相关知识 □定时更换体位 □晨禁食水,完善化验、检查后可进饮食	□疾病相关知识 □按时服药 □根据患者病情对患者进行恢复期健康教育 □休息与睡眠	□疾病相关知识 □防寒保暖 □戒烟酒 □休息与睡眠 □Ⅱ级预防教育 □出院准备及出院指导	□自我监测 □Ⅱ级预防教育 □复查相关事宜
康复指导	□保持肢体功能位 □卧床患者做被动运动	□保持肢体功能位 □卧床患者作主动或被动运动 □做手指关节屈伸运动	□沿床边扶走活动 □锻炼受损肢体肌力关节运动 □按摩、推拿、被动运动,防止肌肉萎缩	□室内或室外活动 □由近端到远端做肢体按摩及被动活动 □功能锻炼,循序渐进增加活动强度	□功能锻炼,循序渐进增加活动强度 □防止肢体功能障碍
饮食	□清淡易消化 □增加优质蛋白及B族维生素 □危重患者流质或半流质	□清淡易消化 □增加优质蛋白及B族维生素 □危重患者过渡至软质饮食	□低盐低脂、清淡易消化饮食 □均衡营养	□清淡易消化 □高热量高蛋白 □高维生素饮食 □均衡营养	□饮食均衡,营养丰富 □禁烟酒、辛辣刺激性食物
病情变异记录	□无 □有,原因 1. 2.	□无 □有,原因 1. 2.	□无 □有,原因 1. 2.	□无 □有,原因 1. 2.	□无 □有,原因 1. 2.
签名					

------ 临床路径实施规范 ------

【住院第1日】

1. 护理处置

(1)予以安静休息,取平卧位或半卧位。

(2)询问病史,体格检查,评估患者

1)全身情况:意识、瞳孔及生命体征的变化,特别是中枢神经系统的症状。

2)局部情况:观察肢体远端有无运动、感觉障碍、反射迟钝等。

3)心理状况:有无焦虑、抑郁和恐惧等。

4)健康认知:对本病的认知程度及发生的原因。

(3)口服中毒者指导患者正确口服活性炭,吸附毒素。吸入中毒者给予氧气吸入,保持呼吸道通畅。接触中毒者去除污染的衣物,清洁皮肤。

(4)每小时巡视患者,观察患者意识、生命体征的变化,神经系统症状如头晕、搏动性头痛、乏力、萎靡不振、共济失调、意识障碍等。呼吸系统症状如咳嗽、胸闷、气急、呼吸困难、发绀等,肺部可闻及湿啰音。

(5)根据医嘱完成催吐或洗胃、导泻、利尿等操作。清洁皮肤,建立静脉通路,嘱患者卧床、禁食,根据患者病情及医嘱予以吸氧、心电监护,密切观察心律、心率、血压计心电图的变化。

(6)注意保暖,躁动的患者约束带保护,防止意外伤害。检测肾功能、肝功能、心功能及电解质。

(7)制订护理计划,予以口腔护理、皮肤护理及管道护理。

(8)配合医生予以急救对症治疗,密切观察患者的病情变化。准确记录出入量,完成护理记录单。

(9)予以生活护理及心理护理。

(10)评估患者跌倒、压疮风险及日常生活能力,采取相应的护理措施。

2. 健康教育

(1)指导家属完成急诊挂号、交费和办理入院手续等工作。

(2)予以入院宣教,包括环境介绍、住院须知,减轻患者的紧张情绪及陌生感,介绍责任医生及责任护士、防跌倒、防压疮等相关知识。

(3)注意休息,保持安静,避免噪声刺激与情绪激动。

(4)介绍吸氧、无创通气、高压氧的目的、方法及注意事项,配合治疗。介绍相关检查如脑电图、肌电图、胸部CT、磁共振、动脉血气分析检查的目的、方法及注意事项。

(5)护士应了解患者的家庭、社会背景等,多关心照顾患者,耐心地疏导,向患者及家属讲解本病的相关知识,解除患者的顾虑,使患者树立战胜疾病的信心。

3. 康复指导

(1)保持肢体功能位。

(2)卧床患者做被动运动。

4. 饮食

(1)危重患者根据医嘱禁食或流质饮食、半流质饮食。避免患者发生呛咳。

(2)清淡易消化饮食,增加优质蛋白的摄入。进食含B族维生素丰富的水果及食物,如西红柿、葡萄、香蕉、牛奶、鸡蛋、豆类及动物肝脏等。

【住院第2~3日】

1. 护理处置

(1)予安静休息,取半卧位。

(2)保持病室安静,室内空气新鲜,每日开窗通风2~3次,每次30分钟,做好病室的消毒隔离工作。

(3)观察患者生命体征变化,尤其注意患者有无中毒性脑病的发生。

(4)根据患者病情及医嘱指导患者卧床休息及床上活动,予以重症监护,吸氧或无创呼吸机辅助通气,必要时使用呼吸机,心电监护,准确记录出入量,及时完成护理记录单的书写。

（5）予以皮肤护理及防跌倒措施。

（6）予以生活护理及心理护理。

2. 健康教育

（1）根据患者病情给予相应的健康宣教。

（2）年老体弱及卧床者应及时更换体位,每两小时协助患者翻身。

（3）禁食六小时后完善各项化验检查,检查完成后可进饮食。

3. 康复指导

（1）保持肢体功能位。

（2）卧床患者作主动或被动运动。

（3）做手指关节屈伸运动。

4. 饮食

（1）危重患者根据医嘱逐步过渡半流质饮食、软食。

（2）进食富含 B 族维生素的食物及水果,如西红柿、葡萄、香蕉、牛奶、鸡蛋、豆类及动物肝脏等。

【住院期间】

1. 护理处置

（1）继续氧气吸入或无创呼吸机辅助通气。

（2）保持病室安静,室内空气新鲜,每日开窗通风 2～3 次,每次 30 分钟,做好病室的消毒隔离工作。

（3）根据患者病情及医嘱指导患者床上或床旁活动,予以吸氧、心电监护、准确记录出入量。

（4）积极配合医疗工作。

（5）予以生活护理及心理护理,落实基础护理如口腔护理、皮肤护理、管道护理等。

2. 健康教育

（1）告知患者疾病相关知识,注意保暖,多饮水。

（2）保证充足的休息与睡眠,活动应循序渐进,从卧床休息 - 坐起 - 床边活动 - 室外活动逐步进行;睡前不喝咖啡、浓茶、睡前热水泡脚,喝热牛奶以促进睡眠,保证每晚有效睡眠时间达 6～8 小时。

3. 康复指导

（1）沿床边扶走活动。

（2）锻炼受损肢体的肌力关节运动。

（3）按摩、推拿、被动运动,防止肌肉萎缩。

4. 饮食

（1）低盐低脂、清淡易消化饮食,均衡营养。

（2）进食富含 B 族维生素的食物及水果,如西红柿、葡萄、香蕉、牛奶、鸡蛋、豆类及动物肝脏等。

【出院前 1～3 日】

1. 护理处置

（1）保持病室安静,室内空气新鲜,每日开窗通风 2～3 次,每次 30 分钟,做好病室的消毒隔离工作。

（2）根据医嘱执行Ⅱ级护理，监测生命体征，注意观察患者病情变化。

（3）根据患者病情及医嘱指导患者室内或室外活动。

（4）患者疾病恢复期予以生活护理及心理护理。

2. 健康教育

（1）根据患者病情指导并监督患者恢复期的治疗与活动。

（2）对患者进行Ⅱ级预防教育。生产过程中做好职业防护，戴手套、防护眼镜、过滤式防毒面具，穿防护服。

（3）指导患者出院所需材料及出院后相关注意事项。

3. 康复指导

（1）室内活动。

（2）由近端到远端做肢体按摩及被动活动。

（3）功能锻炼，循序渐进增加活动强度。避免发生肢体功能障碍等中毒性脑病后遗症。

4. 饮食

（1）清淡易消化、高热量高蛋白高维生素饮食。

（2）均衡营养，注意饮食中糖、脂肪、蛋白质三大营养物质的合理搭配。

（3）多吃新鲜蔬菜、水果补充维生素。

（4）多饮水、戒烟酒、忌吃辛辣刺激食物。

【出院日】

1. 护理处置

（1）执行医嘱相关的治疗、处置与执行。

（2）指导患者出院。

（3）与患者及家属共同制订居家康复计划，注意指导患者进行功能训练。

（4）教会患者自我检测与保健。做好康复日记。

（5）整理出院病历。

2. 健康教育

（1）对患者进行Ⅱ级预防教育。生产过程中做好职业防护，戴手套、防护眼镜、过滤式防毒面具，穿防护服。

（2）告知患者复查相关事项。

3. 康复指导

（1）功能锻炼，循序渐进增加活动强度。

（2）防止肢体功能障碍。

4. 饮食

（1）饮食均衡，营养丰富。禁烟酒、辛辣刺激性食物。

（2）增加优质蛋白质及B族维生素的摄入，如鱼类、蛋类、牛奶、鸡蛋、豆类及动物肝脏等，并可适当进食动物的肺脏、肾脏。减少脂肪的摄入。

（王文君、郭卫婷）

第二十七节　二氯己烷中毒临床护理路径

二氯乙烷中毒临床护理路径表

适用对象：第一诊断为二氯乙烷中毒

患者姓名_____　性别_____　年龄_____　住院号_____

住院日期_____年_____月_____日　出院日期_____年_____月_____日　住院天数_____天

时间	住院第1日	住院第2～3日	住院期间	出院前1～3日	出院日
护理处置	□测量生命体征、佩戴腕带 □体重 □入院护理评估 □通知主管医生 □建立护理病历 □卫生处置 □完成入院护理记录单书写 □医嘱相关治疗执行及指导 　□清洁皮肤 　□控制抽搐 　□催吐、洗胃 　□导泻、利尿 　□采集血标本 　□皮内注射 　□口服药物 　□静脉输液 　□吸氧 　□其他 □巡视观察 □注意监测肝肾功能 □生活护理 □心理护理	□监测生命体征 □病室环境 □卧位 □保持呼吸道通畅 □氧疗 　□鼻塞吸氧 　□无创正压通气 　□高压氧 □注意保暖 □用药护理 □注意监测肝肾功能 □协助生活护理 □巡视观察 □心理护理	□监测生命体征 □病室环境 □卧位 □氧疗 　□鼻塞吸氧 　□无创正压通气 □注意保暖 □配合医疗工作 □用药护理 □注意监测肝肾功能 □协助生活护理 □心理护理	□监测生命体征 □病室环境 □卧位 □注意保暖 □配合医疗工作 □制订康复计划 □协助生活护理 □心理护理	□医嘱相关治疗、处置执行 □出院流程指导 □与患者及家属共同制订居家康复计划 □整理病历
健康教育	□环境介绍 □住院须知 □主管医生 □责任护士 □检验/检查指导 □疾病相关知识 □跌倒预防 □压疮预防	□疾病相关知识 □定时更换体位 □晨禁食水完善化验、检查后可进饮食	□疾病相关知识 □按时服药 □根据患者病情对患者进行恢复期健康教育 □休息与睡眠	□疾病相关知识 □防寒保暖 □戒烟、酒 □休息与睡眠 □Ⅱ级预防教育 □出院准备及出院指导	□自我监测 □Ⅱ级预防教育 □复查相关事宜

续表

时间	住院第1日	住院第2~3日	住院期间	出院前1~3日	出院日
康复指导	□保持肢体功能位 □卧床患者做被动运动	□保持肢体功能位 □卧床患者做主动或被动运动 □做手指关节屈伸运动	□沿床边扶走活动 □锻炼受损肢体肌力关节运动 □按摩、推拿、被动运动,防止肌肉萎缩	□室内或室外活动 □由近端到远端做肢体按摩及被动活动 □功能锻炼,循序渐进增加活动强度	□功能锻炼,循序渐进增加活动强度 □防止肢体功能障碍
饮食	□清淡易消化 □增加优质蛋白及维生素 □危重患者流质或半流质	□清淡易消化 □增加优质蛋白及维生素 □危重患者过渡至软质饮食	□低盐低脂、清淡易消化饮食 □均衡营养	□清淡易消化 □高热量高蛋白 □高维生素饮食 □均衡营养	□饮食均衡,营养丰富 □禁烟酒、辛辣刺激性食物
病情变异记录	□无 □有,原因 1. 2.	□无 □有,原因 1. 2.	□无 □有,原因 1. 2.	□无 □有,原因 1. 2.	□无 □有,原因 1. 2.
签名					

临床路径实施规范

【住院第1日】

1. 护理处置

(1) 予以安静休息,取平卧位或半卧位。

(2) 询问病史,体格检查,评估患者

1) 全身情况:意识、瞳孔及生命体征的变化,特别是中枢神经系统的症状。

2) 局部情况:观察肢体远端有无运动、感觉障碍、反射迟钝等。

3) 心理状况:有无焦虑、抑郁和恐惧等。

4) 健康认知:对本病的认知程度及发生的原因。

(3) 口服中毒者指导患者正确口服活性炭,吸附毒素。吸入中毒者给予氧气吸入,保持呼吸道通畅。接触中毒者去除污染的衣物,清洁皮肤。

(4) 每小时巡视患者,观察患者意识、生命体征的变化,注意有无头痛头晕、乏力不振、共济失调、意识障碍等神经系统症状,是否合并流泪、流涕、咽痛、咳嗽等黏膜刺激症状,注意有无肝功能、肾功能损害的表现。

(5) 根据医嘱完成催吐或洗胃、导泻、利尿等操作。清洁皮肤,建立静脉通路,嘱患者卧床、禁食,根据患者病情及医嘱予以吸氧、心电监护。

(6) 注意保暖,躁动的患者约束带保护,防止意外伤害。检测肝功能、肾功能及电解质。要注意对肝肾功能的保护,配合医生应用肝肾功能保护的药物,如能量合剂、葡萄糖和维生素C等静脉滴注以及口服多种维生素和保肝药物。20%甘露醇防治脑水肿。

（7）制订护理计划，予以口腔护理、皮肤护理及管道护理。

（8）配合医生予以急救对症治疗，密切观察患者病情变化。准确记录出入量，完成护理记录单。

（9）予以生活护理及心理护理。

（10）评估患者跌倒、压疮风险及日常生活能力，采取相应的护理措施。

2. 健康教育

（1）指导家属完成急诊挂号、交费和办理入院手续等工作。

（2）予以入院宣教，包括环境介绍、住院须知，减轻患者的紧张情绪及陌生感，介绍责任医生及责任护士、防跌倒、防压疮等相关知识。

（3）注意休息，保持安静，避免噪声刺激与情绪激动。

（4）介绍吸氧、无创通气、高压氧的目的、方法及注意事项，配合治疗。介绍相关检查如胸部X线摄片，胸部CT、磁共振、动脉血气分析检查的目的、方法及注意事项。

（5）护士应了解患者的家庭、社会背景等，多关心照顾患者，耐心地疏导，向患者及家属讲解毒物的性质及目前采取的治疗措施，解除患者的顾虑，使患者树立战胜疾病的信心。

3. 康复指导

（1）保持肢体功能位。

（2）卧床患者做被动运动。

4. 饮食

（1）危重患者遵医嘱禁食或流质饮食、半流质饮食。避免患者发生呛咳。

（2）清淡易消化饮食，增加优质蛋白的摄入。适量补充维生素。

【住院第2~3日】

1. 护理处置

（1）予安静休息，取半卧位。

（2）保持病室安静，室内空气新鲜，每日开窗通风2~3次，每次30分钟，做好病室的消毒隔离工作。

（3）观察患者生命体征变化，密切注意颅内高压的症状，患者出现意识障碍、血压升高、双侧瞳孔不等大、对光反应迟钝时，应立即报告医生，给予20%甘露醇脱水治疗。保持呼吸道通畅，吸氧，昏迷及吞咽反射减弱时，口鼻腔分泌物不易排出，应及时吸痰。病人呕吐时，头偏向一侧，防止窒息及误吸。

（4）注意监测患者肝肾功能及电解质，配合医生应用保肝护肾的药物。

（5）根据患者病情及医嘱指导患者卧床休息及床上活动，予以重症监护，吸氧或无创呼吸机辅助通气，必要时给予高压氧治疗，心电监护，准确记录出入量，及时完成护理记录单的书写。

（6）予以皮肤护理及防跌倒措施。

（7）予以生活护理及心理护理。

2. 健康教育

（1）根据患者病情给予相应的健康宣教。

（2）20% 甘露醇应以 10～15ml/min 的速度快速均匀静脉输注。甘露醇可以通过血脑屏障，提高血浆渗透压，使脑脊液内的水分进入血管，从而减轻脑水肿，降低颅内压。输注甘露醇后肾小管血流量增加，毒物在肾小管内的浓度下降，减小肾脏毒性，加快毒物经肾脏排泄。

（3）禁食六小时后完善各项化验检查，检查完成后可进饮食。

3. 康复指导

（1）保持肢体功能位。

（2）卧床患者作主动或被动运动。

（3）做手指关节屈伸运动。

4. 饮食

（1）危重患者根据医嘱逐步过渡半流质饮食、软食。

（2）增加优质蛋白质摄入，如鱼类、蛋类，并可适当进食动物的肺脏、肾脏。减少脂肪的摄入。

【住院期间】

1. 护理处置

（1）继续氧气吸入或无创呼吸机辅助通气。

（2）保持病室安静，室内空气新鲜，每日开窗通风 2～3 次，每次 30 分钟，做好病室的消毒隔离工作。

（3）根据患者病情及医嘱指导患者床上或床旁活动，予以吸氧、心电监护、准确记录出入量。

（4）积极配合医疗工作。

（5）予以生活护理及心理护理，落实基础护理如口腔护理、皮肤护理、管道护理等。

2. 健康教育

（1）告知患者疾病相关知识，注意保暖，多饮水。

（2）保证充足的休息与睡眠，活动应循序渐进，从卧床休息 - 坐起 - 床边活动 - 室外活动逐步进行；睡前不喝咖啡、浓茶、睡前热水泡脚，喝热牛奶以促进睡眠，保证每晚有效睡眠时间达 6～8 小时。

3. 康复指导

（1）沿床边扶走活动。

（2）锻炼受损肢体的肌力关节运动。

（3）按摩、推拿、被动运动，防止肌肉萎缩。

4. 饮食

（1）低盐低脂、清淡易消化饮食，均衡营养。

（2）增加优质蛋白质摄入，如鱼类、蛋类，并可适当进食动物的肺脏、肾脏。减少脂肪的摄入。

【出院前 1~3 日】

1. 护理处置

（1）保持病室安静，室内空气新鲜，每日开窗通风 2～3 次，每次 30 分钟，做好病室的消毒隔离工作。

（2）根据医嘱执行Ⅱ级护理,监测生命体征,注意观察患者病情变化。

（3）根据患者病情及医嘱指导患者室内或室外活动。

（4）患者疾病恢复期予以生活护理及心理护理。

2. 健康教育

（1）根据患者病情指导并监督患者恢复期的治疗与活动。

（2）对患者进行Ⅱ级预防教育。生产过程中做好职业防护,戴手套、防护眼镜、过滤式防毒面具,穿防护服。

（3）指导患者出院所需材料及出院后相关注意事项。

3. 康复指导

（1）室内活动。

（2）由近端到远端做肢体按摩及被动活动。

（3）功能锻炼,循序渐进增加活动强度。避免发生肢体功能障碍等中毒性脑病后遗症。

4. 饮食

（1）清淡易消化、高热量高蛋白高维生素饮食。

（2）均衡营养,注意饮食中糖、脂肪、蛋白质三大营养物质的合理搭配。

（3）多吃新鲜蔬菜、水果补充维生素。

（4）多饮水、戒烟酒、忌吃辛辣刺激食物。

【出院日】

1. 护理处置

（1）执行医嘱相关的治疗、处置与执行。

（2）指导患者出院。

（3）与患者及家属共同制订居家康复计划,注意指导患者进行功能训练。

（4）教会患者自我检测与保健。做好康复日记。

（5）整理出院病历。

2. 健康教育

（1）对患者进行Ⅱ级预防教育。生产过程中做好职业防护,戴手套、防护眼镜、过滤式防毒面具,穿防护服。

（2）告知患者复查相关事项。

3. 康复指导

（1）功能锻炼,循序渐进增加活动强度。

（2）防止肢体功能障碍。

4. 饮食

（1）饮食均衡,营养丰富。禁烟酒、辛辣刺激性食物。

（2）增加优质蛋白质摄入,如鱼类、蛋类,并可适当进食动物的肺脏、肾脏。减少脂肪的摄入。

（王文君、郭卫婷）

第二十八节　二甲基甲酰胺中毒临床护理路径

二甲基甲酰胺中毒临床护理路径表

适用对象：第一诊断为二甲基甲酰胺中毒

患者姓名_____　性别_____　年龄_____　住院号_____

住院日期_____年_____月_____日　　出院日期_____年_____月_____日　　住院天数_____天

时间	住院第1日	住院第2～3日	住院期间	出院前1～3日	出院日
护理处置	□测量生命体征、佩戴腕带 □体重 □入院护理评估 □通知主管医生 □建立护理病历 □卫生处置 □完成入院护理记录单书写 □医嘱相关治疗执行及指导 　□清洁皮肤 　□控制抽搐 　□催吐、洗胃 　□导泻、利尿 　□采集血标本 　□皮内注射 　□口服药物 　□静脉输液 　□吸氧 　□其他 □巡视观察 □生活护理 □心理护理	□监测生命体征 □病室环境 □卧位 □保持呼吸道通畅 □氧疗 　□鼻塞吸氧 　□无创正压通气 □口腔护理 　□早晚刷牙 　□经常漱口 □用药护理 □协助生活护理 □巡视观察 □心理护理	□监测生命体征 □病室环境 □卧位 □保持呼吸道通畅 □鼻塞吸氧 □注意保暖 □配合医疗工作 □口腔护理 　□早晚刷牙 　□经常漱口 □用药护理 □协助生活护理 □心理护理	□监测生命体征 □病室环境 □卧位 □保持呼吸道通畅 □鼻塞吸氧 □注意保暖 □配合医疗工作 □制订康复计划 □协助生活护理 □心理护理	□医嘱相关治疗、处置执行 □出院流程指导 □与患者及家属共同制订居家康复计划 □整理病历
健康教育	□环境介绍 □住院须知 □主管医生 □责任护士 □检验/检查指导 □疾病相关知识 □跌倒预防 □压疮预防	□疾病相关知识 □定时更换体位 □晨禁食水，完善化验、检查后可进饮食	□疾病相关知识 □按时服药 □根据患者病情对患者进行恢复期健康教育 □休息与睡眠	□疾病相关知识 □防寒保暖 □戒烟酒 □休息与睡眠 □Ⅱ级预防教育 □出院准备及出院指导	□自我监测 □Ⅱ级预防教育 □复查相关事宜

续表

时间	住院第1日	住院第2~3日	住院期间	出院前1~3日	出院日
康复指导	□保持肢体功能位 □卧床患者做被动运动	□保持肢体功能位 □卧床患者做主动或被动运动 □做手指关节屈伸运动	□沿床边扶走活动 □锻炼受损肢体肌力关节运动 □按摩、推拿、被动运动,防止肌肉萎缩	□室内或室外活动 □由近端到远端做肢体按摩及被动活动 □功能锻炼,循序渐进增加活动强度	□功能锻炼,循序渐进增加活动强度 □防止肢体功能障碍
饮食	□危重患者禁食或流质 □规律饮食、少食多餐、细嚼慢咽 □清淡、易消富含维生素饮食	□危重患者过渡至软质饮食 □规律饮食、少食多餐、细嚼慢咽 □清淡、易消化富含维生素饮食	□规律饮食、少食多餐、细嚼慢咽 □清淡、易消化富含维生素饮食 □禁烟酒、辛辣刺激性食物	□规律饮食、少食多餐、细嚼慢咽 □清淡易消化富含维生素饮食 □禁烟酒、辛辣刺激性食物	□饮食均衡,营养丰富 □禁烟酒、辛辣刺激性食物
病情变异记录	□无 □有,原因 1. 2.	□无 □有,原因 1. 2.	□无 □有,原因 1. 2.	□无 □有,原因 1. 2.	□无 □有,原因 1. 2.
签名					

临床路径实施规范

【住院第1日】

1. 护理处置

(1)予以安静休息,取平卧位或半卧位。

(2)询问病史,体格检查,评估患者

1)全身情况:意识、瞳孔及生命体征的变化,特别是中枢神经系统的症状。

2)局部情况:观察腹痛的部位、性质、程度及发作时间等。

3)心理状况:有无焦虑、抑郁和恐惧等。

4)健康认知:对本病的认知程度及发生的原因。

(3)口服中毒者指导患者正确口服活性炭,吸附毒素。吸入中毒者给予氧气吸入,保持呼吸道通畅。接触中毒者去除污染的衣物,清洁皮肤。

(4)每小时巡视患者,观察患者意识、生命体征的变化,注意有无头痛头晕、乏力不振、共济失调、意识障碍等神经系统症状,有无恶心、呕吐、食欲不振、腹痛便秘等消化道症状,有无眼结膜、咽部充血及不适等黏膜刺激症状,注意有无肝功能、肾功能损害的表现。

(5)根据医嘱完成催吐或洗胃、导泻、利尿等操作。清洁皮肤,建立静脉通路,嘱患者卧床、禁食，根据患者病情及医嘱予以吸氧、心电监护。

（6）注意保暖，躁动的患者约束带保护，防止意外伤害。检测肝功能、肾功能及电解质。要注意对肝肾功能的保护，配合医生应用肝肾功能保护的药物，如能量合剂、葡萄糖和维生素 C 等静脉滴注以及口服多种维生素和保肝药物。

（7）制订护理计划，予以口腔护理、皮肤护理及管道护理。

（8）配合医生予以急救对症治疗，密切观察患者病情变化。准确记录出入量，完成护理记录单。

（9）予以生活护理及心理护理。

（10）评估患者跌倒、压疮风险及日常生活能力，采取相应的护理措施。

2. 健康教育

（1）指导家属完成急诊挂号、交费和办理入院手续等工作。

（2）予以入院宣教，包括环境介绍、住院须知，减轻患者的紧张情绪及陌生感，介绍责任医生及责任护士、防跌倒、防压疮等相关知识。

（3）注意休息，保持安静，避免噪声刺激与情绪激动。

（4）介绍吸氧或无创通气的目的、方法及注意事项，配合治疗。介绍相关检查如胸部 X 线摄片，胸部 CT、动脉血气分析检查的目的、方法及注意事项。

（5）护士应了解患者的家庭、社会背景等，根据其心理特征进行耐心疏导，讲解毒物的性质及目前采取的治疗措施，稳定患者情绪，解除患者的顾虑，使其树立战胜疾病的信心，积极配合治疗。

3. 康复指导

（1）保持肢体功能位。

（2）卧床患者做被动运动。

4. 饮食

（1）危重患者根据医嘱禁食或流质饮食、半流质饮食。避免患者发生呛咳。

（2）指导规律饮食、少食多餐，养成细嚼慢咽的良好习惯。细嚼慢咽可使食物与唾液充分混合，已达到减轻胃黏膜损伤及促进消化的目的。

（3）以清淡、易消化富含维生素的食物为宜，禁烟酒，禁食辛辣刺激性食物，减少对胃黏膜的刺激。

【住院第 2~3 日】

1. 护理处置

（1）予安静休息，取半卧位。

（2）保持病室安静，室内空气新鲜，每日开窗通风 2~3 次，每次 30 分钟，做好病室的消毒隔离工作。

（3）观察患者生命体征变化，尤其注意患者有无中毒性脑病的发生。

（4）观察患者腹痛的部位、性质、程度、发作时间，并做好记录，及时处理。患者有不同程度的厌食、恶心呕吐，加强口腔护理，早晚刷牙，经常漱口，预防口腔炎。

（5）根据病情予以鼻塞吸氧或无创机械通气。

（6）腹痛明显时可给予山莨菪碱、阿托品等药物解痉镇痛，观察用药后的反应。根据患者病情及医嘱指导患者卧床休息及床上活动，予以重症监护、吸氧、心电监护、准确记录出入量,及时完成护理记录单的书写。

(7)予以皮肤护理及防跌倒措施。

(8)予以生活护理及心理护理。

2. 健康教育

(1)根据患者病情给予相应的健康宣教。

(2)解痉镇痛药山莨菪碱、阿托品等最常见的不良反应有口干、面红、视近物模糊,用量较大时可出现心率加快、排尿困难等,应提前告知患者,减轻恐惧心理。

(3)禁食六小时后完善各项化验检查,检查完成后可进饮食。

3. 康复指导

(1)保持肢体功能位。

(2)指导卧床患者作主动或被动运动,做手指关节屈伸运动。

4. 饮食

(1)逐步过渡半流质饮食、软食。

(2)规律饮食、少食多餐,养成细嚼慢咽的良好习惯。

(3)进食清淡、易消化富含维生素的食物,禁烟酒,禁食辛辣刺激性食物。

【住院期间】

1. 护理处置

(1)继续氧气吸入或无创呼吸机辅助通气。

(2)保持病室安静,室内空气新鲜,每日开窗通风2~3次,每次30分钟,做好病室的消毒隔离工作。

(3)根据患者病情及医嘱指导患者床上或床旁活动,予以吸氧、心电监护、准确记录出入量。

(4)积极配合医疗工作。

(5)予以生活护理及心理护理,落实基础护理如口腔护理、皮肤护理、管道护理等。

2. 健康教育

(1)告知患者疾病相关知识,注意保暖,多饮水。

(2)保证充足的休息与睡眠,活动应循序渐进,从卧床休息 - 坐起 - 床边活动 - 室外活动逐步进行;睡前不喝咖啡、浓茶、睡前热水泡脚,喝热牛奶以促进睡眠,保证每晚有效睡眠时间达6~8小时。

3. 康复指导

(1)沿床边扶走活动。

(2)锻炼受损肢体的肌力关节运动。

(3)按摩、推拿、被动运动,防止肌肉萎缩。

4. 饮食

(1)规律饮食、少食多餐,养成细嚼慢咽的良好习惯。

(2)清淡、易消化富含维生素饮食,禁烟酒,禁食辛辣刺激性食物。

【出院前1~3日】

1. 护理处置

(1)保持病室安静,室内空气新鲜,每日开窗通风2~3次,每次30分钟,做好病室的消毒隔离工作。

（2）根据医嘱执行Ⅱ级护理，监测生命体征，注意观察患者病情变化。

（3）根据患者病情及医嘱指导患者室内或室外活动。

（4）患者疾病恢复期予以生活护理及心理护理。

2. 健康教育

（1）根据患者病情指导并监督患者恢复期的治疗与活动。

（2）对患者进行Ⅱ级预防教育。生产过程中做好职业防护，戴手套、防护眼镜、过滤式防毒面具，穿防护服。工作现场禁止吸烟。

（3）指导患者出院所需材料及出院后相关注意事项。

3. 康复指导

（1）室内活动。

（2）由近端到远端做肢体按摩及被动活动。

（3）功能锻炼，循序渐进增加活动强度。避免发生肢体功能障碍等中毒性脑病后遗症。

4. 饮食

（1）规律饮食、少食多餐，养成细嚼慢咽的良好习惯。

（2）清淡、易消化富含维生素饮食，禁烟酒，禁食辛辣刺激性食物。

【出院日】

1. 护理处置

（1）执行医嘱相关的治疗、处置与执行。

（2）指导患者出院。

（3）与患者及家属共同制订居家康复计划，注意指导患者进行功能训练。

（4）教会患者自我检测与保健。做好康复日记。

（5）整理出院病历。

2. 健康教育

（1）对患者进行Ⅱ级预防教育。生产过程中做好职业防护，戴手套、防护眼镜、过滤式防毒面具，穿防护服。工作现场禁止吸烟。

（2）告知患者复查相关事项。

3. 康复指导

（1）功能锻炼，循序渐进增加活动强度。

（2）防止肢体功能障碍。

4. 饮食

（1）规律饮食、少食多餐，养成细嚼慢咽的良好习惯。

（2）均衡营养，注意饮食中糖、脂肪、蛋白质三大营养物质的合理搭配。

（3）多吃新鲜蔬菜、水果补充维生素。

（4）多饮水、禁烟酒、忌吃辛辣刺激食物。

（王文君、郭卫婷）

第二十九节   三氯乙烯药疹样皮炎临床护理路径

三氯乙烯药疹样皮炎临床护理路径表

适用对象：第一诊断为三氯乙烯药疹样皮炎

患者姓名＿＿＿＿＿＿＿＿　性别＿＿＿＿＿　年龄＿＿＿＿＿＿　住院号＿＿＿＿＿＿＿＿＿

住院日期＿＿＿＿年＿＿＿＿月＿＿＿＿日　出院日期＿＿＿＿年＿＿＿＿月＿＿＿＿日　住院天数＿＿＿＿天

时间	住院第1日	住院第2～3日	住院期间	出院前1～3日	出院日
护理处置	□测量生命体征、佩戴腕带 □体重 □入院护理评估 □通知主管医生 □协助个人卫生处置 □修剪指甲 □剃除头发 □保护性隔离 　□置单间 　□专用消毒物品 　□禁止探视 □完成入院护理记录单书写 □医嘱相关治疗执行及指导 　□采集血标本 　□口服药物 　□静脉输液 　□必要时吸氧 　□必要时心电监测 　□皮肤护理 　□口腔护理 　□会阴护理 　□其他 □1～2小时巡视观察 　□用药后反应 　□皮疹情况 　□有无感染征象 　□其他 □预防感染 □生活护理 □心理护理	□监测生命体征 □1～2小时巡视观察 　□用药后反应 　□皮疹情况 　□有无感染征象 　□其他 □完善相关检查 　□心电图 　□腹部超声 　□心脏超声 　□胸部X线 　□其他 □医嘱相关治疗执行及指导 　□采集血标本 　□口服药物 　□静脉输液 　□必要时吸氧 　□必要时心电监测 　□皮肤护理 　□口腔护理 　□会阴护理 　□其他 □了解相关检查结果，及时反馈 □保护性隔离 □预防感染 □生活护理 □心理护理	□监测生命体征 □2小时巡视观察 　□用药后反应 　□皮疹情况 　□有无感染征象 　□其他 □医嘱相关治疗执行及指导 　□采集血标本 　□皮肤护理 　□口服药物 　□静脉输液 　□其他 □了解相关检查结果，及时反馈 □保护性隔离 □预防感染 □生活护理 □心理护理	□监测生命体征 □2小时巡视观察 　□用药后反应 　□其他 □医嘱相关治疗执行及指导 　□采集血标本 　□口服药物 　□其他 □预防感染 □生活护理 □心理护理	□医嘱相关治疗执行及指导 　□采集血标本 　□口服药物 　□其他 □出院流程指导 □整理病历 □消毒、整理床单位

续表

时间	住院第1日	住院第2~3日	住院期间	出院前1~3日	出院日
健康教育	□环境介绍 □住院须知 □主治医生 □责任护士 □检查指导 □疾病相关知识 □用药指导 □跌倒预防 □压疮预防	□检查指导 □疾病相关知识 □用药指导 　□激素的副作用 □休息与睡眠	□疾病相关知识 □用药指导 　□激素的副作用 □休息与睡眠	□疾病相关知识 □用药指导 □休息与睡眠	□出院指导 　□出院带药指导 　□复诊指导 □职业防护指导 　□避免接触致病化学物品 　□做好职业卫生防护
康复指导	□卧床休息	□卧床休息 □床上活动 □床边活动	□病室内活动 □病区内活动 　□有氧训练 　□气功八段锦	□病区内活动 　□有氧训练 　□气功八段锦 □医院内活动 　□散步 　□慢跑	□病区内活动 　□有氧训练 　□气功八段锦
饮食	□次日空腹行化验检查、B超等，0:00后禁食水 □半流低渣饮食：如稀饭、面条、米糊等 □避免刺激、易引起过敏的食物 □洁净饮食	□半流低渣饮食：如稀饭、面条、米糊等 □避免刺激、易引起过敏的食物 □洁净饮食	□根据口腔黏膜情况逐渐过渡到高热量、高维生素清淡软食 □避免刺激、易引起过敏的食物 □洁净饮食	□普食 □避免刺激、易引起过敏的食物	□普食
病情变异记录	□无 □有，原因： 1. 2.	□无 □有，原因： 1. 2.	□无 □有，原因： 1. 2.	□无 □有，原因： 1. 2.	□无 □有，原因： 1. 2.
签名					

临床路径实施规范

【住院第1日】

1. 护理处置

（1）入院常规护理

1）向病人介绍病房环境、护理用具的使用方法（床单位、呼叫铃等）、物品的放置、作息时间等；介绍病区主任、护士长、主治医生和责任护士。

2）测量生命体征，佩戴手腕带，通知医生接诊。

3）进行护理评估：患者一般情况，了解病人既往史、职业史、家族史、过敏史、吸烟史等，观察皮疹情况（皮疹部位、分级、黏膜有无破溃等），有无感染征象，入院前肝功能检查结果。评估患者跌倒、压疮风险及日常生活能力，采取相应的护理措施。

4）保护性隔离：置单间，空气净化机持续消毒 24 小时，有条件的可置于层流床（间）内；每天用消毒水擦拭床栏、床旁桌椅、门窗拉手、地面 2 次；提供专用消毒物品（体温计、血压计、止血带、病号服等）；禁止探视，必要时留陪护一人协助生活照护。

5）协助患者清洁皮肤、更换病号服，以免接触残留化学物品；剔除头发，以便观察患者头皮情况；修剪指甲，避免患者搔抓皮肤造成感染。

6）保持室内环境安静、舒适、温湿度适宜，保持床单位清洁平整。

（2）每 1～2 小时巡视病人，观察病人皮疹情况、体温、神志等。

（3）根据医嘱进行治疗、处置与指导

1）采集血标本，了解各项检查结果，如有异常及时通知医生。

2）遵医嘱予药物治疗，观察效果及不良反应。

3）严格无菌操作。

（4）皮肤护理：根据疹型和疹期进行相应护理

1）干型（剥脱性皮炎、多形红斑）的皮肤护理：主要是保持皮肤清洁，防止皲裂，禁用香皂、酒精等刺激性物品擦洗皮肤，也忌用热水烫泡；皮肤干燥剧痒难忍者，可给炉甘石洗剂或尿素软膏外涂，嘱患者不要撕剥、搔抓和挤压。

2）湿型（重症多形红斑、大疱性表皮坏死松解症）的皮肤护理：在做好干型的护理基础上，采用暴露疗法，用烧伤架支起盖被，避免衣物直接摩擦创面，烧伤架内持续 24 小时使用 25W 的鹅颈灯照射，定时调整鹅颈灯的位置，以免盖被局部温度过高产生自燃。如有大疱要避免摩擦。水疱处理：1cm 以下的自行吸收，1cm 以上的经 0.5% 碘伏消毒后，用无菌注射器抽吸。

3）创面护理：观察创面渗液性状，定期采分泌物涂片，警惕铜绿假单胞菌和霉菌生长。糜烂处用 3% 的硼酸纱布湿敷 1 小时后用烤灯照射，2 次/天，30 分钟/次，以减少创面渗出；患者因表皮破溃疼痛、创面干燥后全身有绷紧感，不能自行活动，需每 2～3 小时协助病人翻身，变换体位。行静脉穿刺扎止血带时内置棉垫以减少摩擦及疼痛，建议深静脉置管。创面愈合前禁沐浴，皮肤未破溃处，采用温水沾贴式擦浴，动作轻柔，避免用碱性肥皂，减少对皮肤的刺激。已结痂的部位，防止过度活动，避免痂皮裂开出血或感染。

（5）口腔护理：三氯乙烯药疹样皮炎患者常伴有皮肤黏膜损害，溃疡严重者，予口腔护理，2 次/天，餐后常规用复方氯己定含漱液与 3% 碳酸氢钠溶液交替漱口，4 次/天，晚夜间涂金霉素软膏，保持口唇湿润；合并真菌感染时涂制霉菌素；口唇皲裂、糜烂疼痛，用素高捷疗口腔膏涂抹，可起到止痛、保护创面的作用；化脓时用雷夫努尔纱布湿敷。溃烂面每周常规进行病原学检查。

（6）会阴护理，2 次/天，对于会阴黏膜破溃者，清洗后可外涂金霉素软膏。

2. 健康教育

（1）指导患者预防感染的注意事项：避免离开病房，外出检查时戴好口罩，注意个人卫生及饮食卫生，告知患者感染的相关症状，如有异常，及时通知医护人员。

（2）指导陪护及家属预防感染的注意事项：陪护尽可能避免外出，如有需要外出时，必须佩戴口罩，外出后使用速干手消毒剂洗手后方可进入病室内，若陪护人员有感染征象，立即更换陪护人员。

（3）做好疾病知识及药物知识宣教，特别是激素的副作用

1）免疫力降低：大剂量使用激素可抑制白细胞的吞噬功能及抗体的形成，使机体对感染的抵抗力明显下降，故应用激素过程中可诱发感染或使原已存在的感染扩散与加剧，告知患者预防感染的重要性以取得配合。

2）类库欣综合征：为最常见的副作用，其临床表现为满月脸、向心性肥胖、多毛、紫纹、痤疮等。告知患者外貌可能出现的变化，使其做好心理准备，同时告知患者类库欣综合征外貌形成时间与用药剂量及疗程有关，停药后可逐渐恢复，以减少其恐惧、焦虑心理。

3）消化性溃疡：使用激素可诱发胃及十二指肠溃疡及原有陈旧性溃疡复发，甚至出现出血和穿孔。告知患者消化性溃疡的症状，如黑便、胃痛、呃逆等，如有异常，及时通知医护人员。护士要做好饮食指导。

4）缺血性骨坏死：常见股骨头坏死、肱骨头坏死、膝关节、肘关节等坏死，主要由于骨内高压、高脂血症等原因导致血供不良引起。表现为髋部疼痛、肩部或颈部疼痛等关节疼痛及运动受限，告知患者相关症状，如有异常，及时通知医护人员。告知患者早期恢复活动、后期坚持锻炼的重要性。

5）停用综合征及反跳现象：指在骤停激素或过快减量后，原有病变复发或恶化，或出现明显乏力、低热、关节肌肉酸痛、情绪低落、恶心呕吐等全身症状。告知患者遵医嘱按时按量用药的重要性。

（4）了解病人的心理状态，向病人讲解疾病的相关知识、介绍同种疾病康复的例子，增强病人治疗信息，减轻焦虑、恐惧心理。特别是皮疹严重的患者，对外貌的改变通常会出现紧张不安的情绪，护士要做好解释工作，消除患者紧张情绪。

3. 康复指导

（1）急性期卧床休息。

（2）去除病因，远离致病物：告知患者在以后的工作生活中避免接触引起疾病的化学物质，外出做好个人防护。

（3）不用热水或肥皂水洗澡。

（4）保持局部皮肤干燥、清洁，避免搔抓、洗涤或乱用药物等刺激病情恶化。

4. 饮食　高热或口腔黏膜溃烂、张口受限患者，指导其进食高蛋白、高维生素、高热量、易消化的清淡半流质食物，如肉粥、汤面、米糊等。避免进食辛辣、刺激性食物，避免进食容易引起过敏的食物，如虾蟹、鱼、芒果等。保证食物来源清洁无污染，勿进食隔夜食物。指导患者进食前后漱口，保持口腔清洁，增加食欲。

【住院第2～3日】

1. 护理处置

（1）指导并协助病人完成相关检查。

（2）1～2小时巡视病人，观察病情，注意病人的皮疹及生命体征的变化，如有异常，及时通知医生。

（3）根据医嘱进行治疗、处置。注意观察药物的疗效和不良反应，同时做好相关用药知识指导。

（4）掌握病人的异常检查及化验结果，及时报告医生。

（5）做好皮肤护理、口腔护理、会阴护理。

（6）保护性隔离，禁止探视，严格无菌操作。

2. 健康教育

（1）指导患者完善相关检查。

（2）告知患者疾病相关知识。

（3）用药指导，特别是激素的用药指导。

（4）保证充足的休息与睡眠。

3. 康复指导

（1）指导患者尽快恢复活动，根据患者病情，可适当进行床上活动或床边活动，如腹肌收缩4组/天、腹部按摩3次/天，30圈/次、仰卧位膝下垫枕直腿抬高运动2～3组/天或仰卧位屈髋屈膝运动等。

（2）对高热或皮疹较严重的患者仍然需要卧床休息。

4. 饮食

（1）重视患者营养支持，对患者的进食、营养情况进行评估，必要时遵医嘱予静脉营养支持治疗。

（2）对于高热或口腔黏膜溃烂、张口受限患者，指导其进食高蛋白、高维生素、高热量、易消化的清淡半流饮食。避免进食辛辣、刺激性、易引起过敏的食物。保证食物来源清洁无污染，勿进食隔夜食物。

【住院期间】

1. 护理处置

（1）2小时巡视病人，观察病情，注意病人的皮疹及有无感染征象，如有异常，及时通知医生。

（2）根据医嘱进行治疗、处置。注意观察药物的疗效和不良反应，同时做好相关用药知识指导。

（3）遵医嘱采集血标本及完善各项检查，掌握病人的异常检查及化验结果，及时报告医生。

（4）做好皮肤护理、口腔护理及会阴护理。

（5）保护性隔离，禁止探视，严格无菌操作。

2. 健康教育

（1）常规健康指导

（2）告知患者激素减量需要循序渐进。

（3）告知患者禁止探视的重要性，特别是同工厂工友，以免接触残留的化学物品使病情加重。

（4）指导患者保证充足的休息与睡眠。

3. 康复指导

（1）由于大剂量使用激素，为防止骨质疏松、缺血性骨坏死，也为恢复皮质功能，建议患者及早恢复活动，早期可进行简单的病室内活动，如扩胸运动、上肢伸展运动，各3组/天；站立位髋关节的屈伸及外展练习，3次/天，每次20～30个等。

（2）激素减量至40mg以下，鼓励患者进行病区内活动，如病区内散步、上下楼梯各2次/天，或进行气功八段锦等运动训练。病区内活动时，需佩戴口罩，不要到人多的地方。激素用量减至20mg以下，可指导患者进行院内活动，如在医院内慢跑、散步等。

4. 饮食

（1）口腔黏膜愈合后恢复普食，指导患者进食高蛋白、高维生素、高热量、易消化的低渣清淡食物。

（2）避免进食辛辣、刺激性、易引起过敏的食物。保证食物来源清洁无污染，勿进食隔夜食物。

【出院前 1～3 日】

1. 护理处置

（1）2 小时巡视病人，观察病情，注意病人的皮疹及有无感染征象，如有异常，及时通知医生。

（2）根据医嘱进行治疗、处置。注意观察药物的疗效和不良反应，同时做好相关用药知识指导。

（3）遵医嘱采集血标本及完善各项检查，掌握病人的异常检查及化验结果，及时报告医生。

2. 健康教育

（1）告知患者疾病相关知识。

（2）保证充足的休息与睡眠，活动应循序渐进。

（3）指导患者保持皮肤清洁、干燥的方法及意义。

3. 康复指导　恢复日常活动，适当锻炼，增强免疫力，如每日进行慢跑、院内散步、气功八段锦等运动训练。

4. 饮食

（1）普食，避免进食容易引起过敏的食物。

（2）注意饮食卫生。

【出院日】

1. 护理处置

（1）完成医嘱相关的治疗处置，观察用药后反应，指导各项治疗处置的配合要点及注意事项。

（2）执行出院程序。

（3）出院流程指导。

2. 健康教育

（1）职业卫生指导

1）脱离原岗位，避免再次接触含三氯乙烯的所有物品。

2）要注意做好职业安全卫生与防护，如正确使用安全防护设施及个人防护用品、保持车间通风良好等。

（2）用药指导。

（3）复诊指导。

3. 康复指导　适当锻炼，增强免疫力。

4. 饮食　普食，注意饮食卫生。

（洪沙沙、章一华）

第三十节　铟及其化合物中毒临床护理路径

铟及其化合物中毒临床护理路径表

适用对象：第一诊断为铟及其化合物中毒

患者姓名＿＿＿＿＿＿　性别＿＿＿＿＿　年龄＿＿＿＿＿　住院号＿＿＿＿＿＿＿

住院日期＿＿＿年＿＿＿月＿＿＿日　出院日期＿＿＿年＿＿＿月＿＿＿日　住院天数＿＿＿天

时间	住院第1日	住院第2~3日	住院期间	出院前1~3日	出院日
护理处置	□测量生命体征、佩戴腕带 □体重 □入院护理评估 □通知主管医生 □协助个人卫生处置 □完成入院护理记录单书写 □医嘱相关治疗执行及指导 　□采集血标本 　□口服药物 　□静脉输液 　□皮下注射 　□氧气吸入 　□心电、血氧饱和度监测 　□其他 □1小时巡视观察 　□用药后反应 　□其他 □预防感染 □生活护理 □心理护理	□监测生命体征 □1小时巡视观察 　□用药后反应 　□其他 □完善相关检查 　□心电图 　□腹部超声 　□胸部CT 　□胸部X线 　□肺功能测定 　□呼吸功能评估 　□其他 □医嘱相关治疗执行及指导 　□采集血标本 　□口服药物 　□静脉输液 　□皮下注射 　□氧气吸入 　□心电、血氧饱和度监测 　□其他 □了解相关检查结果，及时反馈 □预防感染 □生活护理 □心理护理	□监测生命体征 □巡视观察 　□用药后反应 　□其他 □完善相关检查 　□支气管镜检查 　□胸部CT 　□胸部X线 　□其他 □医嘱相关治疗执行及指导 　肺灌洗治疗 　□采集血标本 　□口服药物 　□静脉输液 　□皮下注射 　□氧气吸入 　□心电、血氧饱和度监测 　□其他 □了解相关检查结果，及时反馈 □预防感染 □生活护理 □心理护理	□监测生命体征 □巡视观察 　□用药后反应 　□其他 □医嘱相关治疗、处置执行及指导 　□采集血标本 　□口服药物 　□静脉输液 　□皮下注射 　□氧气吸入 　□其他 □了解相关检查结果，及时反馈 □预防感染 □生活护理 □心理护理	□巡视观察 　□用药后反应 　□其他 □医嘱相关治疗执行及指导 □出院流程指导 □心理护理 □整理病历 □消毒、整理床单位
健康教育	□环境介绍 □住院须知 □主治医生 □责任护士 □检查指导 □疾病相关知识 □用药指导 □跌倒预防 □压疮预防	□检查指导 □疾病相关知识 □指导氧气使用的方法及注意事项 □用药指导	□支气管镜检查的相关知识及术前注意事项 □肺灌洗治疗相关知识及术前注意事项 □用药指导	□检查指导 □疾病相关知识 □用药指导	□出院指导 　□出院带药指导 　□自我照护 　□复诊指导 　□职业防护指导

续表

时间	住院第1日	住院第2~3日	住院期间	出院前1~3日	出院日
康复指导	□呼吸困难者半卧位休息 □病情允许可病室内活动	□呼吸困难者半卧位休息 □缩唇呼吸 □腹式呼吸 □有效咳痰	□病室内活动 □病区内活动 □深呼吸 □有效咳嗽 □腹式呼吸 □缩唇呼吸 □有氧训练 □呼吸肌阻力训练 □气功八段锦	□病区内活动 □深呼吸 □有效咳嗽 □腹式呼吸 □缩唇呼吸 □有氧训练 □呼吸肌阻力训练 □气功八段锦	□病区内活动 □深呼吸 □有效咳嗽 □腹式呼吸 □缩唇呼吸 □有氧训练 □呼吸肌阻力训练 □气功八段锦
饮食	□次日空腹行化验检查、B超等,0:00后禁食水 □普食 □清淡饮食	□普食 □清淡饮食	□普食 □清淡饮食	□普食 □清淡饮食	□普食 □清淡饮食
病情变异记录	□无 □有,原因: 1. 2.	□无 □有,原因: 1. 2.	□无 □有,原因: 1. 2.	□无 □有,原因: 1. 2.	□无 □有,原因: 1. 2.
签名					

临床路径实施规范

【住院第1日】

1. 护理处置

(1)入院常规护理

1)向病人介绍病房环境、护理用具的使用方法(床单位、呼叫铃等)、物品的放置、作息时间等;介绍病区主任、护士长、主治医生和责任护士。

2)测量生命体征,通知医生接诊。

3)进行护理评估:患者一般情况、了解病人既往史、家族史、职业史、过敏史、吸烟史等;评估患者心理状态;评估患者跌倒、压疮风险及日常生活能力,采取相应的护理措施。

4)协助患者更换病号服,做好生活护理,指导并协助患者洗漱、修剪指(趾)甲、进餐、如厕等,保持室内环境安静、舒适、温湿度适宜,定时开窗通风,保持床单位清洁平整。

(2)每1小时巡视病人,观察病人呼吸困难程度、血氧饱和度、神志、有无咳嗽、咳痰等。

(3)根据医嘱进行治疗、处置执行与指导

1)采集血标本,了解各项检查结果,如有异常及时通知医生。

2)予以药物治疗,观察效果及不良反应。

3)心电监护,观察患者心率、呼吸频率、血氧饱和度等。

4)吸氧,观察氧疗效果,根据患者缺氧程度选择适当的给氧方式和氧流量,以保证病人血氧饱和度在90%以上。

（4）保持病室安静，室内空气新鲜，每日开窗通风2～3次，每次30分钟，做好病房的消毒隔离工作。

2. 健康教育

（1）指导患者预防感染的注意事项：保持口腔清洁，经常漱口，做好口腔护理，促进食欲，预防继发感染；注意保暖，尽量卧床休息，避免到人多的地方。

（2）指导患者次日各项检查的注意事项，如空腹抽血、B超，留取尿标本、痰标本的时间、方法等。

（3）做好疾病知识及药物知识宣教：使用重组人粒细胞巨噬细胞集落刺激因子（granulocyte-macrophage colony stimulating factor，GM-CSF）者，告知病人常见副作用有发热、骨痛及关节肌肉酸痛、皮疹或瘙痒、腹痛及腹泻等，减少紧张情绪，使病人能更好地配合治疗。

（4）了解病人的心理状态，向病人讲解疾病的相关知识，指导患者呼吸困难时的应对方法，如吸氧、缩唇呼吸，减轻患者的焦虑、恐惧心理。执行各项护理操作前，护士要做好解释工作，消除患者紧张情绪。

（5）做好安全防护教育，对因呼吸困难、虚弱而卧床的患者，指导其正确使用防护栏，防止坠床。

（6）指导患者保证充足的睡眠与休息，晚上避免饮用浓茶、咖啡等。睡前可用温水泡脚。

3. 康复指导 呼吸困难者予半卧位休息，病情允许者可适当进行床边活动，如鼓励患者自行完成各项日常生活需求、进行简单的呼吸训练，如缩唇呼吸、腹式呼吸、咳嗽训练等。

4. 饮食

（1）普食。指导病人进高纤维素、易消化的清淡食物，防止因便秘、腹胀而加重呼吸困难。高纤维素食物包括各种新鲜蔬菜、水果、粗粮等，易消化食物一般选择稀饭、汤面等。

（2）少吃含糖量高的食物，避免引起痰液黏稠，水果可选含糖量低的如苹果、石榴、柚子、猕猴桃等，避免进食糖果、巧克力等食物。

（3）戒烟酒。

【住院第2～3日】

1. 护理处置

（1）指导并协助病人完成相关检查：指导病人有效咳嗽，留取痰标本；指导病人肺功能检查注意事项及配合方法；正确采集血标本；正确进行呼吸功能评估，常用评估方法有心肺运动试验、6分钟步行试验、往返疾步走试验。

（2）1小时巡视病人，观察病情，注意病人的血氧饱和度、有无呼吸困难、咳嗽、咳痰等情况，如有异常，及时通知医生。

（3）根据医嘱进行治疗、处置。注意观察药物的疗效和不良反应，同时做好相关用药知识指导。

（4）掌握病人的异常检查及化验结果，及时报告医生。

2. 健康教育

（1）常规健康指导。

（2）预防感染。

（3）用药指导。

（4）指导患者氧气的使用方法及注意事项。

3. 康复指导

（1）根据患者病情及呼吸功能评估，制订康复计划，呼吸困难者仍然需要卧床休息，可指导其从简单的呼吸康复训练开始，如缩唇呼气训练、腹式呼吸训练、排痰训练等。

（2）症状较轻者，可在室内进行运动训练，如缓慢步行、伸展运动等。

4. 饮食

（1）普食，指导病人进高纤维素，易消化的清淡食物。

（2）少吃含糖量高的食物，避免引起痰液黏稠，戒烟酒。

【住院期间】

1. 护理处置

（1）定时巡视病人，观察病情，注意病人的血氧饱和度、有无呼吸困难、咳嗽、咳痰等情况，如有异常，及时通知医生。

（2）根据医嘱进行治疗、处置执行与指导

1）注意观察药物的疗效和不良反应，同时做好相关用药知识指导。

2）遵医嘱做好支气管镜检查或肺灌洗术前准备：①落实相关化验、检查回报情况，如有异常，及时告知医生。②做好相关健康教育及心理护理，减轻患者术前紧张情绪。③训练患者做有效咳嗽和深呼吸运动，以利于支气管镜检查和肺灌洗术后痰液的排出。④为患者创造舒适、安静的环境，保证充足的休息睡眠，必要时给予镇静剂。⑤遵医嘱术前给药，观察药物效果和不良反应。⑥建立静脉通路。

3）做好支气管镜检查或肺灌洗术后护理：①患者返回病房后去枕平卧，头偏向一侧，保持呼吸道通畅，鼓励患者咳嗽、咳痰。②予吸氧、心电监护，监测血氧饱和度，根据血氧饱和度调整氧流量。③根据患者麻醉方式、手术类型做好饮食指导。④严密观察患者，做好护理记录，如有异常，及时通知医生。

（3）掌握病人的异常检查及化验结果，及时报告医生。

2. 健康教育

（1）常规健康指导。

（2）做好支气管镜检查或肺灌洗术的健康宣教，向患者及家属介绍手术目的、过程及注意事项，耐心解释，消除患者恐惧、紧张心理。

（3）注意休息、保暖，预防感冒，以防肺感染。

（4）用药指导。

3. 康复指导

（1）根据患者病情及呼吸功能评估，执行康复计划，病情好转者，可适当增加运动量，在原有的缩唇呼气训练、腹式呼吸训练、排痰训练等基础上增加呼吸操训练、气功八段锦等。

（2）适当增加室外运动，如在医院范围内进行慢步、上下楼梯等锻炼。

4. 饮食

（1）普食，清淡饮食，忌烟酒。

（2）行支气管镜检查或肺灌洗术前 12 小时禁食、8 小时禁饮水，防止术中胃内容物反流；根据患者麻醉方式、手术类型做好术后禁食指导：支气管镜检查及小容量肺灌洗，术后禁饮禁食 2 小时，大容量肺灌洗者，禁饮禁食 6 小时。

【出院前 1~3 日】

1. 护理处置

（1）定时巡视病人，观察病情，注意病人血氧饱和度、呼吸、咳嗽、咳痰等情况，如有异常，及时通知医生。

（2）根据医嘱进行治疗、处置与指导。注意观察药物的疗效和不良反应，同时做好相关用药知识指导。

（3）采集血标本及完善各项检查，掌握病人异常检查及化验结果，及时报告医生。

2. 健康教育

（1）疾病相关知识及药物知识宣教。

（2）指导患者保证充足的睡眠与休息。

3. 康复指导

（1）根据呼吸康复计划，继续指导患者进行肺康复训练。如缩唇呼气训练、腹式呼吸训练、排痰训练，增加运动训练，如快步走、上下楼梯、气功八段锦等。

（2）落实患者及家属对腹式呼吸、缩唇式呼吸、呼吸操等的掌握程度。告知患者肺康复是一个漫长的过程，必须耐心坚持。

4. 饮食

（1）普食，清淡饮食。

（2）忌烟酒。

【出院日】

1. 护理处置

（1）定时巡视病人，观察病情，完成医嘱相关的治疗处置，观察用药后反应，指导各项治疗处置的配合要点及注意事项。

（2）执行出院程序。

（3）出院流程指导。

2. 健康教育

（1）职业卫生指导

1）要注意做好职业安全卫生与防护，如正确使用安全防护设施及个人防护用品、保持车间通风良好等。

2）病情严重者脱离原岗位。

（2）自我调护

1）正确面对疾病，保持健康心理。

2）养成良好的生活习惯：保持居室空气新鲜，避免吸入烟雾、粉尘和刺激性气体。室温维持在 18~22℃，每日开窗通风，多晒太阳、进行户外活动，避免过劳；注意天气变化，及时增减衣服，避免受凉感冒。保证充足的睡眠与休息。

3）掌握缓解病情的方法，如有效咳嗽、咳痰方法等。

4）安全有效的氧疗：氧疗的原则为低流量（1~2L/ 分）、低浓度（<30%），注意防火、防

爆,保持鼻导管通畅、清洁。

（3）用药指导。

（4）复诊指导。

3. 康复指导

（1）加强康复锻炼,增强体质:根据实际情况,在最大呼吸耐受水平上选择连续步行或慢跑、户外行走、打太极拳、练气功等。

（2）坚持练习腹式呼吸、缩唇式呼吸和全身呼吸操。

4. 饮食

（1）普食,饮食搭配均衡,清淡饮食。

（2）忌烟酒。

（洪沙沙、章一华）

第三十一节 乙腈中毒临床护理路径

乙腈中毒临床护理路径表

适用对象:第一诊断为乙腈中毒

患者姓名＿＿＿＿＿＿＿ 性别＿＿＿＿ 年龄＿＿＿＿ 住院号＿＿＿＿＿＿＿

住院日期＿＿年＿＿月＿＿日 出院日期＿＿年＿＿月＿＿日 住院天数＿＿天

时间	住院第1日	住院第2～3日	住院期间	出院前1～3日	出院日
护理处置	□测量生命体征、佩戴腕带 □体重 □入院护理评估 □通知主管医生 □协助个人卫生处置,清洁皮肤 □完成入院护理记录单书写 □医嘱相关治疗执行及指导 　□心电图 　□血氧饱和度 　□氧气吸入 　□采集血标本 　□口服药物 　□静脉输液 　□高压氧治疗 　□必要时鼻饲管 　□其他 □完善相关检查 　□颅脑CT、MRI	□监测生命体征 □巡视观察 　□用药后反应 　□中毒症状 　□其他 □完善相关检查 　□超声检查 　□胸部X线 　□尿氰酸盐测定 　□其他 □医嘱相关治疗执行及指导 　□采集血标本 　□口服药物 　□静脉输液 　□氧气吸入 　□心电、血氧饱和度监测 　□高压氧治疗 　□其他 □了解相关检查结果,及时反馈	□监测生命体征 □巡视观察 　□用药后反应 　□中毒症状 　□其他 □医嘱相关治疗执行及指导 　□采集血标本 　□静脉输液 　□口服药物 　□氧气吸入 　□心电、血氧饱和度监测 　□高压氧治疗 　□其他 □了解相关检查结果,及时反馈 □预防感染 □生活护理 □心理护理	□监测生命体征 □巡视观察 　□用药后反应 　□其他 □医嘱相关治疗执行及指导 　□采集血标本 　□静脉输液 　□口服药物 　□血氧饱和度监测 　□氧气吸入 　□高压氧治疗 　□其他 □生活护理 □心理护理	□医嘱相关治疗执行及指导 　□采集血标本 　□静脉输液 　□口服药物 　□其他 □出院流程指导 □心理护理 □整理病历 □消毒、整理床单位

续表

时间	住院第1日	住院第2～3日	住院期间	出院前1～3日	出院日
护理处置	□其他 □1小时巡视观察 　□生命体征变化 　□中毒症状 　□用药后反应 　□其他 □预防感染 □生活护理 □心理护理	□预防感染 □生活护理 □心理护理			
健康教育	□环境介绍 □住院须知 □主治医生 □责任护士 □检查指导 □疾病相关知识 □压疮预防 □跌倒或坠床预防	□检查指导 □疾病相关知识 □用药指导 □跌倒或坠床预防	□疾病相关知识 □用药指导 □跌倒或坠床预防	□疾病相关知识 □用药指导	□出院指导 　□出院带药指导 　□复诊指导 □职业防护指导
康复指导	□绝对卧床休息	□卧床休息	□床边活动 □病室内活动	□病室内活动	□病区内活动
饮食	□意识障碍者留置胃管 □流质或半流食 □清淡饮食	□半流饮食 □清淡饮食	□普食 □清淡饮食	□普食	□普食
病情变异记录	□无 □有,原因: 1. 2.	□无 □有,原因: 1. 2.	□无 □有,原因: 1. 2.	□无 □有,原因: 1. 2.	□无 □有,原因: 1. 2.
签名					

━━━━━━━ 临床路径实施规范 ━━━━━━━

【住院第1日】

1. 护理处置

(1) 接到急诊室或住院处电话后,立即准备床单位,如果病人病情危重,做好抢救准备。

(2) 入院常规护理

1) 测量生命体征,通知医生接诊。

2) 协助患者清洁皮肤、更换病号服,以免接触残留化学物品。

3) 进行护理评估:患者一般情况,了解病人既往史、家族史、职业史、接触史、过敏史、吸烟史等；评估患者神志、生命体征、有无中毒症状如头痛、乏力、恶心、呕吐、胸闷等；评估患者心理状态；评估患者心理状态；评估患者跌倒/坠床、压疮风险及日常生活能力，采取相应的护理措施。

4）向病人或其家属（陪人）介绍病房环境、护理用具的使用方法（床单位、呼叫铃等）、物品的放置、作息时间等；介绍病区主任、护士长、主治医生和责任护士。

5）保持室内环境安静、舒适、温湿度适宜，保持床单位清洁平整。

6）每1小时巡视病人，观察病人神志、血压、呼吸、心率、血氧饱和度等。

（3）根据医嘱进行治疗、处置执行与指导

1）吸氧，观察氧疗效果，根据患者缺氧程度选择适当的给氧方式和氧流量，以保证病人血氧饱和度在90%以上。

2）心电监护、血氧饱和度监测。

3）采集血标本，了解各项检查结果，如有异常及时通知医生。

4）建立静脉通路，观察用药效果及不良反应。

5）高压氧治疗，做好安全防护工作。

6）意识障碍者，予以鼻饲管置管，做好鼻饲的护理。

（4）协助患者做好各项生活护理。

（5）做好安全防护工作，对昏迷者注意使用防护栏，防止坠床，对躁动不安的患者。

（6）酌情使用约束带，定时松解约束带、按摩受约束部位皮肤，做好护理记录，必要时遵医嘱给予镇静剂；定时协助患者翻身、拍背，预防压疮。

2. 健康教育

（1）指导患者绝对卧床休息，床头抬高15°～30°，减轻脑水肿，减少探视，保持病房安静。

（2）做好疾病知识、治疗方法及药物知识宣教，如高压氧治疗的相关知识及注意事项、氧气的使用方法及注意事项、使用硫代硫酸钠可能出现的副反应等，以减轻其恐惧心理，取得患者及家属的配合。

（3）做好安全防护教育，告知患者及家属防护栏的使用方法和目的；病人出现躁动时，酌情使用约束带，使用前应告知家属，做好解释工作。

3. 康复指导　绝对卧床休息。

4. 饮食

（1）意识障碍者，予鼻饲管置管，进易消化、清淡流质饮食，如米糊、菜泥等。

（2）意识清醒者，予易消化、清淡流质或半流质饮食，如稀饭、汤面等，注意做好口腔护理。

【住院第2～3日】

1. 护理处置

（1）指导并协助病人完善相关检查。

（2）1小时巡视病人，观察病情，注意病人的意识及生命体征的变化，如有异常，及时通知医生。

（3）根据医嘱进行治疗、处置。注意观察药物的疗效和不良反应，同时做好相关用药知识指导。

（4）遵医嘱采集血标本及完善各项检查，掌握病人的异常检查及化验结果，及时报告医生。

（5）协助做好各项生活护理。

2. 健康教育

（1）疾病相关知识宣教。

（2）用药指导，如利尿剂、硫代硫酸钠的药物作用及副反应。

（3）高压氧治疗的相关知识宣教。

（4）氧气的使用方法及注意事项。

（5）安全防护指导：正确使用防护栏；如厕时须有人陪同，患者出现头晕、乏力、低氧血症时应卧床休息。

3. 康复指导

（1）由于大剂量使用硫代硫酸钠及低氧血症等原因，患者可能会出现乏力、头晕等症状，建议卧床休息，尽量避免下床活动。

（2）病情允许者可适当指导其进行床上活动，如指导患者练习床上排便及腹肌收缩、腹肌按摩等，腹肌收缩4组/天、腹部按摩3次/天，30下/次；踝关节背屈申跖屈运动及足趾运动，每个动作保持10秒，重复20次/组，一天3～5组，注意做好安全防护。

4. 饮食

（1）患者可能并发应激性胃溃疡，指导患者进食半流质低渣清淡饮食，如稀饭、汤面、藕粉等，避免过热。

（2）注意做好口腔护理，保持口腔清洁，增加患者食欲。

【住院期间】

1. 护理处置

（1）定时巡视病人，观察病情，注意病人的意识及生命体征的变化，如有异常，及时通知医生。

（2）根据医嘱进行治疗、处置。注意观察药物的疗效和不良反应，同时做好相关用药知识指导。

（3）遵医嘱采集血标本及完善各项检查，掌握病人的异常检查及化验结果，及时报告医生。

（4）协助做好各项生活护理。

2. 健康教育

（1）疾病相关知识宣教。

（2）用药指导，了解药物作用及副作用。

（3）安全防护指导，避免跌倒。

3. 康复指导

（1）逐渐增加活动量，进行病室内活动及病区内活动，如扩胸运动、上肢伸展运动，各3组/天；站立位髋关节的屈伸及外展练习，3次/天，每次20～30下；病区内散步等。

（2）注意患者有无头晕、低氧血症等情况，做好安全防护。

4. 饮食

（1）病情缓解后可逐渐恢复为普食，注意清淡饮食。

（2）避免进食辛辣、刺激性食物。

【出院前1~3日】

1. 护理处置

（1）定时巡视病人，观察病情，注意病人的意识及生命体征的变化，如有异常，及时通知医生。

（2）根据医嘱进行治疗、处置。注意观察药物的疗效和不良反应，同时做好相关用药知识指导。

（3）遵医嘱采集血标本及完善各项检查，掌握病人的异常检查及化验结果，及时报告医生。

（4）协助做好各项生活护理。

2. 健康教育

（1）常规健康指导。

（2）安全防护指导。

3. 康复指导

（1）恢复日常活动，适当锻炼，增强免疫力，如每日慢跑、院内散步、气功八段锦等运动训练。

（2）活动循序渐进，以不感到劳累为原则。

4. 饮食

（1）普食，饮食搭配均衡，清淡饮食。

（2）忌烟酒。

【出院日】

1. 护理处置

（1）定时巡视病人，观察病情，完成医嘱相关的治疗处置，观察用药后反应，指导各项治疗处置的配合要点及注意事项。

（2）执行出院程序。

（3）出院流程指导。

2. 健康教育

（1）职业卫生指导：指导患者要注意做好职业安全卫生与防护

1）保持生产设备安全运行、正确使用安全防护设施及个人防护用品、保持车间通风良好等。

2）加强防毒知识教育，如饭前漱口、洗手，班后应沐浴、更衣，严禁在工作车间饮水、进食、吸烟，应了解中毒的主要表现，应经常性职业健康监护，包括尿硫氰酸盐测定。

（2）用药指导。

（3）复诊指导。

3. 康复指导

（1）适当锻炼，增强体质。

（2）运动循序渐进。

4. 饮食　普食，饮食搭配均衡。

（洪沙沙、章一华）

第三十二节　溴甲烷中毒临床护理路径

溴甲烷中毒临床护理路径表

适用对象：第一诊断为溴甲烷中毒

患者姓名_____　性别_____　年龄_____　住院号_____

住院日期_____年_____月_____日　　出院日期_____年_____月_____日　　住院天数_____天

时间	住院第1日	住院第2～3日	住院期间	出院前1～3日	出院日
护理处置	□测量生命体征、佩戴腕带 □体重 □入院护理评估 □通知主管医生 □建立护理病历 □卫生处置 □完成入院护理记录单书写 □医嘱相关治疗执行及指导 　□采集血标本 　□药物过敏试验 　□口服药物 　□静脉输液 　□吸氧 　□雾化吸入 　□必要时吸痰 　□其他 □巡视观察 　□观察局部有无出现水泡 　□观察中毒性脑病或肺水肿的先兆 □生活护理 □心理护理	□监测生命体征 □病室环境 □卧位 □氧疗 　□低流量给氧 □用药护理 □医嘱相关治疗执行及指导 　□采集血标本 　□药物过敏试验 　□口服药物 　□静脉输液 　□吸氧 　□雾化吸入 　□必要时吸痰 　□其他 □巡视观察 　□痰液的颜色、性质和量 　□观察局部有无出现水泡 　□中毒性脑病或肺水肿的可能 □完善相关检查 　□心电图 　□胸部CT 　□腹部超声 　□肺功能 　□血氧饱和度 　□其他 □生活护理 □心理护理	□监测生命体征 □病室环境 □卧位 □氧疗 　□低流量给氧 □制订康复计划 □用药护理 □医嘱相关治疗执行及指导 　□采集血标本 　□药物过敏试验 　□口服药物 　□静脉输液 　□吸氧 　□雾化吸入 　□必要时吸痰 　□其他 □巡视观察 　□痰液的颜色、性质和量 　□观察局部有无出现水泡 　□中毒性脑病或肺水肿的可能 □生活护理 □心理护理	□监测生命体征 □病室环境 □卧位 □氧疗 　□低流量给氧 　□其他 □制订康复计划 □协助生活护理 □心理护理	□医嘱相关治疗、处置执行 □出院流程指导 □与患者及家属共同制订居家康复计划 □出院指导 □整理病历

续表

时间	住院第1日	住院第2～3日	住院期间	出院前1～3日	出院日
健康教育	□环境介绍 □住院须知 □主治医生 □责任护士 □检验/检查指导 □疾病相关知识 □跌倒预防 □压疮预防 □烫伤预防 □皮肤衣物处置	□正确留取痰标本 □检验/检查指导 □咳嗽、咳痰的意义	□疾病相关知识 □呼吸功能练习 　□深呼吸 　□有效咳嗽 □休息与睡眠 □氧疗的目的、方法及注意事项	□疾病相关知识 □防寒保暖 □戒烟、酒 □呼吸功能练习 　□深呼吸 　□有效咳嗽 □休息与睡眠 □家庭氧疗	□自我调护 □避免再次接触含溴丙烷液体
康复指导	□氧气疗法 □必要时无创正压通气	□深呼吸 □有效咳嗽 □自我放松训练	□深呼吸 □有效咳嗽 □自我放松训练	□深呼吸 □有效咳嗽 □自我放松训练	□深呼吸 □有效咳嗽 □有氧训练
饮食	□优质蛋白:鱼类、蛋类、肉等 □维生素:新鲜蔬菜水果 □当病人出现水肿时,应限制钠、水摄入	□优质蛋白:鱼类、蛋类、肉等 □维生素:新鲜蔬菜水果 □当病人出现水肿时,应限制钠、水摄入	□优质蛋白:鱼类、蛋类、肉等 □维生素:新鲜蔬菜水果 □当病人出现水肿时,应限制钠、水摄入	□优质蛋白及钙:鱼蛋类、肉等 □维生素:新鲜蔬菜水果	□优质蛋白及钙:鱼蛋类、肉等 □维生素:新鲜蔬菜水果 □戒烟酒、多饮水
病情变异记录	□无 □有,原因: 1. 2.	□无 □有,原因: 1. 2.	□无 □有,原因: 1. 2.	□无 □有,原因: 1. 2.	□无 □有,原因: 1. 2.
签名					

───────── 临床路径实施规范 ─────────

【住院第1日】

1. 护理处置

(1)入院常规护理。

(2)每1～2小时巡视病人,观察病人局部有无出现水泡,观察中毒性脑病或肺水肿的先兆,是否有活动后心悸、呼吸困难、乏力、头痛等症状,并注意观察病人的生命体征及意识的变化。

(3)评估患者

1)全身情况。意识状况,生命体征的变化,特别是状况及有无发绀等。

2)局部情况:观察有无咳嗽,是否咳粉红色泡沫痰,是否有哮鸣音等。

3)心理状况。有无紧张,焦虑和恐惧等。

4)健康认知:对本病的认知程度及发生的原因。

(4)完成医嘱相关的治疗、处置,指导病人各项治疗、处置的配合及注意事项。

(5)常规安全防护教育。

2. 健康教育

（1）常规健康指导。

（2）皮肤接触溴甲烷液体，应立即用温肥皂水或 2% 碳酸氢钠清洗，后沐浴，更换被污染衣服。病情允许可病室内活动。

（3）注意休息，保持安静，避免噪声刺激与情绪激动。

（4）严格控制输液的滴数，以每分钟 15～20 滴或根据病情更慢。

（5）做好生活护理，指导并协助病人洗脸、刷牙进餐、大小便等。

3. 康复指导

（1）肺、心功能失代偿期时，应指导病人绝对卧床休息。此时护士要每隔 1～2 小时协助病人翻身更换卧位，做好皮肤的护理，预防压疮形成。

（2）氧气疗法：此疗法可提高动脉氧分压，改善因血氧下降造成的组织缺氧，使脑、心、肾等重要脏器功能得以维持；也可减轻缺氧时心率、呼吸加快所增加的心、肺工作负担。

（3）无创正压通气治疗：无创正压通气治疗是通过缓解呼吸肌疲劳，减轻患者呼吸困难，进而改善患者的运动耐力。

4. 饮食

（1）病人进食高纤维素、易消化的清淡食物，防止因便秘腹胀而加重呼吸困难和心脏负担。

（2）当病人出现水肿时，应限制钠、水摄入，每日钠盐 <3g，每日饮水 <1500ml。因为碳水化合物可以增加 CO_2 生成量，为避免加重病人肺部的负担，饮食中碳水化合物的量在病人食物总量中占的比例≤60%。

（3）指导病人少食多餐，减少用餐时的疲劳，进餐前后用温开水漱口，保持口腔的清洁，以促进食欲。

【住院第 2～3 日】

1. 护理处置

（1）要定时更换体位和胸部叩击，促进痰液排出，防止呼吸道感染。指导有效咳嗽咳痰及胸部回击的方法，应根据病情协助胸部叩击和体位引流，以利于分泌物的排出。指导病人正确使理用支气管舒张剂以及时缓解支气管痉挛引起的呼吸困难，必要时建立人工气道并吸痰，同时观察痰液的颜色、性状、量，正确收集痰标本，及时送检。遵医嘱给予吸氧及用药，观察效果及不良反应。糖皮质激素药：如甲泼尼龙是激素类药，不良反应有口干、恶心、肥胖、痤疮、水钠潴留等；抗生素：观察病人用药后有无呼吸困难、皮疹、恶心等不良反应。

（2）根据病人病情指导病室内活动，保证休息，避免劳累。保持病室安静整洁，空气清新，应定时更每日通风 1～2 次，温湿度适宜，以充分发挥呼吸道的自然防御功能。冬季注意保暖，避免病人直接吸入冷空气。

2. 健康教育

（1）指导病人有效咳嗽、咳痰的方法。

（2）指导病人胸部叩击的方法。

（3）指导病人正确留取痰标本的方法。

（4）指导病人保持口腔清洁：经常漱口，做好口腔护理，以促进食欲，预防口腔继发感染。观察口腔黏膜的变化，为病情提供依据。

（5）指导病人雾化吸入治疗的配合：雾化吸入时，指导病人配合深呼吸，以缓解气道痉挛，如有咳嗽频繁、气促等症状应及时告知，雾化后应正确咳嗽，以促进痰液的排出。

（6）指导病人掌握定量雾化吸入器（MDI）的方法。

（7）指导慢性阻塞性肺疾病病人的合理饮食。

3. **康复指导** 指导患者进行深呼吸和有效咳嗽：取坐位，助患者先进行几次深而慢的呼吸后尽量深吸气、屏气，继而缩唇缓慢地将气体呼出；再深吸一口气、屏气，身体少前倾，自胸腔进行 2～3 次短促有力的咳嗽，咳痰后进行放松性深呼吸。

4. **饮食**

（1）病人进食高纤维素、易消化的清淡食物，防止因便秘腹胀而加重呼吸困难和心脏负担。

（2）当病人出现水肿时，应限制钠、水摄入，每日钠盐 <3g，每日饮水 <1500ml。因为碳水化合物可以增加 CO_2 生成量，为避免加重病人肺部的负担，饮食中碳水化合物的量在病人食物总量中占的比例应≤60%。

【住院期间】

1. **护理处置**

（1）观察病情，注意病人的病情及生命体征的变化，提供整洁、舒适的住院环境。

（2）根据病人的病情指导病区内活动，以不引起疲劳为宜。年老体弱及卧床病人应定时更换体位，喘憋明显者可取半卧位或端坐卧位，以利呼吸。呼吸困难、发绀较前缓解者，指导病室活动，避免劳累。

（3）根据医嘱进行治疗、处置。遵医嘱采集动、静脉血标本检查，观察穿刺部位，防止出血及血肿等不良反应，了解各项检查结果，如有异常及时与医生沟通。有呼吸困难伴低氧血症者遵医嘱给予氧疗，告知病人用氧的相关知识，一般采用鼻导管持续低流量吸氧，每分钟氧流量 1～2L，应避免吸入氧浓度过高而引起一氧化碳潴留，观察用氧的疗效及反应。遵医腹式呼吸，予止咳化痰、平喘对症治疗，并观察药物的疗效及不良反应。

2. **健康教育**

（1）告知患者疾病相关知识，注意保暖，多饮水。

（2）根据病人病情指导病室内活动，保证充足的休息与睡眠，活动应循序渐进，避免劳累，从卧床休息 - 坐起 - 床边活动 - 室外活动逐步进行；睡前不喝咖啡、浓茶、睡前热水泡脚，喝热牛奶以促进睡眠，保证每晚有效睡眠时间达 6～8 小时。

（3）指导深呼吸及有效咳嗽的方法及意义。

（4）氧疗的方法及意义。

3. **康复指导** 深呼吸及有效咳嗽：方法同上。

4. **饮食**

（1）病人进食高纤维素、易消化的清淡食物，防止因便秘腹胀而加重呼吸困难和心脏负担。

（2）当病人出现水肿时，应限制钠、水摄入，每日钠盐 <3g，每日饮水 <1500ml。因为碳水化合物可以增加 CO_2 生成量，为避免加重病人肺部的负担，饮食中碳水化合物的量在病人食物总量中占的比例应≤60%。

（3）指导病人行肺部检查前应保证充分的休息及合理饮食，检查前需遵医嘱停用支气管舒张剂24～48小时,检查当日,禁止吸烟和食用咖啡、茶、可乐、巧克力等。

【出院前1~3日】

1. 护理处置

(1)定时巡视病人,观察病情,注意病人的病情及生命体征的变化,提供整洁、舒适的住院环境。

(2)遵医嘱进行治疗和处置,观察氧疗及吸入治疗的效果及反应,观察药物的疗效和不良反应。根据医嘱进行各项检查,实施护理措施。

(3)根据病人病情需要掌握和(或)进行锻炼缩唇呼吸、腹式呼吸。

(4)与病人及家属建立良好的沟通方式,了解病人的心理状态,针对其对疾病的认知态度以及由此引起的心理、性格、生活方式等方面的改变,与病人及家属共同制订和实施康复计划,消除诱因、定期进行呼吸及功能锻炼、坚持合理用药,减轻症状,增强战胜疾病的信心。同时,指导病人缓解焦虑的方法,如听音乐、下棋等活动,以分散注意力,减轻焦虑。

2. 健康教育

(1)告知患者疾病相关知识,注意防寒保暖,多饮水,戒烟酒。

(2)保证充足的休息与睡眠,活动应循序渐进,从卧床休息-坐起-床边活动-室外活动逐步进行;睡前不喝咖啡、浓茶、睡前热水泡脚,喝热牛奶以促进睡眠,保证每晚有效睡眠时间达6～8小时。

(3)指导深呼吸及有效咳嗽的方法及意义。

(4)指导家庭氧疗的方法、意义及注意事项。

3. 康复指导　深呼吸及有效咳嗽:方法同上。

4. 饮食

(1)病人进食高纤维素、易消化的清淡食物,防止因便秘腹胀而加重呼吸困难和心脏负担。

(2)当病人出现水肿时,应限制钠、水摄入,每日钠盐 <3g,每日饮水 <1500ml。因为碳水化合物可以增加 CO_2 生成量,为避免加重病人肺部的负担,饮食中碳水化合物的量在病人食物总量中占的比例应≤60%。

(3)指导病人行肺部检查前应保证充分的休息及合理饮食,检查前需遵医嘱停用支气管舒张剂24～48小时,检查当日,禁止吸烟和食用咖啡、茶、可乐、巧克力等。

【出院日】

1. 护理处置

(1)观察病人病情变化,保持口腔清洁,饮食合理,观察药物疗效及不良反应,根据医嘱进行治疗、处置,护理措施落实到位。

(2)完成医嘱相关的治疗、处置,指导病人各项治疗、处置的配合要点及注意事项。协助完成各项检查。

(3)根据病人的病情指导病区活动,避免劳累。进行缩唇呼吸、腹式呼吸锻炼,做好安全防护措施指导,保证病人安全。

(4)根据病人的实际需求做好生活护理和心理护理。

(5)做好疾病的相关知识与用药知识宣教、指导。

（6）指导病人坚持家庭氧疗　告知氧疗的目的、必要性及注意事项；注意用氧安全，应妥善安装放置，做到防火防油防热防震；氧疗装置应定期更换清洁、消毒。指导氧疗的效果及不良反应的观察，如病人的呼吸困难发绀情况减轻或缓解，没有心慌等不适，表明氧疗有效，否则应寻找原因，及时处理。

2. 健康教育　出院指导

（1）休息与活动。

（2）饮食指导。

（3）用药指导。

（4）提高自护能力。

（5）出院流程指导。

3. 康复指导　深呼吸及有效咳嗽：方法同上。

4. 饮食

（1）提供富含优质蛋白及钙的食物。

（2）饮食中注意糖、脂肪、蛋白质三大营养物质的合理搭配。

（3）多吃新鲜蔬菜、水果补充维生素。

（4）多饮水、戒烟酒、忌吃辛辣刺激食物。

（刘　璐、梁　实）

第三十三节　溴丙烷中毒临床护理路径

溴丙烷中毒临床护理路径表

适用对象：第一诊断为溴丙烷中毒

患者姓名＿＿＿＿＿＿＿＿　性别＿＿＿＿＿　年龄＿＿＿＿＿　住院号＿＿＿＿＿＿＿＿

住院日期＿＿＿年＿＿＿月＿＿＿日　出院日期＿＿＿年＿＿＿月＿＿＿日　住院天数＿＿＿天

时间	住院第1日	住院第2～3日	住院期间	出院前1～3日	出院日
护理处置	□测量生命体征、佩戴腕带 □体重 □入院护理评估 □通知主管医生 □建立护理病历 □卫生处置 □完成入院护理记录单书写 □肌力评估 □医嘱相关治疗执行及指导 　□采集血标本 　□皮内注射 　□口服药物	□监测生命体征 □病室环境 □卧位 □保持呼吸道通畅 □氧疗 　□低流量给氧 　□无创正压通气 □用药护理 □肢体功能障碍康复锻炼 □医嘱相关治疗执行及指导 　□口服药物 　□静脉输液 　□吸氧（必要时）	□监测生命体征 □病室环境 □卧位 □保持呼吸道通畅 □制订康复计划 □用药护理 □肢体功能障碍康复锻炼 □医嘱相关治疗执行及指导 　□口服药物 　□静脉输液 　□吸氧（必要时） 　□雾化吸入 　□其他	□监测生命体征 □病室环境 □卧位 □保持呼吸道通畅 □氧疗 　□低流量给氧 　□其他 □制订康复计划 □肢体功能障碍康复锻炼 □医嘱相关治疗执行及指导 　□口服药物 　□静脉输液 　□吸氧（必要时）	□医嘱相关治疗、处置执行 □出院流程指导 □制订康复计划 □出院指导 □整理病历

续表

时间	住院第1日	住院第2~3日	住院期间	出院前1~3日	出院日
护理处置	□静脉输液 □吸氧 □雾化吸入 □必要时吸痰 □其他 □巡视观察 　□观察局部有无出现水泡 　□观察中毒性脑病的先兆 □完善相关检查 　□心电图 　□胸部CT 　□腹部超声 　□肺功能 　□血氧饱和度 　□其他 □生活护理 □心理护理	□雾化吸入 □必要时心电、血氧饱和度检测 □其他 □协助生活护理 □巡视观察 　□观察局部有无出现水泡 　□观察中毒性脑病的先兆 □生活护理 □心理护理	□协助生活护理 □巡视观察 　□痰液的颜色、性质和量 　□观察局部有无出现水泡 　□观察中毒性脑病的先兆 □生活护理 □心理护理	□雾化吸入 □其他 □协助生活护理 □心理护理	
健康教育	□环境介绍 □住院须知 □主治医生 □责任护士 □检验/检查指导 □疾病相关知识 □跌倒预防 □压疮预防 □烫伤预防 □皮肤衣物处置	□正确留取痰标本 □检验/检查指导 □咳嗽、咳痰的意义	□疾病相关知识 □呼吸功能练习 　□深呼吸 　□有效咳嗽 □休息与睡眠 □氧疗的目的、方法及注意事项	□疾病相关知识 □防寒保暖 □戒烟、酒 □呼吸功能练习 　□深呼吸 　□有效咳嗽 □休息与睡眠	□自我调护 □禁止皮肤接触溴甲烷液体
康复指导	□氧气疗法 □肢体功能训练	□肢体功能训练 □肢体良肢位摆放	□肢体功能训练 □肢体良肢位摆放	□肢体功能训练	□肢体功能训练
饮食	□优质蛋白:鱼类、蛋类、肉等 □维生素:新鲜蔬菜水果,高纤维素,易消化的清淡食物	□优质蛋白:鱼类、蛋类、肉等 □维生素:新鲜蔬菜水果,高纤维素,易消化的清淡食物	□优质蛋白:鱼类、蛋类、肉等 □维生素:新鲜蔬菜水果,高纤维素,易消化的清淡食物	□优质蛋白:鱼类、蛋类、肉等 □维生素:新鲜蔬菜水果,高纤维素,易消化的清淡食物	□优质蛋白:鱼类、蛋类、肉等 □维生素:新鲜蔬菜水果,高纤维素,易消化的清淡食物
病情变异记录	□无 □有,原因: 1. 2.	□无 □有,原因: 1. 2.	□无 □有,原因: 1. 2.	□无 □有,原因: 1. 2.	□无 □有,原因: 1. 2.
签名					

临床路径实施规范

【住院第1日】

1. 护理处置

（1）入院常规护理。

（2）每1～2小时巡视病人，观察病人是否有活动障碍等症状，观察病情变化，对病情进行评价，注意观察药物疗效和不良反应。

（3）完成医嘱相关的治疗、处置，指导病人各项治疗、处置的配合要点及注意事项。应主常规安全防护教育。

（4）肌力的评估：肌力是受试者主动运动时肌肉收缩的力量，可通过机体收缩特定肌肉群的能力来判断，其评估采用0～5级共6级肌力记录法，具体分级如下：

分级	临床表现
0级	0级完全瘫痪，不能作任何自由运动
1级	Ⅰ级可见肌肉轻微收缩
2级	Ⅱ级肢体能在床上平行移动
3级	Ⅲ级肢体可以克服地心吸收力，能抬离床面
4级	Ⅳ级肢体能做对抗外界阻力的运动
5级	Ⅴ级肌力正常，运动自如

2. 健康教育

（1）常规健康指导。

（2）病情允许可病室内活动。

（3）做好生活护理，指导并协助病人洗脸、刷牙进餐、大小便等。

3. 康复指导

（1）讲述慢性正己烷中毒产生的原因及临床表现，神经损伤后修复和再生所需的时间，只要经过积极治疗，四肢功能可以完全康复。

（2）反复强调功能锻炼应循序渐进，肌力1～2级者早期以床上被动运动为主，肌力3级患者鼓励其练习卧床抬腿、握拳，扶物站立行走，扶栏练习下蹲，或使用脚踏车等健身器材来增强肌力等运动，下床须有专人守候，以室内、走廊功能锻炼为主，严防跌倒。

4. 饮食

（1）优质蛋白：鱼类、蛋类、肉等。

（2）维生素：新鲜蔬菜水果，高纤维素，易消化的清淡食物，指导病人少食多餐，减少用餐时的疲劳。

（3）当病人出现水肿时，应限制钠、水摄入，每日钠盐 <3g，每日饮水 <1500ml。进餐前后用温开水漱口，保持口腔的清洁，以促进食欲。

【住院第2～3日】

1. 护理处置

（1）每1～2小时巡视病人，观察用药后反应、肌力情况等，出现病情变化应及时通知医生并做好记录。

（2）根据医嘱正确采集标本，进行相关检查在项目，应宣教相关知识并观察病人反应。

（3）指导护工送检，如病人有使用造影剂的相关化验检查结果，如有异常及时与医生沟通并指导病人。

（4）保证病人安全，避免压疮、烫伤、跌倒或坠床等发生。

（5）肌力的评估：肌力是受试者主动运动时肌肉收缩的力量，可通过机体收缩特定肌肉群的能力来判断，其评估采用0～5级共6级肌力记录法，具体分级如下：

分级	临床表现
0级	0级完全瘫痪，不能作任何自由运动
1级	Ⅰ级可见肌肉轻微收缩
2级	Ⅱ级肢体能在床上平行移动
3级	Ⅲ级肢体可以克服地心吸收力，能抬离床面
4级	Ⅳ级肢体能做对抗外界阻力的运动
5级	Ⅴ级肌力正常，运动自如

2. 健康教育

（1）常规健康指导。

（2）皮肤接触溴甲烷液体，应立即用温肥皂水或2%碳酸氢钠清洗，后沐浴，更换被污染衣服。病情允许可病室内活动。

（3）做好生活护理，指导并协助病人洗脸、刷牙进餐、大小便等。

3. 康复指导

（1）讲述慢性正己烷中毒产生的原因及临床表现，神经损伤后修复和再生所需的时间，只要经过积极治疗，四肢功能可以完全康复。

（2）反复强调功能锻炼应循序渐进，肌力1～2级者早期以床上被动运动为主，肌力3级患者鼓励其练习卧床抬腿、握拳，扶物站立行走，扶栏练习下蹲，或使用脚踏车等健身器材来增强肌力等运动，下床须有专人守候，以室内、走廊功能锻炼为主，严防跌倒。

4. 饮食

（1）优质蛋白：鱼类、蛋类、肉等。

（2）维生素：新鲜蔬菜水果，高纤维素，易消化的清淡食物，指导病人少食多餐，减少用餐时的疲劳。

（3）当病人出现水肿时，应限制钠、水摄入，每日钠盐<3g，每日饮水<1500ml。进餐前后用温开水漱口，保持口腔的清洁，以促进食欲。

【住院期间】

1. 护理处置

（1）每1～2小时巡视病人，观察用药后反应、视力及肌力情况等，出现病情变化应及时通知医生并做好记录。

（2）了解相关化验、检查结果，如有异常及时与医生沟通并指导病人。

（3）保证病人安全，避免压疮、烫伤、跌倒或坠床等发生。

（4）做好生活护理，指导协助病人洗脸、刷牙、进餐、大小便等，保证病人舒适。

（5）心理护理，本病起病急，进展快，病人常因日常生活能力骤然下降而紧张、恐惧，同时担心工厂不赔付,常表现为躁动不安及依赖心理。护士应及时了解病人的心理状况,主动关心病人,尽可能陪伴在病人身边,耐心倾听病人的感受,告知病人医护人员会认真观察其病情的细微变化,使其情绪稳定,放心休息。同时还要讲解病情经过使其认识到肢体康复锻炼的重要性,告知本病经过积极治疗和康复锻炼大多预后很好,以增强他们对治疗的信心,取得充分信任和合作。

（6）肌力的评估:肌力是受试者主动运动时肌肉收缩的力量,可通过机体收缩特定肌肉群的能力来判断,其评估采用0~5级共6级肌力记录法,具体分级如下:

分级	临床表现
0级	0级完全瘫痪,不能作任何自由运动
1级	Ⅰ级可见肌肉轻微收缩
2级	Ⅱ级肢体能在床上平行移动
3级	Ⅲ级肢体可以克服地心吸收力,能抬离床面
4级	Ⅳ级肢体能做对抗外界阻力的运动
5级	Ⅴ级肌力正常,运动自如

2. 健康教育

（1）常规健康指导。

（2）皮肤接触溴甲烷液体,应立即用温肥皂水或2%碳酸氢钠清洗,后沐浴,更换被污染衣服。病情允许可病室内活动。

（3）做好生活护理,指导并协助病人洗脸、刷牙进餐、大小便等。

3. 康复指导

（1）讲述慢性正己烷中毒产生的原因及临床表现,神经损伤后修复和再生所需的时间,只要经过积极治疗,四肢功能可以完全康复。

（2）反复强调功能锻炼应循序渐进,肌力1~2级者早期以床上被动运动为主,肌力3级患者鼓励其练习卧床抬腿、握拳,扶物站立行走,扶栏练习下蹲,或使用脚踏车等健身器材来增强肌力等运动,下床须有专人守候,以室内、走廊功能锻炼为主,严防跌倒。

4. 饮食

（1）优质蛋白:鱼类、蛋类、肉等。

（2）维生素:新鲜蔬菜水果,高纤维素,易消化的清淡食物,指导病人少食多餐,减少用餐时的疲劳。

（3）当病人出现水肿时,应限制钠、水摄入,每日钠盐 <3g,每日饮水 <1500ml。进餐前后用温开水漱口,保持口腔的清洁,以促进食欲。

【出院前1~3日】

1. 护理处置

（1）定时巡视病人,观察病情,注意病人的病情及生命体征的变化,提供整洁、舒适的住院环境。

（2）遵医嘱进行治疗和处置,观察氧疗及吸入治疗的效果及反应,观察药物的疗效和不良反应。根据医嘱进行各项检查,实施护理措施。

（3）根据病人病情需要掌握和(或)进行锻炼缩唇呼吸、腹式呼吸。

（4）与病人及家属建立良好的沟通方式，了解病人的心理状态，针对其对疾病的认知态度以及由此引起的心理、性格、生活方式等方面的改变，与病人及家属共同制订和实施康复计划，消除诱因、定期进行呼吸及功能锻炼、坚持合理用药，减轻症状，增强战胜疾病的信心。同时，指导病人缓解焦虑的方法，如听音乐、下棋等活动，以分散注意力，减轻焦虑。

（5）肌力的评估：肌力是受试者主动运动时肌肉收缩的力量，可通过机体收缩特定肌肉解的能力来判断，其评估采用 0～5 级共 6 级肌力记录法，具体分级如下：

分级	临床表现
0 级	0 级完全瘫痪，不能作任何自由运动
1 级	Ⅰ级可见肌肉轻微收缩
2 级	Ⅱ级肢体能在床上平行移动
3 级	Ⅲ级肢体可以克服地心吸收力，能抬离床面
4 级	Ⅳ级肢体能做对抗外界阻力的运动
5 级	Ⅴ级肌力正常，运动自如

2. 健康教育

（1）常规健康指导。

（2）皮肤接触溴甲烷液体，应立即用温肥皂水或 2% 碳酸氢钠清洗，后沐浴，更换被污染衣服。病情允许可病室内活动。

（3）做好生活护理，指导并协助病人洗脸、刷牙进餐、大小便等。

3. 康复指导

（1）讲述慢性正己烷中毒产生的原因及临床表现，神经损伤后修复和再生所需的时间，只要经过积极治疗，四肢功能可以完全康复。

（2）反复强调功能锻炼应循序渐进，肌力 1～2 级者早期以床上被动运动为主，肌力 3 级患者鼓励其练习卧床抬腿、握拳，扶物站立行走，扶栏练习下蹲，或使用脚踏车等健身器材来增强肌力等运动，下床须有专人守候，以室内、走廊功能锻炼为主，严防跌倒。

4. 饮食

（1）优质蛋白：鱼类、蛋类、肉等。

（2）维生素：新鲜蔬菜水果，高纤维素，易消化的清淡食物，指导病人少食多餐，减少用餐时的疲劳。

（3）当病人出现水肿时，应限制钠、水摄入，每日钠盐 <3g，每日饮水 <1500ml。进餐前后用温开水漱口，保持口腔的清洁，以促进食欲。

【出院日】

1. 护理处置

（1）巡视病人，观察用药后反应、视力及肌力情况等，出现病情变化应及时通知医生并做好记录。

（2）保证病人安全，避免压疮、烫伤、跌倒或坠床等发生。

（3）心理护理，帮助树立战胜疾病的信心；当病人康复锻炼有进步时，给予充分的鼓励。

（4）做好生活护理，指导并协助病人洗脸、刷牙、进餐、大小便等，保证病人舒适。

2. 健康教育　出院指导

（1）休息与活动。

（2）饮食指导。

（3）用药指导。

（4）提高自护能力。

3. 康复指导

（1）治疗中不断增加训练的难度和时间，以增强身体的灵活性和耐力。

（2）练习独立行走、跨门槛、上下楼梯，但一次不能过累，可逐步增加活动量和距离；坚持锻炼受损肢体的肌力关节运动，应经常做各手指的屈伸、开合等练习，练习中不断增加训练的难度和时间，以增强身体的灵活性和耐力。

4. 饮食

（1）优质蛋白：鱼类、蛋类、肉等。

（2）维生素：新鲜蔬菜水果，高纤维素，易消化的清淡食物，指导病人少食多餐，减少用餐时的疲劳。

（刘　璐、梁　实）

第三十四节　环氧乙烷中毒临床护理路径

环氧乙烷中毒临床护理路径表

适用对象：第一诊断为环氧乙烷中毒

患者姓名＿＿＿＿＿＿＿＿　性别＿＿＿＿＿　年龄＿＿＿＿＿＿　住院号＿＿＿＿＿＿＿＿

住院日期＿＿＿＿年＿＿＿＿月＿＿＿＿日　出院日期＿＿＿＿年＿＿＿＿月＿＿＿＿日　住院天数＿＿＿＿天

时间	住院第1日	住院第2～3日	住院期间	出院前1～3日	出院日
护理处置	□测量生命体征、佩戴腕带 □体重 □入院护理评估 □通知主管医生 □建立护理病历 □卫生处置 □肌力评估 □保持呼吸道通畅 □完成入院护理记录单书写 □医嘱相关治疗执行及指导 　□用清水冲洗患者眼睛 　□采集血标本	□监测生命体征 □病室环境 □卧位 □保持呼吸道通畅 □氧疗 　□低流量给氧 　□无创正压通气 □用药护理 □肢体功能障碍康复锻炼 □医嘱相关治疗执行及指导 　□用清水冲洗患者眼睛 　□采集血标本 　□皮内注射	□监测生命体征 □病室环境 □卧位 □保持呼吸道通畅 □用药护理 □制订康复计划 □肢体功能障碍康复锻炼 □医嘱相关治疗执行及指导 　□口服药物 　□静脉输液 　□吸氧（必要时） 　□雾化吸入 　□其他 □协助生活护理	□监测生命体征 □病室环境 □卧位 □保持呼吸道通畅 □氧疗 　□低流量给氧 　□其他 □制订康复计划 □肢体功能障碍康复锻炼 □医嘱相关治疗执行及指导 　□口服药物 　□静脉输液 　□吸氧（必要时） 　□雾化吸入	□医嘱相关治疗、处置执行 □出院流程指导 □制订康复计划 □出院指导 □整理病历

续表

时间	住院第1日	住院第2～3日	住院期间	出院前1～3日	出院日
护理处置	□皮内注射 □口服药物 □静脉输液 □吸氧 □雾化吸入 □必要时吸痰 □其他 □巡视观察 □痰液的颜色、性质和量 □观察中毒性脑水肿或肺水肿的先兆 □观察有无心肌损害 □观察局部有无出现水泡或皮炎 □完善相关检查 　□心电图 　□胸部CT 　□腹部超声 　□肺功能 　□血氧饱和度 　□其他 □生活护理 □心理护理	□口服药物 □静脉输液 □吸氧 □雾化吸入 □必要时吸痰 □其他 □巡视观察 □痰液的颜色、性质和量 □观察中毒性脑水肿或肺水肿的先兆 □观察有无心肌损害 □观察局部有无出现水泡或皮炎 □完善相关检查 　□心电图 　□胸部CT 　□腹部超声 　□肺功能 　□血氧饱和度 　□其他 □生活护理 □心理护理	□巡视观察 □痰液的颜色、性质和量 □观察中毒性脑水肿或肺水肿的先兆 □观察有无心肌损害 □观察局部有无出现水泡或皮炎 □生活护理 □心理护理	□其他 □协助生活护理 □心理护理	
健康教育	□环境介绍 □住院须知 □主治医生 □责任护士 □检验/检查指导 □疾病相关知识 □跌倒预防 □压疮预防 □烫伤预防 □皮肤衣物处置	□正确留取痰标本 □检验/检查指导 □咳嗽、咳痰的意义	□疾病相关知识 □呼吸功能练习 　□深呼吸 　□有效咳嗽 □心脏康复锻炼 □休息与睡眠 □氧疗的目的、方法及注意事项	□疾病相关知识 □防寒保暖 □戒烟、酒 □呼吸功能练习 　□深呼吸 　□有效咳嗽 □心脏康复锻炼 □休息与睡眠	□自我调护 □禁止检修不戴防毒面具
康复指导	□氧气疗法 □必要时无创正压通气 □心脏康复锻炼	□深呼吸 □有效咳嗽 □自我放松训练 □心脏康复锻炼	□深呼吸 □有效咳嗽 □自我放松训练 □心脏康复锻炼	□深呼吸 □有效咳嗽 □心脏康复锻炼	□深呼吸 □有效咳嗽 □心脏康复锻炼

续表

时间	住院第1日	住院第2～3日	住院期间	出院前1～3日	出院日
饮食	□优质蛋白：鱼类、蛋类、肉等 □维生素：新鲜蔬菜水果 □高纤维素，易消化的清淡食物 □当病人出现水肿时，应限制钠、水摄入	□优质蛋白：鱼类、蛋类、肉等 □维生素：新鲜蔬菜水果 □高纤维素，易消化的清淡食物 □当病人出现水肿时，应限制钠、水摄入	□优质蛋白：鱼类、蛋类、肉等 □维生素：新鲜蔬菜水果 □高纤维素，易消化的清淡食物 □当病人出现水肿时，应限制钠、水摄入	□优质蛋白：鱼类、蛋类、肉等 □维生素：新鲜蔬菜水果 □高纤维素，易消化的清淡食物	□优质蛋白：鱼类、蛋类、肉等 □维生素：新鲜蔬菜水果 □高纤维素，易消化的清淡食物
病情变异记录	□无 □有，原因： 1. 2.	□无 □有，原因： 1. 2.	□无 □有，原因： 1. 2.	□无 □有，原因： 1. 2.	□无 □有，原因： 1. 2.
签名					

临床路径实施规范

【住院第1日】

1. 护理处置

（1）入院常规护理。

（2）立即移离现场，脱去污染衣物，注意休息、保暖，加强监护；如环氧乙烷液体沾染皮肤，应立即用大量清水或3%硼酸溶液反复冲洗。

（3）每1～2小时巡视病人，观察病人是否有意思障碍，观察中毒性脑病或肺水肿的先兆，是否有活动后心悸呼吸困难、乏力、头痛等症状，并注意观察病人的生命体征及意识的变化。

（4）评估患者

1）全身情况：意识状况，生命体征的变化，上腹部疼痛情况，特别是状况及有无发绀等。

2）局部情况：观察有无咳嗽，是否咳粉红色泡沫痰，是否有哮鸣音；观察患者是否有上腹痛等。

3）心理状况：有无紧张，焦虑和恐惧等。

4）健康认知：对本病的认知程度及发生的原因。

（5）完成医嘱相关的治疗、处置，指导病人各项治疗、处置的配合要点及注意事项。应主常规安全防护教育。

2. 健康教育

（1）常规健康指导。

（2）吸入中毒者应迅速救离现场，脱去污染衣、帽，更换被污染衣服。卧床休息，病情允许可病室内活动。

（3）做好生活护理，指导并协助病人洗脸、刷牙进餐、大小便等。

3. 康复指导

（1）肺、心功能失代偿期时，应指导病人绝对卧床休息。此时护士要每隔1～2小时协助病人翻身更换卧位，做好皮肤的护理，预防压疮形成。

（2）如果环氧乙烷对呼吸道造成损害后，出现呼吸困难或窒息的话，必要时要采取气管切开的方法，保持中毒者的呼吸功能，避免发生肺损伤。很多患者在环氧乙烷中毒的同时，眼睛也会受到侵害，所以一定要及时用清水洗净患者的眼睛。

（3）护士应了解病人的家庭、社会背景等，多关心照顾病人，耐心地疏导，向病人及家属讲解本病的相关知识，解除病人的顾虑，使病人树立战胜疾病的信心。

4. 饮食

（1）指导病人进高纤维素，易消化的清淡食物，防止因便秘腹胀而加重呼吸困难和心脏负担。

（2）当病人出现水肿时，应限制钠、水摄入，每日钠盐 <3g，每日饮水 <1500ml。因为碳水化合物可以增加 CO_2 生成量，为虑了避免加重病人肺部的负担，饮食中碳水化合物的量在病人食物总量中占的比例应≤60%。

（3）指导病人少食多餐，减少用餐时的疲劳，进餐前后用温开水漱口，保持口腔的清洁，以促进食欲。

【住院第2~3日】

1. 护理处置

（1）皮肤症状较重或不缓解，应去专科医院就诊；眼睛污染者，于清水冲洗15分钟后点四环素可的松眼膏；吸入中毒时，予以吸氧，保持呼吸道通畅，对于因喉水肿、痉挛、呼吸道灼伤分泌物多而致呼吸困难或窒息者，应及时做气管切开，维持呼吸功能。发生肺损伤，应早期给予呼吸机支持和激素治疗。积极防治肺水肿和呼吸道感染，并注意保护各脏器功能。遵医嘱给予吸氧及用药，观察效果及不良反应。糖皮质激素药：如甲泼尼龙是激素类药，不良反应有口干、恶心、肥胖、痤疮、水钠潴留等；抗生素：观察病人用药后有无呼吸困难、皮疹、恶心等不良反应。

（2）根据病人病情指导病室内活动，保证休息，避免劳累。保持病室安静整洁，空气清新，应定时更每日通风1～2次，温湿度适宜，以充分发挥呼吸道的自然防御功能。冬季注意保暖，避免病换体位、胸人直接吸入冷空气。

2. 健康教育

（1）指导病人有效咳嗽、咳痰的方法。

（2）指导病人注意肢端感觉变化的方法。

（3）指导病人观察皮疹变化的方法。

（4）指导病人保持口腔清洁：经常漱口，做好口腔护理，以促进食欲，预防口腔继发感染。观察口腔黏膜的变化，为病情提供依据。

（5）指导病人雾化吸入治疗的配合：雾化吸入时，指导病人配合深呼吸，以缓解气道痉挛，如有咳嗽频繁气促等症状应及时告知，雾化后应正确咳嗽，以促进痰液的排出。

（6）指导病人提高氧疗依从性的方法。

（7）向患者讲解饮食的重要性，指导患者进清淡易消化、无辛辣富营养饮食。

3. 康复指导

（1）脑水肿护理

1）抬高床头 15～30cm 以便颅内静脉回流，从而减轻脑水肿，降低颅内压。

2）充足给氧可以改善脑缺氧并可使脑血管收缩，降低脑血流量。

3）控制液体摄入量，成人每日输液量不超过 700ml，可以进食的患者应减少饮水量或不饮水，但应保持尿量每日 <600ml，以防止水、电解质紊乱。

4）高热患者应立即降温，因高热可使机体代谢增高，脑缺血加重。

（2）呼吸系统的护理

1）密切观察生命体征、体温、脉搏呼吸、血压的变化，如有异常及时通知医生及早发现及早治疗。

2）嘱家属勤翻身，按摩长期受压部位，促进局部血液循环，如已有发红，可在局部涂红花油或气垫，交替进行，防止褥疮发生。

3）可选用雾化吸入疗法，跟患者交代清楚雾化吸入可以降药物直接进入口腔黏膜内，效果显著，以便更好配合医疗护理。如庆大霉素 8 万 U，α- 糜蛋白酶 2 支，20ml 蒸馏水。每日 3 次雾化吸入，饭后半小时。

4. 饮食

（1）多食优质高蛋白、低脂肪、低胆固醇食物。因优质蛋白可减轻肝脏及肾脏负担，如大豆蛋白的提取物等，多食富含维生素 C 的食物如苹果、西红柿等，应尽量少吃垃圾食品，如方便面、腌制的菜，最开始可食流质的饮食如小米粥等，，尽量少喝牛奶，过一段时间再喝鲜奶，保证食物新鲜、干净。

（2）大量补充 B 族维生素，在谷类及麦麸中含量高或营养补充食品等，帮助大量营养素 - 蛋白质、脂脂肪、碳水化合物消化吸收。

（3）大量补充维生素 E 及维生素 A，如胡萝卜汁，每日少食多餐，保护呼吸系统的黏膜组织。

【住院期间】

1. 护理处置

（1）观察病情，注意病人的病情及生命体征的变化，提供整洁、舒适的住院环境。

（2）根据病人的病情指导病区内活动，以不引起疲劳为宜。年老体弱及卧床病人应定时更换体位。呼吸困难、发绀较前缓解者，指导病室活动，避免劳累。

（3）喘憋明显者可取半卧位或端坐卧位，以利呼吸。

（4）根据医嘱进行治疗、处置。遵医嘱采集动、静脉血标本检查，观察穿刺部位，防止出血及血肿等不良反应，了解各项检查结果，如有异常及时与医生沟通。有呼吸困难伴低氧血管舒张症者遵医嘱给予氧疗，告知病人用氧的相关知识，一般采用鼻导管持续低流量吸氧，每分钟氧流量 1～2L，应避免吸入氧浓度过高而引起一氧化碳潴留，观察用氧的疗效及反应。遵医腹式呼吸。给予止咳化痰、平喘对症治疗，并观察药物的疗效及不良反应。

（5）必要时高压氧治疗。

（6）描记心电图并观察是否有变化。

（7）密切观察患者的体温、脉搏、呼吸、血压、意识、瞳孔的变化，有条件的可进入重症监护病房（CIU）抢救，进行床边心电、血氧饱和度、血压的监护，为减轻心肺负荷，可给予低流量氧气吸入。并适当控制输液的滴数和入量，以防肺水肿的发生. 要注意患者有无呕吐、头昏、肌无力、呼吸困难，心悸等症状，如出现脑水肿时，应快速滴入甘露醇液，详细记录出入量。患者躁动时应专人护理或加床栏避免坠床。如有失眠者适当给予镇静剂，发现异常及时报告医生，并积极采取相应的护理措施。

2. 健康教育

（1）指导病人有效咳嗽、咳痰的方法。

（2）指导病人注意肢端感觉变化的方法。

（3）指导病人观察皮疹变化的方法。

（4）指导病人保持口腔清洁：经常漱口，做好口腔护理，以促进食欲，预防口腔继发感染。观察口腔黏膜的变化，为病情提供依据。

（5）指导病人雾化吸入治疗的配合：雾化吸入时，指导病人配合深呼吸，以缓解气道痉挛，如有咳嗽频繁气促等症状应及时告知，雾化后应正确咳嗽，以促进痰液的排出。

（6）指导病人提高氧疗依从性的方法。

（7）向患者讲解饮食的重要性，指导患者进清淡易消化、无辛辣富营养饮食。

3. 康复指导

（1）脑水肿护理

1）抬高床头 15～30cm 以便颅内静脉回流，从而减轻脑水肿，降低颅内压。

2）充足给氧可以改善脑缺氧并可使脑血管收缩，降低脑血流量。

3）控制液体摄入量，成人每日输液量不超过 700ml，可以进食的患者应减少饮水量或不饮水，但应保持尿量每日 <600ml，以防止水、电解质紊乱。

4）高热患者应立即降温，因高热可使机体代谢增高，脑缺血加重。

（2）呼吸系统的护理

1）密切观察生命体征、体温、脉搏呼吸、血压的变化，如有异常及时通知医生及早发现及早治疗。

2）嘱家属勤翻身，按摩长期受压部位，促进局部血液循环，如已有发红，可在局部涂红花油或气垫，交替进行，防止压疮发生。

3）可选用雾化吸入疗法，跟患者交代清楚雾化吸入可以降药物直接进入口腔黏膜内，效果显著，以便更好配合医疗护理。如庆大霉素 8 万 U，α- 糜蛋白酶 2 支，20ml 蒸馏水。每日 3 次雾化吸入，饭后半小时。

4. 饮食

（1）多食优质高蛋白、低脂肪、低胆固醇食物。因优质蛋白可减轻肝脏及肾脏负担，如大豆蛋白的提取物等，多食富含维生素 C 的食物如苹果、西红柿等，应尽量少吃垃圾食品，如方便面、腌制的菜，最开始可食流质的饮食如小米粥等,，尽量少喝牛奶，过一段时间再喝鲜奶，保证食物新鲜、干净。

（2）大量补充 B 族维生素，在谷类及麦麸中含量高或营养补充食品等，帮助大量营养素 - 蛋白质、脂脂肪、碳水化合物消化吸收。

（3）大量补充 VE 及 VA，如胡萝卜汁，每日少食多餐，保护呼吸系统的黏膜组织。

【出院前 1～3 日】

1. 护理处置

（1）定时巡视病人，观察病情，注意病人的病情及生命体征的变化，提供整洁、舒适的住院环境。

（2）遵医嘱进行治疗和处置，观察氧疗及吸入治疗的效果及反应，观察药物的疗效和不良反应。根据医嘱进行各项检查，实施护理措施。

（3）根据病人病情需要掌握和（或）进行锻炼缩唇呼吸、腹式呼吸。

（4）与病人及家属建立良好的沟通方式，了解病人的心理状态，针对其对疾病的认知态度以及由此引起的心理、性格、生活方式等方面的改变，与病人及家属共同制订和实施康复计划，消除诱因、定期进行呼吸及功能锻炼、坚持合理用药，减轻症状，增强战胜疾病的信心。同时，指导病人缓解焦虑的方法，如听音乐、下棋等活动，以分散注意力，减轻焦虑。

2. 健康教育

（1）指导病人有效咳嗽、咳痰的方法。

（2）指导病人注意肢端感觉变化的方法。

（3）指导病人观察皮疹变化的方法。

（4）指导病人保持口腔清洁：经常漱口，做好口腔护理，以促进食欲，预防口腔继发感染。观察口腔黏膜的变化，为病情提供依据。

（5）指导病人雾化吸入治疗的配合：雾化吸入时，指导病人配合深呼吸，以缓解气道痉挛，如有咳嗽频繁气促等症状应及时告知，雾化后应正确咳嗽，以促进痰液的排出。

（6）指导病人提高氧疗依从性的方法。

（7）向患者讲解饮食的重要性，指导患者进清淡易消化、无辛辣富营养饮食。

3. 康复指导

（1）脑水肿护理

1）抬高床头 15～30cm 以便颅内静脉回流，从而减轻脑水肿，降低颅内压。

2）充足给氧可以改善脑缺氧并可使脑血管收缩，降低脑血流量。

3）控制液体摄入量，成人每日输液量不超过 700ml，可以进食的患者应减少饮水量或不饮水，但应保持尿量每日 <600ml，以防止水、电解质紊乱。

4）高热患者应立即降温，因高热可使机体代谢增高，脑缺血加重。

（2）呼吸系统的护理

1）密切观察生命体征、体温、脉搏呼吸、血压的变化，如有异常及时通知医生及早发现及早治疗。

2）嘱家属勤翻身，按摩长期受压部位，促进局部血液循环，如已有发红，可在局部涂红花油或气垫，交替进行，防止压疮发生。

3）可选用雾化吸入疗法，跟患者交代清楚雾化吸入可以降药物直接进入口腔黏膜内，效果显著，以便更好配合医疗护理。如庆大霉素 8 万 U，α- 糜蛋白酶 2 支，20ml 蒸馏水。每日 3 次雾化吸入，饭后半小时。

4. 饮食

（1）多食优质高蛋白、低脂肪、低胆固醇食物。因优质蛋白可减轻肝脏及肾脏负担，如大豆蛋白的提取物等，多食富含维生素 C 的食物如苹果、西红柿等，应尽量少吃垃圾食品，如方便面、腌制的菜，最开始可食流质的饮食如小米粥等，尽量少喝牛奶，过一段时间再喝鲜奶，保证食物新鲜、干净。

（2）大量补充 B 族维生素，在谷类及麦麸中含量高或营养补充食品等，帮助大量营养

素 - 蛋白质、脂肪、碳水化合物消化吸收。

（3）大量补充维生素 E 及维生素 A，如胡萝卜汁，每日少食多餐，保护呼吸系统的黏膜组织。

【出院日】

1. 护理处置

（1）每 1～2 小时巡视病人，观察病人病情变化，保持口腔清洁，饮食合理，观察药物疗效及不良反应，根据医嘱进行治疗、处置，护理措施落实到位。

（2）完成医嘱相关的治疗、处置，指导病人各项治疗、处置的配合要点及注意事项。协助完成各项检查。

（3）根据病人的病情指导病区活动，避免劳累。进行缩唇呼吸、腹式呼吸锻炼，肢体康复锻炼，做好安全防护措施指导，保证病人安全。

（4）根据病人的实际需求做好生活护理和心理护理。

（5）做好疾病的相关知识与用药知识宣教、指导。

2. 健康教育

（1）指导病人有效咳嗽、咳痰的方法。

（2）指导病人注意肢端感觉变化的方法。

（3）指导病人观察皮疹变化的方法。

（4）指导病人保持口腔清洁：经常漱口，做好口腔护理，以促进食欲，预防口腔继发感染。观察口腔黏膜的变化，为病情提供依据。

（5）指导病人雾化吸入治疗的配合：雾化吸入时，指导病人配合深呼吸，以缓解气道痉挛，如有咳嗽频繁气促等症状应及时告知，雾化后应正确咳嗽，以促进痰液的排出。

（6）指导病人提高氧疗依从性的方法。

（7）向患者讲解饮食的重要性，指导患者进清淡易消化、无辛辣富营养饮食。

3. 康复指导

（1）休息与活动。

（2）饮食指导。

（3）用药指导。

（4）提高自护能力。

（5）出院流程指导。

（6）指导病人出院后定期随访。

4. 饮食　给予高热量、高蛋白、高维生素，营养丰富的饮食，忌食辛辣刺激性食物，忌烟酒、浓茶、咖啡等，肝功能异常者，给低脂易消化饮食。

（刘　璐、梁　实）

第六章

物理因素所致职业病临床护理路径

第一节　中暑临床护理路径

中暑临床护理路径表

适用对象：第一诊断为中暑

患者姓名：＿＿＿＿＿＿＿＿　性别：＿＿＿＿＿　年龄：＿＿＿＿＿　住院号：＿＿＿＿＿＿＿

住院日期：＿＿＿年＿＿＿月＿＿＿日　出院日期：＿＿＿年＿＿＿月＿＿＿日　住院天数：＿＿＿天

时间	住院第1日	住院第2～3日	住院期间	出院前1～3日	出院日
护理处置	□测量生命体征、佩戴腕带 □体重(病情允许) □入院护理评估 □通知主管医生 □建立护理病历 □卫生处置 □完成入院护理记录单书写 □医嘱相关治疗执行及指导 　□降温 　□静脉输液 　□采集血标本 　□必要时心电、指脉氧监测 　□其他 □巡视观察 □生活护理 □心理护理	□监测生命体征 □病室环境 □降温 　□物理降温 　□冰袋 　□冰帽 　□亚低温治疗仪 □静脉补液 □卧位 □用药护理 □口腔护理 □皮肤护理 □协助生活护理 □巡视观察 □心理护理	□监测生命体征 □病室环境 □降温 　□物理降温 　□冰袋 　□冰帽 　□亚低温治疗仪 □静脉补液 □卧位 □制订康复计划 □用药护理 □口腔护理 □皮肤护理 □协助生活护理 □心理护理	□监测生命体征 □病室环境 □卧位 □制订康复计划 □口腔护理 □皮肤护理 □协助生活护理 □心理护理	□医嘱相关治疗、处置执行 □出院流程指导 □与患者及家属共同制订康复计划 □教会患者自我监测和调护 □指导患者及家属做好康复日记 □整理病历
健康教育	□环境介绍 □住院须知 □主管医生 □责任护士 □检验/检查指导 □疾病相关知识 □跌倒或坠床预防 □压疮预防	□正确留取标本 □检验/检查指导 □降温的意义	□疾病相关知识 □降温 □测量体温的目的和方法及注意事项 □休息与睡眠	□疾病相关知识 □测量体温的目的和方法及注意事项 □休息与睡眠	□自我监测 □自我调护

续表

时间	住院第1日	住院第2～3日	住院期间	出院前1～3日	出院日
康复指导	□监测体温 □降温措施指导	□监测体温 □降温措施指导	□监测体温 □降温措施指导	□检验患者及家属是否知晓测量体温的方法和意义 □落实患者及家属对测量体温的掌握程度	□耐热训练
饮食	□应吃清淡、容易消化的食物:如番茄汤、绿豆汤、豆浆、酸梅汤等	□应吃清淡、容易消化的食物:如番茄汤、绿豆汤、豆浆、酸梅汤等	□应吃清淡、容易消化的食物:如番茄汤、绿豆汤、豆浆、酸梅汤等	□高热量、高蛋白、高维生素A、维生素B_1、维生素B_2和维生素C食物 □少吃高油高脂食物,可多吃清淡的食物、番茄汤、绿豆汤、豆浆、酸梅汤等	□高热量、高蛋白、高维生素A、维生素B_1、维生素B_2和维生素C食物 □少吃高油高脂食物,可多吃清淡的食物、番茄汤、绿豆汤、豆浆、酸梅汤等
病情变异记录	□无 □有,原因 1. 2.	□无 □有,原因 1. 2.	□无 □有,原因 1. 2.	□无 □有,原因 1. 2.	□无 □有,原因 1. 2.
签名					

临床路径实施规范

【住院第1日】

1. 护理处置

(1) 置患者予室温18～20℃或放置冰块的房间,保持病室安静,解开或脱去外衣。

(2) 予患者侧卧,头偏向一侧,保持呼吸道通畅,防止舌根后坠和误吸。

(3) 测量生命体征(肛温)。

(4) 遵医嘱予补液、物理、药物降温等治疗。头部置冰袋或冰帽,大血管区(颈部两侧、腋窝及腹股沟)置冰袋;酒精擦浴或冰水擦浴,在降温过程中应注意观察,防止降温过快引起虚脱;用氯丙嗪药物降温时应让病人卧床,避免突然坐起,防止直立性低血压;静脉输入冰葡萄糖盐水降温,开始5～10分钟要慢,以每分钟30～40滴为宜,注意观察输液滴数,强调家属不可随意调速,以免诱发心律失常。

(5) 询问病史,体格检查,进行入院护理评估。

(6) 观察患者的肛温、中枢神经系统症状、皮肤干热、尿量情况。特别是降温过程中严密监测体温,每15～30分钟监测一次肛温,观察四肢末梢循环状况,根据肛温调整降温措施。

(7) 制订护理计划,予口腔护理、皮肤护理。

(8) 评估患者日常生活能力、跌倒/坠床、压疮风险、四肢肌力评分(必要时)、格拉斯哥昏迷指数评分（必要时），采取相应的护理措施。

（9）保持床单位清洁、平整。

（10）发现病人有皮肤湿冷、面色苍白、血压下降等应及时报告医生处置。

2. 健康教育

（1）介绍病房环境、呼叫器的使用、主管医师、责任护士，消除患者陌生感。

（2）介绍降温的主要的目的、方法、注意事项，配合治疗。

（3）介绍相关检查如头颅 CT、心电图的目的、意义、时间及注意事项。

3. 康复指导

（1）降温：轻症病人反复冷水擦浴，直至体温降至低于 38℃。

（2）重症中暑，体温超过 40.6℃，立即快速物理或药物降温。

（3）物理降温同时不断摩擦四肢，防止血液循环停滞，促使热量散发，每隔 15 分钟测肛温。

（4）上肢擦拭顺序：自侧颈 - 肩 - 上臂外侧 - 手背；自侧胸 - 腋窝 - 上臂内侧 - 肘窝 - 手心。

（5）背部擦拭顺序：自颈下至臀部。

（6）下肢擦拭顺序：自髂骨沿大腿外侧至足背；自腹股沟沿大腿内侧至足内踝；自臀下沿大腿后侧经腘窝至足跟。

（7）冰水浸浴：病人采取半坐卧位，浸于含有碎冰块，水温在 15～16℃的冷水中，水面不超过病人的乳头平面。并随时控制水温，浸浴每 10～15 分钟应将病人抬离水面，测肛温一次，如肛温下降到 38℃时，即停止浸浴，下降的温度又回升至 39℃以上时，可再行浸浴。

（8）用大拇指按压患者的人中、合谷等穴位。

4. 饮食

（1）补充必要的水分（番茄汤、绿豆汤、豆浆、酸梅汤等）及盐分。忌大量饮水，应采用少量、多次的饮水方法。每次以不超过 300 毫升为宜。

（2）饮用仁丹、十滴水、藿香正气散等。

（3）予高热量、高维生素、蛋白质（鱼、肉、奶等），以保证人体所需的营养成分。饮食应多吃清淡、容易消化、含钾的食物（如豆制品、西瓜、香蕉等）。忌食用生冷、寒性和油腻食物。

【住院第 2～3 日】

1. 护理处置

（1）保持室内空气新鲜，每日开窗通风 2～3 次，每次 30 分钟。

（2）实施心理疏导，用亲切的语言、和蔼的态度以及专业的理论知识及时向患者介绍疾病的有关知识，取得患者及家属的信任，树立信心，配合治疗。

（3）重症中暑，采用"四早一支持"的治疗原则。早期快速降温：使用冰毯、酒精擦浴结合冬眠降温，使体温尽快降至正常；早期快速扩溶：以晶体液为主，尽快补足血容量，纠正低钾、低钠等电解质紊乱；早期抗凝：使用低分子肝素钠 5000 单位，皮下注射，1 次 /12 小时，连续 7 天；积极支持脏器功能：早期快速扩溶。

（4）严密观察病情：观察降温效果：每 15～30 分钟监测一次肛温，观察病人的反应、四肢末梢循环及出汗情况；观察患者尿量；观察有无有皮肤湿冷、面色苍白、血压下降等休克发生；观察患者有无呕吐、腹泻、出疹和出血等。

（5）保持清洁和舒适。在退热过程中往往大量出汗，及时擦干汗液，更换衣被，保持皮肤清洁,但要防止着凉,避免对流风。

（6）加强基础护理,每日早晚进行口腔护理,饮食前、后均漱口及皮肤护理。

（7）准确留取标本做检查以协助诊断和治疗。

2. 健康教育

（1）完善检验/检查前的宣教,如通知禁食、水,告知检验/检查目的、时间、地点及注意事项等。

（2）指导患者正确留取尿液：晨起第一次中段尿液,盛于容器内及时送验。

（3）向患者及家属说明降温意义、注意事项及配合要点。

（4）向患者及家属说明冷敷的禁忌证：如心前区、耳廓、阴囊、足底、腹部。

3. 康复指导

（1）指导患者降温（方法同前）。

（2）指导患者监测体温。

4. 饮食

（1）补充必要的水分（番茄汤、绿豆汤、豆浆、酸梅汤等）及盐分。忌大量饮水,应采用少量、多次的饮水方法。每次以不超过300毫升为宜。

（2）饮用仁丹、十滴水、藿香正气散等。

（3）予高热量、高维生素、蛋白质（鱼、肉、奶等）,以保证人体所需的营养成分。饮食应多吃清淡、容易消化、含钾的食物（如豆制品、西瓜、香蕉等）。忌食用生冷、寒性和油腻食物。

【住院期间】

1. 护理处置

（1）保持室内空气新鲜,每日开窗通风2～3次,每次30分钟。

（2）实施心理疏导,用亲切的语言、和蔼的态度以及专业的理论知识及时向患者介绍疾病的有关知识,取得患者及家属的信任,树立信心,配合治疗。

（3）重症中暑,采用"四早一支持"的治疗原则。早期快速降温：使用冰毯、酒精擦浴结合冬眠降温,使体温尽快降至正常；早期快速扩容：以晶体液为主,尽快补足血容量,纠正低钾、低钠等电解质紊乱；早期抗凝：使用低分子肝素钠5000单位,皮下注射,1次/12小时,连续7天；积极支持脏器功能：早期快速扩溶。

（4）严密观察病情：观察降温效果：每15～30分钟监测一次肛温,观察病人的反应、四肢末梢循环及出汗情况；观察患者尿量；观察有无有皮肤湿冷、面色苍白、血压下降等休克发生；观察患者有无呕吐、腹泻、出疹和出血等。

（5）保持清洁和舒适。在退热过程中往往大量出汗,及时擦干汗液,更换衣被,保持皮肤清洁,但要防止着凉,避免对流风。

（6）加强基础护理,每日早晚进行口腔护理,饮食前、后均漱口及皮肤护理。

2. 健康教育

（1）向患者及家属说明降温意义、注意事项及配合要点。

（2）向患者及家属监测体温的方法、意义及注意事项。

（3）向患者及家属说明冷敷的禁忌证：如心前区、耳廓、阴囊、足底、腹部。

3. 康复指导

（1）指导患者降温（方法同上）。

（2）指导患者监测体温。

4. 饮食

（1）饮用仁丹、十滴水、藿香正气散等。

（2）予高热量、高维生素、蛋白质（鱼、肉、奶等），以保证人体所需的营养成分。饮食应多吃清淡、容易消化、含钾的食物（如豆制品、西瓜、香蕉等）。忌食用生冷、寒性和油腻食物。

【出院前1~3日】

1. 护理处置

（1）保持室内空气新鲜，空调控制室温在25℃左右，每日开窗通风2~3次，每次30分钟。

（2）监测生命体征。

（3）观察病情：观察降温效果：观察病人的反应、四肢末梢循环及出汗情况；观察患者尿量；观察有无有皮肤湿冷、面色苍白、血压下降等休克发生；观察患者有无呕吐、腹泻、出疹和出血等。

（4）保持清洁和舒适，及时擦干汗液，更换衣被，保持皮肤清洁，但要防止着凉，避免对流风。

（5）落实基础护理，每日早晚进行口腔护理，饮食前、后均漱口及皮肤护理。

（6）给予心理护理：护理人员细心观察患者的心理变化，了解患者不良情绪的根本原因，针对性的给予心理疏导。

2. 健康教育

（1）告知患者及家属高温作业禁忌证：如未控制的高血压病、未控制的糖尿病、未控制的甲亢、慢性肾炎、全身瘢痕面积≥20%以上、癫痫。

（2）注意劳逸结合，重返岗位采取职业保护措施，如佩戴宽檐帽和墨镜等，必要时可调离高温作业环境。

3. 康复指导

（1）检验患者及家属是否知晓测量体温的方法和意义。

（2）落实患者及家属对测量体温的掌握程度。

4. 饮食

（1）增强营养：营养膳食应是高热量、高蛋白、高维生素 A、高维生素 B_1、高维生素 B_2 和高维生素 C 食物。

（2）少吃高油高脂食物，可多吃清淡的食物如番茄汤、绿豆汤、豆浆、酸梅汤等。

【出院日】

1. 护理处置

（1）与患者及家属共同制订居家康复计划：如饮食康复计划、心理支持疗法等。

（2）教会患者自我监测和调护。

（3）指导患者及家属做好康复日记。

2. 健康教育

（1）自我监测

1）监测患者情绪，出现心烦气躁、情绪低落、食欲不振等，注意调节心理和保持良好的精神状态。

2）监测体温，若出现体温升高，口渴、多汗、头痛、头晕等，提示先兆中暑。

（2）自我调护

1）补充水分：特别是 35℃以上高温天气时，及时补水、补盐和矿物质（含有钾、镁等微量元素）。

2）合理的劳动作息时间，尽量减少高温时段（夏季 10 时至 16 时）作业。

3）随身携带防暑药物，如人丹、藿香正气水、十滴水、清凉油等。

4）保证充足的睡眠。

5）高温天气穿着轻薄、宽松、色浅（如白色、灰色等）衣物，并戴上宽檐帽和墨镜，有条件的可以涂抹防晒值 SPF15 以上的防晒霜。

3. 康复指导 指导患者在高温天气环境中应遵循循序渐进的原则，以逐步提高耐热能力，逐渐增加强度，包括热强度、劳动强度和持续时间，尽量避开最热时间（10：00～16：00）。

4. 饮食

（1）增强营养：营养膳食应是高热量、高蛋白、高维生素 A、维生素 B_1、维生素 B_2 和维生素 C 食物。

（2）少吃高油高脂食物，可多吃清淡的食物如番茄汤、绿豆汤、豆浆、酸梅汤等。

（王增玉、章一华）

第二节 减压病临床护理路径

减压病临床护理路径表

适用对象：第一诊断为减压病

患者姓名：＿＿＿＿＿＿＿＿ 性别：＿＿＿＿＿ 年龄：＿＿＿＿＿ 住院号：＿＿＿＿＿＿＿＿

住院日期：＿＿＿年＿＿＿月＿＿＿日 出院日期：＿＿＿年＿＿＿月＿＿＿日 住院天数：＿＿＿天

时间	住院第 1 日	住院第 2～3 日	住院期间	出院前 1～3 日	出院日
护理处置	□测量生命体征、佩戴腕带 □体重 □入院护理评估 □通知主管医生 □建立护理病历 □卫生处置 □完成入院护理记录单书写 □医嘱相关治疗执行及指导 　□采集血标本 　□口服药物 　□静脉输液 　□吸氧 　□加压治疗 　□其他	□监测生命体征 □病室环境 □卧位 □加压治疗 □氧疗 　□纯氧 　□其他 □用药护理 □协助生活护理 □巡视观察 □心理护理 □皮肤护理	□监测生命体征 □病室环境 □卧位 □加压治疗 □氧疗 　□纯氧 　□其他 □制订康复计划 □用药护理 □协助生活护理 □心理护理 □皮肤护理	□监测生命体征 □病室环境 □卧位 □加压治疗 □氧疗 　□纯氧 　□其他 □制订康复计划 □用药护理 □协助生活护理 □心理护理 □皮肤护理	□医嘱相关治疗、处置执行 □出院流程指导 □与患者及家属共同制订康复计划 □教会患者自我监测和调护 □指导患者及家属做好康复日记 □整理病历

续表

时间	住院第1日	住院第2～3日	住院期间	出院前1～3日	出院日
护理处置	□巡视观察 □生活护理 □心理护理 □皮肤护理				
健康教育	□环境介绍 □住院须知 □主管医生 □责任护士 □检验/检查指导 □疾病相关知识 □跌倒或坠床预防 □压疮预防	□正确留取标本 □检验/检查指导 □加压治疗的意义	□疾病相关知识 □加压治疗的意义 □休息与睡眠 □氧疗的目的和方法及注意事项	□疾病相关知识 □休息与睡眠 □氧疗 □戒烟、酒	□自我监测 □自我调护
康复指导	□氧气疗法 □加压治疗 □理疗	□氧气疗法 □加压治疗 □理疗	□氧气疗法 □加压治疗 □理疗	□氧气疗法 □加压治疗 □理疗	□氧气疗法 □理疗
饮食	□予高蛋白、高热量、高维生素、低脂肪、易消化、不产气的食物 □忌辛辣刺激性食物 □忌充气饮品	□予高蛋白、高热量、高维生素、低脂肪、易消化、不产气的食物 □忌辛辣刺激性食物 □忌充气饮品	□予高蛋白、高热量、高维生素、低脂肪、易消化、不产气的食物 □忌辛辣刺激性食物 □忌充气饮品	□予高蛋白、高热量、高维生素、低脂肪、易消化、不产气的食物 □忌辛辣刺激性食物 □忌充气饮品	□予高蛋白、高热量、高维生素、低脂肪、易消化、不产气的食物 □忌辛辣刺激性食物 □忌充气饮品
病情变异记录	□无 □有,原因 1. 2.	□无 □有,原因 1. 2.	□无 □有,原因 1. 2.	□无 □有,原因 1. 2.	□无 □有,原因 1. 2.
签名					

临床路径实施规范

【住院第1日】

1. 护理处置

（1）予安静休息,取舒适体位。

（2）询问病史,体格检查,进行入院护理评估。

（3）测量生命体征及指脉氧。

（4）立即予纯氧。

（5）观察患者皮肤瘙痒、关节肌肉疼痛等程度。

（6）遵医嘱予加压治疗、吸氧、补液、抗凝等对症支持治疗。骨坏死病灶较大或波及关节面,可采用手术治疗。

（7）制订护理计划,予基础护理如皮肤护理。

（8）评估患者日常生活能力、跌倒/坠床、压疮风险、疼痛评分等并采取相应的护理措施。

2. 健康教育

（1）介绍病房环境、呼叫器的使用、主管医生、责任护士及同病室病友，消除患者陌生感。

（2）介绍吸氧的主要的目的、方法及注意事项，配合治疗。

（3）介绍相关检查如双肩、双髋和双膝关节的影像学检查，包括 X 线平片、CT 检查或 MRI 检查的目的、意义、时间及注意事项。

（4）向病人及家属解释使用理疗的目的、作用、方法。

（5）说明使用理疗的注意事项及治疗效果。

3. 康复指导

（1）氧气疗法：吸氧可降低肺泡气中氮分压，加大组织和肺泡间氮气的压差梯度，促进氮的脱饱和。

（2）加压疗法：加压治疗方案的选择，根据作业时间时气压、高压环境暴露时间、病变性质、发病症状及治疗反应等情况判断后决定；治疗越早效果越好；患者出舱后，应在舱旁继续观察 6～24 小时，如症状复发，应立即再行加压治疗。

（3）理疗（热水浴、热敷、红外线）指导

1）热水浴：将疼痛部位浸于盆内，水温 40～45℃，避免烫伤；屏风或窗帘遮挡，注意维护病人的隐私；随时调节水温，尤其冬季注意室温与保暖，防止病人受凉；持续 15～20 分钟，并记录坐浴的时间、效果及病人反应；若出现面色苍白、眩晕等应停止操作，报告医生，及时处理。

2）热敷：水温为 50～60℃，拧至不滴水为度，放在手腕内侧试温，以不烫伤为宜；必要时屏风或窗帘遮挡，保护病人隐私；及时更换毛巾，若病人感觉过热，可掀起敷料一角散热；每 3～5 分钟更换一次敷布，持续 15～20 分钟；观察皮肤颜色及全身情况；记录热敷部位、时间、效果及病人反应；热敷后应间隔 30 分钟后方可外出。

3）红外线：患者取舒适体位，调节灯距、温度，一般灯距为 30～50cm，温热为宜（用手试温）；必要时屏风或窗帘遮挡，保护病人隐私；照射 20～30 分钟，防止烫伤；每 5 分钟观察治疗效果与反应，如出现心慌、头昏等应停止操作，报告医生，及时处理；使用时避免触摸灯泡，以免发生烫伤。

4. 饮食

（1）予高蛋白、高热量、高维生素、低脂肪、易消化、不产气的食物。

（2）忌辛辣刺激性食物。

（3）忌充气饮品，如可乐等。

【住院第 2～3 日】

1. 护理处置

（1）予安静休息，取舒适卧位。

（2）保持室内空气新鲜，每日开窗通风 2～3 次，每次 30 分钟。

（3）观察患者皮肤瘙痒、关节肌肉疼痛等程度。

（4）根据病情予加压治疗、纯氧。

（5）做好药物治疗的护理：病情较重者可用右旋糖酐静脉滴注，不仅能维持血容量、提高血压、促进惰性气体脱饱和，且有助于改善心、脑、肾灌注；给予阿司匹林口服（0.3g，每日 2 次），地塞米松（10mg 静脉推注，连用 2～3 天）及抗凝剂等营养支持治疗。

（6）准确留取标本做检查以协助诊断和治疗。

2. 健康教育

（1）完善检验 / 检查前的宣教，如通知禁食、水、告知检验 / 检查目的、时间、地点及注意事项等。

（2）指导患者正确留取尿液：晨起第一次中段尿液，盛于容器内及时送验。

（3）向病人及家属解释使用理疗的目的、作用、方法。

（4）说明使用理疗的注意事项及治疗效果。

3. 康复指导

（1）氧气疗法：方法同上。

（2）加压治疗：方法同上。

（3）理疗：方法同上。

4. 饮食

（1）予高蛋白、高热量、高维生素、低脂肪、易消化、不产气的食物。

（2）忌辛辣刺激性食物。

（3）忌充气饮品，如可乐等。

【住院期间】

1. 护理处置

（1）继续予氧疗、加压治疗。

（2）保持病室安静，室内空气新鲜，每日开窗通风2～3次，每次30分钟。

（3）观察患者皮肤瘙痒、关节肌肉疼痛等程度。

（4）遵医嘱及时准确的使用抗凝等药物。

（5）根据患者耐受程度，制订康复计划。

（6）落实加强基础护理如皮肤护理。

2. 健康教育

（1）告知患者疾病相关知识。

（2）保证充足的休息与睡眠。

（3）指导理疗的方法及意义。

（4）氧疗的方法及意义。

3. 康复指导

（1）氧气疗法：方法同上。

（2）加压治疗：方法同上。

（3）理疗：方法同上。

4. 饮食

（1）予高蛋白、高热量、高维生素、低脂肪、易消化、不产气的食物。

（2）忌辛辣刺激性食物。

（3）忌充气饮品，如可乐等。

【出院前1～3日】

1. 护理处置

（1）保持病室安静，室内空气新鲜，每日开窗通风2～3次，每次30分钟。

（2）予高流量鼻导管吸氧。

（3）监测生命体征及氧饱和度。

（4）观察患者皮肤瘙痒、关节肌肉疼痛等程度。

（5）根据患者耐受程度，制订康复计划。

（6）落实加强基础护理如皮肤护理。

（7）给予心理护理：护理人员细心观察患者的心理变化，了解患者不良情绪的根本原因，针对性的给予心理疏导。

2. 健康教育

（1）告知患者疾病相关知识。

（2）保证充足的休息与睡眠。

（3）指导理疗的方法及意义。

（4）指导氧疗的方法及意义。

3. 康复指导

（1）检验患者及家属是否知理疗的方法和意义。

（2）落实患者及家属对理疗的掌握程度。

4. 饮食

（1）予高蛋白、高热量、高维生素、低脂肪、易消化、不产气的食物。

（2）忌辛辣刺激性食物。

（3）忌充气饮品，如可乐等。

【出院日】

1. 护理处置

（1）与患者及家属共同制订居家康复计划如饮食康复计划；理疗；心理支持疗法等。

（2）教会患者自我监测和调护。

（3）指导患者及家属做好康复日记。

2. 健康教育

（1）自我监测

1）监测患者情绪，注意调节心理和保持良好的精神状态。

2）患者应每年坚持一次体格检查。

（2）自我调护

1）掌握减压病的知识，严格执行。

2）积极进行康复锻炼，适当运动，促进康复。

3）规律生活，建立良好的生活习惯。

4）加强心理护理，保持情绪稳定，积极配合治疗。

5）正确使用药物，出现不适，及时就诊。

6）安全有效的氧疗，注意防火、防爆，保持鼻导管通畅及清洁。

3. 康复指导

（1）氧气疗法：方法同上。

（2）加压治疗：方法同上。

（3）理疗：方法同上。

4. 饮食

（1）予高蛋白、高热量、高维生素、低脂肪、易消化、不产气的食物。

（2）忌辛辣刺激性食物。

（3）忌充气饮品，如可乐等。

（王增玉、章一华）

第三节　高原病临床护理路径

高原病临床护理路径表

适用对象：第一诊断为高原病

患者姓名：_____　性别：_____　年龄：_____　住院号：_____

住院日期：_____年_____月_____日　出院日期：_____年_____月_____日　住院天数：_____天

时间	住院第1日	住院第2～3日	住院期间	出院前1～3日	出院日
护理处置	□测量生命体征、佩戴腕带 □体重 □入院护理评估 □通知主管医生 □建立护理病历 □卫生处置 □完成入院护理记录单书写 □医嘱相关治疗执行及指导 　□采集血标本 　□口服药物 　□静脉输液 　□吸氧 　□间断静脉放血 　□其他 □巡视观察 □生活护理 □心理护理	□监测生命体征 □病室环境 □卧位 □氧疗 　□低流量给氧 　□其他 □用药护理 □协助生活护理 □巡视观察 □心理护理	□监测生命体征 □病室环境 □卧位 □氧疗 　□低流量给氧 　□其他 □制订康复计划 □用药护理 □协助生活护理 □心理护理	□监测生命体征 □病室环境 □卧位 □氧疗 　□低流量给氧 　□其他 □制订康复计划 □用药护理 □协助生活护理 □心理护理	□医嘱相关治疗、处置执行 □出院流程指导 □与患者及家属共同制订康复计划 □教会患者自我监测和调护 □指导患者及家属做好康复日记 □整理病历
健康教育	□环境介绍 □住院须知 □主管医生 □责任护士 □检验/检查指导 □疾病相关知识 □跌倒或坠床预防 □压疮预防	□正确留取标本 □检验/检查指导 □间断放血的意义	□疾病相关知识 □深呼吸练习 □休息与睡眠 □氧疗的目的和方法及注意事项	□疾病相关知识 □深呼吸练习 □休息与睡眠 □家庭氧疗 □戒烟、酒	□自我监测 □自我调护

续表

时间	住院第1日	住院第2～3日	住院期间	出院前1～3日	出院日
康复指导	□氧气疗法	□氧气疗法 □深呼吸	□深呼吸 □腹式呼吸 □缩唇呼吸	□深呼吸 □腹式呼吸 □缩唇呼吸	□深呼吸 □腹式呼吸 □缩唇呼吸
饮食	□低盐饮食 □多食碳水化合物 □多种高维生素和易消化食物 □进食不宜过饱 □不宜过量饮酒和吸烟	□低盐饮食 □多食碳水化合物 □多种高维生素和易消化食物 □进食不宜过饱 □不宜过量饮酒和吸烟	□低盐饮食 □多食碳水化合物 □多种高维生素和易消化食物 □进食不宜过饱 □不宜过量饮酒和吸烟	□低盐饮食 □多食碳水化合物 □多种高维生素和易消化食物 □进食不宜过饱 □不宜过量饮酒和吸烟	□低盐饮食 □多食碳水化合物 □多种高维生素和易消化食物 □进食不宜过饱 □不宜过量饮酒和吸烟
病情变异记录	□无 □有，原因 1. 2.	□无 □有，原因 1. 2.	□无 □有，原因 1. 2.	□无 □有，原因 1. 2.	□无 □有，原因 1. 2.
签名					

临床路径实施规范

【住院第1日】
1. 护理处置
（1）予安静休息，避免剧烈活动，但不应绝对卧床休息，以免发生血栓。
（2）询问病史，体格检查，进行入院护理评估。
（3）测量生命体征及指脉氧。
（4）立即予鼻导管低流量吸氧，1～2L/min。
（5）观察患者呼吸困难、气促、心悸、发绀等程度。
（6）遵医嘱间断静脉放血，也可用血细胞分离机进行治疗性红细胞单采术，还可采用血液等容稀释疗法。以及降低肺动脉压、利尿剂等药物治疗。
（7）制订护理计划，予口腔护理、皮肤护理。
（8）评估患者高原红细胞增多症计分、日常生活能力，跌倒/坠床、压疮风险，采取相应的护理措施。
2. 健康教育
（1）介绍病房环境、呼叫器的使用、主管医生、责任护士及同病室病友，消除患者陌生感。
（2）介绍吸氧的主要的目的、方法及注意事项，配合治疗。
（3）介绍相关检查如超声心动图、心电图、心脏X线检查及骨髓检查的目的、意义、时间及注意事项。
3. 康复指导　氧气疗法：及时补充氧气可改善病人缺氧症状，提高动脉血氧分压。
4. 饮食
（1）予低盐饮食，多食碳水化合物、多种高维生素和易消化食物。
（2）进食不宜过饱。
（3）不宜过量饮酒和吸烟。

【住院第2~3日】

1. 护理处置

（1）予安静休息，取斜坡卧位。

（2）保持室内空气新鲜，每日开窗通风2~3次，每次30分钟。

（3）观察患者呼吸频率、节律及深浅度，监测指脉氧。

（4）根据病情予低流量鼻导管吸氧。

（5）做好药物治疗的护理：可用氨茶碱加入葡萄糖液中缓慢静注，4~6小时后可重复；或用酚妥拉明加入葡萄糖液中缓慢静注；减少肺血容量可用脱水剂或利尿剂，如20%甘露醇静滴，或呋塞米静注；降低肺毛细血管通透性可用糖皮质激素，如氢化可的松加入葡萄糖液中静脉滴注，或地塞米松静注。大剂量的维生素C静滴也可应用。

（6）准确留取标本做检查以协助诊断和治疗。

2. 健康教育

（1）完善检验/检查前的宣教，如通知禁食、水、告知检验/检查目的、时间、地点及注意事项等。

（2）指导患者正确留取尿液：晨起第一次中段尿液，盛于容器内及时送验。

3. 康复指导 指导患者进行深呼吸：取坐位，助患者先进行几次深而慢的呼吸后尽量深吸气、屏气，继而缩唇缓慢地将气体呼出。

4. 饮食

（1）予低盐饮食，多食碳水化合物、多种高维生素和易消化食物。

（2）进食不宜过饱。

（3）不宜过量饮酒和吸烟。

【住院期间】

1. 护理处置

（1）继续予以低流量鼻导管吸氧。

（2）保持病室安静，室内空气新鲜，每日开窗通风2~3次，每次30分钟。

（3）观察患者呼吸频率、节律及深浅度，监测指脉氧。

（4）遵医嘱及时准确的使用降低肺动脉压、利尿剂、辅助心肌代谢的药物。

（5）根据患者耐受程度，制订康复计划，如深呼吸、腹式呼吸、缩唇呼吸等。

（6）落实加强基础护理。

2. 健康教育

（1）告知患者疾病相关知识。

（2）保证充足的休息与睡眠。

（3）指导深呼吸的方法及意义。

（4）氧疗的方法及意义。

3. 康复指导

（1）深呼吸：方法同上。

（2）腹式呼吸

1）患者取舒适体位，可取坐位或半坐位，两膝半屈使腹肌放松，一手放于腹部，一手放于胸部。

2）用鼻缓慢深呼吸,膈肌放松,尽力挺腹,使其鼓起。

3）缓慢呼气,腹肌收缩,腹部下凹。

4）动作要领:肩背放松,腹部吸鼓呼瘪,吸时经鼻,呼时经口,深吸细呼。

5）训练时注意:避免用力呼气或呼气过长,以免发生喘息、憋气、支气管痉挛;深呼吸练习时以每次练3～4次吸/呼为宜,避免过度通气。

（3）缩唇呼吸

1）指导患者取舒适体位。

2）经鼻深吸气,呼气时将嘴唇缩起呈吹口哨状缓慢呼气4～6秒。

3）吸气与呼气时间比为1:2,尽量深吸慢呼。

4）每天2次,每次10～20分钟,每分钟7～8次。

4. 饮食

（1）予低盐饮食,多食碳水化合物、多种高维生素和易消化食物。

（2）进食不宜过饱。

（3）不宜过量饮酒和吸烟。

【出院前1～3日】

1. 护理处置

（1）保持病室安静,室内空气新鲜,每日开窗通风2～3次,每次30分钟。

（2）予低流量鼻导管吸氧。

（3）监测生命体征及氧饱和度。

（4）观察患者呼吸频率、节律及深浅度。

（5）根据患者耐受程度,制订康复计划,如深呼吸、腹式呼吸、缩唇呼吸等。

（6）落实加强基础护理。

（7）给予心理护理:护理人员细心观察患者的心理变化,了解患者不良情绪的根本原因,针对性的给予心理疏导。

2. 健康教育

（1）告知患者疾病相关知识。

（2）保证充足的休息与睡眠。

（3）指导深呼吸的方法及意义。

（4）指导家庭氧疗的方法及意义。

3. 康复指导

（1）检验患者及家属是否知晓深呼吸的方法和意义。

（2）落实患者及家属对腹式呼吸及缩唇呼吸的掌握程度。

4. 饮食

（1）予低盐饮食,多食碳水化合物、多种高维生素和易消化食物。

（2）进食不宜过饱。

（3）不宜过量饮酒和吸烟。

【出院日】

1. 护理处置

（1）与患者及家属共同制订居家康复计划:如饮食康复计划;家庭氧疗;呼吸训练;心

理支持疗法等。

（2）教会患者自我监测和调护。

（3）指导患者及家属做好康复日记。

2. 健康教育

（1）自我监测：监测患者情绪，注意调节心理和保持良好的精神状态。

（2）自我调护

1）坚持练习腹式呼吸及缩唇呼吸。

2）饮食搭配均衡，戒烟戒酒。

3）养成良好的生活习惯。

4）保证充足的睡眠。

5）正确使用药物。

6）安全有效的氧疗：氧疗的原则为低流量（1～2L/min）、低浓度（<30%），注意防火、防爆，保持鼻导管通畅及清洁。

3. 康复指导

（1）腹式呼吸：方法同上。

（2）缩唇呼吸：方法同上。

4. 饮食

（1）予低盐饮食、多食碳水化合物、多种高维生素和易消化食物。

（2）进食不宜过饱。

（3）不宜过量饮酒和吸烟。

（王增玉、章一华）

第四节　手臂振动病临床护理路径

手臂振动病临床护理路径表

适用对象：第一诊断为手臂振动病

患者姓名：_____　性别：_____　年龄：_____　住院号：_____

住院日期：_____年_____月_____日　出院日期：_____年_____月_____日　住院天数：_____天

时间	住院第1日	住院第2～3日	住院期间	出院前1～3日	出院日
护理处置	□测量生命体征、佩戴腕带 □体重 □入院护理评估 □通知主管医生 □建立护理病历 □卫生处置 □完成入院护理记录单书写 □医嘱相关治疗执行及指导	□监测生命体征 □病室环境 □卧位 □理疗 □中医治疗 　□中药洗剂 　□针灸 □用药护理 □协助生活护理 □巡视观察 □心理护理	□监测生命体征 □病室环境 □卧位 □理疗 □中医治疗 　□中药洗剂 　□针灸 □制订康复计划 □用药护理 □协助生活护理 □心理护理	□监测生命体征 □病室环境 □卧位 □理疗 □中医治疗 　□中药洗剂 　□针灸 □制订康复计划 □用药护理 □协助生活护理 □心理护理	□医嘱相关治疗、处置执行 □出院流程指导 □与患者及家属共同制订康复计划 □教会患者自我监测和调护 □指导患者及家属做好康复日记 □整理病历

续表

时间	住院第1日	住院第2~3日	住院期间	出院前1~3日	出院日
护理处置	□采集血标本 □口服药物 □静脉输液 □理疗 □中医治疗 □其他 □巡视观察 □生活护理 □心理护理 □皮肤护理	□皮肤护理	□皮肤护理	□皮肤护理	
健康教育	□环境介绍 □住院须知 □主管医生 □责任护士 □检验/检查指导 □疾病相关知识 □跌倒或坠床预防 □压疮预防	□正确留取标本 □检验/检查指导 □理疗的意义	□疾病相关知识 □休息与睡眠 □理疗的目的和方法及注意事项	□疾病相关知识 □休息与睡眠 □理疗 □戒烟、酒	□自我监测 □自我调护
康复指导	□中医治疗 □理疗	□中医治疗 □理疗	□中医治疗 □理疗	□中医治疗 □理疗	□体格锻炼
饮食	□注意饮食搭配,避免食用辛辣、刺激、油腻等刺激性食物 □进高蛋白、高热量、高维生素、富含纤维素清淡易消化饮食 □适当增加蔬菜和水果 □宜少食多餐,避免进食过饱 □多食用野生菌和豆类及其制品	□注意饮食搭配,避免食用辛辣、刺激、油腻等刺激性食物 □进高蛋白、高热量、高维生素、富含纤维素清淡易消化饮食 □适当增加蔬菜和水果 □宜少食多餐,避免进食过饱 □多食用野生菌和豆类及其制品	□注意饮食搭配,避免食用辛辣、刺激、油腻等刺激性食物 □进高蛋白、高热量、高维生素、富含纤维素清淡易消化饮食 □适当增加蔬菜和水果 □宜少食多餐,避免进食过饱 □多食用野生菌和豆类及其制品	□注意饮食搭配,避免食用辛辣、刺激、油腻等刺激性食物 □进高蛋白、高热量、高维生素、富含纤维素清淡易消化饮食 □适当增加蔬菜和水果 □宜少食多餐,避免进食过饱 □多食用野生菌和豆类及其制品	□注意饮食搭配,避免食用辛辣、刺激、油腻等刺激性食物 □进高蛋白、高热量、高维生素、富含纤维素清淡易消化饮食 □适当增加蔬菜和水果 □宜少食多餐,避免进食过饱 □多食用野生菌和豆类及其制品
病情变异记录	□无 □有,原因 1. 2.	□无 □有,原因 1. 2.	□无 □有,原因 1. 2.	□无 □有,原因 1. 2.	□无 □有,原因 1. 2.
签名					

───────────────── 临床路径实施规范 ─────────────────

【住院第1日】

1. 护理处置

（1）予安静休息，取舒适体位。

（2）询问病史，体格检查，进行入院护理评估。

（3）测量生命体征及指脉氧。

（4）观察患者有无持续性手麻和（或）手痛、手胀、手掌多汗、手臂无力和关节肿痛、患指肤色、振动性白指等，另外有无头痛、头晕、易于疲劳、记忆力减退、耳鸣等神经衰弱综合征。

（5）遵医嘱给予改善和恢复循环、神经功能和相关症状等治疗。

（6）制订护理计划，予基础护理如皮肤护理。

（7）评估患者日常生活能力，跌倒/坠床、压疮风险、疼痛评分采取相应的护理措施。

2. 健康教育

（1）介绍病房环境、呼叫器的使用、主管医生、责任护士及同病室病友，消除患者陌生感。

（2）介绍相关检查如神经～肌电图检查、手部皮肤温度测量和冷水复温试验、白指诱发试验的目的、意义、时间及注意事项。

（3）向病人及家属解释使用理疗的目的、作用、方法。

（4）说明使用理疗的注意事项及治疗效果。

3. 康复指导

（1）理疗（超短波照射、运动浴、温泉疗法）指导

1）超短波照射：降低交感神经紧张度，减轻血管痉挛，建立侧支循环，改善组织营养和功能，镇痛等效果；每日一次，每次治疗20～30分钟，10～15次为一疗程；治疗时电极不直接接触皮肤；若出现面色苍白、眩晕等应停止操作，报告医生，及时处理。

2）运动浴：在38～40℃的温水中，在理疗医生的指导下进行适当的运动。

3）温泉疗法：在含硫或碳酸的42～43℃矿泉水中，每日入浴2～3次。

（2）中医疗法：患者取舒适卧位，进行针灸注射时，密切观察患者反应，若出现恶心欲吐、面色苍白、出冷汗、四肢厥冷等不适，立即停止注射，并采取相应的急救措施；针灸后不要吹凉风；忌辛辣刺激性食物；针灸后不建议马上洗澡，如果想洗澡，建议6小时后淋浴。

4. 饮食

（1）注意饮食搭配，避免食用辛辣、刺激、油腻等刺激性食物。

（2）以高蛋白、高热量、高维生素、富含纤维素清淡宜消化饮食。

（3）适当增加蔬菜和水果。

（4）宜少食多餐，避免进食过饱。

（5）多食用野生菌和豆类及其制品。

【住院第2~3日】

1. 护理处置

（1）予安静休息，取舒适卧位。

（2）保持室内空气新鲜，每日开窗通风2～3次，每次30分钟。

（3）观察患者有无持续性手麻和（或）手痛、手胀、手掌多汗、手臂无力和关节肿痛、患

指肤色、振动性白指等,另外有无头痛、头晕、易于疲劳、记忆力减退、耳鸣等神经衰弱综合征。

(4)根据病情予改善微循环、扩血管(丹参)及营养神经(维生素 B_1、甲钴胺、鼠神经生长因子等)、物理疗法(超短波照射、运动浴、温泉疗法)、中医治疗(中药洗剂、针疚合谷、曲池、神门等)和运动疗法(太极拳、徒手体操)。

(5)准确留取标本做检查以协助诊断和治疗。

2. 健康教育

(1)完善检验/检查前的宣教,如通知禁食、水、告知检验/检查目的、时间、地点及注意事项等。

(2)向患者及家属详细介绍数字皮温计测定方法(测定受试者无名指、中间指节背面中点皮肤温度,然后双手浸泡于 $10℃$ 的冷水中 10 分钟,冷水试验后 30 分钟皮温未恢复至基础皮温者,或任一手 5 分钟复温率 $<30\%$ 和 10 分钟复温率 $<60\%$ 均认定为异常)。

(3)向患者及家属详细介绍肌电诱发电位仪测定方法(正中神经、尺神经的感觉传导速度、运动传导速度和运动远端潜伏期)。

(4)向病人及家属解释使用理疗的目的、作用、方法。

(5)说明使用理疗及中医治疗的注意事项及治疗效果。

3. 康复指导

(1)理疗:方法同上。

(2)中医疗法:方法同上。

4. 饮食

(1)注意饮食搭配,避免食用辛辣、刺激、油腻等刺激性食物。

(2)高蛋白、高热量、高维生素、富含纤维素清淡宜消化饮食。

(3)适当增加蔬菜和水果。

(4)宜少食多餐,避免进食过饱。

(5)多食用野生菌和豆类及其制品。

【住院期间】

1. 护理处置

(1)继续予理疗、中医治疗。

(2)保持病室安静,室内空气新鲜,每日开窗通风2～3次,每次30分钟。

(3)观察患者有无持续性手麻和(或)手痛、手胀、手掌多汗、手臂无力和关节肿痛、患指肤色、振动性白指等,另外有无头痛、头晕、易于疲劳、记忆力减退、耳鸣等神经衰弱综合征。

(4)遵医嘱及时准确的使用改善微循环、扩血管、营养神经等药物。

(5)根据患者耐受程度,制订康复计划。

(6)落实加强基础护理如皮肤护理。

2. 健康教育

(1)告知患者疾病相关知识。

(2)保证充足的休息与睡眠。

(3)指导理疗的方法及意义。

(4)针灸的方法及意义。

3. 康复指导

（1）理疗：方法同上。

（2）中医疗法：方法同上。

4. 饮食

（1）注意饮食搭配，避免食用辛辣、刺激、油腻等刺激性食物。

（2）高蛋白、高热量、高维生素、富含纤维素清淡宜消化饮食。

（3）适当增加蔬菜和水果。

（4）宜少食多餐，避免进食过饱。

（5）多食用野生菌和豆类及其制品。

【出院前1~3日】

1. 护理处置

（1）保持病室安静，室内空气新鲜，每日开窗通风2~3次，每次30分钟。

（2）监测生命体征及氧饱和度。

（3）观察患者有无持续性手麻和（或）手痛、手胀、手掌多汗、手臂无力和关节肿痛、患指肤色、振动性白指等，另外有无头痛、头晕、易于疲劳、记忆力减退、耳鸣等神经衰弱综合征。

（4）根据患者耐受程度，制订康复计划。

（5）落实加强基础护理如皮肤护理。

（6）给予心理护理：护理人员细心观察患者的心理变化，了解患者不良情绪的根本原因，针对性的给予心理疏导。

2. 健康教育

（1）告知患者疾病相关知识。

（2）保证充足的休息与睡眠。

（3）指导理疗的方法及意义。

（4）指导氧疗的方法及意义。

3. 康复指导

（1）检验患者及家属是否知理疗的方法和意义。

（2）落实患者及家属对理疗的掌握程度。

4. 饮食

（1）注意饮食搭配，避免食用辛辣、刺激、油腻等刺激性食物。

（2）高蛋白、高热量、高维生素、富含纤维素清淡宜消化饮食。

（3）适当增加蔬菜和水果。

（4）宜少食多餐，避免进食过饱。

（5）多食用野生菌和豆类及其制品。

【出院日】

1. 护理处置

（1）与患者及家属共同制订居家康复计划：如饮食康复计划；理疗；心理支持疗法等。

（2）教会患者自我监测和调护。

（3）指导患者及家属做好康复日记。

2. 健康教育

（1）自我监测

1）监测患者情绪，注意调节心理和保持良好的精神状态。

2）患者应每年坚持一次体格检查。

（2）自我调护

1）严格按照要求使用正确的作业操作方法。

2）注意合理营养，多休息，不要过度劳累，适当运动。

3）规律生活，建立良好的生活习惯，戒烟限酒。

4）指导患者上、下班前后进行肢体温水浴，要注意手部和全身防寒保暖。

5）合理安排作业时间，减少手传振动作业时间。

6）加强个人防护（如佩戴防振保暖手套等防护用品），必要时调换工种。

7）加强心理护理，保持情绪稳定，积极配合治疗。

8）正确使用药物，出现不适，及时就诊。

3. 康复指导 体格锻炼：根据实际情况开展体操、太极拳、气功、球类运动等。

4. 饮食

（1）注意饮食搭配，避免食用辛辣、刺激、油腻等刺激性食物。

（2）高蛋白、高热量、高维生素、富含纤维素清淡易消化饮食。

（3）适当增加蔬菜和水果。

（4）宜少食多餐，避免进食过饱。

（5）多食用野生菌和豆类及其制品。

（王增玉、章一华）

第五节 激光所致眼损伤临床护理路径

激光所致眼损伤临床护理路径表

适用对象：第一诊断为激光所致眼（角膜、晶状体、视网膜）损伤

患者姓名：_____ 性别：_____ 年龄：_____ 住院号：_____

住院日期：____年____月____日 出院日期：____年____月____日 住院天数：____天

时间	住院第1日	住院第2~3日	住院期间	出院前1~3日	出院日
护理处置	□测量生命体征、佩戴腕带 □体重 □入院护理评估 □通知主管医生 □建立护理病历 □卫生处置 □完成入院护理记录单书写 □医嘱相关治疗执行及指导	□监测生命体征 □病室环境 □卧位 □用药护理 □协助生活护理 □巡视观察 □心理护理	□监测生命体征 □病室环境 □卧位 □制订康复计划 □用药护理 □协助生活护理 □心理护理	□监测生命体征 □病室环境 □卧位 □制订康复计划 □用药护理 □协助生活护理 □心理护理	□医嘱相关治疗、处置执行 □出院流程指导 □与患者及家属共同制订康复计划 □教会患者自我监测和调护 □指导患者及家属做好康复日记 □整理病历

续表

时间	住院第1日	住院第2~3日	住院期间	出院前1~3日	出院日
护理处置	□采集血标本 □口服药物 □静脉输液 □其他 □巡视观察 □生活护理 □心理护理				
健康教育	□环境介绍 □住院须知 □主管医生 □责任护士 □检验/检查指导 □疾病相关知识 □跌倒或坠床预防 □压疮预防	□正确留取标本 □检验/检查指导	□疾病相关知识 □休息与睡眠	□疾病相关知识 □休息与睡眠	□自我监测 □自我调护
康复指导	□自我放松	□自我放松	□自我放松	□自我放松	□自我放松
饮食	□高蛋白、高维生素、富含纤维素饮食 □饮食软易消化 □不宜饮浓茶和刺激性食物 □适当增加蔬菜和水果 □禁烟酒	□高蛋白、高维生素、富含纤维素饮食 □饮食软易消化 □不宜饮浓茶和刺激性食物 □适当增加蔬菜和水果 □禁烟酒	□高蛋白、高维生素、富含纤维素饮食 □饮食软易消化 □不宜饮浓茶和刺激性食物 □适当增加蔬菜和水果 □禁烟酒	□高蛋白、高维生素、富含纤维素饮食 □饮食软易消化 □不宜饮浓茶和刺激性食物 □适当增加蔬菜和水果 □禁烟酒	□高蛋白、高维生素、富含纤维素饮食 □饮食软易消化 □不宜饮浓茶和刺激性食物 □适当增加蔬菜和水果 □禁烟酒
病情变异记录	□无 □有,原因 1. 2.	□无 □有,原因 1. 2.	□无 □有,原因 1. 2.	□无 □有,原因 1. 2.	□无 □有,原因 1. 2.
签名					

临床路径实施规范

【住院第1日】

1. 护理处置

(1)予安静休息,取舒适体位。

(2)询问病史,体格检查,进行入院护理评估。

(3)测量生命体征。

（4）观察患者有无眼疲劳、干涩、视物模糊、视力下降、眼痛、眼胀、畏光、流泪、异物感和视物有黑点（似飞蝇）。

（5）角膜损伤遵医嘱给予抗菌、消炎、促进角膜修复等药物；晶状体损伤视功能未受影响，给予医学观察；视网膜损伤者，可给予促进出血和渗出水肿等的吸收，增加组织营养（如使用维生素、能量制剂、血管扩张类药物等），也可给予神经营养因子、神经生长因子类药物。

（6）制订护理计划，予基础护理、生活护理。

（7）评估患者日常生活能力，跌倒/坠床、压疮风险评分采取相应的护理措施。

2. 健康教育

（1）介绍病房环境、呼叫器的使用、主管医生、责任护士及同病室病友，消除患者陌生感。

（2）介绍视力、眼压、眼底检查的目的、意义、时间及注意事项。

3. 康复指导　指导患者自我放松方法：

（1）前倾依靠位：患者坐于桌前或床前，桌上或床上置折叠的被子或软枕，患者两臂置于被下或枕下，固定肩带并放松肩带肌群，头靠于被或枕上放松颈肌。

（2）椅后依靠位：患者坐在柔软舒适有扶手的椅子或沙发上，头稍后靠于椅背或沙发背上，完全放松5～15分钟。

（3）前倾站位：两手支撑于体前桌上，身体前倾站立，放松肩部和腹部肌群。

4. 饮食

（1）高蛋白、高维生素、富含纤维素饮食。

（2）饮食宜软、易消化。

（3）不宜饮浓茶和刺激性食物。

（4）适当增加蔬菜和水果。

（5）禁烟酒。

【住院第2～3日】

1. 护理处置

（1）予安静休息，取舒适卧位。

（2）保持室内空气新鲜，每日开窗通风2～3次，每次30分钟。

（3）观察患者有无眼疲劳、干涩、视物模糊、视力下降、眼痛、眼胀、畏光、流泪、异物感和视物有黑点（似飞蝇）。

（4）根据患者眼组织损伤部位、损伤程度进行对症处理。

（5）准确留取标本做检查以协助诊断和治疗。

2. 健康教育

（1）完善检验/检查前的宣教，如通知禁食、水、告知检验/检查目的、时间、地点及注意事项等。

（2）向患者及家属讲解激光所致眼损伤与激光的波长密切相关。

1）角膜：波长<300nm的远紫外激光紫外光、波长1250～3000nm的近红外激光、波长>3000nm的中、远红外激光均可引起角膜损伤。

2）晶状体：波长300～400nm的近紫外激光、波长950～1050nm的近红外激光、波长

1250～3000nm 的近红外激光均可引均可引起晶状体损伤。

3）视网膜：波长在 400～780nm 的可见激光、波长 780～950nm 的近红外激光均可引起损伤视网膜。

3. 康复指导　指导患者自我放松方法：方法同上。

4. 饮食

（1）高蛋白、高维生素、富含纤维素饮食。

（2）饮食宜软、易消化。

（3）不宜饮浓茶和刺激性食物。

（4）适当增加蔬菜和水果。

（5）禁烟酒。

【住院期间】

1. 护理处置

（1）保持病室安静，室内空气新鲜，每日开窗通风 2～3 次，每次 30 分钟。

（2）观察患者有无眼疲劳、干涩、视物模糊、视力下降、眼痛、眼胀、畏光、流泪、异物感和视物有黑点（似飞蝇）。

（3）遵医嘱及时准确的使用抗炎、血管扩张类药物、营养神经等药物。

（4）根据患者耐受程度，制订康复计划。

（5）落实基础护理及生活护理。

2. 健康教育

（1）告知患者疾病相关知识

1）向患者及家属讲解激光发射的角度、激光能量的空间分布和脉冲的重复率等都会影响激光所致眼损伤的程度。

2）向患者及家属讲解激光所致眼损伤与激光的波长密切相关。

（2）保证充足的休息与睡眠。

（3）向患者及家属讲解轻者休息 1～2 天，重者可适当延长，多能完全恢复。

3. 康复指导　指导患者自我放松方法：方法同上。

4. 饮食

（1）高蛋白、高维生素、富含纤维素饮食。

（2）饮食宜软、易消化。

（3）不宜饮浓茶和刺激性食物。

（4）适当增加蔬菜和水果。

（5）禁烟酒。

【出院前 1～3 日】

1. 护理处置

（1）保持病室安静，室内空气新鲜，每日开窗通风 2～3 次，每次 30 分钟。

（2）监测生命体征。

（3）落实基础护理。

（4）给予心理护理：护理人员细心观察患者的心理变化，了解患者不良情绪的根本原因，针对性的给予心理疏导。

2. 健康教育

（1）告知患者疾病相关知识。

（2）保证充足的休息与睡眠。

3. 康复指导

（1）检验患者及家属是否知晓疾病的相关知识。

（2）落实患者及家属对自我放松方法的掌握程度。

4. 饮食

（1）高蛋白、高维生素、富含纤维素饮食。

（2）饮食宜软、易消化。

（3）不宜饮浓茶和刺激性食物。

（4）适当增加蔬菜和水果。

（5）禁烟酒。

【出院日】

1. 护理处置

（1）与患者及家属共同制订居家康复计划：如饮食康复计划；放松训练、心理支持疗法等。

（2）教会患者自我监测和调护。

（3）指导患者及家属做好康复日记。

2. 健康教育

（1）自我监测

1）监测患者情绪，注意调节心理和保持良好的精神状态。

2）患者应坚持定期职业体检。

（2）自我调护

1）加强防护知识宣教，操作人员应充分掌握激光的防护知识。

2）严格按照设备的操作规程进行操作，避免不规范作业导致的意外暴露。

3）无论使用何种激光装置，应避免直接直视激光发射孔。

4）可产生激光的设备、器械或用具（尤其是产生 3、4 级激光的装置），应做好有效屏蔽。

5）注意个人防护：如佩戴相应波长的激光防护镜、防护眼罩、穿着白色工作服等。

6）注意卫生，不可随意用手触碰或者摩擦眼部。

3. 康复指导　指导患者自我放松方法：方法同上。

4. 饮食

（1）高蛋白、高维生素、富含纤维素饮食。

（2）饮食宜软、易消化。

（3）不宜饮浓茶和刺激性食物。

（4）适当增加蔬菜和水果。

（5）禁烟酒。

（王增玉、章一华）

第六节　冻伤临床护理路径

冻伤临床护理路径表

适用对象：第一诊断为冻伤

患者姓名：_____　性别：_____　年龄：_____　住院号：_____

住院日期：_____年_____月_____日　出院日期：_____年_____月_____日　住院天数：_____天

时间	住院第1日	住院第2～3日	住院期间	出院前1～3日	出院日
护理处置	□测量生命体征、佩戴腕带 □体重 □入院护理评估 □通知主管医生 □建立护理病历 □卫生处置 □完成入院护理记录单书写 □医嘱相关治疗执行及指导 　□迅速复温 　□静脉输液 　□采集血标本 　□必要时心电、指脉氧监测 　□其他 □巡视观察 □生活护理 □心理护理	□监测生命体征 □病室环境 □复温 　□脱离寒冷环境 　□温水浴 　□温室 　□保暖 □静脉补液 □卧位 □用药护理 □协助生活护理 □皮肤护理 □巡视观察 □心理护理	□监测生命体征 □病室环境 □复温 　□脱离寒冷环境 　□温水浴 　□温室 　□保暖 □静脉补液 □卧位 □制订康复计划 □用药护理 □皮肤护理 □协助生活护理 □心理护理	□监测生命体征 □病室环境 □卧位 □制订康复计划 □皮肤护理 □协助生活护理 □心理护理	□医嘱相关治疗、处置执行 □出院流程指导 □与患者及家属共同制订康复计划 □教会患者自我监测和调护 □指导患者及家属做好康复日记 □整理病历
健康教育	□环境介绍 □住院须知 □主管医生 □责任护士 □检验/检查指导 □疾病相关知识 □跌倒或坠床预防 □压疮预防	□正确留取标本 □检验/检查指导 □复温的意义	□疾病相关知识 □复温 □测量体温的目的和方法及注意事项 □休息与睡眠	□疾病相关知识 □测量体温的目的和方法及注意事项 □休息与睡眠	□自我监测 □自我调护
康复指导	□监测体温 □复温措施指导	□监测体温 □复温措施指导	□监测体温 □复温措施指导	□检验患者及家属是否知晓测量体温的方法和意义 □落实患者及家属对测量体温的掌握程度	□耐寒训练

续表

时间	住院第1日	住院第2~3日	住院期间	出院前1~3日	出院日
饮食	□热饮料、热牛奶等高热量流质	□高蛋白、高热量、富含维生素食物	□高蛋白、高热量、富含维生素食物 □不要酗酒	□高蛋白、高热量、富含维生素食物 □不要酗酒	□高蛋白、高热量、富含维生素食物 □不要酗酒
病情变异记录	□无 □有,原因 1. 2.	□无 □有,原因 1. 2.	□无 □有,原因 1. 2.	□无 □有,原因 1. 2.	□无 □有,原因 1. 2.
签名					

临床路径实施规范

【住院第1日】

1. 护理处置

(1) 置患者予15~30℃温室中。

(2) 测量生命体征。

(3) 遵医嘱予复温等治疗

1) 轻度冻伤:用温水38~42℃浸泡患处,浸泡后用毛巾或柔软的干布进行局部按摩,切忌用火烤和用雪水摩擦;患处若破溃感染,应在局部用75%酒精或1%新洁尔灭消毒,吸出水泡内液体,外涂冻疮膏等,保暖包扎,必要时应用抗生素及破伤风抗毒素。

2) 严重冻伤:对于全身冻僵者,先脱去或剪掉患者湿冷的衣裤,在被褥中保暖,也可用25~30℃的温水进行淋浴或浸泡10分钟左右,使体温逐渐恢复正常,但应防止烫伤;遵医嘱使用抗凝剂预防血栓形成和坏疽,应用抗菌药物预防感染,并及时注射破伤风抗毒素,需手术处理者,应尽量减少伤残,最大限度地保留尚有存活能力的肢体功能;应加强全身支持疗法,适当使用改善血流变学的药物,如低分子右旋糖酐、双嘧达莫、肝素等。

(4) 询问病史,体格检查,进行入院护理评估。

(5) 观察患者的冻伤肢体的末梢皮温、皮色、动脉搏动、感、痛觉功能、运动功能、肢体柔软情况等。

(6) 制订护理计划,予基础护理如皮肤护理。

(7) 评估患者日常生活能力,跌倒/坠床、压疮风险、疼痛评分(必要时)采取相应的护理措施。

2. 健康教育

(1) 介绍病房环境、呼叫器的使用、主管医师、责任护士,消除患者陌生感。

(2) 介绍复温的主要的目的、方法、注意事项,配合治疗。

(3) 介绍如心电图、激光多普勒流量测定、血管造影或磁共振等检查的目的、意义、时间及注意事项。

3. 康复指导 指导患者复温疗法:

(1) 一度冻伤,指导患者主动活动,并按摩受冻部位,促进血液循环。

（2）二、三度冻伤，指导患者保暖，促进肢体复温。

（3）全身体温过低者，应先处理低体温，指导患者采用全身浸浴法，浴水温度保持35～42℃。

（4）指导冻伤病人饮热饮料。

（5）指导患者对于冻结状态的伤部，用40～42℃温水浸泡快速复温。

（6）指导患者对于冻结部位已融化的伤部，采用0.1%氯己定液多次温浸方法治疗。

4. **饮食**　给予热饮料、热牛奶等高热量流质饮食。

【住院第2～3日】

1. 护理处置

（1）置患者于15～30℃温室中。

（2）测量生命体征。

（3）遵医嘱给予复温、保护创面、抗感染、止痛、营养支持等相关治疗，观察疗效与不良反应。

（4）准确留取标本做检查以协助诊断和治疗。

（5）实施心理疏导，用亲切的语言、和蔼的态度以及专业的理论知识及时向患者介绍疾病的有关知识，取得患者及家属的信任，树立信心，配合治疗。

（6）加强基础护理如皮肤护理。

2. 健康教育

（1）完善检验/检查前的宣教，如通知禁食、水、告知检验/检查目的、时间、地点及注意事项等。

（2）指导患者正确留取尿液：晨起第一次中段尿液，盛于容器内及时送验。

（3）向患者及家属说明复温意义、注意事项及配合要点。

（4）向患者及家属讲解局部可涂敷冻伤膏，并注意防止感染。

3. 康复指导

（1）指导患者复温（方法同前）。

（2）指导患者监测体温。

4. **饮食**　给予热饮料、热牛奶等高热量流质饮食。

【住院期间】

1. 护理处置

（1）置患者于15～30℃温室中。

（2）测量生命体征。

（3）实施心理疏导，用亲切的语言、和蔼的态度以及专业的理论知识及时向患者介绍疾病的有关知识，取得患者及家属的信任，树立信心，配合治疗。

（4）在护理的过程中，尊重患者的人格，做好心理护理，特别是对有面部和四肢暴露部位冻伤和截肢的患者，要消除患者的顾虑。

（5）遵医嘱给予复温、保护创面、抗感染、止痛、营养支持等相关治疗，观察疗效与不良反应。

（6）对于指（趾）端已发黑的创面，等待坏死组织界限分明，及时给予手术截肢。

（7）加强基础护理如皮肤护理。

2. 健康教育

（1）向患者及家属监测体温的方法、意义及注意事项。

（2）向患者及家属说明复温意义、注意事项及配合要点

1）向患者及家属说明避免挤压、磕碰等机械性再损伤。

2）向患者及家属讲解避免火烤、雪擦、冷水浸泡等错误的复温方法。

3）向患者及家属讲解复温前后注意保暖。

4）向患者及家属讲解复温注意保持水温基本恒定。

5）指导患者复温至冻区恢复感觉，皮肤颜色恢复至深红色或紫红色，组织变软为止，时间不超过30分。

6）向患者及家属讲解当冻伤皮肤的颜色和感觉恢复正常即可停止复温，然后用无菌温盐水冲洗干净。冻伤肢体应稍抬高，并加以固定限制活动，有利于血液循环和减轻水肿和组织的损伤。

7）指导患者及家属注意定时翻身。

8）指导患者患肢指（趾）缝间要用无菌纱布条隔开，以防粘连。

9）告知患者及其家属讲解减轻冻伤引起疼痛的方法，如分散患者的注意力，采用观看视频、谈话、按摩健康组织或转移疼痛等方式。

3. 康复指导

（1）指导患者复温（方法同上）。

（2）指导患者监测体温。

4. 饮食

（1）饮食应给予高蛋白、高热量、富含维生素的食物。

（2）不要酗酒。

【出院前 1~3 日】

1. 护理处置

（1）保持室温温暖，要求 24~25℃，湿度 40%~50%。

（2）监测生命体征。

（3）落实基础护理如皮肤护理。

（4）给予心理护理：护理人员细心观察患者的心理变化，了解患者不良情绪的根本原因，针对性的给予心理疏导。

2. 健康教育

（1）告知患者疾病相关知识，注意防寒保暖。

（2）保证充足的休息和睡眠。

3. 康复指导

（1）检验患者及家属是否知晓测量体温的方法和意义。

（2）落实患者及家属对测量体温的掌握程度。

（3）指导患者为防止瘢痕的增生和挛缩，应佩戴合适的压力衣。

4. 饮食

（1）饮食应给予高蛋白、高热量、富含维生素的食物。

（2）不要酗酒。

【出院日】

1. **护理处置**

（1）与患者及家属共同制订居家康复计划：如饮食康复计划；心理支持疗法等。

（2）教会患者自我监测和调护。

（3）指导患者及家属做好康复日记。

2. **健康教育**

（1）自我监测：监测患者情绪，出现情绪低落、食欲不振等，注意调节心理和保持良好的精神状态。

（2）自我调护

1）勤准备防寒物品。

2）勤活动手足，揉搓额面。

3）勤用热水泡脚。

4）勤耐寒锻炼。

5）勤交流防冻经验。

3. **康复指导**　指导患者根据自身情况进行身体锻炼和抗寒锻炼。

4. **饮食**

（1）饮食应给予高蛋白、高热量、富含维生素、清淡易消化的食物。

（2）不要酗酒。

（王增玉、章一华）

第七章

职业性肿瘤临床护理路径

第一节　苯所致白血病临床护理路径

苯所致白血病临床护理路径表

适用对象：第一诊断为苯所致白血病

患者姓名：_____　性别：_____　年龄：_____　住院号：_____

住院日期：____年____月____日　出院日期：____年____月____日　住院天数：____天

时间		住院第 1 日	住院第 2～3 日	住院期间	出院前 1～3 日	出院日
护理处置		□测量生命体征、佩戴腕带 □体重 □入院护理评估 □通知主管医生 □建立护理病历 □卫生处置 □完成入院护理记录单书写 □医嘱相关治疗执行及指导 　□采集血标本 　□口服药物 　□静脉输液 　□其他 □巡视观察 □生活护理 □口腔护理 □皮肤护理 □心理护理	□监测生命体征 □病室环境 □卧位 □用药护理 □协助生活护理 □巡视观察 □口腔护理 □皮肤护理 □心理护理	□监测生命体征 □病室环境 □卧位 □制订康复计划 □用药护理 □协助生活护理 □口腔护理 □皮肤护理 □心理护理	□监测生命体征 □病室环境 □卧位 □制订康复计划 □用药护理 □协助生活护理 □口腔护理 □皮肤护理 □心理护理	□医嘱相关治疗、处置执行 □出院流程指导 □与患者及家属共同制订康复计划 □教会患者自我监测和调护 □指导患者及家属做好康复日记 □整理病历
健康教育		□环境介绍 □住院须知 □主管医生 □责任护士 □检验 / 检查指导 □疾病相关知识 □跌倒或坠床预防 □压疮预防	□正确留取标本 □检验 / 检查指导 □疾病相关知识	□疾病相关知识 □休息与睡眠 □预防感染和出血的目的、方法及注意事项 □化疗药物的不良反应	□疾病相关知识 □休息与睡眠 □预防感染和出血的目的、方法及注意事项 □化疗药物的不良反应	□自我监测 □自我调护

续表

时间	住院第1日	住院第2~3日	住院期间	出院前1~3日	出院日
康复指导	□深呼吸 □有效咳嗽 □屏气训练	□深呼吸 □有效咳嗽 □屏气训练	□深呼吸 □有效咳嗽 □屏气训练	□深呼吸 □有效咳嗽 □屏气训练	□深呼吸 □有效咳嗽 □屏气训练
饮食	□高蛋白、高热量、高维生素 □适量纤维易消化的软食或半流质 □避免进食高糖、高脂、产气过多和辛辣食物 □少量多餐 □忌食过硬、粗糙的食物	□高蛋白、高热量、高维生素 □适量纤维易消化的软食或半流质 □避免进食高糖、高脂、产气过多和辛辣食物 □少量多餐 □忌食过硬、粗糙的食物	□高蛋白、高热量、高维生素 □适量纤维易消化的软食或半流质 □避免进食高糖、高脂、产气过多和辛辣食物 □少量多餐 □忌食过硬、粗糙的食物	□高蛋白、高热量、高维生素 □适量纤维易消化的软食或半流质 □避免进食高糖、高脂、产气过多和辛辣食物 □少量多餐 □忌食过硬、粗糙的食物	□高蛋白、高热量、高维生素 □适量纤维易消化的软食或半流质 □避免进食高糖、高脂、产气过多和辛辣食物 □少量多餐 □忌食过硬、粗糙的食物
病情变异记录	□无 □有，原因 1. 2.	□无 □有，原因 1. 2.	□无 □有，原因 1. 2.	□无 □有，原因 1. 2.	□无 □有，原因 1. 2.
签名					

临床路径实施规范

【住院第1日】

1. 护理处置

(1) 予安静休息，取舒适体位。

(2) 询问病史，体格检查，进行入院护理评估。

(3) 测量生命体征。

(4) 观察患者有无面色苍白、全身乏力、发热、头晕、头痛、鼻出血、牙龈出血、瘀斑、关节疼痛等情况。

(5) 遵医嘱给予化疗、防止感染、防止出血、改善贫血和营养支持等对症治疗。

(6) 制订护理计划，予基础护理如皮肤护理和口腔护理。

(7) 评估患者日常生活能力、跌倒/坠床、压疮风险评分等，并采取相应的护理措施。

2. 健康教育

(1) 介绍病房环境、呼叫器的使用、主管医生、责任护士及同病室病友，消除患者陌生感。

(2) 介绍相关检查如血象、骨髓象、免疫学、细胞学检查的目的、意义、时间及注意事项。

3. 康复指导

(1) 指导患者深呼吸和有效咳嗽：取坐位，助患者先进行几次深而慢的呼吸后尽量深吸气、屏气，继而缩唇缓慢的将气体呼出；再深吸一口气、屏气，身体少前倾，自胸腔进行2~3次短促有力的咳嗽，咳痰后进行放松性深呼吸。

(2) 指导患者屏气训练：指导患者在深呼吸后尽量屏气，让呼吸暂停在吸气阶段，终止呕吐发生的进程。

4. 饮食

（1）高蛋白、高热量、高维生素、适量纤维、宜消化的软食或半流质饮食。

（2）避免进食高糖、高脂、产气过多和辛辣食物。

（3）少量多餐。

（4）禁食过硬、粗糙的食物。

【住院第 2~3 日】

1. 护理处置

（1）予安静休息，取舒适卧位。

（2）病室每日用紫外线消毒，每周进行空气监测，被褥每日更换。

（3）限制探视人数，对探视人员进行筛查，以防患有传染性疾病。

（4）观察患者有无面色苍白、全身乏力、发热、头晕、头痛、鼻出血、牙龈出血、瘀斑、关节疼痛等情况。

（5）根据病情予化疗、防止感染、防止出血、改善贫血和营养支持等对症治疗。

（6）做好药物治疗的护理

1）不同的化疗药物有不同的使用方法，病人不能随意调整输液的速度，以免影响疗效；化疗过程中，要大量饮水，以免尿酸结晶损伤肾脏；化疗药会引起恶心、呕吐、色素沉着、脱发等副反应，告诉病人不要惊慌，治疗结束后症状会消失，脱发会再生。

2）抗生素：抗生素需做药敏试验，选用敏感药物，要注意现用现配。

（7）准确留取标本做检查以协助诊断和治疗。

2. 健康教育

（1）指导患者正确留取标本，：细菌培养，需用无菌容器并及时送验。

（2）完善检验 / 检查前的宣教，如通知禁食、水、告知检查 / 检验目的、时间、地点及注意事项等。

（3）向患者及家属说明餐具、手、皮肤、衣物消毒隔离的意义及方法。

3. 康复指导

（1）指导患者深呼吸和有效咳嗽：取坐位，助患者先进行几次深而慢的呼吸后尽量深吸气、屏气，继而缩唇缓慢地将气体呼出；再深吸一口气、屏气，身体少前倾，自胸腔进行 2~3 次短促有力的咳嗽，咳痰后进行放松性深呼吸。

（2）指导患者屏气训练：指导患者在深呼吸后尽量屏气，让呼吸暂停在吸气阶段，终止呕吐发生的进程。

4. 饮食

（1）高蛋白、高热量、高维生素、适量纤维、宜消化的软食或半流质饮食。

（2）避免进食高糖、高脂、产气过多和辛辣食物。

（3）少量多餐。

（4）禁食过硬、粗糙的食物。

【住院期间】

1. 护理处置

（1）病室经常开窗通风，每日用紫外线消毒，每周进行空气监测，被褥每日更换。

（2）治疗期间减少外出和人员的探视，预防感染，必要时给予保护性隔离。

（3）测量生命体征。

（4）观察患者有无面色苍白、全身乏力、发热、头晕、头痛、鼻出血、牙龈出血、瘀斑、关节疼痛等情况。

（5）遵医嘱及时准确的使用化疗药物。

（6）根据患者耐受程度，制订康复计划，如深呼吸和有效咳嗽、屏气训练等。

（7）落实基础护理如口腔护理及皮肤护理。

（8）保持床铺平整。

2. 健康教育

（1）告知化疗药物的不良反应、预防及注意事项

1）化学性静脉炎及组织坏死的防护：

化疗时应注意：①合理选择静脉，首选中心静脉置管，如果应用外周浅表静脉，尽量选择粗直的静脉。②输入刺激性药物前后，均要用生理盐水冲管。③输入刺激性药物前，一定要证实针头在血管内。④联合化疗时，先输注刺激性小的药物，再输注刺激性大的药物。

化疗药物外渗的紧急处理：①停止：立即停止药物注入；②回抽：不要拔针，尽量回抽渗入皮下的药液；③评估：评估并记录外渗的部位、面积、外渗药液的量，皮肤的颜色、温度、疼痛的性质；④解毒：局部滴入生理盐水以稀释药液或用解毒剂；⑤封闭：利多卡因局部封闭，封闭的范围大于渗漏区，48小时内间断封闭注射2～3次；⑥涂抹：可用50%硫酸镁、喜辽妥等直接涂抹在患处并用棉签以旋转方式向周围涂抹，范围大于肿胀部位，每2小时涂抹1次；⑦冷敷与热敷：局部24小时冰袋间断冷敷，但植物碱类化疗药物除外；⑧抬高：药液外渗48小时内，应抬高受累部位。

静脉炎的处理：发生静脉炎的局部血管禁止静注，患处勿受压，尽量避免患侧卧位。使用喜辽妥等药物外敷，鼓励病人多做肢体活动，以促进血液循环。

2）骨髓抑制的防护：需加强贫血、感染和出血的预防、观察和护理，协助医生用药。

3）胃肠道反应的防护：主要表现为恶心、呕吐、纳差等。①良好的休息与进餐环境在，避免不良刺激。②选择合适的进餐时间，减轻胃肠道的反应：选择胃肠道症状最轻的时间进食，避免在治疗前后2小时内进食；当病人出现恶心、呕吐时，应暂停进食，及时清除呕吐物，保持口腔清洁；必要时，遵医嘱在治疗前1～2小时给予止吐药物，每6～8小时重复给药一次。③饮食指导：给予高蛋白、高热量、高维生素、适量纤维、易消化的软食或半流质饮食，少量多餐。避免进食高糖、高脂、产气过多和辛辣食物。避免饭后立即平卧。④其他：如减慢化疗药物的滴数。

4）口腔溃疡的护理：原则上是减少溃疡面感染，促进溃疡愈合。对已发生溃疡者，应加强口腔护理，2次/日，并教会病人漱口液的含漱和局部溃疡用药的方法。

5）心脏毒性的预防和护理：用药前、后应监测病人的心律、心率及血压；用药时缓慢静滴，<40滴/分；一旦出现胸闷、心悸等表现，立即通知医师并配合处理。

6）肝功能损害的预防和护理：注意观察病人有无黄疸，并定期监测肝功能。

7）减轻不良反应：在化疗期间鼓励患者多饮水，使尿量>1500ml；给予别嘌呤药物，防止高尿酸性肾病的发生。

8）鞘内注射化疗药物时，协助病人取头低抱膝侧卧位，拔针后嘱病人去枕平卧位 4～6 小时，注意观察有无头痛、呕吐、发热等化学性脑膜炎症状。

9）脱发的护理：化疗前向病人说明化疗的必要性及化疗可能导致脱发现象，多数病人在化疗结束后，头发会再生，使病人有充分的思想准备；出现脱发后指导病人使用假发或戴帽子并做好心理护理。

10）其他不良反应的预防和护理：如长春新碱可引起末梢神经炎、手足麻木，停药后可逐渐消失。

（2）预防感染护理

1）保持床单平整、清洁、舒适、干燥，衣着宽松、轻软，发热盗汗者及时更换被服。

2）口腔：原则上是减少溃疡面感染，促进溃疡愈合。对已发生溃疡者，应加强口腔护理，2 次 / 日，并教会病人漱口液的含漱和局部溃疡用药的方法。

3）肛周：每次便后清洗肛门周围，并用 1∶5000 高锰酸钾溶液坐浴，以防发生肛周脓肿。

（3）出血护理：密切观察症状和体征，特别要注意注射部位有无滴血，保护皮肤黏膜，防止肢体的碰撞或外伤，必要时禁止刮须和刷牙，用棉签代替牙刷清洁牙齿。

（4）病情观察：注意观察患者发热情况，观察口腔、咽喉、尿路、肛周有无感染征象；注意出血倾向及程度，尤其注意有无皮肤、黏膜及颅内出血的先兆，以便及早处理；同时观察有无中枢神经系统白血病浸润表现，如患者出现头痛、呕吐、恶心、应考虑白血病细胞浸润硬脑膜、蛛网膜及颅内血管的可能。

（5）生活指导

1）饮食护理：予高蛋白、高热量、高维生素、适量纤维、易消化的软食或半流质饮食，如鱼、鸡、鸭肉、牛奶、瘦肉、新鲜水果及蔬菜等。

2）皮肤护理：剪短指甲，避免抓伤皮肤；沐浴时水温以 37～40℃为宜，以防水温过高，促进血管扩张，加重出血。

3）向病人说明急性白血病缓解后仍应坚持定期巩固强化治疗，可延长急性白血病的缓解期和生存期。

4）预防感染和出血；注意保暖，避免受凉；讲究个人卫生，少去人群拥挤的地方，防止交叉感染；注意适当休息，避免过度劳累、感染等诱发因素。

（6）心理调适指导：指导患者及家属保持良好的情绪状态，积极配合治疗，有利于疾病的康复。

3. 康复指导

（1）指导患者深呼吸及有效咳嗽：方法同上。

（2）指导患者屏气训练：方法同上。

4. 饮食

（1）高蛋白、高热量、高维生素、适量纤维、宜消化的软食或半流质饮食。

（2）避免进食高糖、高脂、产气过多和辛辣食物。

（3）少量多餐。

（4）禁食过硬、粗糙的食物。

【出院前1~3日】

1. 护理处置

（1）保持病室安静、空气新鲜，每日开窗通风2~3次，每次30分钟，做好病房消毒隔离工作。

（2）监测生命体征。

（3）观察患者有无面色苍白、全身乏力、发热、头晕、头痛、鼻出血、牙龈出血、瘀斑、关节疼痛等情况。

（4）根据患者耐受程度，制订康复计划，如深呼吸和有效咳嗽、屏气训练等。

（5）落实基础护理如口腔护理、皮肤护理。

（6）给予心理护理：护理人员细心观察患者的心理变化，了解患者不良情绪的根本原因，针对性的给予心理疏导。

2. 健康教育

（1）告知患者疾病相关知识及化疗药物的不良反应，内容同上。

（2）保证充足的休息与睡眠。

（3）指导患者深呼吸和有效咳嗽、屏气训练的方法和意义。

3. 康复指导

（1）检验患者及家属能否知晓感染的症状和体征。

（2）检验患者及家属是否知晓如何预防感染。

（3）落实患者及家属对测量体温的掌握程度。

（4）落实患者及家属对正确含漱口液及局部溃疡用药的掌握程度。

4. 饮食

（1）高蛋白、高热量、高维生素、适量纤维、易消化的软食或半流质饮食。

（2）避免进食高糖、高脂、产气过多和辛辣食物。

（3）少量多餐。

（4）禁食过硬、粗糙的食物。

【出院日】

1. 护理处置

（1）与患者及家属共同制订居家康复计划：如饮食康复计划；深呼吸和有效咳嗽；屏气训练；心理支持疗法等。

（2）教会患者自我监测和调护。

（3）指导患者及家属做好康复日记。

2. 健康教育

（1）自我监测

1）监测患者情绪，注意调节心理和保持良好的精神状态。

2）监测头痛的性质，若出现剧烈头痛、喷射性呕吐、呼吸急促，提示颅内出血。

3）慢性苯中毒患者定期进行血液甚至骨髓检查。

（2）自我调护

1）注意合理营养，注意休息，避免剧烈活动。

2）居住环境要卫生、舒适，经常开窗通风，保持室内空气清新，预防感染。

3）保证充足的休息和睡眠，适当活动。

4）注意口腔和皮肤清洁，勤换内衣，衣被要勤洗勤晒。

5）注意饮食卫生，餐具专用，避免胃肠道感染。

6）严格遵医嘱服药，定时复查。

3. 康复指导

（1）指导患者深呼吸和有效咳嗽：方法同上。

（2）指导患者屏气训练：方法同上。

4. 饮食

（1）高蛋白、高热量、高维生素、适量纤维、易消化的软食或半流质饮食。

（2）避免进食高糖、高脂、产气过多和辛辣食物。

（3）少量多餐。

（4）禁食过硬、粗糙的食物。

（王增玉）

第二节　石棉所致肺癌、间皮瘤临床护理路径

石棉所致肺癌、间皮瘤临床护理路径表

适用对象：第一诊断为石棉所致肺癌、间皮瘤

患者姓名：＿＿＿＿＿＿＿　性别：＿＿＿＿＿　年龄：＿＿＿＿＿　住院号：＿＿＿＿＿＿＿

住院日期：＿＿年＿＿月＿＿日　出院日期：＿＿年＿＿月＿＿日　住院天数：＿＿天

时间		住院第1日	住院第2~3日	住院期间	出院前1~3日	出院日
护理处置		□测量生命体征、佩戴腕带 □体重 □入院护理评估 □通知主管医生 □建立护理病历 □卫生处置 □完成入院护理记录单书写 □医嘱相关治疗执行及指导 　□采集血标本 　□皮内注射 　□口服药物 　□静脉输液 　□吸氧 　□其他 □巡视观察 □生活护理 □心理护理	□监测生命体征 □病室环境 □卧位 □氧疗 □用药护理 □协助生活护理 □巡视观察 □心理护理	□监测生命体征 □病室环境 □卧位 □氧疗 □制订康复计划 □用药护理 □协助生活护理 □心理护理	□监测生命体征 □病室环境 □卧位 □氧疗 □制订康复计划 □用药护理 □协助生活护理 □心理护理	□医嘱相关治疗、处置执行 □出院流程指导 □与患者及家属共同制订康复计划 □教会患者自我监测和调护 □指导患者及家属做好康复日记 □整理病历

续表

时间	住院第1日	住院第2～3日	住院期间	出院前1～3日	出院日
健康教育	□环境介绍 □住院须知 □主管医生 □责任护士 □检验/检查指导 □疾病相关知识 □跌倒或坠床预防 □压疮预防	□正确留取痰标本 □检验/检查指导 □咳嗽、咳痰的意义	□疾病相关知识 □呼吸功能练习 　□深呼吸 　□有效咳嗽 □休息与睡眠 □氧疗的目的和方法及注意事项	□疾病相关知识 □防寒保暖 □呼吸功能练习 　□深呼吸 　□有效咳嗽 □休息与睡眠 □戒烟、酒	□自我监测 □自我调护
康复指导	□氧气疗法	□深呼吸 □有效咳嗽	□深呼吸 □有效咳嗽 □腹式呼吸 □缩唇呼吸	□深呼吸 □有效咳嗽 □腹式呼吸 □缩唇呼吸	□深呼吸 □有效咳嗽 □腹式呼吸 □缩唇呼吸
饮食	□高蛋白、高热量、高维生素、易消化饮食 □避免产气的食物 □少食多餐,进食宜慢 □禁烟酒	□高蛋白、高热量、高维生素、易消化饮食 □避免产气的食物 □少食多餐,进食宜慢 □禁烟酒	□高蛋白、高热量、高维生素、易消化饮食 □避免产气的食物 □少食多餐,进食宜慢 □禁烟酒	□高蛋白、高热量、高维生素、易消化饮食 □避免产气的食物 □少食多餐,进食宜慢 □禁烟酒	□高蛋白、高热量、高维生素、易消化饮食 □避免产气的食物 □少食多餐,进食宜慢 □禁食烟熏、腌腊、油炸食品 □禁烟酒
病情变异记录	□无 □有,原因 1. 2.	□无 □有,原因 1. 2.	□无 □有,原因 1. 2.	□无 □有,原因 1. 2.	□无 □有,原因 1. 2.
签名					

────────── 临床路径实施规范 ──────────

【住院第1日】

1. 护理处置

（1）予安静休息,取半卧位。

（2）询问病史,体格检查,进行入院护理评估。

（3）测量生命体征及指脉氧。

（4）根据病人缺氧的情况立即予鼻导管吸氧2～3L/min。

（5）观察患者咳嗽、胸痛、气短、呼吸困难程度。

（6）遵医嘱给予化疗、放疗、生物治疗、靶向治疗、中医治疗等。

（7）制订护理计划,予口腔护理、皮肤护理及管道护理。

（8）评估患者日常生活能力、跌倒/坠床、压疮风险评分、疼痛评分等，并采取相应的护理措施。

2. 健康教育

（1）介绍病房环境、呼叫器的使用、主管医生、责任护士及同病室病友，消除患者陌生感。

（2）介绍吸氧的目的、方法及注意事项。

（3）介绍相关检查如 X 线检查、纤支镜、胸部 CT、MRI、痰脱落细胞学检查、胸膜活检等的目的、意义、时间及注意事项。

3. 康复指导　指导患者氧气疗法：吸氧可以提高动脉血氧分压和动脉血氧饱和度，增加动脉血氧含量，纠正缺氧，促进组织新陈代谢，提高生活质量，延长生命。

4. 饮食

（1）予高蛋白、高热量、高维生素、易消化饮的饮食，如蛋、鸡肉、大豆等。

（2）避免产气的食物，如地瓜、韭菜。

（3）少食多餐，进食宜慢。

（4）食用含 β 胡萝卜素的绿色、黄色和橘色的蔬菜和水果及含维生素 A 的食物。

【住院第 2～3 日】

1. 护理处置

（1）予安静休息，取半卧位。

（2）保持病室安静、空气新鲜，每日开窗通风 2～3 次，每次 30 分钟，做好病房的消毒隔离工作。

（3）观察患者呼吸频率、节律、深浅度，监测指脉氧。

（4）观察患者痰液的颜色、量、性质和气味。

（5）根据病人缺氧的情况给予低、中流量鼻导管吸氧。

（6）做好治疗的护理

1）化疗：联合化疗可提高生存率、缓解症状及提高生活质量。标准方案：①基础化疗方案：紫杉醇＋卡铂、多西紫杉醇＋顺铂或长春瑞滨＋顺铂、培美曲塞＋顺铂或卡铂等。②适当的支持治疗：止吐药、用顺铂时需补充液体、需要时给予促红细胞生成素等，并根据最低粒细胞计数调整化疗剂量。③化疗药物不良反应：

静脉炎的处理：发生静脉炎的局部血管禁止静注，患处勿受压。使用喜辽妥等药物外敷，鼓励病人多做肢体活动，以促进血液循环；减轻不良反应：在化疗期间鼓励患者多饮水，使尿量 >1500ml；给予别嘌呤药物，防止高尿酸性肾病的发生。

2）放疗：是一种局部治疗，常常需要联合化疗，通常一个疗程 2～4 周。

3）中医治疗：病人取仰卧位，用拇指指腹按揉中脘、内关、足三里、合谷各 2～3 分钟，局部感觉以酸、麻、胀为宜。

（7）准确留取痰标本做检查以协助诊断和治疗。

2. 健康教育

（1）指导患者正确留取痰标本

1）一般以清晨第一口痰为宜，采集时应先漱口，然后用力咳出气管深处痰液，盛于清洁容器内送验。

2）细菌培养，需用无菌容器并及时送验。

（2）向患者及家属说明咳嗽及咳痰的意义，鼓励患者主动咳嗽。

（3）完善检验／检查前的宣教，如通知禁食、水、告知检查／检验目的、时间、地点及注意事项等。

3. 康复指导　指导患者深呼吸和有效咳嗽：指导患者深呼吸和有效咳嗽：取坐位，助患者先进行几次深而慢的呼吸后尽量深吸气、屏气，继而缩唇缓慢的将气体呼出；再深吸一口气、屏气，身体少前倾，自胸腔进行 2～3 次短促有力的咳嗽，咳痰后进行放松性深呼吸。

4. 饮食

（1）予高蛋白、高热量、高维生素、易消化饮的饮食，如蛋、鸡肉、大豆等。

（2）避免产气的食物，如地瓜、韭菜。

（3）少食多餐，进食宜慢。

（4）食用含 β 胡萝卜素的绿色、黄色和橘色的蔬菜和水果及含维生素 A 的食物。

【住院期间】

1. 护理处置

（1）根据病人缺氧的情况继续给予低、中流量鼻导管吸氧。

（2）保持病室安静，室内空气新鲜，每日开窗通风 2～3 次，每次 30 分钟，做好病房的消毒隔离工作。

（3）观察患者呼吸频率、节律、深浅度，监测指脉氧。

（4）观察患者痰液的颜色、量、性质和气味。

（5）遵医嘱及时准确的使用化疗、止痛药等药物。

（6）根据患者耐受程度，制订康复计划，如深呼吸及有效咳嗽、腹式呼吸、缩唇呼吸等。

（7）落实基础护理如皮肤护理、口腔护理及管道护理。

2. 健康教育

（1）告知化疗药物的不良反应、预防及注意事项

1）化学性静脉炎及组织坏死的防护：

化疗时应注意：①合理选择静脉，首选中心静脉置管，如果应用外周浅表静脉，尽量选择粗直的静脉。②输入刺激性药物前后，均要用生理盐水冲管。③输入刺激性药物前，一定要证实针头在血管内。④联合化疗时，先输注刺激性小的药物，再输注刺激性大的药物。

化疗药物外渗的紧急处理：①停止：立即停止药物注入；②回抽：不要拔针，尽量回抽渗入皮下的药液；③评估：评估并记录外渗的部位、面积、外渗药液的量，皮肤的颜色、温度、疼痛的性质；④解毒：局部滴入生理盐水以稀释药液或用解毒剂；⑤封闭：利多卡因局部封闭，封闭的范围大于渗漏区，48 小时内间断封闭注射 2～3 次；⑥涂抹：可用 50% 硫酸镁、喜辽妥等直接涂抹在患处并用棉签以旋转方式向周围涂抹，范围大于肿胀部位，每 2 小时涂抹 1 次；⑦冷敷与热敷：局部 24 小时冰袋间断冷敷，但植物碱类化疗药物除外；⑧抬高：药液外渗 48 小时内，应抬高受累部位。

静脉炎的处理：发生静脉炎的局部血管禁止静注，患处勿受压，尽量避免患侧卧位。使用喜辽妥等药物外敷，鼓励病人多做肢体活动，以促进血液循环。

2）骨髓抑制的防护：需加强贫血、感染和出血的预防、观察和护理，协助医生用药。

3）胃肠道反应的防护：主要表现为恶心、呕吐、纳差等。①良好的休息与进餐环境在，避免不良刺激。②选择合适的进餐时间，减轻胃肠道的反应：选择胃肠道症状最轻的时间进食，避免在治疗前后 2 小时内进食；当病人出现恶心、呕吐时，应暂停进食，及时清除呕吐物，保持口腔清洁；必要时，遵医嘱在治疗前 1～2 小时给予止吐药物，每 6～8 小时重复给药一次。③饮食指导：给予高蛋白、高热量、高维生素、易消化饮的饮食，如蛋、鸡肉、大豆等；避免产气的食物，如地瓜、韭菜；避免饭后立即平卧。④其他：如减慢化疗药物的滴数。

4）口腔溃疡的护理：原则上是减少溃疡面感染，促进溃疡愈合。对已发生溃疡者，应加强口腔护理，2 次 / 日，并教会病人漱口液的含漱和局部溃疡用药的方法。

5）心脏毒性的预防和护理：用药前、后应监测病人的心律、心率及血压；用药时缓慢静滴，<40 滴 / 分；一旦出现胸闷、心悸等表现，立即通知医师并配合处理。

6）肝功能损害的预防和护理：注意观察病人有无黄疸，并定期监测肝功能。

7）减轻不良反应：在化疗期间鼓励患者多饮水，使尿量 >1500ml；给予别嘌呤药物，防止高尿酸性肾病的发生。

8）脱发的护理：化疗前向病人说明化疗的必要性及化疗可能导致脱发现象，多数病人在化疗结束后，头发会再生，使病人有充分的思想准备；出现脱发后指导病人使用假发或戴帽子并做好心理护理。

（2）预防疼痛护理

1）疼痛的观察：观察疼痛部位、性质、程度和持续时间，疼痛加重或减轻的因素；应用止痛药物后注意观察药物疗效及有无不良反应等。

2）避免加重疼痛的因素：预防呼吸道感染，尽量避免咳嗽，必要时给予止咳药；小心搬动病人，平缓地给病人变换体位，避免推、拉动作；指导胸痛的病人，用手或枕头护住胸部，以减轻深呼吸、咳嗽或变换体位所引起疼痛。

3）心理护理：倾听病人的诉说，教会病人正确描述疼痛的程度及转移注意力的技术，帮助病人找出适宜的减轻疼痛的方法。

4）用药护理：疼痛明显时，给予有效的口服止痛药物，3～6 小时给药一次；止痛药剂量应根据病人的需要由小到大直至病人疼痛消失为止；注意观察用药的效果、疼痛缓解程度和镇痛作用持续时间；注意预防药物的不良反应，如阿片类药物有便秘、恶心、呕吐等不良反应，应多进食富含纤维素的蔬菜和水果，以缓解和预防便秘。

5）病人自控镇痛：用计算机化的注射泵，经由静脉、皮下或椎管内连续性输注止痛药，并且病人可自行间歇性给药。

6）去除或减少胸腔积液：可采用化学性胸膜固定术；指在抽吸胸腔积液或胸腔插管引流后，在胸腔内注入顺铂、丝裂霉素等抗肿瘤药物，也可注入胸膜粘连剂如滑石粉等，减缓胸腔积液的产生。

（3）生活指导

1）饮食护理：予高蛋白、高热量、高维生素宜消化的食物，动、植物蛋白合理搭配，如鱼、鸡肉、大豆等。避免产气的食物，如地瓜、韭菜等。注意调配好食物的色、香、味。做好口腔护理，有吞咽困难者给予流质饮食，进食宜慢，取半卧位，少量多餐。

2）预防感染：注意保暖，避免受凉；讲究个人卫生，少去人群拥挤的地方，防止交叉感染；注意适当休息，避免过度劳累、感染等诱发因素。

（4）心理调适指导：指导患者及家属保持良好的情绪状态，积极配合治疗，有利于疾病的康复。

3. 康复指导

（1）指导患者深呼吸及有效咳嗽：方法同上。

（2）腹式呼吸

1）患者取舒适体位，可坐位或半坐位，两膝半屈使腹肌放松，一手放于腹部，一手放于胸部。

2）用鼻缓慢深呼吸，膈肌放松，尽力挺腹，使其鼓起。

3）缓慢呼气，腹肌收缩，腹部凹陷。

4）动作要领：肩背放松，腹部吸鼓呼瘪，吸时经鼻，呼时经口，深吸细呼。

5）训练时注意：避免用力呼气或呼气过长，以免发生喘息、憋气、支气管痉挛；深呼吸练习时以每次练3～4次吸/呼为宜，避免过度通气。

（3）缩唇呼吸

1）指导患者取舒适体位。

2）经鼻深吸气，呼气时将嘴唇缩起呈吹口哨状缓慢呼气4～6秒。

3）吸气与呼气时间比为1:2，尽量深吸慢呼。

4）每天2次，每次10～20分钟，每分钟7～8次。

4. 饮食

（1）予高蛋白、高热量、高维生素、易消化饮的饮食，如蛋、鸡肉、大豆等。

（2）避免产气的食物，如地瓜、韭菜。

（3）少食多餐，进食宜慢。

（4）食用含β胡萝卜素的绿色、黄色和橘色的蔬菜和水果及含维生素A的食物。

【出院前1～3日】

1. 护理处置

（1）根据病人缺氧的情况给予低、中流量鼻导管吸氧。

（2）保持病室安静、空气新鲜，每日开窗通风2～3次，每次30分钟，做好病房的消毒隔离工作。

（3）监测生命体征及动脉血氧饱和度。

（4）观察患者痰液的颜色、量、性质和气味。

（5）根据患者耐受程度，制订康复计划，如缩唇呼吸、腹式呼吸等。

（6）落实基础护理如皮肤护理、口腔护理及管道护理。

（7）给予心理护理：护理人员细心观察患者的心理变化，了解患者不良情绪的根本原因，针对性的给予心理疏导。

2. 健康教育

（1）告知患者疾病相关知识，内容同上。

（2）保证充足的休息与睡眠。

（3）指导深呼吸及有效咳嗽的方法及意义。

（4）氧疗的方法及意义。

3. 康复指导

（1）检验患者及家属是否知晓深呼吸及有效咳嗽的方法和意义。

（2）落实患者及家属对腹式呼吸、缩唇呼吸的掌握程度。

4. 饮食

（1）予高蛋白、高热量、高维生素、易消化饮的饮食，如蛋、鸡肉、大豆等。

（2）避免产气的食物，如地瓜、韭菜。

（3）少食多餐，进食宜慢。

（4）食用含 β 胡萝卜素的绿色、黄色和橘色的蔬菜和水果及含维生素 A 的食物。

【出院日】

1. 护理处置

（1）与患者及家属共同制订居家康复计划：如饮食康复计划；居室环境要求、活动耐力训练、心理支持疗法等。

（2）教会患者自我监测和调护。

（3）指导患者及家属做好康复日记。

2. 健康教育

（1）自我监测

1）监测患者情绪，注意调节心理和保持良好的精神状态。

2）监测痰液颜色和量。

（2）自我调护

1）合理安排休息与活动。

2）注意合理营养，饮食搭配均衡，戒烟酒。

3）根据天气变化，及时增添衣服，避免受凉感冒。

4）根据患者实际情况，开展打太极拳、气功、户外行走等，增强体质。

5）居住环境要卫生、舒适，经常开窗通风，保持室内空气清新，预防感染。

6）保持良好的精神状态，睡前听音乐、看书，以减轻痛苦。

7）如出现呼吸困难、疼痛等症状加重或不缓解，及时就诊。

3. 康复指导

（1）腹式呼吸：方法同上。

（2）缩唇呼吸：方法同上。

4. 饮食

（1）予高蛋白、高热量、高维生素、易消化饮的饮食，如蛋、鸡肉、大豆等。

（2）避免产气的食物，如地瓜、韭菜。

（3）少食多餐，进食宜慢。

（4）食用含β胡萝卜素的绿色、黄色和橘色的蔬菜和水果及含维生素A的食物。

（5）禁食烟熏、腌腊、油炸食品。

（6）禁烟酒。

（王增玉）

第三部分
常见职业病有创操作（专科技术）临床护理路径

第一章

尘肺病有创操作临床护理路径

第一节　纤维支气管镜检查临床护理路径

—————————（ **纤维支气管镜检查临床护理路径表** ）—————————

适用对象：第一诊断为尘肺（矽肺）

患者姓名_____　性别_____　年龄_____　住院号_____

住院日期_____年_____月_____日　出院日期_____年_____月_____日　住院天数_____天

时间	操作前1日	操作日	操作后住院日	出院前1～3日	出院日
护理处置	□测量生命体征 □病室环境 □卧位 □保持呼吸道通畅 □用药护理 □医嘱相关治疗、 　处置执行及指导 　□采集血标本 　□口服药物 　□静脉输液 　□氧气吸入 　□其他 □护理评估 □协助患者完成 　各项检查 □巡视观察 □纤支镜检查操 　作前护理 　□操作前评估 　□操作前检查 　□知情同意 　□禁食指导 　□其他 □心理护理	□测量生命体征 □病室环境 □卧位 □保持呼吸道通畅 □用药护理 □医嘱相关治疗、 　处置执行及指导 　□口服药物 　□静脉输液 　□氧气吸入 　□其他 □了解各项检查 　结果，及时反馈 □生活护理 □巡视观察 □纤支镜检护理 　□术前用药 　□操作前准备 　□操作中护理 　□操作后护理 □心理护理	□测量生命体征 □病室环境 □卧位 □保持呼吸道通畅 □用药护理 □医嘱相关治疗、 　处置执行及指导 　□口服药物 　□静脉输液 　□氧气吸入 　□其他 □生活护理 □巡视观察 □心理护理	□测量生命体征 □病室环境 □保持呼吸道通畅 □用药护理 □医嘱相关治疗、 　处置执行及指导 　□口服药物 　□静脉输液 　□氧气吸入 　□其他 □生活护理 □巡视观察 □出院前指导 □心理护理	□出院流程指导 □帮助患者办理 　出院手续 □与患者及家属 　共同制订居家 　康复计划 □教会患者自我 　监测和调护 □整理病历

续表

时间	操作前1日	操作日	操作后住院日	出院前1～3日	出院日
健康教育	□纤支镜检查目的及意义 □检查配合指导 □疾病相关知识 □休息和睡眠 □跌倒预防	□禁食,禁水 □检查配合指导 □病情监测指导 □活动指导	□氧疗指导 □病情监测指导 □活动指导 □用药指导	□疾病知识指导 □病情监测指导 □活动指导 □用药指导	□疾病知识指导 □病情监测指导 □自我调护
康复指导	□有效咳嗽 □深呼吸 □腹式呼吸 □缩唇式呼吸 □戒烟戒酒	□有效咳嗽 □深呼吸 □胸部叩击 □腹式呼吸 □缩唇式呼吸 □戒烟戒酒	□有效咳嗽 □体位引流 □腹式呼吸 □缩唇式呼吸 □戒烟戒酒	□有效咳嗽 □腹式呼吸 □缩唇式呼吸	□有效咳嗽 □全身运动锻炼 □腹式呼吸 □缩唇式呼吸 □呼吸体操锻炼 □呼吸肌锻炼 □戒烟戒酒
饮食	□普食:增加优质蛋白质和维生素摄入 □其他饮食	□术前4小时禁食水 □术后2小时流质饮食或半流质饮食	□普食:增加优质蛋白质和维生素摄入 □其他饮食	□普食:增加优质蛋白质和维生素摄入 □其他饮食	□普食:增加优质蛋白质和维生素摄入 □其他饮食
病情变异记录	□无 □有,原因: 1. 2.	□无 □有,原因: 1. 2.	□无 □有,原因: 1. 2.	□无 □有,原因: 1. 2.	□无 □有,原因: 1. 2.
签名					

临床路径实施规范

【操作前1日】

1. 护理处置

（1）监测患者生命体征及指脉氧。

（2）休息与卧位:给予病人舒适体位,在无禁忌的情况下可采取坐位或半坐位,有助于改善呼吸和咳嗽排痰,减轻心脏负荷。少量咯血病人以静卧为主,大咯血病人应绝对卧床休息,避免搬动病人。取患侧卧位,可减少患侧胸部的活动度,有利于健侧肺的通气功能。呼吸困难患者应卧床休息,病人卧床期间,协助病人每2小时翻身1次。

（3）保持病室整洁、安静、舒适,空气新鲜,维持合适的温湿度。避免花粉、异味、刺激性气味等,减少对呼吸道黏膜的刺激。

（4）遵医嘱给予合理氧疗,根据病人缺氧的严重程度选择适当的给氧方式和吸入氧流量,保证病人 $SaO_2>90\%$。

（5）每1～2小时巡视病人,观察病人的呼吸频率、呼吸困难和缺氧情况、有无心率加快、血压下降等循环衰竭的征象。

（6）评估病人咳嗽、咳痰情况及呼吸困难的程度,保持呼吸道通畅。如病人无心、肾功能障碍者,每日饮水量达 1500~2000ml,以利于痰液的稀释与排出。促进病人有效排痰,根据痰液的性质遵医嘱给予湿化和雾化疗法,可配合有效咳嗽、胸背叩击、胸壁震荡、体位引流等胸部物理疗法促进痰液排出。

(7)根据医嘱进行治疗、处置。遵医嘱采集动、静脉血标本检查,观察穿刺部位,防止出血及血肿等不良反应,了解各项检查结果,如有异常及时与医生沟通。

(8)遵医嘱使用药物治疗,并观察药物的疗效及不良反应。

(9)纤支镜检查操作前护理

1)评估患者的病情、配合情况、自理能力、心理状况。了解患者对疾病和该操作的认知程度。

2)协助完成各项辅助检查,在操作前做好肺功能、心电图、血常规等常规检查,严格患者行纤维支气管镜检查的适应证、禁忌证,记录患者的过敏史、用药史。有肺部感染的患者,用抗生素等药物控制感染;伴有心脏病患者,针对具体情况采取相应预防性措施。

3)向病人及家属说明行纤维支气管镜检查目的、配合注意事项,以消除紧张情绪,取得合作。

4)纤维支气管镜检查是有创性操作,向患者说明操作中、操作后可能出现的情况及配合方法,术前病人应签署知情同意书。

5)告知患者术前 4 小时禁食禁水,以防误吸;病人若有活动性义齿应在操作前事先取出。

6)讲解术前 30 分钟用药名称、目的及可能出现的不良反应。

(10)心理支持:应通过多种途径给病人及家属提供心理与社会支持,让病人了解疾病知识及治疗措施,介绍治疗成功的病例,以增强病人的治疗信心。鼓励病人表达自己的感受,耐心倾听病人诉说,与病人建立良好的护患关系。

2. 健康教育

(1)向病人及家属说明行纤维支气管镜检查目的、配合注意事项,以消除紧张情绪,取得合作。

(2)向患者说明操作中、操作后可能出现的情况及配合方法。

(3)教会患者有效咳嗽,告知患者戒烟的重要性和必要性。

(4)安静休息,保持充足的睡眠。

(5)疾病预防知识指导:脱离粉尘作业。指导病人积极治疗基础疾病和合并症,避免受凉、劳累过度,注意保暖。少去人口密集的公共场所,预防呼吸道感染。

3. 康复指导

(1)指导病人有效咳嗽、咳痰,做深呼吸运动。

(2)指导患者在日常生活中尽量避免被动吸烟并戒烟戒酒。

(3)肺功能锻炼:告知运动是康复治疗的重要部分,可以改善活动能力、提高生活质量、改善呼吸能力。若肺功能处于比较好的状态,运动量可以适当增加,肺功能严重受损者做缩唇呼吸操也是一种锻炼。

4. 饮食
指导病人合理饮食,以高热量、高蛋白、高维生素、低脂、清淡易消化的食物为宜,多进食蛋、奶、瘦肉、鱼、蔬菜和水果等适当增加蛋白质、碳水化合物、维生素 A、B 族维生素、维生素 C 和锌、铁等营养物质的摄入,以保证身体的需求。

【操作日】

1. 护理处置

(1) 加强生命体征监测和指脉氧监测，必要时心电监测。

(2) 保持病室安静，室内空气新鲜，做好病房的消毒隔离工作。

(3) 每1~2小时巡视病人，密切观察咳嗽、咳痰、胸痛情况及呼吸困难的程度；观察痰液的颜色、性状、量；指导有效咳嗽、咳痰及胸部叩击的方法，协助病人清除呼吸道分泌物及异物，协助患者翻身和胸部叩击，促进痰液排出，保持呼吸道通畅，防止呼吸道感染。

(4) 根据医嘱进行治疗、处置，协助进行相关检查，监测动脉血气分析和水、电解质、酸碱平衡情况，了解各项检查结果，如有异常及时与医生沟通。

(5) 观察病人用药后反应，告知服用药物注意事项和不良反应。

(6) 纤维支气管镜检查护理

1) 术前用药：评估病人对消毒剂、局麻药或术前用药是否过敏，防止发生过敏反应。术前半小时遵医嘱给予阿托品1mg或地西泮10mg肌注，以减少呼吸道分泌或镇静。

2) 操作前准备：纤维支气管镜消毒后安装好，备好心电监护仪、氧气、气管、气管插管、简易呼吸器、无菌检钳及毛刷。备好急救药、立止血、肾上腺素、利多卡因、生理盐水及吸引器等。防术中出血、喉痉挛和呼吸窘迫，或因麻醉药物的作用抑制病人的咳嗽和呕吐反射，使分泌物不易咳出。

3) 操作中护理：①纤维支气管镜可经鼻或口插入，目前大多数经鼻插入。病人常取仰卧位，不能平卧者，可取坐位或半坐位。护理人员告知患者全身放松，并在患者肩部用相应物品垫高。②正确的进镜护理：护理人员要指导患者采取正确的深呼吸方式，以方便在其声门外展时，有效地将导管插入，当镜管插至咽部时，护理人员要予患者行麻醉处理，若患者对麻醉药物不敏感，可加量，但药物用量不能超过10ml，以防止出现药物过量中毒及遮挡镜子视野的情况。③纤维支气管镜插入后，护理人员要指导患者合理的配合方法，如不能屏气，要保持正常呼吸，若出现分泌物可以做手势，严禁吞咽，指导其有效配合检查。④护理人员要做好与医生的配合工作，及时正确地传递活检及相关仪器、及时送检等，同时做好相关记录。

4) 操作后护理：①密切观察病人有无发热、胸痛、呼吸困难，观察分泌物的颜色和特征。②向病人说明术后数小时内，特别是活检后会有少量咯血及痰中带血，不必担心，对咯血者应通知医生，并注意窒息的发生。③做好饮食护理，避免误吸。④减少咽喉部刺激，术后数小时内避免吸烟、谈话和咳嗽，使声带得以休息，以免声音嘶哑和咽喉部疼痛。

2. 健康教育

(1) 告知术前禁食禁水的重要性以及术中可能出现的不良反应。

(2) 告知患者纤维支气管镜检查安全、可靠、创伤小，是肺部疾病诊治过程中的首选方法，消除患者紧张情绪。

(3) 指导保持病室空气新鲜，定时开窗通风，减少探视，避免交叉感染。

(4) 指导术后卧床休息，避免剧烈咳嗽，观察痰液的颜色和量，有异常及时告知医护人员。年老体弱及卧床病人定时更换体位和胸部叩击，促进痰液排出。

3. 康复指导

(1) 指导病人有效咳嗽、咳痰，做深呼吸运动；定时更换体位和胸部叩击。

(2) 与病人及家属共同制订和实施康复计划，定期进行呼吸功能锻炼。

(3)戒烟酒。

4.饮食　术后 2 小时内禁食禁水。麻醉作用消失、咳嗽和呕吐反射恢复后可进温凉流质或半流质饮食。进食前试验小口喝水、无呛咳再进食。给予清淡,易消化富营养饮食,多喝牛奶和苹果汁,多吃莲子、百合、梨等止咳祛痰食物。

【操作后住院日】

1.护理处置

(1)提供整洁、舒适的住院环境。

(2)定时巡视病人,密切观察病人有无发热、胸痛、呼吸困难,观察分泌物的颜色和特征;注意病人的病情及生命体征的变化,评估患者的治疗及护理措施落实情况。

(3)保持呼吸道通畅,鼓励咳嗽、排痰、深呼吸,持续低流量吸氧,必要时面罩吸氧。出现气短、气喘等症状要及时处理,以便及早发现并发症。

(4)完成医嘱相关治疗、处置,指导病人各项治疗、处置的配合要点及注意事项。

(5)遵医嘱使用止咳、祛痰药,根据患者具体情况酌情予抗生素,以预防呼吸道和肺部感染,观察药物效果及不良反应。

(6)做好生活护理及安全防护,根据病人的病情指导病区内活动,以不引起疲劳为宜。

2.健康教育

(1)氧气吸入的观察与指导

1)血气分析是用氧效果的客观指标,当病人的氧分压 <50mmHg,或有呼吸困难并伴有轻度低氧血症(氧分压 >50mmHg,有效氧饱和度 >80%)时,应遵医嘱氧气吸入。

2)一般用鼻导管持续低流量给氧,氧流量每分钟 1～2L,避免氧浓度过高(氧浓度 >60%,持续时间超过 24 小时)引起氧疗的不良反应,如氧中毒或二氧化碳潴留。

3)氧疗的有效指标:呼吸困难症状减轻、呼吸的频率减慢、发绀减轻、心率减慢、活动耐力增加。

4)告知病人用氧期间相关注意事项。

(2)用药的观察与指导。

(3)嘱患者咳出口腔及气道分泌物,术后少量咯血属正常现象,勿产生紧张心理。

(4)指导病人保持口腔清洁。

(5)保持心情愉快,避免情绪波动。

(6)鼓励并协助病人病区内活动,活动量以不疲劳为宜,做好预防跌倒或坠床风险评估及安全防护知识指导,保证病人安全。

3.康复指导

(1)避免吸入刺激性气体,劝告吸烟病人戒烟。

(2)指导病人坚持呼吸功能锻炼,掌握缩唇呼吸、腹式呼吸,教会病人体位引流、拍背等方法,提高病人的自我护理能力,延缓肺功能恶化。

4.饮食

指导病人结合自身饮食习惯,合理安排,增进营养。避免产气食物及饮料。

【出院前 1~3 日】

1.护理处置

(1)根据医嘱进行治疗、处置、护理措施落实到位。做好安全防护措施指导,保证病人安全。

（2）根据病人的实际需求做好生活护理和心理护理。

（3）了解各项检查、化验结果，落实各种检查、检验结果回报是否完善，评估肺功能改善情况。

2. 健康教育

（1）做好疾病的相关知识与用药知识宣教、指导。

（2）积极防治并发症，避免各种可能导致病情加重的诱因。

（3）学会自身症状的监测，如感染、咯血等症状的监测。早期发现，及时就诊。

3. 康复指导 告知病情缓解期应根据心、肺功能及体力情况进行适当的体育锻炼和呼吸功能锻炼。

4. 饮食 指导病人合理饮食，以高热量、高蛋白、高维生素、低脂、清淡易消化的食物为宜。

【出院日】

1. 护理处置

（1）出院流程指导：根据出院医嘱，提前通知病人和家属，并详细指导其做好出院准备工作，告知出院流程及注意事项。

（2）帮助患者办理出院手续

（3）评估患者健康情况和需求，与患者及家属共同制订居家康复计划。

（4）教会患者自我监测和调护，提供书面健康指导材料。

（5）按要求整理出院病历。

2. 健康教育

（1）病情监测指导：注意监测咳痰的颜色和量，告诉病人痰液颜色改变有重要意义，如黄绿色脓痰常为感染的表现；肺结核、肺癌、肺梗死出血时，因痰中含血液或血红蛋白而呈红色或红棕色；砖红色胶冻样痰或带血液者常见于克雷伯杆菌肺炎；痰有恶臭是厌氧菌感染的特征。

（2）疾病知识指导：尘肺病是当前我国危害最广泛而严重的职业病，目前，国内外对尘肺病还没有办法治愈，主要采取综合治疗，旨在减轻病人痛苦，延缓病变发展，延长病人寿命，提高生命质量。尘肺患者病程长，大多丧失了一定的工作和生活能力，普遍存在情绪忧郁、焦虑、恐惧和自卑等心理特点。很多病人一开始都不愿意接受自己患上尘肺病的事实，有些病人终日埋怨惶恐，其实，这反而为自己带来了很多困扰，阻碍了自己的康复。殊不知尘肺病在正确的康复和治疗协助下，尘肺病人是可以长寿生活的。鼓励患者要勇敢面对现实，积极了解什么是尘肺病，学习和掌握尘肺病防治。

（3）自我调护：保持健康的心态，养成良好的生活习惯；指导患者参加一些力所能及的家庭、社会活动，进行一些有益于身心健康的活动；也可参与病人互助组织，通过相同患者之间的互相交流、探访、分享、增加康复的信念。

3. 康复指导

（1）脱离粉尘作业，戒烟。

（2）有效咳嗽、深呼吸。

（3）全身康复锻炼：如行走、慢跑、打太极拳、气功、踏车等对增加活动能力，提高生命质量有帮助。

（4）呼吸锻炼：腹式呼吸、缩唇式呼吸以及在腹式呼吸练习的基础上，结合扩胸、弯腰、下蹲等体操运动。

（5）呼吸肌锻炼。

（6）预约复诊日期。

4. **饮食** 指导病人合理饮食，以高热量、高蛋白、高维生素、低脂、清淡易消化的食物为宜，多进食蛋、奶、瘦肉、鱼、蔬菜和水果等；适当增加蛋白质、碳水化合物、维生素 A、维生素 B、维生素 C 和锌、铁等营养物质的摄入，以保证身体的需求。

（李爱清、章一华）

第二节 支气管肺泡灌洗临床护理路径

支气管肺泡灌洗临床护理路径表

适用对象：第一诊断为尘肺（矽肺）

患者姓名＿＿＿＿＿＿＿＿ 性别＿＿＿＿ 年龄＿＿＿＿ 住院号＿＿＿＿＿＿＿＿

住院日期＿＿＿年＿＿＿月＿＿＿日 出院日期＿＿＿年＿＿＿月＿＿＿日 住院天数＿＿＿天

时间	操作前1日	操作日	操作后住院日	出院前1~3日	出院日
护理处置	□监测生命体征 □保持呼吸道通畅 □用药护理 □医嘱相关治疗、处置执行及指导 　□采集血标本 　□口服药物 　□静脉输液 　□氧气吸入 　□其他 □护理评估 □协助患者完成实验室检查及辅助检查 □巡视观察 □支气管肺泡灌洗术前护理 　□术前评估 　□术前指导 　□知情同意 　□麻醉方式及用药指导 　□禁食指导 　□其他 □心理护理	□监测生命体征 □病室环境 □卧位 □保持呼吸道通畅 □用药护理 □医嘱相关治疗、处置执行及指导 　□采集血标本 　□口服药物 　□静脉输液 　□氧气吸入 　□雾化吸入 　□其他 □协助生活护理 □巡视观察 □支气管肺泡灌洗术护理 　□术前护理 　□术中配合 　□术后观察 □心理护理	□监测生命体征 □病室环境 □卧位 □保持呼吸道通畅 □用药护理 □医嘱相关治疗、处置执行及指导 　□口服药物 　□静脉输液 　□氧气吸入 　□雾化吸入 　□其他 □协助生活护理 □巡视观察 □心理护理	□监测生命体征 □病室环境 □卧位 □保持呼吸道通畅 □用药护理 □医嘱相关治疗、处置执行及指导 　□口服药物 　□静脉输液 　□氧气吸入 　□其他 □协助生活护理 □根据需要，复查有关检查 □巡视观察 □出院准备指导 □心理护理	□出院流程指导 □帮助患者办理出院手续 □与患者及家属共同制订居家康复计划 □教会患者自我监测和调护 □整理病历

续表

时间	操作前1日	操作日	操作后住院日	出院前1～3日	出院日
健康教育	□支气管肺泡灌洗术的目的和意义 □灌洗配合指导 □疾病相关知识 □休息和睡眠 □跌倒预防	□禁食,禁水 □灌洗配合指导 □病情监测指导 □活动指导	□疾病预防知识指导 □疾病知识指导 □活动指导 □良好心态	□疾病知识指导 □用药指导 □活动指导	□疾病知识指导 □疾病预防知识指导
康复指导	□有效咳嗽 □腹式呼吸 □缩唇式呼吸 □戒烟戒酒	□有效咳嗽 □深呼吸 □胸部叩击 □体位引流(大量痰液排出不畅) □戒烟戒酒	□有效咳嗽 □胸部叩击 □全身运动锻炼 □腹式呼吸 □缩唇式呼吸 □戒烟戒酒	□有效咳嗽 □全身运动锻炼 □腹式呼吸 □缩唇式呼吸 □呼吸肌锻炼 □戒烟戒酒	□有效咳嗽 □全身运动锻炼 □腹式呼吸 □缩唇式呼吸 □呼吸体操锻炼 □呼吸肌锻炼 □戒烟戒酒
饮食	□普食:增加优质蛋白质和维生素摄入 □其他饮食	□术前4小时禁食水 □术后2小时流质饮食或半流质饮食	□普食:增加优质蛋白质和维生素摄入 □其他饮食	□普食:增加优质蛋白质和维生素摄入 □其他饮食	□普食:增加优质蛋白质和维生素摄入 □其他饮食
病情变异记录	□无 □有,原因: 1. 2.	□无 □有,原因: 1. 2.	□无 □有,原因: 1. 2.	□无 □有,原因: 1. 2.	□无 □有,原因: 1. 2.
签名					

临床路径实施规范

【操作前1日】

1. 护理处置

(1)呼吸内科常规护理,监测患者生命体征及指脉氧。

(2)遵医嘱给予氧疗,一般采用鼻导管持续低流量吸氧,每分钟氧流量1～2L,应避免吸入氧浓度过高而引起二氧化碳潴留,观察用氧的疗效及反应。

(3)定时巡视病人,观察病人的咳嗽、咳痰情况及呼吸困难的程度,保持呼吸道通畅,详细记录痰液的颜色、量和性质,评估咳嗽发生的急缓、性质、出现及持续时间、有无咳嗽无效或不能咳嗽。

(4)根据医嘱进行治疗、处置,完善各项检查结果。

(5)遵医嘱使用药物治疗,并观察药物的疗效及不良反应。

(6)支气管肺泡灌洗术前护理

1)评估患者的病情、配合情况、自理能力、心理状况。了解患者对疾病和该操作的认知程度。

2) 严格患者行支气管肺泡灌洗术的适应证、禁忌证,记录患者的过敏史、用药史。

3) 向病人及家属说明行支气管肺泡灌洗术目的、配合注意事项,以消除紧张情绪,取得合作。

4) 支气管肺泡灌洗术是有创性操作,向患者说明操作中、操作后可能出现的情况及配合方法,术前病人应签署知情同意书。

5) 告知患者术前4小时禁食禁水,以防误吸;病人若有活动性义齿应在术前事先取出。

6) 需局部麻醉,适当使用镇静剂。讲解术前30分钟用药名称、目的及可能出现的不良反应。

(7) 心理支持:评估病人对疾病的发生、病程、预后、健康保健是否了解以及对支气管肺泡灌洗治疗的期望,给予积极有效的心理疏导。在做各项检查、操作前向病人解释其目的和效果,缓解病人紧张情绪;询问病人的主要照顾者对病人所患疾病的认识及对病人的关怀和支持程度,取得家人的照护和心理支持。

2. 健康教育

(1) 疾病知识指导:告知患者支气管肺泡灌洗术治疗各种尘肺,是一种较为安全、无创伤、疗效好的治疗手段,其作用原理是通过纤维支气管镜作用,向局部支气管肺泡注入生理盐水进行反复灌洗,通过灌洗可以将潴留在肺内的粉尘微粒、磷脂、蛋白质、炎性分泌物等清除体外,达到抗炎、抗肺纤维化、平喘、疏通气管、纠正低氧血症、降低并发症等目的。对高粉尘作业及可疑尘肺患者可有效阻止其向尘肺病发展;对已患尘肺的患者能起到控制病情,延缓病情进展,有效减轻痛苦,延长寿命,提高生存质量的作用。

(2) 向病人及家属说明行支气管肺泡灌洗术目的、操作过程、配合注意事项。

(3) 讲解戒烟的重要性。

(4) 保证充足的休息与睡眠,睡前不喝咖啡、浓茶、睡前热水泡脚,喝热牛奶以促进睡眠。必要时使用安眠药物。

(5) 指导病人行肺功能检查前应保证充分的休息及合理饮食,检查前需遵医嘱停用支气管舒张剂24～48小时,检查当日,禁止吸烟和食用咖啡、茶、可乐、巧克力等。

3. 康复指导

(1) 指导病人有效咳嗽、咳痰,做深呼吸运动。

(2) 有吸烟、饮酒嗜好者,指导其戒烟戒酒。

(3) 预防感冒。

4. 饮食　主要调整饮食习惯和食谱,给予高热量、高蛋白、低脂、清淡易消化的食物为宜,同时给予足够的维生素和微量元素。

【操作日】

1. 护理处置

(1) 监测生命体征及指脉氧;观察患者呼吸频率、节律及深浅度。

(2) 为病人提供整洁、舒适的住院环境,适当开窗通风,冬季注意保暖,避免病人直接吸入冷空气。

(3) 监测动脉血气分析和水、电解质、酸碱平衡情况,了解各项检查结果及病人饮食、睡眠情况,如有异常及时与医生沟通。

(4) 评估病人的心理状态,介绍同病种疾病康复的例子,增强病人的信心,减轻焦虑、恐惧心理，以最佳心态接受手术。

（5）支气管肺泡灌洗的护理

1）术前准备：术日晨测生命体征及血氧饱和度；术前常规用药及表面麻醉。

2）术中配合与观察：由专业培训的肺灌洗护士自始至终参与手术全过程，有助于患者平稳放松地渡过麻醉、手术关。入手术室前取下活动性假牙。协助患者取平卧位，头稍后仰，给予吸氧及心电监护，告知患者一旦感到不适，立即用手示意，并叮嘱患者有痰时不可用力咳嗽，指导患者利用舌头轻轻顶出，使用纸擦拭，严禁患者自行拔除纤维支气管镜；密切配合医生操作，注入灌洗液应准确无误，记录灌洗次数、出入量及药物的总量。严格无菌操作，注意观察回收液的性质，随时留样送检，掌握好灌洗液的温度，以 37℃ 为宜。如果术中患者出现异常情况，如头晕、胸闷、心慌等，立即停止操作，或是出现强烈咽反射，并且出现大量痰液或分泌物，立即暂停操作，并鼓励患者咳出痰液，及时擦净。

3）术后护理：术后病情稳定且无不良反应，护送患者回到普通病房，选择平卧位或侧卧位，注意侧卧位时应当以患侧卧位为主。同时叮嘱患者术后禁食水 2 小时。术后吸氧并注意观察生命体征的变化、术后痰的性质。注意并发症的护理，如有咽部疼痛，声音嘶哑，应禁声，应用药物超声雾化治疗。保持呼吸道通畅，维持有效呼吸，鼓励咳嗽排痰，病人咳痰时，及时将卫生纸送到病人嘴边，协助其将痰咳出。

2. 健康教育

（1）术前向患者介绍手术流程、治疗目的、临床意义、注意事项、可能出现的并发症等内容，消除患者不良心理的同时加深其对支气管肺泡灌洗术的认识。

（2）告知患者支气管肺泡灌洗手术后会有身体不适感，如胸闷、身体疲劳感，头晕头痛等。注意卧床休息，遵医嘱氧疗，配合药物治疗，这些不适感将逐渐减轻，很快将消失。

（3）灌洗后 1～3 天咳嗽、咳痰增多属正常的灌洗后促排反应，以后会减少。若有不适，可请医生处理。

（4）向病人强调及时清除痰液对减轻症状、预防感染的重要性。

3. 康复指导

（1）指导病人深呼吸和有效咳嗽的方法。

（2）劝导戒烟，避免吸入有害烟雾和刺激性气体。

（3）指导患者及家属正确的胸部叩击和体位引流方法。

4. 饮食　灌洗后 2 小时试饮水，无呛咳者方可进食。给予清淡，易消化富营养饮食，补充适当的水分，避免进食产气食物及饮料，以免腹胀，影响呼吸。

【操作后住院日】

1. 护理处置

（1）每 1～2 小时巡视病人，注意病人的病情及生命体征的变化。密切观察咳嗽、咳痰情况，督促患者定时更换体位和胸部叩击，协助病人清除呼吸道分泌物，防止呼吸道感染。发热患者体温低于 38.5℃ 时，可予物理降温，鼓励多饮水，当体温高于 38.5℃，遵医嘱给予药物降温。

（2）合理氧疗，防治低氧血症。鼓励咳嗽、排痰、深呼吸，持续低流量吸氧，必要时面罩吸氧。

（3）评估患者的治疗及护理措施落实情况。遵医嘱使用止咳、祛痰药，观察效果及不良反应。

(4) 做好生活护理及安全防护,根据病人病情指导病室内活动,保证休息,避免劳累。

(5) 保持口腔清洁,雾化吸入后指导患者清水漱口。雾化设备专人专用,避免医院感染。

2. 健康教育

(1) 通过各种形式向患者介绍尘肺病特点及有关不吸烟和预防并发症的知识。

(2) 指导患者平时要注意保暖,防止感冒,减少感染机会,少去人口密集的公共场所。

(3) 指导病人保持口腔清洁。

(4) 保持心情愉快,避免情绪波动。

(5) 鼓励并协助病人病区内活动,活动量以不疲劳为宜,做好预防跌倒或坠床风险评估及安全防护知识指导,保证病人安全。

3. 康复指导

(1) 指导病人胸部叩击的方法。有效咳嗽、咳痰,保持呼吸道通畅。

(2) 坚持呼吸功能锻炼:指导进行缩唇呼吸、腹式呼吸、使用呼吸助力器等呼吸训练,以增强呼吸肌的肌力和耐力,改善呼吸功能。

(3) 全身康复锻炼:如行走、慢跑、打太极拳、气功、踏车等对增加活动能力,提高生命质量有帮助。

4. 饮食 改善营养状况,指导病人可正常进食,补充适宜的水分。

【出院前 1-3 日】

1. 护理处置

(1) 定时巡视病人,观察病人病情变化,观察药物疗效及不良反应。

(2) 护理措施落实到位。完成医嘱相关的治疗、处置,指导病人各项治疗、处置的配合要点及注意事项。

(3) 根据病人的病情指导病区活动,避免劳累。做好安全防护措施指导,保证病人安全。

(4) 根据病人的实际需求做好生活护理和心理护理。

2. 健康教育

(1) 做好疾病的相关知识与用药知识宣教、指导。

(2) 告知患者术后要注意劳逸结合,避免受凉、过度劳累,注意保暖;选择适合的健身活动,提高机体抵抗力。

3. 康复指导

(1) 进行缩唇呼吸,腹式呼吸锻炼。指导患者耐心坚持,对改善肺功能会起到很好的效果。

(2) 鼓励患者积极参加有关肺康复宣教活动,主动学习。

(3) 结合自身及肺康复计划,坚持参加肺康复活动及日常生活活动。

4. 饮食 给予高热量、高蛋白、低脂、清淡易消化的食物为宜,

【出院日】

1. 护理处置

(1) 出院流程指导:根据出院医嘱,提前通知病人和家属,并详细指导其做好出院准备工作,告知出院流程及注意事项。

(2) 帮助患者办理出院手续。

(3) 评估患者健康情况和需求,与患者及家属共同制订居家康复计划。

（4）教会患者自我监测和调护,提供书面健康指导材料。

（5）按要求整理出院病历。

2. 健康教育

（1）疾病知识指导:尘肺病病人由于长期接触生产性矿物性粉尘,使呼吸系统的清除和防御机制受到严重损害,加之尘肺病慢性进行性的长期病程,病人的抵抗力明显减低,故尘肺病病人常常发生各种不同的并发症。常见并发症有:呼吸系统感染、气胸、慢性肺源性心脏病、呼吸衰竭,早期发现、治疗并发症。

（2）疾病预防指导:脱离粉尘作业,对早期发现或高危人群做好健康监护和医学筛检,对已患尘肺的病人,指导加强个体保健和适当的体育活动,增强机体的抵抗力。

（3）建立良好的生活习惯,不吸烟,预防感冒。

（4）加强尘肺病病人的健康管理,适当安排好工作或休养,定期复查、随访。

3. 康复指导

（1）脱离粉尘作业,戒烟。

（2）有效咳嗽、深呼吸。

（3）有氧训练:如步行、快走、慢跑、打太极等。

（4）呼吸锻炼:腹式呼吸、缩唇式呼吸以及在腹式呼吸练习的基础上,结合扩胸、弯腰、下蹲等体操运动。

（5）全身运动锻炼包括以上肢为主的运动,以及下肢为主的运动。

（6）呼吸肌锻炼。

（7）预约复诊日期。

4. 饮食　指导病人养成良好饮食习惯,营养均衡,种类多样化。以高热量、高蛋白、高维生素、低脂、清淡易消化的食物为宜,多进食蛋、奶、瘦肉、鱼、蔬菜和水果等;适当增加蛋白质、碳水化合物、维生素 A、维生素 B、维生素 C 和锌、铁等营养物质的摄入,以保证身体的需求。

（李爱清、章一华）

第三节　全麻下双肺灌洗临床护理路径

全麻下双肺灌洗临床护理路径表

适用对象:第一诊断为尘肺(矽肺)

患者姓名＿＿＿＿＿＿　性别＿＿＿＿　年龄＿＿＿＿　住院号＿＿＿＿＿＿

住院日期＿＿＿年＿＿＿月＿＿＿日　出院日期＿＿＿年＿＿＿月＿＿＿日　住院天数＿＿＿天

时间	操作前1日	操作日	操作后住院日	出院前1～3日	出院日
护理处置	□监测生命体征 □病室环境 □卧位 □保持呼吸道通畅 □用药护理 □医嘱相关治疗、处置执行及指导	□监测生命体征 □病室环境 □卧位 □保持呼吸道通畅 □用药护理 □医嘱相关治疗、处置执行及指导	□监测生命体征 □病室环境 □卧位 □保持呼吸道通畅 □用药护理 □医嘱相关治疗、处置执行及指导	□监测生命体征 □病室环境 □卧位 □保持呼吸道通畅 □用药护理 □医嘱相关治疗、处置执行及指导	□出院流程指导 □帮助患者办理出院手续 □与患者及家属共同制订居家康复计划

续表

时间	操作前1日	操作日	操作后住院日	出院前1~3日	出院日
护理处置	□采集血标本 □口服药物 □静脉输液 □氧气吸入 □其他 □护理评估 □协助患者完成各项检查 □巡视观察 □双肺灌洗术术前护理 □术前评估 □术前指导 □知情同意 □麻醉方式及用药指导 □禁食指导 □其他 □心理护理	□采集血标本 □口服药物 □静脉输液 □氧气吸入 □雾化吸入 □其他 □巡视观察 □双肺灌洗术 □术前护理 □术中配合及观察 □术后护理 □灌洗后不良反应观察及护理 □心理护理	□口服药物 □静脉输液 □氧气吸入 □雾化吸入 □其他 □协助生活护理 □巡视观察 □发热护理 □心理护理	□口服药物 □静脉输液 □氧气吸入 □其他 □协助生活护理 □根据需要,复查有关检查 □巡视观察 □出院准备指导 □心理护理	□教会患者自我监测和调护 □整理病历
健康教育	□双肺灌洗术的目的和意义 □禁食要求 □患者自身准备 □休息和睡眠 □跌倒预防 □压疮预防	□禁食,禁水 □疾病知识指导 □预防深静脉血栓 □跌倒预防 □有效排痰 □不适处理 □活动指导	□疾病预防知识指导 □疾病知识指导 □活动指导 □健康心理	□疾病知识指导 □用药指导 □活动指导	□疾病知识指导 □自调护我 □活动指导
康复指导	□有效咳嗽 □深呼吸 □缩唇式呼吸 □戒烟戒酒	□有效咳嗽 □深呼吸 □胸部叩击 □缩唇式呼吸 □戒烟戒酒 □深静脉血栓预防	□有效咳嗽 □胸部叩击 □腹式呼吸 □缩唇式呼吸 □戒烟戒酒	□有效咳嗽 □全身运动锻炼 □腹式呼吸 □缩唇式呼吸 □呼吸肌锻炼 □戒烟戒酒 □其他	□有效咳嗽 □全身运动锻炼 □腹式呼吸 □缩唇式呼吸 □呼吸体操锻炼 □呼吸肌锻炼 □戒烟戒酒 □其他
饮食	□普食:增加优质蛋白质和维生素摄入 □次日手术,应0:00后禁食水	□术前10小时禁食水 □术后6小时流质饮食或半流质饮食	□普食:富含钾的食物及水果 □其他饮食	□普食:增加优质蛋白质和维生素摄入 □其他饮食	□普食:增加优质蛋白质和维生素摄入 □其他饮食
病情变异记录	□无 □有,原因: 1. 2.	□无 □有,原因: 1. 2.	□无 □有,原因: 1. 2.	□无 □有,原因: 1. 2.	□无 □有,原因: 1. 2.
签名					

临床路径实施规范

【操作前 1 日】

1. 护理处置

(1) 呼吸内科常规护理,监测患者生命体征及指脉氧。

(2) 保持病室清洁、整齐、安静、安全、舒适,调节温湿度。定期开窗通风,做好病房的消毒隔离工作。

(3) 取舒适体位,注意休息,防寒保暖,防感冒。

(4) 定时巡视病人,观察病人的咳嗽、咳痰情况及呼吸困难的程度,保持呼吸道通畅,详细记录痰液的颜色、量和性质,评估咳嗽发生的急缓、性质、出现及持续时间、有无咳嗽无效或不能咳嗽。

(5) 根据医嘱进行治疗、处置,完善各项检查结果,有异常及时跟医师沟通。

(6) 遵医嘱氧疗及药物治疗,并观察药物的疗效及不良反应。

(7) 双肺灌洗术术前护理

1) 评估患者的病情、配合情况、自理能力、心理状况。了解患者对疾病和该手术的认知程度。

2) 严格患者行双肺灌洗术的适应证、禁忌证,记录患者的过敏史、用药史。

3) 向病人及家属说明行双肺灌洗术目的、配合注意事项,以消除紧张情绪,取得合作。

4) 向患者说明操作中、操作后可能出现的情况及不良反应,术前病人应签署知情同意书。

5) 告知患者术前 10 小时禁食禁水,有活动性义齿应在术前事先取出。

6) 术前晚洗澡,放松心态,保持充足的睡眠。

7) 告知麻醉方式及术前用药名称及目的。

(8) 及时了解病人的心理需求和变化,提供心理疏导、做好解释和沟通,缓解或消除紧张情绪。

2. 健康教育

(1) 向病人及家属说明行双肺灌洗术目的、配合注意事项。

(2) 告知禁食水时间及意义。

(3) 患者自身准备:积极的心态,适当的活动和充分的休息,良好的睡眠。

(4) 向患者说明吸烟的危害及戒烟的重要性。

3. 康复指导

(1) 指导患者进行深呼吸和有效咳嗽:取坐位,助患者先进行几次深而慢的呼吸后尽量深吸气、屏气,继而缩唇缓慢的将气体呼出;再深吸一口气、屏气,身体少前倾,自胸腔进行 2～3 次短促有力的咳嗽,咳痰后进行放松性深呼吸。

(2) 有吸烟、饮酒嗜好者,指导其戒烟戒酒。

4. 饮食

(1) 饮食宜高热量、高蛋白、高维生素、清淡、易消化富营养食物。

(2) 次日手术,应 0:00 后禁食水。

【操作日】

1. 护理处置

(1) 监测患者生命体征及指脉氧。

（2）给予病人舒适体位，为病人提供整洁、舒适的住院环境。

（3）监测患者动脉血气分析和水、电解质、酸碱平衡情况，了解各项检查结果及病人饮食、睡眠情况，如有异常及时与医生沟通。

（4）向患者及家属宣讲肺灌洗术的科学性、安全性，讲解双肺肺灌洗的过程、原理、疗效及注意事项，让患者了解该手术具有并发症少、恢复快、效果好的优点，向患者介绍手术成功的病例，帮助患者解除紧张情绪，消除负面心理，积极配合治疗。

（5）双肺灌洗的护理

1）术前准备：①术日晨测生命体征及血氧饱和度。②更换手术衣裤，排尿。③术前30min 肌注哌替啶 1mg/kg，阿托品 0.5mg。④准备物理震荡器、三通管、37℃生理盐水及 Carlens 双腔气管内插管，有条件者备超细支气管镜。

2）术中配合与观察：①入手术室前取下活动性假牙。②取侧卧位，建立静脉通道，连接心电监护仪，严密观测生命体征、血氧饱和度的变化。③按全麻要求保护患者的眼部。④协同麻醉医师做好麻醉诱导，采用全身静脉复合麻醉。⑤安全测评：灌洗前应进行单侧肺功能测评，单侧通气，采用纯氧，低呼吸末正压，灌洗侧封闭，20min 后看氧合情况。如 SpO_2 90% 以上且能维持，则患者可耐受全肺灌洗。⑥灌洗：将已消毒的灌洗瓶挂在输液架上，灌洗瓶与 Y 形管连接，悬挂于距腋中线 40cm 高处，引流瓶与 Y 形管连接置于距腋中线 60cm 低处，Y 形管另一端与灌洗侧支气管导管连接，用两把止血钳控制灌洗的进出。每次灌入液体量以患者潮气量为基准，若短时间内注入大量液体可导致肺泡气压伤。灌入过程中可予灌洗侧肺脏物理震荡或叩击，以利于肺泡内物质的脱落。灌入结束后可将液体吸出，注意应尽可能吸除干净。反复进行上述过程，直至灌洗回收液变为无色澄清为止。一般一侧肺灌洗约 10 000~20 000ml。灌洗一侧肺后改为平卧位双侧肺通气，在灌洗侧肺功能恢复情况下行对侧肺灌洗，步骤同前。⑦根据医嘱及时采集血气分析标本、导尿和用药，正确及时做好护理记录。⑧术中注意观察生命体征，准确记录灌洗液入出量、静脉输液量，发现异常情况及时汇报。⑨注意为患者保暖，间断为患者按摩活动四肢，预防静脉炎及静脉血栓的形成。⑩完成双肺灌洗后，清除气道分泌物，若患者氧合良好，神志恢复、各项监测指标正常后护送患者回病房，与值班护士进行交接。

3）术后护理：①严密观察生命体征变化：术后 24h 内给予心电监护，每 30 分钟记录 T、P、R、BP 及指脉氧 1 次，特别注意观察肺部情况，如有无肺水肿、气胸等，发现病情变化立即协助医师处理。②术后 6h 内取去枕平卧位，保持头偏向一侧，防止咳痰、呕吐时的误吸，间断按摩活动四肢，预防静脉血栓形成。③术后常规面罩给氧，各项指标平稳后改为鼻导管吸氧 10~12h，根据病情调整氧流量，指导帮助患者常更换体位及叩背，鼓励患者做深呼吸及有效咳嗽排痰，以预防肺水肿、肺不张、肺部感染等并发症。④鼓励患者术后自行排尿，有尿管患者告知患者拔尿管后可能出现的短时间尿道疼痛，感觉排尿困难可通过饮水和排尿得到缓解、消失。⑤注意并发症的护理，如有咽部疼痛，声音嘶哑，应禁声，应用药物超声雾化治疗。鼓励咳嗽排痰，病人咳痰时，及时将卫生纸送到病人嘴边，协助其将痰咳出。

（6）双肺灌洗术后常见不良反应的护理

1）低氧血症：表现为术后 SpO_2 低于 90% 或持续下降，需长时间吸氧方可恢复正常。原因：①呼吸道不通畅，灌洗液残留、痰液阻塞、支气管痉挛等因素所致。表现为咳嗽、多痰，肺部听诊可闻及干、湿性啰音或喘鸣音。②麻醉药物残留作用，表现为嗜睡、呼吸浅表、瞳孔缩小、生理反射减弱。③表面活性物质丢失，肺顺应性差，潮气量小。④由于术前禁食，灌洗时间长,呼吸无力。护理:①半卧位,减轻膈肌压力,增大呼吸面积。②鼓励患者咳痰、深呼吸,咳痰困难者遵医嘱雾化吸入。③持续低流量吸氧,必要时面罩吸氧。④鼓励进食。⑤呼吸监测6~8小时,以防麻醉药物引起的迟发性呼吸抑制。⑥应用支气管扩张药。

2) 发热:原因:①应激反应。②呼吸道感染,表现为咳嗽、咳黄痰。③泌尿道感染,表现为尿频、尿急、尿痛,应鼓励患者多饮水,及时拔除尿管。护理:①发热在38℃以下,多为机体保护性反应,可多饮水,给予湿毛巾擦拭面部、四肢,减少衣着,适当调低室温,一般在24小时内可退热。②体温在38.5℃以上,给予30%~35%酒精擦浴、补液、药物降温,酒精擦浴后注意保暖。

(3) 呕吐:原因:①胃肠道应激反应。②术中、术后应用的药物刺激胃肠道。③患者胃肠道慢性疾病。④麻醉药残余作用。⑤面罩吸氧者,面罩胶质气味刺激引起。护理:①对未完全清醒及面罩吸氧者,观察有呕吐迹象者,应及时迅速摘除面罩将头转向一侧,同时唤醒患者,以防误吸。②安慰患者,消除紧张情绪。③观察呕吐物性质和量。④给予胃复安等止吐药物。

2. 健康教育

(1) 常规健康指导和疾病相关知识宣教。

(2) 预防深静脉血栓知识宣教。

(3) 告知患者术后2~3小时内会有较剧烈咳嗽,咯大量白色泡沫痰,一般痰量约100~200ml,个别可达300~400ml,主要为肺灌洗后残余液及支气管分泌物刺激所致,痰液如不及时咯出,将影响灌洗肺的复张,应常翻身,将痰液轻轻咳出,勿过分用力。

(4) 告知患者术后有轻度头晕、肌痛、咽痛、咳嗽。咯痰等症状,一般2~3天即可恢复。

(5) 嘱患者注意保暖、注意休息、预防感冒。

3. 康复指导

(1) 练习有效咳嗽、咳痰和深呼吸运动;教会患者及家属正确的胸部叩击方法。

(2) 指导病人呼吸功能锻炼的方法,并根据病人病情需要掌握和(或)锻炼缩唇呼吸、腹式呼吸。缩唇及腹式呼吸应练习每日3~4次,每次重复8~10次。

(3) 戒烟戒酒。

(4) 深静脉血栓预防:抬高下肢20~30度,避免下肢静脉穿刺;帮助患者进行踝泵运动、股四头肌收缩、做深呼吸或吹气球;肢体按摩,按摩方向由肢体远端向近端;鼓励患者更换卧位,尽早肢体活动。

4. 饮食

术前禁食10小时,术后6小时方可进食,开始宜清淡饮食,如面条、牛奶、粥类等,第二天可恢复普通饮食。

【操作后住院期日】

1. 护理处置

(1) 保持病室安静整洁,空气清新,每日通风1~2次,温湿度适宜,冬季注意保暖,避免病人直接吸入冷空气。

(2) 每1~2小时巡视病人,注意病人的病情及生命体征的变化。密切观察咳嗽、咳痰情况,督促患者定时更换体位和胸部叩击,协助病人清除呼吸道分泌物,防止呼吸道感染。

(3) 氧疗:根据病情,选择合理的氧疗,密切观察氧疗效果,记录吸氧方式,吸氧浓度及吸氧时间。

(4) 落实各项护理措施。遵医嘱使用止咳、祛痰药,观察药物效果及不良反应。

(5) 做好生活护理及安全防护,根据病人病情指导病室内活动,保证休息,避免劳累。

（6）灌洗后发热者应卧床休息，采取舒适体位。高热者先物理降温，物理降温无效者，遵医嘱予药物降温。保持患者衣着和盖被适中，大量出汗时及时更换衣服，体温骤降时应给予保暖，避免直接吹风，防止着凉。

2. 健康教育

（1）通过各种形式向患者介绍尘肺病特点及有关不吸烟和预防并发症的知识。

（2）指导防止感冒，减少感染机会，少去人口密集的公共场所。易感人群接种流感疫苗。

（3）劳逸结合，选择适合的健身活动，提高机体抵抗力及抗寒能力。

3. 康复指导

（1）在医师及护士指导下制订个体化锻炼计划，坚持呼吸功能锻炼。进行缩唇呼吸，腹式呼吸锻炼。

（2）全身康复锻炼：如行走、慢跑、打太极拳、气功、踏车等对增加活动能力，提高生命质量有帮助。

4. 饮食

适当补充含钾高的食物和水果如各种豆类、蘑菇、紫菜、香蕉、橘子等。发热者可予富维生素、低脂肪的流质、半流质饮食，并鼓励多饮水。

【出院前1～3日】

1. 护理处置

（1）观察患者呼吸频率、节律及深浅度，监测生命体征及指脉氧。

（2）定时巡视病人，观察病人的咳嗽、咳痰情况及呼吸困难的程度，保持呼吸道通畅。

（3）根据医嘱进行治疗、处置，护理措施落实到位，观察药物疗效及不良反应。

（4）根据病人的病情指导病区活动，避免劳累。

（5）根据病人的实际需求做好生活护理和心理护理；做好安全防护措施指导，保证病人安全。

2. 健康教育

（1）疾病的相关知识与用药知识宣教。

（2）嘱患者术后3个月内避免重体力劳动，戒烟酒，注意保暖，防止上呼吸道感染，减少感染机会。一旦出现感染症状及早就医，控制病情。

（3）告知患者术后要注意劳逸结合，避免受凉、过度劳累，注意保暖；选择适合的健身活动，提高机体抵抗力。

3. 康复指导

（1）进行缩唇呼吸，腹式呼吸锻炼。

（2）全身康复锻炼：如行走、慢跑、打太极拳、气功、踏车等对增加活动能力，提高生命质量有帮助。

4. 饮食

正常饮食。避免生冷、油腻或刺激性食物。

【出院日】

1. 护理处置

（1）出院流程指导：根据出院医嘱，提前通知病人和家属，并详细指导其做好出院准备工作，告知出院流程及注意事项。

（2）帮助患者办理出院手续。

（3）评估患者健康情况和需求，与患者及家属共同制订居家康复计划。

（4）教会患者自我监测和调护，提供书面健康指导材料。

（5）按要求整理出院病历。

2. 健康教育

（1）疾病知识指导：尘肺病是由于在职业性活动中长期吸入生产性粉尘并在肺内潴留而引起的以肺组织弥漫性肺纤维化为主的全身性疾病。该疾病的发生是粉尘吸入及机体清除防御机制斗争的结果。呼吸器官具有排出异物的自净能力。任何能减弱或破坏呼吸道对异物清除作用的疾病和个体因素均可使粉尘更易在肺内沉积而致病。告知患者积极防治可使呼吸道的清除机制受到严重损伤的慢性呼吸系统疾病如慢性支气管炎、哮喘、肺气肿等。

（2）自我调护

1）正确面对尘肺、保持健康心理。

2）养成良好的生活习惯，做到不吸烟饮酒，饮食搭配均衡。

3）掌握缓解病情的方法，如有效咳嗽、咳痰方法等。

4）正确使用药物：在医生指导下用药，不过度依赖或错误用药。

5）安全有效的氧疗：吸氧时间及浓度根据患者的血气分析及缺氧情况而定。

3. 康复指导

（1）脱离粉尘作业，戒烟。

（2）有效咳嗽、深呼吸。

（3）全身康复锻炼：如行走、慢跑、打太极拳、气功、踏车等。可进行耐寒训练，如洗冷水脸。

（4）呼吸锻炼：腹式呼吸、缩唇式呼吸以及在腹式呼吸练习的基础上，结合扩胸、弯腰、下蹲等体操运动。

（5）呼吸肌锻炼。

（6）预约复诊日期。

4. 饮食　饮食上应补充足够热量，适量增加蛋白质、维生素。避免油腻、辛辣刺激、易产气的食物。

（李爱清、章一华）

第四节　气管插管术临床护理路径

气管插管术临床护理路径表

适用对象：第一诊断为尘肺（矽肺）

患者姓名＿＿＿＿＿＿＿＿　性别＿＿＿＿＿　年龄＿＿＿＿　住院号＿＿＿＿＿＿＿＿

住院日期＿＿＿年＿＿＿月＿＿＿日　出院日期＿＿＿年＿＿＿月＿＿＿日　住院天数＿＿＿天

时间	操作前1日	操作日	操作后住院日	出院前1～3日	出院日
护理处置	□心电、血氧饱和度监测 □卧位与休息 □保持呼吸道通畅 □用药护理	□心电、血氧饱和度监测 □病室环境 □卧位 □用药护理 □保持呼吸道通畅	□心电、血氧饱和度监测 □病室环境 □卧位 □用药护理 □保持呼吸道通畅	□监测生命体征 □病室环境 □卧位 □保持呼吸道通畅 □用药护理	□出院流程指导 □帮助患者办理出院手续 □与患者及家属共同制订居家康复计划

续表

时间	操作前1日	操作日	操作后住院日	出院前1～3日	出院日
护理处置	□医嘱相关治疗、处置执行及指导　□采集血标本　□口服药物　□静脉输液　□氧气吸入　□雾化吸入　□导尿　□其他　□护理评估　□协助患者完成各项检查　□巡视观察　□气管插管术前准备　□术前评估　□术前指导　□知情同意　□禁食指导　□其他　□生活护理　□心理护理	□协助生活护理　□巡视观察　□气管插管术　□术前准备　□术中配合　□机械通气护理　□病人监护　□呼吸机参数及功能的监测　□气道管理　□通气效果观察　□胃肠管护理　□口腔护理　□会阴护理　□心理护理	□医嘱相关治疗、处置执行及指导　□采集血标本　□鼻饲药物　□静脉输液　□雾化吸入　□其他　□协助生活护理　□巡视观察　□胃肠管护理　□口腔护理　□会阴护理　□机械通气护理　□撤机护理　□气管拔管护理　□心理护理	□医嘱相关治疗、处置执行及指导　□口服药物　□静脉输液　□氧气吸入　□其他　□协助生活护理　□巡视观察　□出院准备指导　□心理护理	□教会患者自我监测和调护　□整理病历
健康教育	□气管插管及机械通气的目的和意义　□置鼻、胃管配合指导　□预防呼吸道感染　□休息与睡眠　□压疮预防　□坠床预防　□静脉血栓预防	□疾病知识指导　□机械通气知识指导　□留置胃肠管知识指导　□限制探视　□压疮预防　□坠床预防　□静脉血栓预防	□疾病知识指导　□撤机知识指导　□活动指导　□压疮预防　□坠床预防　□静脉血栓预防　□其他	□疾病知识指导　□用药指导　□活动指导	□疾病预防知识指导　□自我调护　□用药指导　□带管出院指导
康复指导	□深呼吸　□有效咳嗽　□胸部叩击　□气道湿化　□预防深静脉血栓及压疮指导	□深呼吸　□胸部叩击　□预防深静脉血栓及压疮指导　□肢体主动运动指导　□肢体被动运动	□胸部叩击　□体位引流　□预防深静脉血栓及压疮指导　□腹式呼吸　□肢体主动运动指导　□肢体被动运动　□撤机训练	□腹式呼吸　□缩唇式呼吸　□全身运动锻炼　□呼吸体操锻炼　□戒烟酒宣教　□氧疗指导	□有效咳嗽咳痰　□全身运动锻炼　□腹式呼吸　□缩唇式呼吸　□呼吸体操锻炼　□呼吸肌锻炼　□戒烟酒宣教　□氧疗指导

续表

时间	操作前1日	操作日	操作后住院日	出院前1～3日	出院日
饮食	□普食:增加优质蛋白质和维生素摄入 □其他饮食	□流质饮食(鼻饲)	□流质饮食(鼻饲)	□普食:增加优质蛋白质和维生素摄入 □软食 □其他饮食	□普食:增加优质蛋白质和维生素摄入 □其他饮食
病情变异记录	□无 □有,原因: 1. 2.	□无 □有,原因: 1. 2.	□无 □有,原因: 1. 2.	□无 □有,原因: 1. 2.	□无 □有,原因: 1. 2.
签名					

临床路径实施规范

【操作前1日】

1. 护理处置

(1) 呼吸内科常规护理,心电监测及血氧饱和度氧监测。

(2) 遵医嘱给予氧疗,观察用氧的疗效及反应。

(3) 卧位与休息:协助清醒病人取舒适且有利于改善呼吸状态的体位,无禁忌时床头抬高 $30°\sim45°$,借此增加辅助呼吸肌的效能,减少体力消耗,降低耗氧量,病人应绝对卧床休息。

(4) 根据医嘱进行治疗、处置,建立静脉通道,准确完成医嘱相关化验检查,完善各项检查结果。

(5) 遵医嘱使用药物治疗,并观察药物的疗效及不良反应。

(6) 遵医嘱实施留置导尿,准确记录24小时出入水量。

(7) 定时巡视病人,严密观察病情变化,观察病人神志、瞳孔;心功能;皮肤、黏膜及周围循环状况;观察患者呼吸频率、节律、幅度、类型和胸廓的起伏幅度、呼吸肌的运动、有无呼吸困难表现,评估发生呼吸困难的程度、性质及持续时间;咳嗽、咳痰情况,保持呼吸道通畅,详细记录痰液的颜色、量和性质,监测动脉血气和生化检查结果,了解电解质和酸碱平衡状况。

(8) 气管插管术前准备

1) 评估患者的病情、配合情况、自理能力、心理状况。了解患者对疾病和该操作的认知程度。

2) 掌握机械通气的适应证、禁忌证,记录患者的过敏史、用药史。

3) 向病人及家属说明行气管插管及有创机械通气的目的、配合注意事项,以消除紧张情绪,取得合作。

4) 气管插管术是有创性操作,向患者说明操作中、操作后可能出现的情况及配合方法,术前病人应签署知情同意书。

5) 告知患者术前禁食禁水,以防误吸;病人若有活动性义齿应在术前事先取出。

6)告知患者术后需留置鼻胃管,向病人及家属说明行鼻胃管的目的、重要性及配合注意事项,以消除紧张情绪,取得合作。

(9)有创机械通气的适应证:①阻塞性通气功能障碍:如合并 COPD 急性加重、哮喘急性发作等。②限制性通气功能障碍:如合并间质性肺疾病等。③肺实质病变:如合并 ARDS、重症肺炎等。④心肺复苏:任何原因引起的心跳、呼吸骤停进行心肺复苏时。⑤需强化气道管理:如需保持呼吸道通畅、防止窒息和使用某些呼吸抑制药物时。

(10)有创机械通气的使用指征:尚无统一标准。有下列情况存在时,宜尽早建立人工气道,进行人工通气,不要等到呼吸心跳濒临停止甚至已经停止后再考虑机械通气:①合并严重呼吸衰竭和 ARDS 病人经积极治疗,情况无改善甚至恶化者;②呼吸型态严重异常:成人呼吸频率>35~40 次/分或<6~8 次/分或呼吸不规则、自主呼吸微弱或消失;③意识障碍;④严重低氧血症,$PaO_2 \leqslant 50mmHg$,且经过高浓度氧疗仍≤50mmHg;⑤ $PaCO_2$ 进行性升高,pH 动态下降。

(11)有创机械通气的禁忌证:无绝对的禁忌证,正压通气的相对禁忌证为:①伴有张力性肺大疱的呼吸衰竭;②未经引流的气胸和纵隔气肿;③严重肺出血;④急性心肌梗死;⑤低血容量性休克未补足血容量者。

(12)心理支持:清醒患者评估病人对疾病的发生、病程、预后、机械通气是否了解,给予积极有效的心理疏导。在做各项检查、操作前向病人解释其目的和效果,缓解病人紧张情绪;询问病人的主要照顾者对病人所患疾病的认识及对病人的关怀和支持程度,取得家人的照护和心理支持。

2. 健康教育

(1)对于尘肺合并呼吸衰竭考虑实行有创机械通气时,告知患者和家属治疗的作用和目的。需要在充分估测治疗结果和预后,并同患者或家属充分交流后慎重决策。

(2)向病人及家属说明行鼻胃管的目的、重要性及配合注意事项。

(3)告知治疗过程中可能出现的各种感觉和症状,嘱咐病人(或家属)如果出现不适症状应及地报告医护人员。

(4)尘肺病最常见的并发症就是呼吸道感染,而呼吸道感染是呼吸衰竭最常见的诱因。要积极预防及治疗呼吸道感染。

(5)注意休息,保持充足的睡眠。

3. 康复指导

(1)鼓励清醒病人主动排痰,并指导有效咳嗽、咳痰的方法;长期卧床病人,排痰无力者指导家属胸部叩击的方法。

(2)气道湿化:适用于痰液黏稠不易咳出的病人,最常用的方法是雾化吸入疗法和湿化疗法。在进行雾化和湿化治疗时应主要观察病人反应及分泌物性质的改变。

(3)预防压疮指导和深静脉血栓指导。

4. 饮食 清醒患者鼓励病人进食,给予高热量、高蛋白、低脂、清淡易消化的食物为宜,同时给予足够的维生素和微量元素。

【操作日】

1. 护理处置

(1)为病人提供整洁、舒适、宽敞、便于操作的住院环境。

（2）卧位与休息：病人应绝对卧床休息。协助清醒病人取舒适且有利于改善呼吸状态的体位，无禁忌时床头抬高 30～45°。

（3）遵医嘱使用药物治疗，并观察药物的疗效及不良反应。

（4）根据医嘱进行治疗、处置，行心电监护，严密监测生命体征及血氧饱和度变化。准确完成医嘱相关化验检查，完善各项检查结果。

（5）专人护理，严密观察病情变化

1）神经精神症状和体征：观察病人神志、瞳孔；行格拉斯哥评分，15 分为正常，低于 8 分为昏迷，低于 3 分为脑死亡；昏迷病人应评估肌张力、腱反射及病理反射。

2）呼吸变化：呼吸频率、节律、幅度、类型和胸廓的起伏幅度、呼吸肌的运动、有无呼吸困难表现、自主呼吸与机械通气的协调。还包括听诊两侧呼吸音，注意呼吸音的响度和性质，有无湿啰音、哮鸣音、痰鸣音等。

3）心功能变化：监测心率、心律、血压及心电图，必要时进行血流力学监测。

4）体温状况：发热提示感染、输液反应、药物热等。体温下降、皮肤苍白湿冷提示休克。

5）皮肤、黏膜及周围循环状况：观察皮肤色泽、弹性、温度、湿度、完整性，皮下静脉，口腔黏膜和眼结膜。皮肤潮红、多汗和浅表静脉充盈提示 CO_2 潴留。肤色苍白、四肢末端湿冷提示低血压、休克；口唇、甲床青紫提示低氧血症；皮下气肿、颈部静脉充盈或怒张则可能是气胸、纵隔气肿、气管切开所致。了解皮肤黏膜的完整性可及时发现并处理压疮、口腔溃疡及继发性真菌感染等情况。球结膜充血、水肿提示 CO_2 潴留。沿静脉红肿提示静脉炎。

6）液体平衡状态：观察和记录每小时尿量和液体出入量，有肺水肿的病人需适当保持负平衡。

7）呼吸道分泌物：观察痰液的色、质、量，为肺部感染的诊断和治疗提供依据。若出现黄脓痰，提示有化脓性感染；痰液恶臭提示厌氧菌感染。若吸痰时出现分泌物带血或痰中带血，需判断是吸痰导致的气管黏膜损伤还是呼吸道病变所致，应针对不同原因采取不同的处理方法。

8）实验室检查：监测动脉血气和生化检查结果，了解电解质和酸碱平衡状况。

如果以上指标均不能反映病人的低氧血症得到有效纠正，通知医生及时进行机械通气，做好气管插管和机械通气的准备，备好各种抢救物品及药品，并观察用药后的反应。

（6）气管插管和机械通气的准备

1）确保供氧：多数需进行机械通气的尘肺病人常在紧急情况下实施，病人常处于严重低氧血症甚至生命垂危的状态，因此，在等待气管插管建立人工气道和机械通气之前，需要保持气道通畅，应该打开气道或放置口咽通气道。当普通高浓度氧疗不能使氧分压或血氧饱和度达到维持生命的水平，需要面罩和简易呼吸器连接 100% 的纯氧进行手动通气，以维持适当氧供和通气，确保生命安全。

2）物品准备：床边备齐气管插管的用品、呼吸机、呼吸机用供氧及供气设备、抢救车、吸引器，确保用物完整、功能良好。按规程连接呼吸机导管，连接模拟肺，开机检查呼吸机功能完好后，按照病情需要和医嘱设置通气参数。

3）病人准备：①心理准备：由于严重呼吸困难、生命垂危、对机械通气的效果和安全性不了解等因素,清醒的病人常有焦虑和恐惧心理,因此,护士要给予病人心理护理,安慰疏导,讲述其他同种病例的康复情况,以增强病人战胜疾病的信心,可以指导病人如何配合以非语言的方式表达其需要。有家属在场,需要向家属进行必要的解释,以缓解家属的焦虑情绪,配合给予病人心理支持。②体位准备:将床头移开距离墙壁约60~80cm,取下床头板,使插管医生能站在病人的头侧进行气管插管操作。给病人取平卧位,去枕后仰,必要时在病人肩部下方垫枕,使口轴线、咽轴线和喉轴线尽量呈一直线。

(7)气管插管时的配合

1)监测:监测病人的生命体征和缺氧状况,注意有无心律失常和误吸发生。

2)确保通气和供氧:如插管时间>30秒尚未成功,需提醒插管医生暂停插管,用简易呼吸器和面罩进行人工给氧和人工通气,防止因严重低氧血症导致心跳呼吸骤停。

3)吸痰:插管过程中如分泌物多影响插管和通气时,应及时协助吸引。

4)判断气管插管的位置:气管插管插入后,需立即检查气管插管的位置是否正确、恰当。最常用的方法是听诊,用简易呼吸器加压送气,先听诊胃部是否有气过水声(如有,说明误插入食管),防止反复送气听诊造成胃过度充气。如无气过水声,在听诊双肺有无呼吸音、是否对称。判断气管插管位置最准确的方法是监测呼出气二氧化碳波形的改变。

5)固定和连机:确保气管插管位置正确后,放入牙垫,妥善固定插管,清除气道内分泌物,医生或呼吸治疗师调节各项参数设置,模拟肺试验通气,人机连接开始机械通气。测量插管末端到牙齿(门齿)的距离,并记录。

6)胸部X线证实插管位置:病人的通气和供氧得到保障后,通知放射科进行床边摄胸部X线片,确定插管位置是否在隆突上1~2cm。

(8)有创机械通气病人的护理

1)病人监护:①呼吸系统:监测血氧饱和度以了解机械通气的效果。监测有无自主呼吸,自主呼吸与呼吸机是否同步,呼吸的频率、节律、幅度、类型及两侧呼吸运动的对称性;开始应每隔30~60分钟听诊肺部,观察两侧呼吸音性质,有无啰音。如果一侧胸廓起伏减弱、呼吸音消失,可能为气管插管过深造成单侧肺(常为右侧)通气。也可能为并发气胸。仔细观察分泌物的颜色、性质、量和黏稠度,为肺部感染的治疗和气道护理提供主要依据。可行床旁胸部X线检查,能及时发现肺不张、气压伤、肺部感染等机械通气引起的并发症,同时可了解气管插管的位置。血气分析是监测机械通气治疗效果最重要的指标之一,有助于判断血液的氧合状态、指导呼吸机参数的合理调节和判断机体的酸碱平衡情况,结合呼吸状态的监测可判断肺内气体交换的情况。通过呼气末二氧化碳浓度的持续监测,评价通气效果。呼出气二氧化碳浓度在呼气末最高,接近肺泡气水平。如果呼气末二氧化碳浓度为4.5%~5%,表示通气恰当,<4.5%为通气过度,>5%则通气不足。②循环系统:机械通气病人可出现血压下降、心率改变及心律失常,原因是正压通气使肺泡容积增加,肺扩张可以反射性引起副交感神经兴奋,使心率和血压下降。肺容积增加声压对心包腔及正压通气使胸内压增高均可以使回心血量减少,心排出量下降,导致血压下降。通气量过大时,二氧化碳迅速排出,使二氧化碳对心血管运动中枢和交感神经的兴奋作用突然消失,周围血管张力骤降,使血压明显下降伴心率加快。因此,机械通气的病人应注意监测心率、心律和血压的变化。③体温:机械通气的病人因为感染机会增加,常可以并发感染,使体温升高。由于发热又可以增加氧耗和二氧化碳的产生,所以应根据体温升高的程度酌情调节通气参数,并适当降低湿化器的温度以增加呼吸道的散热作用。④意识状态：机械通气后病人意识障碍程度减轻，表明通气状况改善。如果有烦躁不安、自主呼吸与呼吸机不同步，多为通气不足；如果病人病情好转后突然出现兴奋、多语，甚至抽搐，应警惕呼吸性碱中毒。⑤皮肤、黏膜：观察气管插管或气管切开周围皮肤、黏膜的颜色、疼痛情况、皮肤刺激征象和局部引流情况，及时发现并处理口腔溃疡、继发真菌感染或伤口感染。注意皮肤的色泽、弹性及温度，了解缺氧和二氧化碳潴留改善情况，如皮肤潮红、多汗、浅表静脉充盈，提示仍有二氧化碳潴留；观察有无皮下气肿，出现时常与气胸、气管切开有关。⑥腹部情况：观察有无腹部胀气及肠鸣音减弱。造成腹部胀气的原因多为采用面罩机械通气的病人人机配合欠佳或者通气量过大，使病人吞入过多气体。另外，气管插管或气管切开气囊漏气，气体反流入胃内。再者，长时间卧床不动、使用镇静剂或低钾血症等造成肠蠕动减慢，肠鸣音减弱，出现腹胀。腹胀严重需遵医嘱给予胃肠减压。若呕吐咖啡色胃内容物或出现黑便，应该警惕应激性溃疡引起上消化道出血。⑦液体出入量：尿量能较好地反映肾脏血液灌注，间接反映心排血量的变化。如果尿量增多，水肿逐渐消退，说明机械通气后低氧血症和高碳酸血症缓解，肾功能改善；如果尿量减少或无尿，应考虑液体不足、低血压和肾功能不全等原因。

2）呼吸机参数及功能的监测：①通气参数：检查呼吸机各项通气参数与医嘱要求设定的参数值相一致，应至少每班检查一次。②报警参数：每班检查各项报警参数的设置是否恰当，报警器是否处于开启状态。报警时，应该及时分析报警的原因并进行及时有效的处理。如果气道压力突然升高，常见于咳嗽、痰液过多或黏稠阻塞气道或输入气体管道扭曲、受压等；气道压力过低报警多与气体管道衔接不紧、气囊漏气或充盈不足有关。

3）气道管理：①吸入气体的加温和湿化：气管插管或气管切开的病人失去了上呼吸道的温、湿化功能，因此机械通气时需使用加温加湿器，使吸入气体的温度在35～37℃为宜，不超过38℃。常用蒸汽加温湿化的方法，即将水加热后产生蒸汽混入吸入气中，达到加温和加湿作用，一般呼吸机均有此装置。吸入气温度的高低直接影响加温、湿化效果；若温度过高，可引起体温升高、出汗、呼吸功增加等表现，甚至造成气道烫伤；相反，温度过低则加温、湿化作用减弱。注意湿化器内只能加无菌蒸馏水，禁用生理盐水或加入药物，因为溶质不蒸发，将在罐内形成沉淀。湿化器内水量要恰当，尤其要注意防止水蒸干。在病情允许的情况下，加强水分的补充，每日保证入水量在1500ml以上，足够的水分可防止分泌物干结，有利于痰液的排出。保持环境整洁、舒适，维持适宜的室温（18～20℃）和湿度（50%～60%），以充分发挥呼吸道的自然防御功能。②吸痰：机械通气病人自己不能清理呼吸道内的分泌物，因此需要通过机械吸引。吸引频率应根据分泌物量决定。吸痰时注意一慢二快三忌：退吸痰管慢；进管与整个吸痰过程宜快；一次吸痰中忌反复抽插吸痰管，忌负压过大，忌在严重低血氧饱和度、心率和心律明显异常情况下吸痰。吸痰管的外径不超过气管内径的1/2。每次吸痰前后吸入高浓度氧（氧浓度＞70%）2分钟，一次吸痰时间＜15秒，吸引时应注意无菌操作，手法正确，避免发生肺部感染、支气管黏膜损伤及支气管痉挛等不良后果。③呼吸治疗：其一，为雾化吸入，有些呼吸机本身有雾化装置，使药液雾化成3～5μm的微粒，可到达小支气管和肺泡发挥药理作用。常用药物有β_2受体激动剂和糖皮质激素等，以扩张支气管；其二，可以气管内滴入生理盐水或蒸馏水，以稀释和化解痰液。每次注入液体量＜3～5ml，每30～60分钟一次；其三，定时翻身胸部叩击，促进痰液引流，预防肺部并发症的发生。④维持适当气囊压：气管插管气囊压需进行持续监测，使其维持在20～

$30cmH_2O$ 范围内,以防止气囊压力不够造成通气不足和误吸,或气囊压力过高造成气管黏膜受压过度,影响血液循环,造成黏膜损伤,甚至坏死。活动、吸痰、咳嗽等均可影响气囊压力,因此持续监测并调整气囊压力非常重要。⑤防止意外:应妥善固定,防止移位、脱出,气管插管或气管切开套管要固定牢固,每日测量和记录气管插管外露的长度。及时倾倒呼吸机管道中的积水,防止误吸入气管内引起呛咳和肺部感染。

(9)呼吸机通气效果的观察和常见问题的处理

1)常用通气模式:控制通气(CV)、辅助通气(AV)、辅助/控制通气(A/C)、间歇指令通气(IMV)、同步间歇指令通气(SIMV)、压力支持通气(PSV)、持续气道内正压(CPAP)等。

2)机械通气效果的观察:神志稳定且逐渐好转;甲床红润,循环良好;血压、脉搏稳定;胸廓起伏平稳起伏;血气分析正常;TV 和 MV 正常;人机协调说明通气良好。神志逐渐恶化;有紫绀现象或面部过度潮红;血压、脉搏波动明显;胸廓起伏不明显或呼吸困难;动脉血气分析 $PaCO_2$↑、PaO_2↓、PH↓;TV 和 MV 降低;人机不协调或出现对抗说明通气不足。

3)呼吸机报警的常见原因和处理:

报警类型		常见原因	处理措施
输入能量报警	电源	未连接电源	及时供电
	气源	1. 输入气源压力低于呼吸机工作压力	定期检查气源压力
		2. 空气源和氧气气源压力不等	
输出参数报警	高压报警	1. 患者因素:与患者肺部顺应性降低和气道阻力增加有关	及时寻找原因并给予相应的临床处理
		2. 呼吸机及外部管路问题:呼气阀故障,压力传感器失灵,外部呼吸机管路积水,打折,雾化颗粒阻塞过滤器	呼吸机故障,更换呼吸机,立即请工程师维修,定期巡视及时发现
		3. 气道问题:痰液阻塞、咬管或导管扭曲、插管过深、导管末端贴住气管壁	进行纤维支气管镜检查,再对因处理
	低压报警	1. 呼吸机管道脱开或呼吸机管路连接不紧密	使用前严格执行管路漏气的检测,使用时尽量减少管路断开机会
		2. 气囊漏气:气囊充气不足和气囊破裂	重新充气或更换气管内导管
		3. 患者发生气管食管瘘	定时监测气囊内压力
	高呼吸频率报警	1. 患者因素:呼吸肌前后负荷增加,如发热,感染性中毒,热量摄入过多,肺顺应性降低,气道阻力增加	对症处理
		2. 呼吸机回路因素:呼吸机管路内积水	间断巡查呼吸机管路,及时清除管路积水
		3. 人为因素:呼吸机模式和参数设置不当所致人机不协调	仔细观察人机协调性,准确调节呼吸机参数
	低呼吸频率报警	1. 患者方面:呼吸中枢驱动能力降低,如严重碱中毒,严重呼吸肌疲劳	适当增加呼吸机的指令通气频率
		2. 呼吸机因素:回路漏气	仔细查找,纠正漏气
		3. 人为因素:低呼吸频率报警下限设置过高或呼吸机触发灵敏度设置过低	准确设置呼吸机参数

报警类型		常见原因	处理措施
输出参数报警	高潮气量报警	1. 患者方面：患者肺顺应性改善，潮气量增大，或严重酸中毒	注意复查血气分析，适当补碱
		2. 呼吸机回路或人工气道因素：呼吸机回路少量漏气	仔细检查呼吸机回路，及时处理
		3. 人为因素：报警高限设置过低，呼吸机参数设置不当	适当调节呼吸机报警限和参数
	低潮气量报警	1. 患者因素：患者肺部顺应性降低或气道阻力增加	及时寻找原因并给予相应的临床处理
		2. 呼吸机因素：回路漏气	仔细检查呼吸机回路，及时处理
		3. 人为因素：报警低限设置过高，呼吸机参数设置不当	适当调节呼吸机报警限和参数
	窒息报警	1. 患者自主呼吸频率减慢，两次自主呼吸间隔时间超过窒息通气报警设置范围	适当调节呼吸机报警限和参数
		2. 呼吸机回路脱开，致患者不能有效触发呼吸机	仔细检查呼吸机回路，及时处理

（10）机械通气留置胃管或十二指肠管的护理

1）胃管或十二指肠管的放置的目的：胃肠减压、抽取胃液进行检查、注入治疗性药物、补充营养。

2）机械通气患者放留置胃管或十二指肠管的意义：①防止腹胀并保持良好的胸廓膨胀；②预防膈肌升高导致的肺基底部不张及通气/血流比例的恶化；③防止恶心呕吐导致的误吸。

3）机械通气患者鼻饲时的注意事项：①留置胃管或十二指肠管时检查胃管位置并记录所下长度，每班交接注意有无脱出。②每次鼻饲前回抽胃液或十二指肠液，确保鼻饲管位置正确。鼻饲前抬高床头 35°～45°，每次管饲 150～300ml，保持床头高位 1～2 小时，以防食物返流。③鼻饲前检查气管插管气囊是否处于良好充气状态；④每隔 4 小时观察鼻饲管位置 1 次，同时检测胃内食物残留量，若 >150ml 应暂停管饲；还需听诊肠鸣音，判断胃肠蠕动情况。⑤管饲前应给予翻身、叩背、充分吸痰；避免鼻饲后 30 分钟内深部吸痰，防止刺激性巨咳引起的食物返流和误吸。

（11）生活护理：机械通气的病人完全失去生活自理能力，需随时评估并帮助病人满足各项生理需要，不限水的病人需补充足够的水分，做好口腔护理、皮肤护理和排泄护理。根据病人情况实施预防跌倒、预防坠床护理措施。

（12）压疮的预防：机械通气病人需绝对卧床休息，病情危重，卧床时间长，应做好压疮的预防。置气垫床，每 1～2 小时翻身一次，左右交替，翻身角度小于 45°，避免增加压力，翻身时注意防止气管导管脱出；骨隆突处贴减压贴保护皮肤，保持皮肤清洁、干燥；避免拖、拽病人。根据病情，予高蛋白、高热量饮食，增加营养。

（13）清醒病人常规安全防护教育和健康指导。

（14）心理支持：清醒患者评估病人心理，安抚病人，减轻病人紧张、恐惧心理；向病人说明机械通气的目的，需配合的方法等；可用手势、点头或摇头、睁闭眼等方法交流；和病人握手、说话，服务态度要和蔼，操作轻柔，增加病人安全感；做一些卡片和病人交流，有书写能力的病人可让其把自己的感受和要求写出来。

2. **健康教育**

(1)讲解疾病相关知识、机械通气知识宣教。

(2)告知肠内营养的重要性。

(3)减少探视,保证患者充分休息。做好病房消毒隔离工作。

3. **康复指导**

(1)指导进行深呼吸,协助定时更换卧位,胸背部叩击排痰。

(2)指导清醒病人行股四头肌训练,踝泵训练,防深静脉血栓。昏迷或镇静病人行双下肢气压治疗。

(3)全关节活动:鼓励清醒病人床上活动各关节、肢体、肌肉以防止关节僵直硬化和肌肉萎缩,昏迷或镇静病人行肢体被动练习。

4. **饮食** 气管插管者,留置胃管给予鼻饲流质饮食,要少量多次,鼻饲前应将床头摇高以防食物反流,同时做好口腔护理,预防霉菌感染。

【操作后住院日】

1. **护理处置**

(1)病室环境:保持室内适宜的温湿度,定时开窗通风。

(2)体位:取患者舒适体位,无禁忌时床头抬高30°~45°。

(3)专人护理,24小时密切观察病人神志、瞳孔,生命体征。

(4)根据医嘱实施各项治疗处置,积极治疗原发病,给予氧疗、机械通气、调节体液平衡的治疗。遵医嘱进行常规化验及检查,正确留取痰标本,必要时复查相关指标,如血气、血常规、胸部X线等。观察病人用药后反应,告知服用药物注意事项和不良反应。

(5)保持呼吸道通畅,及时清除呼吸道分泌物,协助患者翻身和胸部叩击,促进痰液排出,防止呼吸道感染。及时评估患者,按需吸痰,保持气道通畅,严格无菌操作,预防感染及非计划性拔管。

(6)管道护理:观察记录气管插管的深度,班班交接,保证在位通畅。妥善固定气管插管,防止其脱出或移位。对于神志清醒患者讲明插管意义、配合方法及注意事项;对于烦躁不安患者,应给予适当的肢体约束,必要时遵医嘱使用镇静剂。留置导尿管者做好会阴护理,预防尿道感染;留置胃管者避免胃管脱出。

(7)观察气管插管并发症的征象:扭曲、阻塞、移位、嘴角或舌部的压力伤。

(8)提供心理支持,及时了解及满足患者的需求,可采用非语言沟通交流技术:如根据患者的手势、动作、表情,使用自制的沟通交流板或让患者写字等。

(9)两人配合做好患者的口腔护理,并加强气囊管理,气囊压保持在20~30cmH$_2$O,每4~8小时监测一次气囊压,每1~2小时协助患者翻身拍背,遵医嘱予雾化吸入、机械辅助排痰,防止肺不张,肺部感染。

(10)落实各项生活护理:如皮肤护理和排泄护理,保持患者舒适。及时记录各项护理干预。

(11)如果病人需长期使用有创机械通气或上呼吸道狭窄或阻塞、解剖无效腔占潮气量比例较大而需使用机械通气者可以改气管插管为气管切开。

(12)撤机护理:影响撤机成功与否的决定因素还是患者的病情。撤机护理是指从准备停机开始，直到完全停机、拔除气管插管（气管切开除外）后一段时间的护理，做好本阶段的护理可帮助病人安全的撤离呼吸机。

1）撤机指征：①一般情况稳定，原发病或诱发因素基本控制或显著改善，生命体征稳定。②有适当的呼吸系统功能，有适当的中枢兴奋性；患者有一定的自主呼吸能力，吸气肌力量足以克服气道和胸肺的阻力（如最大吸气压≤-25cmH$_2$O）；有一定保留或残存的肺功能（潮气量>5ml/kg，肺活量>15ml/min）。经鼻或人工气道导管低流量吸氧时动脉血 pH>7.3，PaO$_2$>60mmHg，且能持续 2h 可撤机。该标准可反映呼吸系统的整体功能，是呼吸中枢、呼吸机、肺功能的综合反应。随着无创通气应用技术和护理技术的不断提高，NIPPV 的应用范围不断扩大，可提前拔管，进行有创 - 无创序贯机械通气。

2）拔管指征：①符合上述撤机指征。②患者能有效咳嗽。

3）心理准备：做好患者拔管前解释工作，患者要有足够的心理准备，才能够撤机成功。在撤机过程中鼓励患者多做自主呼吸，锻炼呼吸肌，增强自信。告知患者倘在这个过程中出现呼吸困难，一定会有相应的呼吸支持，以确保其有足够的供氧及通气。

4）撤机过程中需严格执行撤机方案，严密观察病人的撤机反应，确保撤机过程安全。

（13）气管拔管的护理

1）用物准备：氧气、吸氧管、5ml注射器、抢救车，必要时无创呼吸机及气管插管物品。

2）彻底清除气管及口腔的分泌物。顺序：气管—口腔—咽部—气囊上。

3）拔管前应充分供氧。

4）拔管前遵医嘱用药，以减轻喉头水肿。

5）气管导管的抽出须轻柔而快速，应在吸气期拔出导管。

6）导管拔出时可放置吸痰管以便拔管后吸痰，或急救时顺吸痰管引导气管导管重新插入。吸痰管的放置时间一般不超过 24 小时，在患者能发声，会厌功能恢复后拔出。若患者一般情况和肺功能恢复良好，气道分泌物不多可直接在吸气期拔管，而无须在气管导管内放置吸痰管。

（14）拔管后护理

1）拔管后患者尽可能取坐位或半坐卧位。合适体位一方面可减少腹腔脏器对横膈的压迫，有利于膈肌运动；另一方面有利于医务人员对患者进行拍背、理疗等，促进痰液咳出。

2）观察生命体征，观察有无呼吸肌疲劳的表现、有无口唇黏膜或肢端发绀及呼吸音的变化。注意喉部有无吸气性干啰音，判断有无喉头水肿或气管狭窄。

3）有气道阻塞征象者，予雾化吸入糖皮质激素。若拔管后出现明显的吸气性呼吸困难和（或）喉部有哮鸣音，考虑喉头水肿，应静脉应用糖皮质激素，密切观察患者的症状和体征，必要时再次行气管插管或气管切开。

4）部分呼吸功能较差的患者，应及早给予无创正压通气。若再次出现呼吸衰竭或急性加重后治疗，则治疗的难度明显增大，效果显著变差。

5）痰液黏稠者应加强护理，促进患者咳痰；必要时可经环甲膜穿刺留置导管，每日滴入生理盐水 250ml。

6）继续鼻饲24～48 小时，试饮水，无呛咳后可拔除鼻饲管，进半流质饮食。

7）注意声音有无嘶哑，必要时用喉镜观察声带损伤的程度和恢复情况。发声嘶哑者可训练发声，并延长雾化吸入糖皮质激素的时间。

8)患者若无明显异常,可于拔管后2~4小时和24小时复查动脉血气。

2. 健康宣教

(1)常规健康指导和疾病相关知识宣教。

(2)指导患者家属不能私自调节呼吸机参数。

(3)指导患者配合进行间断脱机训练,避免产生呼吸机依赖。

(4)向病人及家属讲解拔管后常有不同程度的咽喉疼痛和声音嘶哑,一般数日至1个月可消失,与留置导管期间声门和喉返神经的损伤有关,无须特别处理。

(5)根据病人的具体情况指导其制订合理的活动与休息计划,避免氧耗较大的活动,合理安排膳食,加强营养,避免劳累、情绪激动等不良刺激。

3. 康复指导

(1)教会家属及清醒患者有效咳嗽、咳痰技术,胸部叩击方法及体位引流方法,提高病人的自我护理能力,加速康复。

(2)指导清醒患者进行呼吸功能锻炼。

(3)昏迷者保持肢体功能位置,并进行被动功能锻炼,以促进血液循环、增加肌肉张力、预防静脉血栓。

4. 饮食

(1)管饲饮食,避免过冷或过热,保持38~40℃。

(2)拔除鼻饲管后,指导患者先进流质饮食,每天6~8次,每次150~200ml;无不适后改为半流质,每天4~5次,再逐渐过渡到普食,不宜辛辣食物。

【出院前1~3日】

1. 护理处置

(1)观察病人的病情及生命体征的变化,提供整洁、舒适的住院环境。

(2)根据医嘱进行治疗、处置,护理措施落实到位。指导病人各项治疗处置的配合要点及注意事项。必要时复查相关化验检查指标,如血气、血常规、肝肾功、胸部X线等。

(3)根据医嘱进行氧疗和用药,并观察疗效。

(4)根据医嘱做好相关护理,加强口腔护理、皮肤护理,做好病人的心理护理,避免病人出现因病情好转而急于出院的心理,鼓励其安心治疗。

(5)落实病人各种检查、检验结果回报是否完善,及时与医生沟通。

2. 健康教育

(1)做好疾病及治疗用药的相关知识指导。

(2)指导病人放轻松,取立位、平卧位或半卧位,根据病情在病区活动,避免劳累,保证充分的休息和睡眠。

(3)指导病人做好口腔护理,经常漱口,以增进食欲,预防继发感染。

(4)慢性病病人可以接种流感疫苗、肺炎疫苗等,以预防肺炎的发生。指导病人出现呼吸急促、困难等不适症状或口唇及四肢末梢肤色发紫时,应尽早就医。

(5)戒烟酒,避免刺激性气体吸入。注意防寒保暖,少去人口密集的公共场所。

3. 康复指导

(1)指导患者掌握和进行呼吸功能锻炼,如缩唇呼吸、腹式呼吸。

(2)全身康复锻炼:如行走、慢跑、打太极拳、气功、踏车等对增加活动能力,提高生命质量有帮助。

（3）指导并教会病人及家属合理进行家庭氧疗，告知氧疗的目的、必要性及注意事项；注意用氧安全，应妥善安装放置，做到防火、防油、放热；氧疗装置应定期更换、清洁、消毒；指导氧疗的效果及不良反应的观察。

（4）戒烟戒酒。

4. 饮食 结合病人饮食习惯，给予高热量、高蛋白、低脂、清淡易消化的食物为宜，补充适宜的水分，避免进食产气食物及饮料，以免腹胀，影响呼吸。

【出院日】

1. 护理处置

（1）出院流程指导：根据出院医嘱，提前通知病人和家属，详细指导其做好出院。

（2）准备工作，告知出院流程及注意事项。

（3）帮助患者办理出院手续。

（4）评估患者健康情况和需求，与患者及家属共同制订居家康复计划。

（5）教会患者自我监测和调护，提供书面健康指导材料。

（6）按要求整理出院病历。

2. 健康教育

（1）疾病预防知识指导：尘肺并发呼吸衰竭是尘肺病患者晚期常见的结局。其肺功能损害不仅有以混合型为主的通气功能损害，同时伴有弥散功能损害，特别是在晚期，弥散和通气功能损害进行性加重。尘肺病患者的呼吸衰竭表现为缺氧和二氧化碳潴留同时存在，即Ⅱ型呼吸衰竭。要积极治疗原发病、消除诱因、早期发现治疗并发症。

（2）自我调护：保持积极的心态；建立良好的生活习惯，不吸烟，不饮酒；预防感冒和发生呼吸系统感染；加强个体保健和适当的体育活动，增强机体的抵抗力。

（3）正确使用药物，不过度依赖或错误用药。

（4）带气管插管出院患者，嘱回当地医院或上级医院继续治疗；使用带机械通气设备的救护车进行转运；与救护车医务人员及患者家属进行病情、管道、皮肤交接，交代转运途中注意事项。

3. 康复指导

（1）有效咳嗽、深呼吸。

（2）全身康复锻炼：如行走、慢跑、打太极拳、气功、踏车等对增加活动能力，提高生命质量有帮助。

（3）呼吸锻炼：腹式呼吸、缩唇式呼吸以及在腹式呼吸练习的基础上，结合扩胸、弯腰、下蹲等体操运动。

（4）呼吸肌锻炼。

（5）氧疗指导。

（6）预约复诊日期。

4. 饮食 指导病人合理饮食，以高热量、高蛋白、高维生素、低脂、清淡易消化的食物为宜，多进食蛋、奶、瘦肉、鱼、蔬菜和水果等；适当增加蛋白质、碳水化合物、维生素 A、维生素 B、维生素 C 和锌、铁等营养物质的摄入，以保证身体的需求。

（李爱清、章一华）

第五节   胸腔闭式引流术临床护理路径

胸腔闭式引流术临床护理路径表

适用对象:第一诊断为尘肺(矽肺)合并自发性气胸

患者姓名_____   性别_____   年龄_____   住院号_____

住院日期_____年_____月_____日   出院日期_____年_____月_____日   住院天数_____天

时间	住院第1日	住院第2～3日	住院期间	出院前1～3日	出院日
护理处置	□测量生命体征、佩戴腕带 □体重 □入院护理评估 □通知主管医生 □建立护理病历 □卫生处置 □完成入院护理记录单书写 □病室环境 □卧位 □保持呼吸道通畅 □协助患者完成各项检查 □医嘱相关治疗、处置执行及指导 　□采集血标本 　□氧气吸入 　□口服药物 　□静脉输液 　□其他 　□胸腔闭式引流术 □镇咳、通便(必要时) □心理护理	□监测生命体征 □病室环境 □卧位 □保持呼吸道通畅 □用药护理 □完善相关检查 □医嘱相关治疗、处置执行及指导 　□采集血标本 　□口服药物 　□静脉输液 　□氧气吸入 　□其他 □巡视观察 □保持有效引流 □引流装置、伤口护理 □心理护理 □压疮预防	□监测生命体征 □病室环境 □卧位 □保持呼吸道通畅 □实施康复计划 □用药护理 □协助生活护理 □胸片检查(必要时) □医嘱相关治疗、处置执行及指导 　□口服药物 　□静脉输液 　□氧气吸入 　□其他 □适时夹管 □巡视观察 　□水封瓶情况 　□其他 □心理护理	□监测生命体征 □病室环境 □卧位 □保持呼吸道通畅 □协助生活护理 □用药护理 □医嘱相关治疗、处置执行及指导 　□口服药物 　□静脉输液 　□氧气吸入 　□其他 □夹管24～48小时 □复查胸片病侧肺已复张,拔出闭式引流 □出院准备指导 □心理护理	□出院流程指导 □帮助患者办理出院手续 □与患者及家属共同制订居家康复计划 □教会患者自我监测和调护 □整理病历
健康教育	□环境介绍 □住院须知 □主管医生 □责任护士 □检验/检查指导 □疾病相关知识 □胸腔闭式引流术目的及意义 □疾病预防知识指导 □压疮预防 □跌倒预防	□正确留取痰标本 □检验/检查指导 □咳嗽、咳痰的意义 □活动指导 □疾病知识指导	□防脱管及处理 □疾病相关知识 □休息与睡眠 □活动指导	□疾病预防知识指导 □疾病知识指导 □病情监测指导 □活动指导	□自我监测 □自我调护

续表

时间	住院第1日	住院第2～3日	住院期间	出院前1～3日	出院日
康复指导	□避免诱发因素 □深呼吸 □有效咳嗽 □氧疗指导 □戒烟	□深呼吸 □有效咳嗽 □胸部叩击 □制订康复计划	□深呼吸 □有效咳嗽 □胸部叩击 □腹式呼吸 □缩唇式呼吸 □呼吸肌锻炼	□有效咳嗽 □胸部叩击 □腹式呼吸 □缩唇式呼吸 □呼吸肌锻炼 □戒烟 □其他	□有效咳嗽 □有氧训练 □腹式呼吸 □缩唇式呼吸 □呼吸肌锻炼 □戒烟戒酒 □其他
饮食	□普食：增加优质蛋白质和维生素摄入 □次日需空腹化验检查,应0：00后禁食水	□按要求空腹采集标本后普食 □优质蛋白质和维生素,避产气食物 □其他饮食	□普食：增加优质蛋白质和维生素摄入 □其他饮食	□普食：增加优质蛋白质和维生素摄入 □其他饮食	□普食：增加优质蛋白质和维生素摄入 □其他饮食
病情变异记录	□无 □有,原因： 1. 2.	□无 □有,原因： 1. 2.	□无 □有,原因： 1. 2.	□无 □有,原因： 1. 2.	□无 □有,原因： 1. 2.
签名					

临床路径实施规范

【住院第1日】

1. 护理处置

（1）责任护士热情接待患者,予呼吸内科一般处置。询问病史,体格检查,进行入院护理评估。

（2）加强生命体征监测和指脉氧监测：自发性气胸为尘肺晚期并发症之一,气体进入胸膜腔,胸腔内负压减小,甚至转为正压,可造成肺萎陷,不仅影响呼吸功能,也将影响循环功能,甚至危及生命。根据医嘱定时监测生命体征及指脉氧饱和度。

（3）保持病室清洁、整齐、安静、安全、舒适,根据疾病性质调节温湿度。定期开窗通风,做好病房的消毒隔离工作。

（4）急性自发性气胸病人应绝对卧床休息,避免用力、屏气、咳嗽等增加胸腔内压的活动。血压平稳者取半坐位,有利于呼吸、咳嗽排痰及胸腔引流。卧床期间,协助病人每2小时翻身1次。

（5）给氧：根据病人缺氧的严重程度选择适当的给氧方式和吸入氧流量,保证病人 SaO_2 >90%。对于保守治疗的病人,需给予高浓度吸氧,有利于促进胸膜腔内气体的吸收。

（6）保持呼吸道通畅：每1～2小时巡视病人,观察病人的呼吸频率、呼吸困难和缺氧情况、有无心率加快、血压下降等循环衰竭的征象。评估病人咳嗽、咳痰情况及呼吸困难的程度,保持呼吸道通畅,痰多黏稠、难以咳出的病人每日适当增加饮水量1500～2000ml,以利于痰液的稀释与排出。

（7）协助患者完成实验室检查及辅助检查,护送患者行X线胸片检查及CT检查,明确肺内病变情况以及有无胸膜粘连、胸腔积液及纵隔移位等,为胸腔闭式引流提供依据。

(8)根据医嘱进行治疗、处置:遵医嘱采集动、静脉血标本检查,观察穿刺部位,防止出血及血肿等不良反应,了解各项检查结果,如有异常及时与医生沟通。

(9)做好胸腔闭式引流的准备和配合工作,使肺尽早复张,减轻呼吸困难症状。少量气胸、呼吸困难较轻、心肺功能尚好的闭合性气胸采用胸腔穿刺排气术(详见本章第六节)。胸腔闭式引流的护理包括:

1)术前准备:①评估患者的生命体征、病情、呼吸功能、治疗情况及配合程度;②向病人及家属解释胸腔闭式引流的目的、操作步骤以及术中注意事项,取得病人配合;③胸腔闭式引流术是一种有创性操作,术前应确认病人签署知情同意书;④告知病人在操作过程中保持穿刺体位,不要随意活动,不要咳嗽或深呼吸,以免损伤胸膜或肺组织。必要时给予镇咳药。

2)用物准备:无菌手套和无菌手术衣、皮肤消毒液(常用碘伏)、局部麻醉剂(1%或2%利多卡因)、无菌胸腔闭式引流包、无菌胸深闭式引流装置及无菌蒸馏水或生理盐水。

3)协助患者取半卧位,确定插管部位:气胸者取患侧锁骨中线第2肋间隙或腋前线第4~5肋间隙插管。胸腔积液者取肩胛线或腋后线第7~8肋间隙或腋前线第5肋间隙。

4)医生在选定部位进行常规消毒和局部麻醉,作长约2cm小切口插管入胸膜腔内4~5cm,其外端连接于无菌水封瓶或引流装置。

5)插管后护理:①保持引流管通畅;②检查管道是否密闭;③观察和记录:观察玻璃管中水柱波动和引流液体的量、性质、颜色等,并做好记录。

(10)保持大便通畅,必要时使用开塞露等帮助排便。

(11)心理支持:病人由于疼痛和呼吸困难会出现紧张、焦虑和恐惧等情绪反应,导致耗氧量增加、呼吸浅快,从而加重呼吸困难和缺氧。因此当病人呼吸困难严重时及时解释病情和回应病人的需求。在做各项检查、操作前向病人解释其目的和效果,即使是在非常紧急的情况下,也要在实施操作的同时用简单明了的语言进行必要的解释,不应只顾执行治疗性护理而忽视病人的心理状态。

2. 健康教育

(1)介绍病室环境、主管医生、责任护士及同病室病友,消除患者陌生感,使患者尽快适应住院环境。

(2)介绍相关检查如胸部X线摄片,胸部CT、动脉血气分析检查的目的、方法及注意事项。

(3)疾病知识指导:尘肺病患者由于肺间质广泛纤维组织增生,肺弹性减退,纤维团块周围的肺组织往往出现代偿性肺气肿,甚至形成代偿性肺大泡,任何导致肺泡内压力急骤升高的原因如喷嚏、咳嗽、用力过度等都可最终导致肺大泡破裂,从而发生气胸。

(4)向患者解释胸腔闭式引流的目的和意义,使其积极配合,消除恐惧心理。

3. 康复指导

(1)指导患者在日常生活中避免气胸诱发因素如:避免抬举重物、剧烈咳嗽、屏气、用力排便,采取有效的预防便秘措施。

(2)劝导吸烟者戒烟。

(3)指导病人有效咳嗽、咳痰,做深呼吸运动,但不主张过度咳嗽及雾化吸入治疗:尘肺并发气胸患者于单纯气胸不同，肺组织顺应性差，过度咳嗽雾化吸入治疗会使通气量过大而导致肺破裂口增大，不易闭合，气胸量会增大而加重病情。

（4）告知吸氧的重要性，取得患者配合。

4. 饮食

（1）指导病人合理饮食，以高热量、高蛋白、高维生素、低脂、清淡易消化的食物为宜，多进食蛋、奶、瘦肉、鱼、蔬菜和水果等。

（2）如次日需要空腹检查，应 0：00 后禁食水。

【住院第 2～3 日】

1. 护理处置

（1）予安静休息，根据病情尽可能取半卧位。

（2）保持病室安静，室内空气新鲜，每日开窗通风 2～3 次，每次 30 分钟，做好病房的消毒隔离工作。

（3）观察患者呼吸频率、节律及深浅度，监测指脉氧。

（4）每 1～2 小时巡视病人，密切观察咳嗽、咳痰、胸痛情况及呼吸困难的程度；观察痰液的颜色、性状、量。正确采集痰标本，并及时送检；进行相关检查，监测动脉血气分析和水、电解质、酸碱平衡情况，了解各项检查结果，如有异常及时与医生沟通。

（5）根据医嘱进行治疗、处置。协助病人清除呼吸道分泌物及异物，协助患者翻身和胸部叩击，促进痰液排出，保持呼吸道通畅，防止呼吸道感染。

（6）遵医嘱使用止咳、化痰药物，按要求使用抗生素。观察病人用药后反应，告知药物注意事项和不良反应。

（7）保证有效的引流

1）确保引流装置安全：引流瓶应放在低于病人胸部且不易踢到的地方，任何时候其液平面都应低于引流管胸腔出口平面 60cm，以防瓶内液体反流进入胸腔。引流管长度适宜，妥善固定于床旁，既要便于病人翻身活动，又要避免长扭曲受压。

2）观察引流管通畅情况：密切观察引流管内的水柱是否随呼吸上下波动及有无气体自水封瓶液面逸出。必要时，可请病人做深呼吸或咳嗽，如水柱有波动，表明引流通畅。若水柱波动不明显，液面未见气泡冒出，病人无胸闷、呼吸困难，可能肺组织已复张；若病人症状缓解不明显，甚至出现呼吸困难加重、发绀、大汗、胸闷、气管偏向健侧等症状，可能为引流管不通畅或部分滑出胸膜腔，应立即通知医生及时更换或作其他处理。如同时引流液体，应观察和记录引流液的量、色和性状。

3）防止胸腔积液或渗出物堵塞引流管：引流液黏稠或引流血液时，应根据病情定时挤压引流管（由胸腔端向引流瓶端的的方向挤压）。

4）防止意外：搬动病人时需要用两把血管钳将引流管双重夹紧，防止在搬动过程中发生引流管滑脱、漏气或引流液反流等意外情况。若胸腔引流管不慎脱出胸腔时，应嘱病人呼气，同时迅速用凡士林纱布及胶布封闭引流口，并立即通知医生进行处理。

（8）引流装置及伤口护理：严格执行无菌操作，引流瓶上的排气管外端应用 1～2 层纱布包扎好，避免空气中尘埃或脏物进入引流瓶内。引流瓶内无菌生理盐水每天更换，一次性引流装置可每周更换一次，但非一次性闭式引流系统需每天更换引流瓶，更换时注意连接管和接头处的消毒，更换前用双钳夹紧引流管近心端，更换完毕检查无误后再放开，以防止气体进入胸腔。伤口敷料每1～2天更换1次或根据敷料制造商建议的更换时间更换敷料,有分泌物湿或污染时及时更换。注意触诊颈部及引流管周围皮下有无捻发音,如果有,提示皮下气肿。

2. 健康教育

(1) 指导病人正确留取痰标本的方法。

(2) 向患者及家属说明咳嗽及咳痰的意义,鼓励患者主动咳嗽。

(3) 完善检验/检查前宣教,如通知禁食水、告知检查/检验目的、时间、及注意事项等。

(4) 告知患者活动翻身时需保持引流装置的密闭和无菌,避免引流管折叠、扭曲或受压,预防管道意外脱出。下床活动时,引流瓶位置应低于膝关节且保持平稳。

(5) 心理支持教育:由于尘肺病人病程长,治疗效果不理想,尘肺并发气胸时,患者更易出现焦虑,恐惧等心理行为障碍,应与患者多沟通,多交流。了解患者的具体情况,讲解有关该疾病的常识,给予其精神鼓励,帮助病人维持机体功能状态,使其认识到,虽然尘肺治疗效果不佳,但气胸是可以治愈的,只要掌握疾病的规律,与医护人员密切配合,就能取得较满意的效果,提高生存质量。

3. 康复指导

(1) 指导病人有效咳嗽、咳痰的方法。鼓励病人每2小时进行1次深呼吸、咳嗽和吹气球练习,促进受压萎陷的肺扩张,加速胸腔内气体排出,促进肺尽早复张。

(2) 告知病人家属正确的胸部叩击方法。

(3) 与病人及家属共同制订和实施康复计划,定期进行呼吸功能锻炼。

4. 饮食
结合病人饮食习惯,给予清淡,易消化富营养饮食,补充适当的水分,避免进食产气食物及饮料,以免腹胀,影响呼吸。

【住院期间】

1. 护理处置

(1) 提供整洁、舒适的住院环境。鼓励患者变换体位,以利于引流。

(2) 观察病情:注意病人的病情及生命体征的变化,评估患者的治疗及护理措施落实情况。观察痰液的颜色、性质、量及气味,鼓励患者咳嗽咳痰及深呼吸,促进患者痰液排出,保持呼吸道通畅。

(3) 遵医嘱准确及时的使用抗纤维化、抗生素、祛痰药及支气管舒张剂等药物。

(4) 根据制订的康复计划,患者掌握腹式呼吸、缩唇式呼吸、呼吸肌训练等。

(5) 做好生活护理及安全防护,根据病人的病情指导病区内活动,以不引起疲劳为宜。落实基础护理如口腔护理、皮肤护理等。

(6) 保持胸腔闭式引流管固定通畅,确保连接的密闭性,观察水柱位置及波动情况,是否有气体排出;定时挤压引流管,观察引流液的颜色、性质及量;保持胸壁引流口敷料清洁干燥,有渗液及时更换,切口周围是否有皮下气肿;引流瓶内引流液达到2/3满时进行更换。任何情况下,引流瓶不能高于胸壁切口平面,防止逆行感染。

(7) 每班检查引流管插入胸腔刻度,预防非计划性拔管,床尾悬挂"防脱管"标识提醒病人。观察水封瓶排气排液情况,患者呼吸困难是否减轻。

(8) 遵医嘱适时夹管,观察病人呼吸频率、节律及深浅度,监测指脉氧。

2. 健康教育

（1）指导患者预防脱管的方法，活动时妥善固定。发现脱管，立即用手顺皮肤纹理方向捏紧引流口周围皮肤（注意不要直接接触伤口），并立即通知医生处理。

（2）患者下床活动时，引流瓶的位置应低于膝盖且保持平稳，保证长管没入液面下；外出检查前须将引流管夹闭，漏气明显者不可夹闭胸腔引流管。

（3）告知患者尘肺并发气胸病情较原发性气胸复杂，病情恢复慢，因此闭式引流时间及住院时间需较一般人群延长，要积极配合治疗，加快疾病的治愈。

（4）注意劳逸结合，在气胸痊愈后的 1 个月内，不可进行剧烈运动，如打球、跑步等。

（5）保证充足的休息与睡眠，保持心情愉快，避免情绪波动。

3. 康复指导

（1）有效咳嗽，深呼吸。指导患者及家属正确的胸部叩击方法。

（2）指导病人坚持呼吸功能锻炼，掌握缩唇呼吸、腹式呼吸。缩唇及腹式呼吸应练习每日 3～4 次，每次重复 8～10 次。

4. 饮食 指导病人可正常进食，避免摄入刺激性食物（咖啡、浓茶等）。

【出院前 1～3 日】

1. 护理处置

（1）根据医嘱进行治疗、处置、护理措施落实到位。做好安全防护措施指导，保证病人安全。

（2）根据病人的实际需求做好生活护理和心理护理。

（3）拔管：首先观察正常呼吸时引流液柱无波动，轻微咳嗽后液柱也无变化，其次夹闭胸腔闭式引流管 24～48 小时后患者无胸闷、气短不适，再次开放胸腔闭式引流管呼吸液柱无波动。最后行胸部 CT 检查证实患侧气胸消失，肺膨胀完全后方可拔管。

（4）拔管后注意观察有无胸闷、呼吸困难、切口处漏气、渗出、出血、皮下气肿等情况，如发现异常应及时处理。

2. 健康教育

（1）做好疾病的相关知识与用药知识宣教、指导。

（2）告知患者胸壁伤口拔管后在一周内可自行愈合。要注意劳逸结合，避免受凉、过度劳累，注意保暖；选择适合的健身活动，提高机体抵抗力。

（3）疾病预防知识指导：尘肺合并气胸具有以下特点：发病以冬春季节为主，症状不典型、复发率高、并发症多。少去人口密集的公共场所，预防呼吸道感染；指导病人积极治疗基础疾病和合并症。

（4）病情监测指导：告诉病人一旦出现突发性胸痛，随即感到胸闷、气急时，可能为气胸复发，应及时就诊。尘肺叁期的患者特别是同时合并有肺大泡、肺气肿的患者要定期体检，如出现咳痰、胸痛、气促加重要警惕气胸的发生。

3. 康复指导

（1）病人学会有效咳嗽、咳痰技术，指导恢复期病人进行缩唇呼吸、腹式呼吸、使用助力器等呼吸训练，以增强呼吸肌的肌力和耐力，改善呼吸功能。

（2）避免诱发因素，劝导戒烟，控制职业性粉尘和环境污染、减少有害气体及刺激性气体的吸入。

(3)预防呼吸道感染,注意防寒保暖。易感者接种疫苗。

4. **饮食**　正常饮食,多食新鲜蔬菜、水果,增加纤维素,预防便秘。

【出院日】

1. **护理处置**

(1)出院流程指导:根据出院医嘱,提前通知病人和家属,并详细指导其做好出院准备工作,告知出院流程及注意事项。

(2)帮助患者办理出院手续。

(3)评估患者健康情况和需求,与患者及家属共同制订居家康复计划:如居室环境要求;家庭氧疗;活动耐力训练;有效咳嗽、咳痰;呼吸训练;有氧训练;膈肌训练;放松训练;饮食康复计划;心理支持疗法等。

(4)教会患者自我监测和调护,提供书面健康指导材料。

(5)按要求整理出院病历。

2. **健康教育**

(1)自我监测

1)监测痰液的颜色和量,尘肺患者由于呼吸系统对粉尘的清除能力下降导致分泌物增加。多为稀薄灰色痰,痰量不多,痰液颜色及量的改变提示有感染或并发症的发生。

2)监测胸痛的部位及性质,尘肺病人大多伴有胸痛,若胸痛突然加剧和呼吸困难,提示自发性气胸。

(2)自我调护

1)正确面对尘肺、保持健康心理。

2)养成良好的生活习惯,做到不吸烟饮酒,保持大便通畅。

3)掌握缓解病情的方法,如有效咳嗽、咳痰方法等,每天坚持做呼吸功能锻炼,降低气胸复发率。

4)正确使用药物:在医生指导下用药,不过度依赖或错误用药。

5)加强营养,增强体质,劳逸结合,避免因体力恢复差或肺功能未完全恢复而产生新的问题。

3. **康复指导**

(1)有氧训练:根据实际情况,在最大呼吸耐受水平上选择连续步行或慢跑、户外行走、打太极拳、练气功等。

(2)指导患者呼吸功能锻炼,在家每日坚持进行缩唇呼吸、腹式呼吸、使用助力器等呼吸训练,以增强呼吸肌的肌力和耐力,改善呼吸功能。

(3)1个月内尽量避免剧烈咳嗽、打喷嚏或大笑;3个月内避免剧烈运动及重体力劳动,特别是须屏气的工作如提取中午、游泳、潜水等。避免过度劳累,避免高海拔环境,减少气胸复发。

(4)定期按医生嘱咐到门诊复查,如出现胸闷、气短、胸痛等症状,应及时就诊。

4. **饮食**　加强营养,进食高热量、高蛋白、高维生素、易消化饮食,多食新鲜蔬菜、水果,增加纤维素,防止便秘加重。

(李爱清、章一华)

第六节　胸腔穿刺术临床护理路径

胸腔穿刺术临床护理路径表

适用对象：第一诊断为尘肺（矽肺）

患者姓名_____ 性别_____ 年龄_____ 住院号_____

住院日期_____年_____月_____日　出院日期_____年_____月_____日　住院天数_____天

时间	操作前1日	操作日	操作后住院日	出院前1～3日	出院日
护理处置	□监测生命体征 □病室环境 □卧位 □保持呼吸道通畅 □用药护理 □医嘱相关治疗、处置执行及指导 　□采集血标本 　□口服药物 　□静脉输液 　□氧气吸入 　□其他 □协助患者完成各项检查 □巡视观察 □胸腔穿刺操作前准备 　□操作前评估 　□知情同意 　□操作配合要求 □心理护理	□监测生命体征 □病室环境 □卧位 □保持呼吸道通畅 □用药护理 □氧气吸入 □巡视观察 □协助生活护理 □胸腔穿刺操作护理 　□病人体位 　□穿刺部位及方法 　□术中配合与护理 　□操作后护理 □发热患者护理 □心理护理	□监测生命体征 □病室环境 □卧位 □保持呼吸道通畅 □用药护理 □氧气吸入 □巡视观察 □协助生活护理 □心理护理	□监测生命体征 □病室环境 □卧位 □保持呼吸道通畅 □用药护理 □氧气吸入 □巡视观察 □协助生活护理 □根据需要，复查有关检查 □出院准备指导 □心理护理	□出院流程指导 □帮助患者办理出院手续 □与患者及家属共同制订居家康复计划 □教会患者自我监测和调护 □整理病历
健康教育	□疾病知识指导 □病情监测指导 □活动指导 □用药指导	□疾病知识指导 □活动指导 □用药指导 □休息和睡眠	□消毒隔离知识教育 □休息和睡眠 □健康心理	□疾病知识指导 □用药指导 □休息睡眠 □定期复查	□自我监测 □自我调护 □用药指导
康复指导	□有效咳嗽 □胸部叩击 □戒烟戒酒	□有效咳嗽 □胸部叩击 □腹式呼吸 □缩唇式呼吸 □戒烟戒酒	□有效咳嗽 □腹式呼吸 □缩唇式呼吸	□有效咳嗽 □腹式呼吸 □缩唇式呼吸 □呼吸体操锻炼	□有效咳嗽 □腹式呼吸 □缩唇式呼吸 □呼吸体操锻炼
饮食	□普食：增加优质蛋白质和维生素摄入 □其他饮食	□普食：增加优质蛋白质和维生素摄入 □其他饮食	□普食：增加优质蛋白质和维生素摄入 □其他饮食	□普食：增加优质蛋白质和维生素摄入 □其他饮食	□普食：增加优质蛋白质和维生素摄入 □其他饮食

续表

时间	操作前1日	操作日	操作后住院日	出院前1~3日	出院日
病情变异记录	□无 □有,原因: 1. 2.	□无 □有,原因: 1. 2.	□无 □有,原因: 1. 2.	□无 □有,原因: 1. 2.	□无 □有,原因: 1. 2.
签名					

临床路径实施规范

【操作前1日】

1. 护理处置

(1)监测患者生命体征及指脉氧。

(2)休息与卧位:大量胸腔积液致呼吸困难或发热者,应卧床休息,减少氧耗,以减轻呼吸困难症状。按照胸腔积液的部位采取适当体位,一般取半卧位或患侧卧位,减少胸水对健侧肺的压迫。

(3)保持病室安静,室内空气新鲜,做好病房的消毒隔离工作。

(4)给氧:大量胸水影响呼吸时按病人的缺氧情况给予低、中流量持续吸氧,增加氧气吸入以弥补气体交换面积的不足,改善病人的缺氧状态。

(5)保持呼吸道通畅:每1~2小时巡视病人,观察病人的呼吸频率、呼吸困难和缺氧情况。评估病人咳嗽、咳痰情况及呼吸困难的程度,促进病人有效排痰,根据痰液的性质遵医嘱给予湿化和雾化疗法,可配合有效咳嗽、胸背叩击等胸部物理疗法促进痰液排出,保持呼吸道通畅。

(6)缓解胸痛:胸腔积液患者胸痛多为单侧锐痛,并随呼吸或咳嗽加重,可向肩、颈或腹部放射。为了减轻疼痛,病人常采取浅快的呼吸方式,可导致缺氧加重和肺不张,因此,需协助病人取患侧卧位,必要时用宽胶布固定胸壁,以减少胸廓活动幅度,减轻疼痛,或遵医嘱止痛剂。

(7)胸腔穿刺术是自胸腔内抽取积液或积气的操作。积极处理患者一般情况时,做好胸腔穿刺前准备:

1)评估患者的病情、配合情况、自理能力、心理状况。了解患者对疾病和该操作的认知程度。

2)向病人及家属解释穿刺目的、操作步骤以及术中注意事项,协助病人做好精神准备,配合穿刺。

3)胸腔穿刺术是一种有创性操作,术前应确认病人签署知情同意书。

4)操作前指导病人练习穿刺体位,并告知病人在操作过程中保持穿刺体位,不要随意活动,不要咳嗽或深呼吸,以免损伤胸膜或肺组织。必要时给予镇咳药。

(8)心理支持教育:了解病人的心理状态,向病人讲解疾病的相关知识,介绍同种疾病康复的例子,增强病人治疗信心,减轻焦虑、恐惧心理。

2. 健康教育

(1)疾病知识指导:胸腔积液为胸部或全身疾病的一部分,病因诊断对治疗十分重要。

常见病因有结核、肿瘤、类肺炎性及脓胸、充血性心力衰竭、低蛋白血症、肝肾疾病及风湿性疾病等。煤工尘肺患者常见胸腔积液，多由尘肺合并症或其他慢性基础病引起。其主要原因依次为结核、肺癌、充血性心力衰竭等。向病人及家属讲解疾病发生的原因，告知积极配合治疗，加强营养是胸腔积液治疗的关键。

（2）指导病人合理安排休息与活动，逐渐增加活动量，避免过度劳累。

（3）用药指导与病情监测：向病人及家属解释本病的特点及目前的病情，介绍所采用的治疗方法，药物剂量、用法和不良反应。

3. 康复指导

（1）可配合有效咳嗽、胸背叩击等胸部物理疗法促进痰液排出，保持呼吸道通畅。

（2）吸烟者劝导戒烟。

4. 饮食

指导病人合理饮食，以高热量、高蛋白、高维生素、低脂、清淡易消化的食物为宜，多进食蛋、奶、瘦肉、鱼、蔬菜和水果等。

【操作日】

1. 护理处置

（1）保持病室安静整洁，空气清新，每日通风 1～2 次，温湿度适宜，以充分发挥呼吸道的自然防御功能。冬季注意保暖，避免病人直接吸入冷空气。

（2）根据医嘱进行治疗、处置。

（3）协助病人清除呼吸道分泌物及异物，协助患者翻身和拍背，促进痰液排出，防止呼吸道感染。指导有效咳嗽、咳痰及胸部叩击的方法。

（4）观察病人用药后反应，告知药物注意事项和不良反应。

（5）胸腔穿刺护理

1）病人体位：抽液时，协助病人反坐于靠背椅上，双手平放椅背上；或取坐位，使用床旁桌支托；亦可仰卧于床上，举上臂；完全暴露胸部或背部。如病人不能坐直，还可采用侧卧位，床头抬高30°。抽气时，协助病人取半卧位。

2）穿刺部位：一般胸腔积液的穿刺点在肩胛线或腋后线第 7～8 肋间隙或腋前线第 5 肋间隙。气胸者取患侧锁骨中线第 2 肋间隙或腋前线第 4～5 肋间隙进针。

3）穿刺方法：常规消毒皮肤，局部麻醉。术者左手示指和拇指固定穿刺部位的皮肤，右手将穿否则针在局部麻醉处沿下位肋骨上缘缓慢刺入胸壁直达胸膜。连注射器，在护士协助下抽取胸腔积液或气体。穿刺过程中应避免操作脏层胸膜，并注意保持密闭，防止发生气胸。术毕拔出穿刺针，再次消毒穿刺点后，覆盖无菌敷料，稍用力压迫穿刺部位片刻。

4）手术配合与护理

病情观察：穿刺过程中应密切观察病人的脉搏、面色等变化，以判定病人对穿刺的耐受性。注意询问病人有无异常感觉，如病人有任何不适，应减慢或立即停止抽吸。抽吸时，若病人突然感觉头晕、心悸、冷汗、面色苍白、脉细、四肢发凉，提示病人可能出现"胸膜反应"，应立即停止抽吸，使病人平卧，密切观察血压，防止休克。必要时按医嘱皮下注射 0.1% 肾上素 0.5ml。

抽液抽气量：每次抽液、抽气时，不宜过快、过多，防止抽吸过多过快使胸腔内压骤然下降，发生复张后肺水肿或循环障碍、纵隔移位等意外。首次排液量不宜超过 700ml，抽气量不宜超过 1000ml，以后每次抽吸量不应超过 1000ml。如胸腔穿刺是为了明确诊断，抽液

50～100ml 即可,置入无菌试管送检。如治疗需要,抽液抽气后可注射药物。

记录穿刺的时间、抽液抽气量、胸水的颜色以及病人在术中的状态。

嘱病人静卧,24 小时后方可洗澡,以免穿刺部位感染。胸腔内注药后需注意协助病人转动身体使药物在胸腔内混匀并与胸膜充分接触。

鼓励病人呼吸,促进肺膨胀。

(6) 做好发热病人的护理:发热期间,监测体温并记录。体温 >39℃应每 4 小时监测体温,连续 3 天,必要时进行持续体温监测。超高热病人遵医嘱给予物理降温,物理降温30min 后复测体温,观察降温效果。降温过程中,要保持皮肤清洁、干燥,防止着凉。药物降温者,观察病人用药反应。保持病人衣着和被盖适中,大量出汗时及时更换衣服。体温骤降时应给予保暖,避免直接吹风,防止着凉。

2. 健康教育

(1) 如患者为结核感染,宣教结核病的知识,使病人及家属了解肺结核的发病原因与传播途径、治疗、护理知识。

(2) 指导尘肺合并结核病人正确服药,讲明坚持规律用药、全程用药的重要性、不规律用药的危害。

(3) 告知患者待体温恢复正常,胸液抽吸或吸收后,鼓励病人逐渐下床活动,增加肺活量。

(4) 合理安排生活,保证睡眠、休息和合理营养,增强机体抵抗力。

3. 康复指导

(1) 与病人及家属共同制订和实施康复计划,指导病人有效咳嗽、咳痰的方法,进行缩唇呼吸、腹式呼吸锻炼。

(2) 指导病人保持健康的生活方式,忌烟酒。

4. 饮食　结合病人饮食习惯,给予清淡、易消化富营养饮食,补充适当的水分,避免进食产气食物及饮料,以免腹胀,影响呼吸。

【操作后住院日】

1. 护理处置

(1) 协助病人采取舒适卧位,半卧位或侧卧位,有利于呼吸和缓解疼痛。

(2) 根据病人的临床症状执行相应的护理常规,如发热、咳嗽、咳痰、胸痛、呼吸困难。

(3) 观察病情:胸腔穿刺术需要反复多次进行,患者的痛苦增加,发生并发症的可能性也增多,要注意观察病人胸痛及呼吸困难的程度、体温的变化。监测血氧饱和度或动脉血气分析的改变。在胸腔穿刺过程中应注意观察抽液速度、抽液量及病人呼吸、脉搏、血压的变化。如出现呼吸困难、剧咳、咳大量泡沫状痰,双肺满布湿啰音,可能是胸腔抽液过快,过多使胸腔压力骤降,出现复张后肺水肿或循环衰竭,应停止抽液并给氧,根据医嘱应用糖皮质激素及利尿剂,控制液体入量,必要时准备气管插管机械通气。

(4) 根据医嘱进行治疗、处置。遵医嘱采集动、静脉血标本检查。观察穿刺部位有无渗血或液体渗出,如出现红、肿、热、痛,体温升高等及时通知医生。

(5) 遵医嘱使用抗生素,观察药物的疗效及不良反应。联合用药时,注意药物配伍禁忌,熟悉药物的使用方法和注意事项。

(6) 做好生活护理及安全防护,根据病人的病情指导病区内活动,以不引起疲劳为宜。

提供整洁、舒适的住院环境。

2. 健康教育

（1）消毒隔离知识教育：感染肺结核患者可通过空气和飞沫进行传播，切忌随地吐痰，痰吐在痰盒内统一消毒处理。不对着他人咳嗽，打喷嚏。

（2）注意劳逸结合，保持充足的睡眠。

（3）保持心情愉快，避免情绪波动。

3. 康复指导

（1）有效咳嗽、咳痰。

（2）指导恢复病人进行缩唇呼吸、腹式呼吸，以增加呼吸肌的肌力和耐力，改善呼吸功能。

4. 饮食

指导患者每天必须要摄入一定的蛋白质：如鸡蛋、瘦肉、鸡肉或牛羊肉等，还有新鲜的疏菜及水果。少进食油腻食物，防止暴饮暴食增加胃肠道负担，多选用蒸、炖、煲汤等形式的食物促进吸收，忌食生冷、油腻、辛辣、酸、咸、熏烤等食物。

【出院前 1~3 日】

1. 护理处置

（1）根据医嘱进行治疗、处置、护理措施落实到位。

（2）做好安全防护措施指导，保证病人安全。

（3）根据病人的实际需求做好生活护理和心理护理。

（4）协助复查 X 线胸片或 CT，肺功能检查。

（5）根据病人病情指导病室内活动，保证休息，避免劳累。

2. 健康教育

（1）做好疾病的相关知识与用药知识宣教、指导；宣教结核病防治知识。

（2）要注意劳逸结合，避免受凉、过度劳累，注意保暖。

（3）选择适合的健身活动，提高机体抵抗力。避免呼吸道感染。

（4）指导患者定期复查肝肾功能、痰结核菌、X 线胸片或 CT，以了解治疗效果和病情变化。

3. 康复指导

指导患者坚持练习缩唇呼吸、腹式呼吸和全身性呼吸等呼吸操，借以提高支气管内压，防止呼气时小气道过早陷闭，以利肺泡气排出，提高通气量，减少耗氧量，改善呼吸功能，从而减轻呼吸困难，提高活动耐力。缩唇呼吸和腹式呼吸每天训练 3~4 次，每次重复 8~10 次。

4. 饮食

以高热量、高蛋白、高维生素、低脂、清淡易消化的食物为宜，多进食蛋、奶、瘦肉、鱼、蔬菜和水果等。

【出院日】

1. 护理处置

（1）出院流程指导：根据出院医嘱，提前通知病人和家属，并详细指导其做好出院准备工作，告知出院流程及注意事项。

（2）帮助患者办理出院手续。

（3）评估患者健康情况和需求，与患者及家属共同制订居家康复计划。

（4）教会患者自我监测和调护，提供书面健康指导材料。

（5）按要求整理出院病历。

2. 健康教育

（1）告知患者正确看待自身疾病症状，做好病情自我监测。胸腔积液可导致或加重尘肺病患者肺功能的损害，可出现气急、呼吸困难等缺氧所致临床症状，其对肺功能损伤的形式呈多样化，既可表现为单一的弥散功能减低或限制性通气功能障碍以及阻塞性通气功能障碍，也可多种功能障碍并存。因此，若出现胸腔积液要早诊断、早治疗，尽早将胸腔积液抽出，减轻甚至避免患者肺功能损害。

（2）自我调护：尘肺病人应格外注意天气变化、增减衣物，预防感冒。要保持尘肺病患者居室空气新鲜，避免吸入烟雾、粉尘和刺激性气体。每日开窗通风，保持居室空气清新；患者应多晒太阳，进行户外活动，每天2～4次，每次30分钟，避免过劳；温水洗澡，冷水洗脸，坚持耐寒锻炼以增强机体对寒冷的耐受性，减少因气候变化而引发感冒；流感期间要避免去公共场所，不与流感患者接触。

（3）对结核性胸膜炎的病人需特别强调坚持用药的重要性，即使临床症状消失，也不可用自行停药；应定期复查，遵从治疗方案，防止复发。

3. 康复指导

（1）指导呼吸锻炼，胸漠炎病人在恢复期，应每天进行缓慢的腹式呼吸。经常进行呼吸锻炼可减少胸膜粘连的发生，提高通气量。

（2）胸水消失后还需继续休养2～3个月，避免疲劳。

4. 饮食 以高热量、高蛋白、富含维生素、低脂、清淡易消化的食物为宜，多进食蛋、奶、瘦肉、鱼、蔬菜和水果等。

（李爱清、章一华）

第二章

苯中毒有创操作临床护理路径

第一节　骨髓穿刺术临床护理路径

骨髓穿刺术临床护理路径表

适用对象：1. 不明原因的红细胞、白细胞、血小板数量增多或减少及形态学异常。

2. 不明原因发热的诊断与鉴别诊断，可作骨髓培养，骨髓涂片找寄生虫等。

3. 血友病等遗传性出血性疾病为禁忌证。

患者姓名_____　性别_____　年龄_____　住院号_____

住院日期_____年_____月_____日　出院日期_____年_____月_____日　住院天数_____天

时间	术前	术中	术后
护理处置	□评估患者出、凝血时间 □用物准备 □体位准备 　髂前上棘□ 　髂后上棘□ 　胸骨柄□ 　腰椎棘突□ □环境准备 □嘱患者排空大小便	□评估患者情况 □观察有无不适：如疼痛、出血等 □配合做好标记并送检骨髓片 □观察有无血肿	□穿刺部位观察及保护 □卧床休息
健康教育	□向患者解释操作的目的及操作过程，取得配合 □不同穿刺部位的体位配合方法	□告诉患者操作进行到哪一步，会有何种感觉，应如何配合，并随时询问患者的感受	□告知患者术后疼痛为暂时性的 □防止感染：告知患者术后48～72小时内勿弄湿穿刺部位，免洗浴 □若有渗血，立即更换无菌纱布并按压穿刺部位 □勿剧烈活动
病情变异记录	□无 □有，原因 1. 2.	□无 □有，原因 1. 2.	□无 □有，原因 1. 2.
签名			

临床路径实施规范

【术前】

1. 护理处置

（1）评估患者出、凝血时间。

（2）向患者做好解释工作，口头或书面告知患者，让患者充分了解检查的目的、骨髓穿刺前的局部麻醉、操作过程，穿刺时和穿刺后可能发生的局部不适，取得患者的配合。

（3）注意遮挡患者，准备好穿刺用物。

（4）摆好体位：根据穿刺部位协助患者选取适宜的体位：髂前上棘取仰卧位；髂后上棘取仰卧位或俯卧住；胸骨穿刺需用垫枕垫高肩部。

2. 健康教育　骨髓穿刺的目的：

（1）采集的骨髓液涂片用于骨髓检查，以协助明确诊断。

（2）化疗和放疗的监测：了解化疗及放疗前后骨髓造血情况，观察骨髓对治疗的反应。

【术中】

护理处置

（1）评估患者情况，告诉患者勿动，以防穿刺针折断。

（2）穿刺过程中，可与患者谈论轻松的话题，使穿刺在轻松和谐的气氛中进行，同时告诉患者操作进行到哪一步，会有何种感觉，应如何配合，并随时询问患者的感受，使其感觉到对他的关心而减轻心理压力。

（3）密切观察患者的反应，如发现患者精神紧张、大汗淋漓、脉搏快等症状时，应立即报告医生，停止穿刺，协助处理。

（4）拔针后穿刺部位局部加压，血小板减少者至少按压3～5分钟。

（5）观察有无不适：如疼痛、出血等。

（6）配合做好标记并送检骨髓标本。

【术后】

1. 护理处置

（1）穿刺部位观察及保护。

（2）卧床休息，穿刺后休息20～30分钟，观察穿刺部位情况，无出血等可活动。

（3）嘱患者术后当天不要沐浴，保持穿刺部位干燥，避免感染。

2. 健康教育

（1）注意观察穿刺部位有无出血。如果渗血较多，立即更换无菌纱块，压迫伤口直至无渗血为止。

（2）穿刺后休息20～30分钟，观察穿刺部位情况，若无出血等可活动，但应避免剧烈活动。多卧床休息。

（3）防止感染，术后当天不要沐浴，穿刺部位48～72小时内不要弄湿，保持局部干燥。

（4）术后穿刺处有疼痛感是属于正常现象，但不会对身体和生活带来不良效果。

（何满红）

第二节　骨髓活检术临床护理路径

骨髓活检术临床护理路径表

适用对象: 需进行骨髓学检查人群

患者姓名_____ 性别_____ 年龄_____ 住院号_____

住院日期_____年_____月_____日　　出院日期_____年_____月_____日　　住院天数_____天

时间	术前	术中	术后
护理处置	□评估患者出、凝血时间 □用物准备 □体位准备 　髂前上棘□ 　髂后上棘□ 　胸骨柄□ 　腰椎棘突□ □环境准备 □嘱患者排空大小便	□评估患者情况 □观察有无不适: 如疼痛、出血等 □配合做好标记并送检骨髓片 □观察有无血肿	□穿刺部位观察及保护 □卧床休息
健康教育	□向患者解释操作的目的及操作过程,取得配合 □不同穿刺部位的体位配合方法	□告诉患者操作进行到哪一步,会有何种感觉,应如何配合,并随时询问患者的感受	□告知患者术后疼痛为暂时性的 □防止感染: 告知患者术后48~72小时内勿弄湿穿刺部位,免洗浴 □若有渗血,立即更换无菌纱布并按压穿刺部位 □勿剧烈活动
病情变异记录	□无 □有,原因 1. 2.	□无 □有,原因 1. 2.	□无 □有,原因 1. 2.
签名			

临床路径实施规范

【术前】

1. 护理处置

(1) 评估患者出、凝血时间。

(2) 向患者做好解释工作,口头或书面告知患者,让患者充分了解检查的目的、骨髓活检术前的局部麻醉、操作过程，穿刺时和穿刺后可能发生的局部不适，取得患者的配合。

（3）注意遮挡患者，准备好穿刺用物。

（4）摆好体位：根据穿刺部位协助患者选取适宜的体位：髂前上棘取仰卧位；髂后上棘取仰卧位或俯卧住；胸骨穿刺需用垫枕垫高肩部。

2. 健康教育　骨髓活体组织检查术简称骨髓活检，同骨髓穿刺一样，也是一种了解骨髓象的方法。但活检比穿刺对骨髓状态的了解更细致、更全面。其目的：

（1）协助进一步明确诊断。

（2）化疗和放疗的监测：了解化疗及放疗前后骨髓造血情况，观察骨髓对治疗的反应。

（3）骨髓活检操作方法与骨髓穿刺术完全相同，取出的材料保持了完整的骨髓组织结构，能弥补骨髓穿刺的不足。不但能了解骨髓细胞的成分及原始细胞分布状况，而且能观察细胞形态，便于做出病理诊断，对再生障碍性贫血、骨髓异常增生症等疾病诊断具有重要意义。

【术中】

护理处置

（1）评估患者情况，告诉患者勿动，以防穿刺针折断。

（2）穿刺过程中，可与患者谈论轻松的话题，使穿刺在轻松和谐的气氛中进行，同时告诉患者操作进行到哪一步，会有何种感觉，应如何配合，并随时询问患者的感受，使其感觉到关心而减轻心理压力。如发现患者精神紧张、大汗淋漓、脉搏快等休克症状时，应立即报告医生，并停穿刺，协助处理。

（3）拔针后局部加压，血小板减少者至少按压3～5分钟。

（4）观察有无不适：疼痛、出血等。

（5）配合做好标记并送检骨髓标本。

【术后】

1. 护理处置

（1）穿刺部位观察及保护。

（2）卧床休息，休息20～30分钟，注意观察穿刺部位情况，无出血可活动。

（3）嘱患者术后当天不要沐浴，保持局部干燥，避免感染。

2. 健康教育

（1）注意观察穿刺部位有无出血。如果渗血较多，立即更换无菌纱块，压迫伤口直至无渗血为止。

（2）穿刺后休息20～30分钟，注意观察穿刺部位情况，若无出血等可活动，但应避免剧烈活动。多卧床休息。

（3）防止感染，术后当天不要沐浴，穿刺部位48～72小时内不要弄湿，保持局部干燥。

（4）术后活检部位有疼痛感是属于正常现象，但不会对身体和生活带来不良效果。

（何满红）

第三节　淋巴结穿刺术临床护理路径

淋巴结穿刺术临床护理路径表

适用对象：须了解淋巴结病理改变，以明确诊断的人群。

患者姓名_____　性别_____　年龄_____　住院号_____

住院日期_____年_____月_____日　出院日期_____年_____月_____日　住院天数_____天

时间	术前	术中	术后
护理处置	□术前准备 □用物准备 □患者准备：术前评估者，以取得配合。确定穿刺淋巴结部位 □嘱患者排空大小便 □嘱患者勿吃饭	□帮助患者保持适当姿势，避免移位，以防断针 □配合医生进行穿刺 □注意观察意识、瞳孔、脉搏、呼吸的改变 □若病情突变，立即通知医生停止穿刺，并配合抢救	□观察穿刺部位 □三天勿碰水 □保持伤口干燥，若汗湿予及时消毒、更换无菌纱布
健康教育	□向患者说明穿刺的目的及注意事项 □向患者解释空腹的目的	□向患者说明体位摆放的目的、方法及注意事项	□伤口护理注意事项
病情变异记录	□无 □有，原因 1. 2.	□无 □有，原因 1. 2.	□无 □有，原因 1. 2.
签名			

临床路径实施规范

【术前】

1. 护理处置

（1）向患者做好解释工作，口头或书面告知患者，让患者充分了解检查的目的、及操作过程，取得患者的配合。

（2）注意遮挡患者，准备齐穿刺用物。

（3）摆好体位：应根据穿刺部位协助患者选取适宜的体位。

2. 健康教育

（1）淋巴结分布于全身各部，许多原因可使淋巴结肿大，如感染（细菌、病毒、真菌、丝虫）、结核病、造血系统肿瘤（白血病、淋巴瘤）、转移瘤等。

（2）淋巴结穿刺术是从淋巴结中取得抽出液体或活体，以其制作病理切片或涂片作细胞学检查可协助上述疾病的诊断。

【术中】

护理处置

（1）评估者情况，告诉患者勿动，以防穿刺针折断。

(2)穿刺过程中,可与患者谈论轻松的话题,使穿刺在轻松和谐的气氛中进行,同时告诉患者操作进行到哪一步,会有何种感觉,应如何配合,并随时询问患者的感受,使其感觉到关心而减轻心理压力。

(3)密切观察患者的反应,如发现患者精神紧张、大汗淋漓、脉搏快等休克症状时,应立即报告医生,并停穿刺,协助处理。

(4)拔针后局部加压,血小板减少者至少按压3~5分钟。

(5)观察有无疼痛等不适。

(6)配合做好标记并送检标本。

【术后】

1. 护理处置

(1)穿刺部位观察及保护。

(2)卧床休息,休息20~30分钟,并注意观察穿刺部位。

(3)嘱患者术后当天不要沐浴,保持局部干燥,避免感染。

2. 健康教育

(1)注意观察穿刺部位有无出血。如果渗血较多,立即更换无菌纱块,压迫伤口直至无渗血为止。

(2)穿刺后休息20~30分钟,并注意观察穿刺部位情况,若无出血等可活动,但应避免剧烈活动。多卧床休息。

(3)防止感染,术后当天不要沐浴,穿刺部位48~72小时内不要弄湿,保持局部干燥。

(4)术后活检部位有疼痛感是属于正常现象,但不会对身体和生活带来不良效果。

(何满红)

第四节　腰椎穿刺术临床护理路径

腰椎穿刺术临床护理路径表

适用对象:需要检查脑脊液的性质,以协助诊断的人群。

患者姓名＿＿＿＿＿＿　性别＿＿＿＿　年龄＿＿＿＿　住院号＿＿＿＿＿＿＿

住院日期＿＿＿年＿＿＿月＿＿＿日　出院日期＿＿＿年＿＿＿月＿＿＿日　住院天数＿＿＿天

时间	术前	术中	术后
护理处置	□术前准备 □用物准备 □患者准备:术前评估患者,以取得配合 □患者有躁动不安不能配合者,术前应给予镇静剂 □颅内压高者医嘱使用脱水药物 □嘱患者排空大小便	□取弯腰侧卧位。帮助患者去枕侧卧位,背齐床沿,低头,两手抱膝,腰部尽量后凸,使椎间隙增宽,保持适当姿势,避免移位,以防断针 □配合医生进行穿刺 □需鞘内注射药物,协助医生 □注意观察意识、瞳孔、脉搏、呼吸的改变 □若病情突变,立即通知医生停止穿刺,并配合抢救	□去枕平卧4~6小时,严重颅内压增高者需卧床1~2日 □观察呼吸,脉搏、瞳孔及血压等 □观察穿刺部位 □三天勿碰水 □保持伤口干燥,若汗湿予及时消毒、更换无菌纱布

续表

时间	术前	术中	术后
健康教育	□向患者说明穿刺的目的及注意事项	□向患者说明体位摆放的目的、方法及注意事项	□去枕平卧的目的是防出现低颅压性头痛 □伤口护理注意事项
病情变异记录	□无 □有,原因 1. 2.	□无 □有,原因 1. 2.	□无 □有,原因 1. 2.
签名			

临床路径实施规范

【术前】

1. 护理处置

（1）评估患者,腰穿前必须对患者的病情进行详细和全面的分析和检查,包括 CT 和（或）MRI 在内的所有必需的检查。

（2）颅内压高者行腰椎穿刺前应遵医嘱使用脱水药物。

（3）腰椎穿刺前应向家属和（或）患者详细解释腰穿的目的、必要性以及腰椎穿刺可能给患者带来的不适和不良后果,征得家属和（或）患者的同意并签订知情同意书后方可进行。以减轻患者的恐惧与不安,取得其合作。

（4）减少人员流动,注意遮挡患者,备齐穿刺用物。

（5）摆好体位:根据穿刺部位协助患者选取适宜的体位。

2. 健康教育

（1）腰椎穿刺术是神经科临床常用的检查方法之一,对神经系统疾病的诊断和治疗有重要价值、简便易行,操作也较为安全。

（2）腰椎穿刺目的

1）中枢神经系统炎症性疾病的诊断与鉴别诊断。

2）脑血管意外的诊断与鉴别诊断等。

3）肿瘤性疾病的诊断与治疗。

4）测定颅内压力和了解蛛网膜下腔情况。

5）椎管内给药。

【术中】

护理处置

（1）体位:取弯腰侧卧位。帮助患者去枕侧卧位,背齐床沿,低头,两手抱膝,腰部尽量后凸,使椎间隙增宽,保持适当姿势,避免移位,以防断针。

（2）评估患者情况,告诉患者勿动,以防穿刺针折断。

（3）观察呼吸,脉搏、瞳孔及血压等,穿刺过程中如出现脑疝症状（如瞳孔不等大、意识不清、呼吸异常）,配合医生抢救处理。

（4）监督操作者严格遵守无菌原则。

（5）配合做好标记并送检。

【术后】

1. 护理处置

(1)穿刺部位观察及保护。

(2)防止低压性头痛,观察患者有否站立时头痛加重,平卧后缓解情况。多卧床休息。观察患者有否颅内低压综合征,患者表现坐起后头疼加重,伴有恶心呕吐,此时应嘱患者继续平卧,多饮用盐水,或遵医嘱静脉滴注生理盐水 500~1000ml,以促进脑脊液的分泌,症状缓解后停用。

(3)嘱患者多饮水,注意观察患者排尿情况及原发病有无加重。

(4)穿刺后嘱患者保持安静,避免剧烈的咳嗽。

(5)注意观察穿刺部位有无出血。如果渗血较多,立即换无菌纱块,压迫伤口直至无渗血为止。

(6)三天勿碰水,防止感染。

2. 健康教育

(1)术后并发症处理要点

1)头痛:通常是脑脊液放出过多造成颅内压减低,牵拉三叉神经感觉支支配的脑膜及血管组织所致。术后患者应去枕平卧,大量饮水,必要时遵医嘱静脉输入生理盐水。

2)出血:通常量少,一般不引起明显的临床症状,需多观察。

3)感染:较少见,要禁止沐浴三天,避免污染穿刺部位。

(2)伤口护理要点

1)注意观察穿刺部位有无出血。不要剧烈活动。

2)注意伤口防止感染,三天内禁止淋浴,保持穿刺部位清洁干燥。

(3)穿刺后嘱患者保持安静,避免剧烈的咳嗽。

(何满红)

第五节　成分输血临床护理路径

成分输血临床护理路径表

适用对象:需补充各种成分血液的人群。

患者姓名＿＿＿＿＿＿＿＿　性别＿＿＿＿＿＿　年龄＿＿＿＿＿　住院号＿＿＿＿＿＿＿＿＿＿

住院日期＿＿＿年＿＿＿月＿＿＿日　出院日期＿＿＿年＿＿＿月＿＿＿日　住院天数＿＿＿＿天

时间	输血前	输血中	输血后
护理处置	□评估患者病情(疾病诊断、输血史、过敏史等)、输血目的、输血种类 □告知患者输血的目的及必要性,消除患者恐惧心理,增强输血治疗的信心 □采集配血标本 □取血	□双人三查八对 □输血前再次确认患者血型 □密闭式静脉输血 □记录 □巡视 □异常情况处理 　□发热反应 　□过敏反应	□保存血袋,统一送回输血科,以备查验 □巡视关心患者,注意患者是否存在迟发性输血反应

续表

时间	输血前	输血中	输血后
护理处置		□溶血反应 □与大量输血有关的反应 □其他:如空气栓塞,细菌污染等	
健康教育	□输血的目的 □成分输血的作用 □输血的必要性	□输血前询问患者血型,若患者不知道,应告知其嘱其牢记 □速度调节	□穿刺部位护理 □观察要点
病情变异记录	□无 □有,原因 1. 2.	□无 □有,原因 1. 2.	□无 □有,原因 1. 2.
签名			

临床路径实施规范

【输血前】

1. 护理处置

(1)评估患者病情(疾病诊断、输血史、过敏史等)、输血目的、输血种类,严格掌握好适应证。

(2)告知患者输血的目的及必要性,消除患者恐惧心理,增强输血治疗的信心。

(3)采集配血标本,确定患者血型等相关指标。

(4)按相关流程取血。

2. 健康教育

(1)静脉输血技术目的、作用

1)补充血容量,改善血液循环:可以输用各类血浆制品,如新鲜血浆、新鲜冰冻血浆、白蛋白及代血浆。

2)补充携氧能力,纠正贫血:可以输用浓缩红细胞、少白细胞的红细胞、洗涤红细胞、解冻红细胞等。

3)补充各种凝血因子、血小板,改善凝血功能,纠正出血可以输用浓缩血小板、富含血小板血浆、新鲜血浆、浓缩第Ⅷ因子、纤维蛋白原、凝血酶原复合物等。

4)输入新鲜血液,补充抗体及白细胞,增加机体抵抗力。

(2)血液成分输血与输全血不同,医生可以根据患者病情需要,选择适宜的成分,并且只有成分输血才能达到理想的治疗剂量,临床上极少有输全血。

(3)成分输血的优越性

1)针对性强,提高疗效。因成分输血基本上是缺什么补什么,输注后可显著提高疗效。

2)减少输血不良反应和血源性疾病的传播。

3)一血多用,经济高效。

4)浓度高,容积小,与全血输注相比,输注后心脏负担较轻。

【输血中】

护理处置

1. 输注注意事项

（1）红细胞：①输注前需要血袋反复颠倒数次，使红细胞与添加剂充分混匀。②输注过程中要不时轻轻摇动血袋使红细胞悬起，以避免出现速度越来越慢的现象。若已出现滴速不畅，则可将少量生理盐水通过 Y 型管（双头输液器）移入血袋内以稀释并混匀。③遵医嘱保持精确的输入速度：输血起始速度宜慢，一般 3ml/min 或 20 滴 / 分；输血开始后 15～20 分钟内尤其密切观察患者输血的情况，如患者无不适，可根据病情、年龄调整输血速度，一般成人 40～60 滴 / 分。需要快速输血时，可使用加压输血器，以减少对红细胞的破坏，最快可输入约 80ml/min。④大量输血时，要注意输入的液体及血液加温，同时注意患者保暖。

（2）血小板：①领取血小板时动作要轻，不宜过多振荡，以防血小板发生不可逆的聚集或破坏。②血小板从输血科领出后应立即给患者输注，因故未及时输用要在室温下放置，不能放冰箱冷藏，以防止血小板损坏，失去其功能。③输注血小板速度宜快，以患者可以耐受的最快速度输入（婴幼儿除外），以便迅速达到 1 个单位止血水平。一般 1U 血小板在 20 分钟内输注完毕，一次输注时间不应超过 30 分钟，速度 80～100 滴 / 分。因滴速快，输注过程中护士不得离开，需严密观察。④要求 ABO 同型输注。⑤Rh 阴性患者需要输注 Rh 阴性血小板。

（3）新鲜冰冻血浆（FFP）：①输注前不必做 ABO 血型交叉配合试验，也不要求 ABO 同型输注。但最好与受血者血型相容。②FFP 不能在室温下放置使之自然融化，以免大量纤维蛋白被析出，应在 37℃水浴箱中复温。③领取后的 FFP 应尽快一次输用，以避免血浆蛋白变性和不稳定的凝血因子丧失活性。一经融化不可再冷冻保存，因故融化后未能及时输注，可在 4℃暂时保存，但不能超过 24 小时。④一次未输完的剩余血浆不得再用。⑤不主张 FFP 用于补充血容量和营养。⑥按医嘱结合患者的情况严格掌握输注速度，一般 5～10ml/ 分，心功能不全、年老体弱和婴幼儿患者输注速度要慢，以免引起循环超负荷。

（4）冷沉淀：①冷沉淀在袋子上表明了献血者的 ABO 血型，临床上应同型输注。②冷沉淀应在 37℃水浴箱中复温。在室温下放置过久可使Ⅷ因子活性丧失，故融化后必须尽快输用。如融化的冷沉淀因故未能及时输用，不应再冻存。③以 60 滴 / 分的滴速或以患者可以耐受的最快速度输注，一般应在 30 分钟左右输注完毕，以达到最大的疗效。每袋冷沉淀 20～30ml，需要输注量多时，护士不能离开，需及时更换并严密观察。融化后的冷沉淀应在 2 小时内用完，如因故不能及时输注，不宜再次冻存。④观察止血效果及不良反应，一次大量输入应防止肺水肿，尤其对有心功能不全的患者。同时冷沉淀含有大量的纤维蛋白原和其他杂质蛋白，大剂量输注可引起患者血浆中纤维蛋白原含量过高，甚至发生血栓栓塞，应密切观察予以警惕。

（5）纤维蛋白原、抗血友病球蛋白和凝血酶原复合物制剂：①使用产品规定的溶剂。②溶剂可沿瓶壁缓慢滴入，轻轻转动瓶子，直到完全溶解。③不得剧烈摇动，避免产生泡沫，以免引起因子蛋白变性和活性锐减等。④完全溶解后应为澄清液，如发现大块不溶物时，则不可使用。随时溶解随时输注，不得再冷藏，未用完的制品只能弃去，不再保留或再用。⑤滴注速度宜控制在 30～60 分钟内滴完。大量反复输注抗血友病球蛋白时，应注意出现过敏反应和产生因子Ⅷ抗体等的可能性。使用纤维蛋白原和凝血酶原复合物制剂时，还需注意患者有无发生血栓栓塞等并发症。

2. 密切观察输血反应

（1）观察输注速度。

（2）输注情况：血液输注是否通畅，尤其输注红细胞制剂时输注速度容易减慢，可轻轻摇匀。另外，输血管道的扭曲、受压，针头的分离、移位或阻塞都会影响输注速度，需及时排除故障。此外，还要注意注射局部有否肿胀、疼痛、血液外渗等。

（3）加压输血。加压输血过程中，护士不能离开患者。要防止输血管道与针头分离或血液快速输完时空气进入静脉造成的栓塞，还要严密观察患者有无发生心力衰竭、肺水肿、穿刺部位渗漏等。

（4）新出现的症状及其与原发病的关系：注意观察生命体征的变化；观察并记录尿液的量、色及性质以及伴随症状；观察皮肤的温度、湿度、颜色，有无瘙痒、荨麻疹，有无眼、面部血管神经性水肿等；观察患者出血和贫血纠正的情况。有异常应立即报告医生，及时采取相应的处理措施。

（5）加强巡视，倾听患者主诉，及早发现问题并及时处理。

3. 输血反应

（1）发热反应

原因：主要是致热原（死菌、细菌产物）引起的，其次是多次输血患者体内产生抗白细胞或抗血小板抗体，再次输血可发生凝集反应而导致发热。近年来，随着白细胞过滤器在临床的应用，发热反应已减少。

症状：发热反应多在输血后 15 分钟出现症状，先寒战，继之高热，体温可高达 38～41℃，伴有头痛、恶心、呕吐、皮肤潮红，一般 1～2 小时后可反应逐渐消退。

防治措施：一旦出现症状，立即停止输血，并密切观察生命体征变化，寒战时保暖，并给予抗组胺药物或静脉注射地塞米松等。

护理要点：①轻者减慢滴速后继续观察，重者应暂停输注。②畏寒时注意采取保暖措施及观察体温变化。③采取措施后，应隔 0.5～1 小时测患者体温一次，并保持衣服被褥干燥。

（2）过敏反应

症状：过敏反应大都发生在输血后期，轻者仅为皮肤瘙痒或荨麻疹，常在数小时后消失。重者可出现喉头痉挛、支气管哮喘、血管神经性水肿，严重者发生过敏性休克。

防治措施：应用抗组胺药物如异丙嗪等，反应重者应停止输血，静脉应用肾上腺糖皮质激素。有过敏史的患者，输血前可应用异丙嗪等抗组胺药物。

护理要点：①轻者减慢滴速，根据医嘱应用抗过敏药。②严密观察生命体征，尤其是呼吸与血压的监测，备好急救物品，如气管切开包等。③重者立即停止输血，保持静脉通路，配合抢救。④注意保暖。

（3）溶血性输血反应：溶血性输血反应可依发生的时间分为急性和迟发性两种。一般急性溶血性输血反应呈血管内溶血，而迟发性溶血性输血反应多呈血管外溶血。

症状：①急性溶血性输血反应临床表现有寒战、高热、恶心、呕吐、多处疼痛（腰、背、腹、胸、头、输注处等)、呼吸困难、低血压、心率脉搏快、血红蛋白尿、过度出血等。②迟发性溶血性输血反应的临床表现有寒战、发热、多处疼痛、黄疸、呼吸困难等。急性或迟发性溶血性输血反应的并发症有肾衰竭及弥散性血管内凝血,甚至可能致死。

急性溶血性输血反应的处理:①停止输血,监测患者生命体征。②重新核对患者及血制品资料,若发现错误,立即通知值班医师处理,同时告知输血科,并追查另一袋血液制剂是否错输给其他患者。③换下输血器,以生理盐水静脉通路。抽取输血后血标本 3ml,留取患者尿液标本,并将未输完之血袋送回输血科。

急性溶血性输血护理要点:①立即停止输血,保持静脉通路,配合抢救。②严密观察生命体征,尤其是每小时尿量、尿色、血压,有无腰背疼痛、黄疸及出血等情况,记录出入液量及病情。③热水袋热敷肾区时,应防止烫伤,并做好交班。④及时送验输血反应出现后的第一次尿标本。⑤血袋中的剩余血保存送检,并抽取患者血标本重新鉴定血型。

(4)细菌污染:目测含红细胞制品的颜色,若红细胞层的颜色变深(因细菌耗氧造成血红蛋白氧的饱和度低)或有血凝块或溶血,上清液血浆呈溶血现象,要考虑血制品污染。

原因:造成血制品细菌污染的机会包括献血者菌血症,血液收集保存、血袋或血制品处理过程的污染。

护理要点:①立即停止输血,保持静脉通路,配合抢救。②血袋中剩余血及患者血标本(用抗生素前)送培养并做药敏试验。③严密观察生命体征及尿量,及早发现休克先兆症状,并给予相应护理措施。

4. 主要输血并发症

(1)原因:①心脏负荷过重,发生急性肺水肿。②凝血功能障碍,有出血倾向。③枸橼酸钠中毒、低血钙、高血钾。④加重酸中毒。大量库存血输入可使患者体温过低,导致心脏发生室颤等心律失常。

(2)大量输血并发症预防要点:①库存的血液取回后,在室温中放置 10~20 分钟后再输注。②根据病情掌握好用血量,输注速度要适当,必要时测定中心静脉压。③每输血 1000ml,可按常规在对侧静脉缓慢推注 10% 葡萄糖钙溶液 10ml。④当患者处于洋地黄化的饱和状态时,补钙要慎重。⑤一旦发生输血并发症,需及时报告主管医师,并配合医师实施各种抢救措施和做好相应的护理。

(3)主要输血并发症类型

1)空气栓塞:①原因:主要为操作不当、输血管道内空气输入体内所致。②表现:患者突然气急、胸痛、发绀、咳嗽、血压下降、循环衰竭,严重者可致死。③抢救措施:立即取头低足高、左侧卧位。尽快通知医师,并配合抢救,氧气吸入,严密观察生命体征及病情变化,做好各种记录。严格的操作规程、严密的观察可以避免发生空气栓塞,在加压输血时尤为重要。

2)低血钙症:大量输血时,枸橼酸盐输入的速率超过肝脏代谢的速率,可能造成低血钙症及低血镁症。

3)高血钾或低血钾症:红细胞储存期间,细胞内的钾会释放至血浆内,但很少造成高血钾症。在大量输血时,持续组织灌注不足、酸中毒者,血液制品中的抗凝保存液枸橼酸盐代谢成重碳酸盐,造成代谢性碱中毒,会使血钾降低。

4)低体温:①原因:患者重伤时易发生低体温。因红细胞悬液及全血储存于 4℃,快速输血或大量输血时容易造成患者低体温。②临床表现：低体温会使枸橼酸盐及乳酸盐代谢减慢，血红蛋白对氧的亲和力增加，增加红细胞释出钾离子。低体温可使凝血因子功能异常而致 PT 及 APTT 延长和血小板功能异常。体温若迅速低于 32℃，可造成心脏传导异常、严重心律失常，甚至死亡。预防及治疗：若快速大量输血，所输的血液要加温，可应用各种合格的温血器，要注意监测和控制温度。

【输血后】

（1）保存血袋，统一送回输血科，以备查验。

（2）巡视关心患者，注意患者是否存在迟发性输血反应。

（何满红）

第六节　造血干细胞移植临床护理路径

造血干细胞移植临床护理路径表

适用对象：需要移植造血干细胞以达到治疗目的的人群

患者姓名＿＿＿＿＿＿＿＿　性别＿＿＿＿＿　年龄＿＿＿＿＿　住院号＿＿＿＿＿＿＿＿

住院日期＿＿＿年＿＿＿月＿＿＿日　出院日期＿＿＿年＿＿＿月＿＿＿日　住院天数＿＿＿天

时间	住院第1日	住院第2～10日	移植前	入室当天	移植中
护理处置	□测量生命体征、佩戴腕带 □体重 □入院护理评估 □通知主管医生 □建立护理病历 □卫生处置 □完成入院护理记录单书写 □医嘱相关治疗执行及指导 　□采集血标本 　□皮内注射 　□口服药物 　□静脉输液 　□吸氧 　□雾化吸入 　□必要时吸痰 　□其他 □巡视观察 □生活护理 □心理评估护理	□监测生命体征 □病室环境 □用药护理 □配合做好相关检查 　□血常规 　□尿常规 　□其他检查 □骨髓穿刺（见骨髓穿刺路径表） □腰椎穿刺（见腰椎穿刺路径表） □成分输血（见成分输血路径表） □执行医嘱，完成各项治疗及造血干细胞移植的预处理，观察用药后的反应 □病情观察 □心理评估护理 □协助生活护理 □巡视观察	□病室环境 □完善相关检查 □无菌饮食 □休息与运动 □全面消毒 □理发、剪指甲，应予颈部、上胸部常规备皮 □中心静脉置管护理 □用药护理 □全环境保护与监测 □心理评估护理	□病室环境 □普通病房淋浴清洁洗澡 □药浴 □带无菌帽子口罩，穿无菌隔离衣及脚套入室 □用药护理 □病情观察 □心理评估护理	□层流室全环境保护（LAFA） □输注的副作用观察 □病情观察 □预防感染 □预防出血 □心理评估护理 □制订康复计划 □协助生活护理

续表

时间	住院第1日	住院第2～10日	移植前	入室当天	移植中
健康教育	□环境介绍 □住院须知 □主管医生 □责任护士 □检验/检查指导 □疾病相关知识 □跌倒预防 □压疮预防	□消化道症状的观察与护理 □神经系统毒性反应的观察及护理 □出血性膀胱炎的预防与护理 □血液病知识宣教	□移植过程相关知识 □血液病的治疗,帮助树立战胜疾病信心 □层流室环境 □消化道症状的观察与护理 □神经系统毒性反应的观察及护理 □出血性膀胱炎的预防与护理	□介绍药浴方法 □入室注意事项 □治疗配合 □消化道症状的观察与护理 □神经系统毒性反应的观察及护理 □出血性膀胱炎的预防与护理	□全环境保护的目的与方法 □预防感染注意事项 □预防出血注意事项
饮食	□优质蛋白:鱼类、蛋类、动物肺脏及肾脏 □维生素:新鲜蔬菜水果	□优质蛋白:鱼类、蛋类、动物肺脏及肾脏 □维生素:新鲜蔬菜水果	□优质蛋白:鱼类、蛋类、动物肺脏及肾脏 □维生素:新鲜蔬菜水果	□优质蛋白及钙:鱼类、蛋类、动物肺脏及肾脏 □维生素:新鲜蔬菜水果	□优质蛋白及钙:鱼类、蛋类、动物肺脏及肾脏 □维生素:新鲜蔬菜水果 □可选用少渣,极细软的高蛋白流质或匀浆膳、半流饮食 □少量多餐
病情变异记录	□无 □有,原因 1. 2.	□无 □有,原因 1. 2.	□无 □有,原因 1. 2.	□无 □有,原因 1. 2.	□无 □有,原因 1. 2.
签名					

时间	移植后	移植后恢复期	出院日		
护理处置	□GVHD 的观察及护理 □出血性膀胱炎的观察及护理 □HVOD 的观察及护理 □感染的观察及护理 □心理评估护理 □康复措施	□活动 □用药 □并发症的预防 　□GVHD 的观察及护理 　□出血性膀胱炎的观察及护理 　□HVOD 的观察及护理 　□感染的观察护理 　□心理评估护理	□出院流程指导 □指导办理出院手续 □血液病知识宣教		

续表

时间	移植后	移植后恢复期	出院日		
健康教育	□ GVHD 预防注意事项 □ 出血性膀胱炎的预防注意事项 □ 感染预防注意事项	□ 移植后恢复期指导：饮食恢复、活动指导、用药指导 □ 自我监测 □ 自我调护 □ 休息与睡眠 □ 感染的预防 □ 并发症的观察	□ 饮食恢复、活动指导、用药指导 □ 自我监测 □ 自我调护 □ 出院流程指导		
饮食	□ 优质蛋白：鱼类、蛋类、动物肺脏及肾脏 □ 维生素：新鲜蔬菜水果 □ 可选用高蛋白半流饮食	□ 优质蛋白：鱼类、蛋类、动物肺脏及肾脏 □ 维生素：新鲜蔬菜水果 □ 可选用高蛋白软食	□ 优质蛋白：鱼类、蛋类、动物肺脏及肾脏 □ 维生素：新鲜蔬菜水果 □ 可选用高蛋白软食		
病情变异记录	□ 无 □ 有，原因 1. 2.	□ 无 □ 有，原因 1. 2.	□ 无 □ 有，原因 1. 2.		
签名					

━━━━ 临床路径实施规范 ━━━━

【住院第1日】

1. 护理处置

（1）予安静休息，取半卧位。

（2）询问病史，体格检查，进行入院护理评估。

（3）病情观察。

（4）制订护理计划，予口腔护理、皮肤护理及管道护理。

（5）评估患者跌倒、压疮风险及日常生活能力，采取相应的护理措施。

2. 健康教育

（1）介绍病室环境、主管医生、责任护士及同病室病友，消除患者陌生感。

（2）介绍骨髓移植的目的、方法及注意事项，配合治疗。

（3）介绍相关检查如骨髓穿刺、腰椎穿刺等检查的目的、方法及注意事项。

3. 饮食

（1）增加优质蛋白质摄入，如鱼类、蛋类。

（2）增加维生素的摄入

1）天然维生素 A 只存在于动物性食品如动物肝脏、蛋类、奶油和鱼肝油中；植物所含的胡萝卜素进入人体，可在肝中转变为维生素 A。此外，咸带鱼、鲫鱼、白鲢、鳝鱼、鱿鱼、蛤蜊、人奶、牛奶等也含丰富的维生素 A。

2）维生素 C 具有抗氧化作用，其主要存在于新鲜的水果和蔬菜里。如新鲜的大枣、柑橘类、橙子、草莓、猕猴桃、酸枣、沙棘、辣椒、番茄、菠菜、菜花等。

【住院第 2～10 日】

1. 护理处置

（1）配合做好相关检查。

（2）成分输血（见成分输血路径表）。

（3）执行医嘱，完成各项治疗，观察用药后的反应。遵医嘱使用药物预处理，患者的心脏、肾脏、肝脏，尤其是口腔及食管黏膜均受到不同程度损伤，此期间应评估患者的心血管、呼吸、消化系统功能，合理安排输液顺序及输液速度，同时教育患者坚持服药、呕吐后及时补药的重要性，以增加患者依从性。

（4）观察患者病情变化。

（5）血液病知识宣教。

2. 健康教育

（1）消化道症状的观察与护理。

（2）神经系统毒性反应的观察及护理。

（3）出血性膀胱炎的预防与护理。

【移植前】

1. 护理处置

（1）完善相关检查，全面查体，以了解患者疾病缓解状态、重要器官功能状态、有无潜在感染灶。

（2）饮食：入层流室前三天开始进无菌饮食，适当减少饮食量，无特殊禁忌。

（3）入室前三天进行口腔、鼻腔、肛周及会阴部全面消毒。

（4）药浴前一天理发、剪指甲，男患者如毛发较重者，应予颈、上胸部常规备皮。

（5）遵医嘱使用药物预处理，患者的心脏、肾脏、肝脏，尤其是口腔及食管黏膜均受到不同程度损伤，此期间应评估患者心血管、呼吸、消化系统功能，合理安排输液顺序及输液速度，同时教育患者坚持服药、呕吐后及时补药的重要性，以增加患者依从性。

（6）消化道症状的观察与护理：患者均有不同程度的恶心、呕吐、食欲不振、腹泻等胃肠道症状，应遵医嘱于用化疗药前给予止吐剂，指导患者使用放松术以减轻恶心症状，同时调整饮食结构。

（7）神经系统毒性反应的观察及护理：大剂量的白消安可以透过血 - 脑脊液屏障作用于中枢神经系统，诱发癫痫。因此，患者服药期间，护士应密切观察患者生命体征和意识状态，注意有无肢体麻木、抽动等先兆，仔细听取患者主诉，及早发现异常并通知医生给予相应处理。在癫痫样发作时，应立即采取相应措施，避免患者自伤。

（8）出血性膀胱炎的观察及护理：在输注 CTX 前后，遵守医嘱用超大剂量液体水化，并用美司钠每次 0.4～0.8g，每日分 4 次静脉注射，定期监测尿常规，应用呋塞米针 10～20mg 静脉注射每日 1 次或 2 次和碳酸氢钠碱化尿液，保持尿 pH6.8～7.5。鼓励患者大量饮水，24 小时尿量 2500ml。用药期间还应密切观察患者尿色、尿量、尿 pH 及排尿时有无尿频、尿急、尿痛等膀胱刺激征，及时发现异常并通知医生。

2. **健康教育**

（1）移植过程相关知识。造血干细胞移植是通过大剂量放化疗预处理，清除受者体内的肿瘤或异常细胞，再将自体或异体造血干细胞移植给受者，使受者重建正常造血及免疫系统。目前广泛应用于恶性血液病、非恶性难治性血液病、遗传性疾病和某些实体瘤治疗。造血干细胞移植主要包括骨髓移植、外周血干细胞移植、脐血干细胞移植。由于骨髓为造血器官，早期进行的均为骨髓移植。

（2）预处理。目的是尽可能地杀死体内的异常细胞或肿瘤细胞，破坏免疫系统为造血干细胞的植入提供条件腾空造血细胞龛，以利于移植。

（3）血液病的治疗，帮助树立战胜疾病信心，减轻焦虑和恐惧。

（4）介绍层流室环境。

（5）休息与运动：可正常活动，避免劳累。

【入室当天】

1. **护理处置**

（1）普通病房淋浴清洁洗澡。

（2）药浴。

（3）带无菌帽子口罩，穿无菌隔离衣及脚套入室。

（4）执行医嘱，完成各项治疗，观察用药后的反应。

（5）观察患者病情变化。

（6）移植前帮助患者尽快熟悉层流室环境，使其了解常规护理的重要性，详细介绍移植全过程，并告知患者，干细胞输注时护士会陪伴在患者身边。

（7）再次向患者讲述预处理的计划，告知患者预处理的毒副作用小于常规方案，并告知患者化疗中可能会出现的不良反应及其预防措施，使患者做好心理准备。

（8）患者体表的无菌化护理。

1）人体环境包括患者的体表环境与体内环境，凡是能与空气直接接触的人体部位，如全身皮肤、指（趾）甲缝、毛发、眼、耳、鼻腔、口腔、咽部、呼吸道、肛周以及会阴部均属体表环境，是微生物侵入机体的屏障；体内环境包括胃肠系统、循环系统、各组织器官及浆膜腔等，是内源性感染的主要场所。

2）入住层流无菌室前1天协助患者剪短指（趾）甲，剃除全身毛发，清洁沐浴；入室当天用1∶2000氯己定液药浴20分钟，浸泡时注意擦洗腋下、脐部、外阴部及皮肤皱褶处；入室后每日用1∶2000氯己定液擦浴，更换无菌病号服、帽子，每次便后用0.025%碘伏液坐浴，饭前、便后用75%乙醇擦手。

（9）五官护理：呼吸道感染在很大程度上是病原体从鼻咽部下行引起的。给患者用利福平和氯霉素眼药水交替滴眼，呋麻滴鼻液滴鼻，左氧氟沙星滴耳液滴耳，用5%碳酸氢钠和复方硼砂漱口液交替含漱，饭后行口腔护理，每日3次。

（10）患者肠道净化：入室前3天开始进行肠道清洁准备，口服诺氟沙星、小檗碱、氟康唑等肠道抗生素。

（11）入室后进无菌饮食：患者饭菜采用双蒸法消毒后食用，每次餐具也同时消毒。水果用1∶2000氯己定液浸泡30分钟，用无菌刀削皮后食用；口服药片用紫外线照射，两面各

30分钟。

（12）医护人员自身净化。

（13）治疗配合。

（14）心理评估与护理。

2. 健康教育

（1）介绍药浴方法。

（2）入室注意事项：全环境保护。

（3）告知患者疾病相关知识。

（4）保证充足的休息与睡眠，活动应循序渐进，从卧床休息 - 坐起 - 床边活动 - 室外活动逐步进行；睡前不喝咖啡、浓茶、睡前热水泡脚，喝热牛奶以促进睡眠，保证每晚有效睡眠时间达 6～8 小时。

（5）指导全环境保护的方法及意义。

（6）骨髓移植的方法及意义。

【移植】

1. 护理处置

1）层流室全环境保护（LAFA）

1）百级层流仓，每日病房墙面、地面、台面、门窗 0.5% 含氯消毒剂擦拭。

2）全身皮肤消毒（每日 2 次）：1∶5000 洗必泰擦浴。

3）五官护理（每日 3 次）：复方氯己定 + 碳酸氢钠交替漱口，氧氟沙星滴眼液 + 妥布霉素地塞米松滴眼液交替滴眼。

4）肠道消毒：禁食，每日口服万古霉素溶液及二性霉素溶液各 50ml。

（2）造血干细胞输注时，患者感觉紧张，护士应陪伴在患者身边，通过与患者交谈，分散患者的注意力，减轻其紧张心理，增加安全感。副作用有恶心、呕吐，呼吸困难，胸闷、胸痛，腹部不适，咽部不适、咽部异物感，粉红色尿及心率减慢、血压增高等变化。防冻剂二甲基亚砜（DMSO）是输注时产生副作用的主要原因，异基因 PBSC 采集后直接输入受者体内，护理重点是观察有无过敏反应，输注时避免浪费或损耗干细胞，如注意患者有无出现过敏性休克。

（3）病情观察

1）皮肤、消化道症状评估及护理。

2）严密观察病情变化，详细记录生命体征、体重及出入量。

（4）预防感染。

（5）预防出血。

（6）饮食：饭菜要新鲜，水果、蔬菜要洗净，避免食用富含油脂的食物。预处理前，应进食高蛋白、高维生素的饮食，如猪肉、牛肉、鱼肉、排骨、新鲜蔬菜、水果等。预处理及移植后早期，应进食清淡、少渣、易消化和少刺激性的食物，应避免油腻、粗糙、带刺、辛辣的食物，以免损伤口腔和消化道粘膜。发生口腔溃疡时饮食要以半流食、流食为主，如牛奶、菜粥、豆浆、面条等。移植中后期，逐渐增加进食量，增加高蛋白、高维生素、营养丰富食物的摄入，如鸡蛋、牛肉、羊肉、芹菜等，但不能吃不易消化吸收的食物，如烤鸭等油炸、烧烤的食物,多吃水果、蔬菜,仍需严格注意饮食卫生。

(7)遵医嘱应用药物,观察药物疗效及不良反应。

(8)恶心、呕吐等胃肠道反应:给予止吐药物,若化疗药物是口服药物时,应仔细检查呕吐物中有无化疗药物,了解呕吐物中的药物剂量并及时补服。配置化疗药物的剂量要准确,化疗药物完全溶化后再吸净。

(9)腹泻:严密观察大便的时间、颜色、性状、数量及伴随症状。

(10)口腔溃疡、血泡者:局部用药以减轻疼痛,愈合创面。

(11)锁骨下静脉导管的护理。

(12)心理护理。

2. 健康宣教

(1)化疗期的护理化疗期间输入液体量多,按时输入药物,注意输液速度,保证液体全部输入,不要随便调整输注速度。

(2)为预防急性出血性膀胱炎,要多饮水,稀释尿液,注意观察尿注解颜色,详细记录出入量。

(3)TBT 的护理:出现发热、腮腺肿胀、口干、腹胀、腹痛及腹泻等处理。

【移植后】

1. 护理处置

(1)GVHD 的观察及护理:患者所发生的任何细微变化,护士均需及时分析,及时处置,报告结果。

(2)出血性膀胱炎的观察及护理:密切观察患者尿色、尿量、尿 pH 及排尿时有无尿频、尿急、尿痛等膀胱刺激征,及时发现异常并通知医生。

(3)肝静脉闭塞综合征(HVOD)的观察及护理:密切观察生命征、意识及黄疸的变化。对血氨偏高或有脑病的患者应限制蛋白质入量或禁食蛋白质。对伴腹水患者加强皮肤、粘膜护理,预防皮肤擦伤、破裂。遵医嘱给予利尿剂,减少腹水,维持适宜的肾脏灌注。

(4)感染的观察及护理。

(5)根据体力情况,可在床边适当活动。移植术后加强扩胸运动,促进呼吸道分泌物排出。

2. 健康教育

(1)GVHD 预防注意事项:GVHD 见于异基因移植患者。急性 GVHD 一般在移植后100 天内发生,皮肤斑丘疹、瘙痒通常是 GVHD 最早出现的症状,口唇黏膜干燥是 GVHD 患者最常出现的症状,巩膜黄染、肝功能异常则是 GVHD 肝损害的表现,腹痛、腹泻提示肠道 GVHD 发生。

(2)出血性膀胱炎的预防注意事项:在输注 CTX 前后,遵守医嘱用超大剂量液体水化,并用美司钠每次 0.4~0.8g,每日分 4 次静脉注射,定期监测尿常规,应用呋塞米针 10~20mg 静脉注射每日 1 次或 2 次和碳酸氢钠碱化尿液保持尿 pH 6.8~7.5。鼓励患者大量饮水,保证 24 小时尿量 2500ml 左右。用药期间还应密切观察患者尿色、尿量、尿 pH 及排尿时有无尿频、尿急、尿痛等膀胱刺激征,及时发现异常并通知医生。

(3)肝静脉闭塞综合征(HVOD)的观察及护理:肝静脉闭塞综合征症状有黄疸、肝区疼痛、肝大、进行性体重增加、腹水、转氨酶增高等。在护理过程中应注意观察有无黄疸、腹痛、腹水等,每天早晚定时测体重和腹围,并详细记录。

(4)感染预防注意事项:在接受造血干细胞移植的预处理阶段经历了全身致死量的放疗、化疗,免疫功能受到抑制是发生感染的主要原因,感染机会明显增加,既存在与正常人一样的普通感染,同时又有机会感染的危险。虽然移植前患者已进行全身各系统检查,清除全身感染病灶,移植期间患者入住层流洁净病房,实行全环境保护,但由于移植治疗的特殊性,骨髓空虚期长,出现各部位的感染率仍很高。

严格执行全环境保护4项措施:即层流无菌室的应用及维护;患者体表无菌化及体内环境的净化;工作人员自身的净化;系统的微生物监测。

(5)口腔、皮肤、饮食护理。

【移植恢复期】

1. 护理处置

(1)饮食。

(2)活动。

(3)用药。

(4)并发症的观察与预防。

2. 健康教育

(1)GVHD预防注意事项。

(2)出血性膀胱炎的预防注意事项。

(3)感染预防注意事项。

【出院日】

1. 护理处置

(1)指导办理出院手续。

(2)血液病知识宣教。

2. 健康教育

(1)指导办理出院手续。

(2)血液病知识宣教

1)口腔护理:每日用5%碳酸氢钠(抗真菌)和口泰(抗细菌)交替漱口及口腔护理3次(早餐、中餐、晚餐后)。每次用漱口水含漱1~2分钟,防止口腔感染。

2)饮食:注意卫生,水果蔬菜要洗,饭菜要新鲜,变质的食品勿食用,避免消化道感染,应避免油腻,粗糙和带刺的食物,以免损伤口腔和消化道黏膜;饮食宜以清淡可口,营养丰富,易消化。食欲下降的患者宜少食多餐;如感恶心可少量进食,但不可不进食,注意少食多餐,进餐时间应与服药时间最少间隔半小时;不可食用熏制,腌制,油炸,辛辣刺激食物;不可食用坚果,过硬的食物;不可食用过期,变质的食物及剩饭菜。

3)病情观察:注意观察体温等生命体征情况;皮肤有无出血;有无血尿等情况发生。

4)加强锻炼,根据自身情况,可从床上锻炼开始,逐渐过渡到床边、室内、室外等,注意不要进行过于剧烈的运动。

5)感染的预防:勤洗手,注意个人卫生,与他人接触时注意保持一定的距离,注意保持家居清洁卫生,注意有效地防止灰尘,家里不宜放置植物与鲜花,短时间内不要与动物接触,尽量不要到人多的地方。

6) 自身外貌等的变化:由于长期服药,可能在外貌上与之前有不同的变化,要有相应有思想准备,这些是治疗过程中的一些现象,应给予自己适应期。

(何满红)

参考文献

1. 黄欢. 临床护理路径. 云南：云南出版集团，2018.

2. 高慧，杨连招. 临床护理路径的研究现状与发展[J]. 全科护理，2015，13（36）：3653-3656.

3. Stapleton JF，Segal JP，Harvey WP，Clinical pathways of cardiomyopathy.Circ Res，1974，35（2）：168-178.

4. 崔立敏. 临床护理路径研究现状与进展. 吉林医学，2013，（1）：134-135.

5. 马伟光，李继平. 临床护理路径在学龄期患儿手术住院中的应用. 中国实用护理杂志，2004，20（5）：48.

6. 杨径，李智民，章一华. 职业病护理实践指南. 深圳：海天出版社，2013.

7. 陈小慧，周作霞. 临床护理路径的概念及应用. 护理实践与研究，2010，7（22）：123.

8. 雪丽霜. 日本对临床护理路径管理的研究. 国外医学：护理学分册，2001，20（12）：547-549.

9. 赵杰刚，阿部俊子. 日本临床路径实施概况及护理文件模式. 中华护理杂志，2004，39（5）：391-393.

10. 张宏雁，董军. 临床途径在医院管理中应用. 国外医学医院管理分册，2001，18（3）：98-101.

11. 田丽. 临床路径在护理领域中的应用. 护理研究，2004，18（4）：734-735.

12. 黄惠根. 德国护理行业的变革对我国护理事业的启示. 护理管理，2006，26（2）：39-40.

13. 吴袁剑云，英立平. 临床路径实施手册. 北京：北京医科大学、中国协和医科大学联合出版社，2002：4.

14. 张帆. 临床路径在我国医院管理中应用的现状与展望. 中华医院管理杂志，2004，20（7）：410-413.

15. 张静平. 现代护理学. 长沙：中南大学出版社，2006：7l-78.

16. 王爱莲，丁月中，田圃翠，等. 临床路径在鞘状突高位结扎术患儿中的应用. 护士进修杂志，2003，18（9）：816-817.

17. 黄欢. 临床护理路径. 昆明：云南科技出版社，2018：26.

18. Noha El Baz，Berrie Middel.Jitse P van Dijk MD，et al. Are the outcomes of clinical pathways evidence-based: a criticM appraisal oclinical pathway evaluation research.J Eval Clin Pract，2007.13（6）：920-929.

19. Kris Vanhaecht，Karel De White，Rocland Depreitere，et al. Clinicalpathway audit tools: a systematic review. Journal of NursingManagement，2006，（14）：529-537.

20. 尤黎明，吴瑛. 内科护理学. 第4版. 北京：人民卫生出版社，2012.

21. 吴欣娟，孙红. 重症医学科护理工作指南. 北京：人民卫生出版社，2016.

22. 吴欣娟，赵艳伟. 呼吸内科护理工作指南. 北京：人民卫生出版社，2016.

23. joel A. Delisa.康复医学——理论与实践. 西安：世界图书出版公司，2004.

24. 孟申. 肺康复. 北京：人民卫生出版社，2007.

25. 张捷，严峥，冯鸿义. 2005—2012年江阴市职业性化学性灼伤新发病例回顾. 职业与健康，2013，29（16）：2005.

26. 杨凡芳，冯永芳，等．丙烯酸所致职业性痤疮 1 例．中国皮肤性病学杂志，2016，30（1）：70.

27. COLLIER CN，HARPER JC，CANTRELL WC，et al. The prevalence of acne in adults 20 years and older. J Am Acad Dermatol，2008，58（1）：56-59.

28. 梁雪梅，黄陈霞，郑春丽，等．护理干预对中重度寻常型痤疮的疗效影响．现代医学，2014，14（10）：70-71.

29. 谭杨，李凤，成琼辉，等．慢性皮肤溃疡 172 例临床表现及难愈原因分析．创伤外科杂志，2016，18（5）：288-290.

30. 李露，马红利．术中化学性皮肤灼伤原因分析及护理对策．现代医药卫生，2017，33（24）：3798-3799.

31. 王卉．我国 1984—2012 年文献报道职业性接触性皮炎特征分析．工业卫生与职业病，2013，39（6）：376-378.

32. 吕静，刘娟娟，江阳，等．下肢铬溃疡 1 例．中国皮肤性病学杂志，2013，27（9）：927-934.

33. Zena Rodrigus. Irrigation of the eye after alkaline and acidic burns.Emergency nurse，2009，17（8）：26-29

34. 罗润来，刘春民，姚帖彪．碱性化学性眼外伤病人的护理．护理研究，2005，19（27）：2497-2498.

35. 李凤鸣．中华眼科学．北京：人民卫生出版社，2005.

36. 许利利，许小芳，荆春霞．化学性眼灼伤临床特征分析及护理．河南医学研究，2014，23（11）：144-145.

37. 陈海侠，李晓薇．35 例眼部化学性灼伤的早期护理．中国工业医学杂志，2009，22（6）：476.

38. 薛燕雄．化学性眼外伤 16 例急救与护理．齐鲁护理杂志，2010，（12）：74-76.

39. 蒋冬梅．病人健康教育指导．长沙：湖南科技出版社，2000.

40. 李鸣果，全魁和．医学心理学．沈阳：辽宁科技出版社，1992.

41. 张玮．电光性眼炎 70 例临床分析．眼外伤职业眼病杂志（附眼科手术），2002，24（4）：456.

42. 魏梅培，薄存霞，张玲，等．巧用母乳治疗电光性眼炎．Chinese Medical Journal of Meta1llrgicnlical Industry，2004，21（4）：356.

43. 郭会越，邹建芳，王玉．电光性眼炎的治疗与预防．职业与健康，2009，25（12）：1309-1311.

44. R ieck p. Recom binant hum an basic fibroblast growth factor（Rh－bFGF）in three different wound models in rabbits.Exp Eye Kes，1992，54：987-998.

45. 陈燎原，曾秀，王桂花．电光性眼炎的治疗与护理．TODAY NURSE，October，2013，No.10：98.

46. 夏寿宣．放射生物学．北京：军事医学科学技术出版社，1988.

47. 李永平，林建贤，唐祝华，等．碱性成纤维细胞生长因子促进角膜碱烧伤上皮修复的实验研究．眼外伤职业眼病杂志，1998，20：403-404.

48. 张仁俊，徐锦堂．中西医角膜病学．北京：人民军医出版社，2004.

49. 温克征，刘晶，李丹．等．先天性白内障围手术期指导的临床意义．中国医学文摘．儿科学，2007，26（2）：91-92.

50. 贾彩蒲，王先英．高龄老年人白内障超声乳化及人工晶体植入术健康教育与护理．长治医学院学报，2009，23（4）：309-310.

51. 林映芬，许英，黄雯，等．老年性白内障患者及家属的健康教育．实用医学杂志，2005.21（13）：1486-1487.

52. 李改焕．内科护理学．北京：人民卫生出版社，2000.

53. 世界卫生组织．白内障防治．第 2 版，陈有信，译．北京：人民卫生出版社，1999.

54. 余晓临，杨国华，陈静崎，等．糖尿病 PC-Iol 术后并发症对视力影响的长期追踪．眼科研究，1998，12

(4)：300.

55. 杜刚，张宏，张晓龙，等. 门诊白内障表面麻醉下透明角膜切口的超声乳术. 临床眼科杂志，2006，14（4）：315.

56. 张晋华，张菊敏，焦润平. 超声乳化白内障摘除及人工晶体植入术的护理. 长治医学院学报，2006，20（1）：73-74.

57. 孙力艳. 高压氧治疗40例职业性噪声聋患者效果观察. 中国现代药物应用，2016，08：95-96.

58. 刘红梅. 职业性噪声聋发病特点与防治措施研究. 大家健康，2016，（10）6：34.

59. 金沈雄，韩志英. 高压氧对噪声性听力损伤的治疗作用. 中国临床康复，2004，8（350）：8056-8057.

60. 曹连生. 高压混合氧综合治疗噪声性耳聋58例. 现代康复，2001，5（9）：105.

61. 刘志硕，申金升，卫振林. 我国职业性噪声危害成因分析及总体控制对策. 中国安全科学报，2003，13（12）：53-56.

62. 姜爱民，高红. 盐酸山莨菪碱对噪声暴露后耳蜗微循环的影响. 中国公共卫生，2002，18（9）：1061.

63. 沈欢喜，李秀婷，朱宝立，等. 谷胱甘肽硫转移酶T1、M1、P1基因多态性与汉族人群职业性噪声聋易感性的关系策. 环境与职业医学，2012，29（5）：280-284.

64. Hoche S，Hussein MA，Becker T. Density，ultrasound velocity，acoustic impedance，reflection and absorption coefficient determination of liquids via multiple reflection method.Ultrasonics，2015，（57）：65-71.

65. Nakajima HH，Pisano DV，Roosli C，et al. Comparison of ear canal reflectance and umbo velocity in patients with conductive hearing loss：A preliminary study. Ear Hear，2012，33（1）：35-43.

66. 全国声学标准化技术委员会. 声学 纯音气导听阈测定 听力保护用：GB/T 7583—1987. 北京：中国标准出版社，1987.

67. 中华人民共和国卫生部. 职业性噪声聋诊断标准：GBZ 49—2014. 北京：中国标准出版社，2014.

68. 陶朵，陈琪尔，谭坚铃. 突发性聋患者心理健康状况与应对方式的相关性研究. 中华护理杂志，2012，47（2）：150-151.

69. 史瑞洁. 某军队医院护士工作压力、应对方式与心理健康状况的研究. 西安：第四军医大学，2013.

70. 宋雨默，尚芳. 雾化吸入治疗铬鼻病8例疗效观察. 河南医药信息，2001，9（6）：22-22.

71. 印利霞，赵凯军，刑丽. 重组人表皮生长因子治疗鼻中隔黏膜糜烂. 中国耳鼻咽喉头颈外科，2005，12（5）：312.

72. 赵春丽，周明玉. 溃疡膜在治疗鼻中隔黏膜糜烂中的应用. 中国耳鼻咽喉头颈外科，2003，10（1）：54.

73. 董晓明. 微波治疗鼻中隔糜烂型鼻出血18例. 长治医学院学报，2010，24（3）：214-215.

74. 曾继红. 脉冲式ND：YAG激光治疗鼻Little's区糜烂出血112例. 激光杂志，2002，23（3）：9.

75. 刘擎芝. 某铬酸盐厂接触铬及其化合物职工铬鼻病的患病情况，2010. 26（13）：1469-1470.

76. 李爱梅，解玉洋. 一例铬鼻病患者的治疗及护理报告. 环境与职业医学，2004.21（6）：571.

77. 何凤生，王世俊，任引津. 中华职业医学. 北京：人民卫生出版社，1999.

78. 雷红莉，魏建华. 1例葡萄酒酸蚀牙的护理. 当代护士，2016，05：120.

79. 张秋玲. 职业性牙酸蚀病的预防. 劳动保护，2011，02：98-99.

80. 王静宇. 252名硫酸作业工人牙酸蚀病调查分析. 全科口腔医学杂志. 2016，3（11）：94-96.

81. 贺业发，张秋玲，赵福林. 不同酸蚀处理方法对氟斑牙托槽脱活率的影响. 中国工业医学杂志，2004，17（6）：395.

82. 耿盈，王彦. 硫酸引起牙酸蚀病的诊治与职业防护. 中国卫生工程学 2012，11（1）：87.

83. 李倩倩，张蕾. 牙酸蚀症的研究进展. 全科口腔医学杂志，2018，5（19）：24-25.

84. 韩红娟，吴浩，任小华. 多乐氟治疗牙齿正畸白斑的效果观察. 西部医学，2013，11：1632－1633.

85. 冯希平，叶玮，于阗. 牙齿酸蚀症患病率升高，五个习惯可减少发作. 新民晚报，2014-09-15.

86. 姚博文，许浩坤，王胜朝. 含氟涂料和含氟牙膏对釉面再矿化和抗酸作用的实验研究. 实用口腔医学杂志，2014，5：611-615.

87. 中华耳鼻咽喉头颈外科杂志编辑委员会，中华医学会耳鼻咽喉头颈外科学分会. 突发性耳聋的诊断和治疗指南（2005）. 中华耳鼻咽喉头颈外科杂志，2006，41（8）：569.

88. 董明敏，王玉林. 耳蜗微循环研究进展. 微循环学杂志，2002，12（2）：35236.

89. 彭天芳，黄汉艳. 高压氧治疗突发性耳聋的护理. 黑龙江医学，2013.37（1）：36-37.

90. 赵金垣. 临床职业病学. 北京：北京大学医学出版社，2010.

91. 尤黎明，吴瑛. 内科护理学. 北京：人民卫生出版社，2011.

92. 张怡弘，石虹. 临床护理实践指南. 北京：人民军医出版社，2011.

93. 李淑贞. 现代护理学. 北京：人民军医出版社，2000.

94. 尹安春，史铁英. 内科疾病临床护理路径. 北京：人民卫生出版社，2014.

95. 李智民. 铟及其化合物中毒与防治. 北京：人民卫生出版社，2016.

96. 任引津. 实用急性中毒全书. 北京：人民卫生出版社，2003.

97. 王莹，顾祖维，张胜年. 现代职业医学. 北京：人民卫生出版社，1996.

98. 王振馥，于伟华，苟玉惠. 急性重度环氧乙烷中毒患者的护理. 中国实用医药，2009，4（21）：208-209.

99. 金明珠. 4例急性环氧乙烷中毒的急救与护理 [J] 职业卫生与应急救援，2000，18（4）：207-208.

100. 赵金垣. 临床职业病学. 第3版. 北京：北京大学医学出版社，2017.

101. 李小寒，尚少梅. 基础护理学. 第6版. 北京：人民卫生出版社，2017.

102. 葛均波，徐永健. 内科学. 第8版. 北京：人民卫生出版社，2013.

103. 尤黎明，吴瑛. 内科护理学. 第6版. 北京：人民卫生出版社，2017.

104. 尤黎明，吴瑛. 内科护理学. 第5版. 北京：人民卫生出版社，2015.

105. 林梅，田丽，王莹. 内科常见护理常规. 北京：人民卫生出版社，2017.

106. 尹安春，史铁英. 内科疾病临床护理路径. 北京：人民卫生出版社，2013.

107. 李德鸿. 尘肺病. 北京：化学工业出版社，2010.

108. 陈平，周锐，陈燕. 呼吸疾病诊疗新技术. 北京：人民卫生出版社，2012.

109. 李秀云，汪晖. 临床护理常规. 北京：人民军医出版社，2012.

110. 陈欣怡，康琳. 内科临床护理手册. 石家庄：河北科学技术出版社，2010.

111. 潘宏伟. 支气管肺灌洗术治疗尘肺的并发症及防治体会. 中国实用医学，2011，6（2）：90-91.

112. 覃厚琼. 双肺同期大容量灌洗治疗尘肺病的围术期护理. 临床合理用药，2012，5（4A）：150.

113. 胡晓英，廖梅兰，张玉兰，等. 临床路径在大容量肺灌洗治疗尘肺中的研究. 护士进修杂志，2009，24（2）：101-103.

114. 李欣，肖雄斌，戴伟荣，等. 尘肺继发气胸的临床观察. 临床肺科杂志，2013，18（12）：2224-2225.

115. 张周娟. 临床护理路径在纤维支气管镜检查中的应用. 中华全科医学，2016，14（6）：1040-1041.

116. 李智民，刘璐，张健杰. 尘肺病的护理与康复. 北京：人民卫生出版社，2017.

117. 朱蕾. 机械通气. 第4版. 上海：上海科学技术出版社，2017.

118. 李乐之，路潜. 外科护理学. 第 5 版. 北京：人民卫生出版社，2012.

119. 王志红，周兰姝. 危重症护理学. 北京：人民军医出版社，2006.

120. 李小寒，尚少梅. 基础护理学. 第 5 版. 北京：人民卫生出版社，2014.

121. 彭刚艺，刘雪琴. 临床护理技术规范. 广州：广东科技出版社，2014.

122. 吕探云，孙玉梅. 健康评估. 北京：人民卫生出版社，2012.

附录一

中华人民共和国职业病防治法

（2001 年 10 月 27 日第九届全国人民代表大会常务委员会第二十四次会议通过　根据 2011 年 12 月 31 日第十一届全国人民代表大会常务委员会第二十四次会议《关于修改〈中华人民共和国职业病防治法〉的决定》第一次修正　根据 2016 年 7 月 2 日第十二届全国人民代表大会常务委员会第二十一次会议《关于修改〈中华人民共和国节约能源法〉等六部法律的决定》第二次修正　根据 2017 年 11 月 4 日第十二届全国人民代表大会常务委员会第三十次会议《关于修改〈中华人民共和国会计法〉等十一部法律的决定》第三次修正　根据 2018 年 12 月 29 日第十三届全国人民代表大会常务委员会第七次会议《关于修改〈中华人民共和国劳动法〉等七部法律的决定》第四次修正）

目　录

第一章　总　则

第一条　为了预防、控制和消除职业病危害，防治职业病，保护劳动者健康及其相关权益，促进经济社会发展，根据宪法，制定本法。

第二条　本法适用于中华人民共和国领域内的职业病防治活动。

本法所称职业病，是指企业、事业单位和个体经济组织等用人单位的劳动者在职业活动中，因接触粉尘、放射性物质和其他有毒、有害因素而引起的疾病。

职业病的分类和目录由国务院卫生行政部门会同国务院劳动保障行政部门制定、调整并公布。

第三条　职业病防治工作坚持预防为主、防治结合的方针，建立用人单位负责、行政机关监管、行业自律、职工参与和社会监督的机制，实行分类管理、综合治理。

第四条　劳动者依法享有职业卫生保护的权利。

用人单位应当为劳动者创造符合国家职业卫生标准和卫生要求的工作环境和条件，并采取措施保障劳动者获得职业卫生保护。

工会组织依法对职业病防治工作进行监督，维护劳动者的合法权益。用人单位制定或者修改有关职业病防治的规章制度,应当听取工会组织的意见。

第五条 用人单位应当建立、健全职业病防治责任制,加强对职业病防治的管理,提高职业病防治水平,对本单位产生的职业病危害承担责任。

第六条 用人单位的主要负责人对本单位的职业病防治工作全面负责。

第七条 用人单位必须依法参加工伤保险。

国务院和县级以上地方人民政府劳动保障行政部门应当加强对工伤保险的监督管理,确保劳动者依法享受工伤保险待遇。

第八条 国家鼓励和支持研制、开发、推广、应用有利于职业病防治和保护劳动者健康的新技术、新工艺、新设备、新材料,加强对职业病的机理和发生规律的基础研究,提高职业病防治科学技术水平;积极采用有效的职业病防治技术、工艺、设备、材料;限制使用或者淘汰职业病危害严重的技术、工艺、设备、材料。

国家鼓励和支持职业病医疗康复机构的建设。

第九条 国家实行职业卫生监督制度。

国务院卫生行政部门、劳动保障行政部门依照本法和国务院确定的职责,负责全国职业病防治的监督管理工作。国务院有关部门在各自的职责范围内负责职业病防治的有关监督管理工作。

县级以上地方人民政府卫生行政部门、劳动保障行政部门依据各自职责,负责本行政区域内职业病防治的监督管理工作。县级以上地方人民政府有关部门在各自的职责范围内负责职业病防治的有关监督管理工作。

县级以上人民政府卫生行政部门、劳动保障行政部门(以下统称职业卫生监督管理部门)应当加强沟通,密切配合,按照各自职责分工,依法行使职权,承担责任。

第十条 国务院和县级以上地方人民政府应当制定职业病防治规划,将其纳入国民经济和社会发展计划,并组织实施。

县级以上地方人民政府统一负责、领导、组织、协调本行政区域的职业病防治工作,建立健全职业病防治工作体制、机制,统一领导、指挥职业卫生突发事件应对工作;加强职业病防治能力建设和服务体系建设,完善、落实职业病防治工作责任制。

乡、民族乡、镇的人民政府应当认真执行本法,支持职业卫生监督管理部门依法履行职责。

第十一条 县级以上人民政府职业卫生监督管理部门应当加强对职业病防治的宣传教育,普及职业病防治的知识,增强用人单位的职业病防治观念,提高劳动者的职业健康意识、自我保护意识和行使职业卫生保护权利的能力。

第十二条 有关防治职业病的国家职业卫生标准,由国务院卫生行政部门组织制定并公布。

国务院卫生行政部门应当组织开展重点职业病监测和专项调查,对职业健康风险进行评估,为制定职业卫生标准和职业病防治政策提供科学依据。

县级以上地方人民政府卫生行政部门应当定期对本行政区域的职业病防治情况进行统计和调查分析。

第十三条 任何单位和个人有权对违反本法的行为进行检举和控告。有关部门收到相关的检举和控告后,应当及时处理。

对防治职业病成绩显著的单位和个人,给予奖励。

第二章 前 期 预 防

第十四条 用人单位应当依照法律、法规要求,严格遵守国家职业卫生标准,落实职业病预防措施,从源头上控制和消除职业病危害。

第十五条 产生职业病危害的用人单位的设立除应当符合法律、行政法规规定的设立条件外,其工作场所还应当符合下列职业卫生要求:

(一)职业病危害因素的强度或者浓度符合国家职业卫生标准;

(二)有与职业病危害防护相适应的设施;

(三)生产布局合理,符合有害与无害作业分开的原则;

(四)有配套的更衣间、洗浴间、孕妇休息间等卫生设施;

(五)设备、工具、用具等设施符合保护劳动者生理、心理健康的要求;

(六)法律、行政法规和国务院卫生行政部门关于保护劳动者健康的其他要求。

第十六条 国家建立职业病危害项目申报制度。

用人单位工作场所存在职业病目录所列职业病的危害因素的,应当及时、如实向所在地卫生行政部门申报危害项目,接受监督。

职业病危害因素分类目录由国务院卫生行政部门制定、调整并公布。职业病危害项目申报的具体办法由国务院卫生行政部门制定。

第十七条 新建、扩建、改建建设项目和技术改造、技术引进项目(以下统称建设项目)可能产生职业病危害的,建设单位在可行性论证阶段应当进行职业病危害预评价。

医疗机构建设项目可能产生放射性职业病危害的,建设单位应当向卫生行政部门提交放射性职业病危害预评价报告。卫生行政部门应当自收到预评价报告之日起三十日内,作出审核决定并书面通知建设单位。未提交预评价报告或者预评价报告未经卫生行政部门审核同意的,不得开工建设。

职业病危害预评价报告应当对建设项目可能产生的职业病危害因素及其对工作场所和劳动者健康的影响作出评价,确定危害类别和职业病防护措施。

建设项目职业病危害分类管理办法由国务院卫生行政部门制定。

第十八条 建设项目的职业病防护设施所需费用应当纳入建设项目工程预算,并与主体工程同时设计,同时施工,同时投入生产和使用。

建设项目的职业病防护设施设计应当符合国家职业卫生标准和卫生要求;其中,医疗机构放射性职业病危害严重的建设项目的防护设施设计,应当经卫生行政部门审查同意后,方可施工。

建设项目在竣工验收前,建设单位应当进行职业病危害控制效果评价。

医疗机构可能产生放射性职业病危害的建设项目竣工验收时,其放射性职业病防护设施经卫生行政部门验收合格后,方可投入使用;其他建设项目的职业病防护设施应当由建设单位负责依法组织验收,验收合格后,方可投入生产和使用。卫生行政部门应当加强对建设单位组织的验收活动和验收结果的监督核查。

第十九条 国家对从事放射性、高毒、高危粉尘等作业实行特殊管理。具体管理办法由国务院制定。

第三章 劳动过程中的防护与管理

第二十条 用人单位应当采取下列职业病防治管理措施:

（一）设置或者指定职业卫生管理机构或者组织，配备专职或者兼职的职业卫生管理人员，负责本单位的职业病防治工作；

（二）制定职业病防治计划和实施方案；

（三）建立、健全职业卫生管理制度和操作规程；

（四）建立、健全职业卫生档案和劳动者健康监护档案；

（五）建立、健全工作场所职业病危害因素监测及评价制度；

（六）建立、健全职业病危害事故应急救援预案。

第二十一条 用人单位应当保障职业病防治所需的资金投入，不得挤占、挪用，并对因资金投入不足导致的后果承担责任。

第二十二条 用人单位必须采用有效的职业病防护设施，并为劳动者提供个人使用的职业病防护用品。

用人单位为劳动者个人提供的职业病防护用品必须符合防治职业病的要求；不符合要求的，不得使用。

第二十三条 用人单位应当优先采用有利于防治职业病和保护劳动者健康的新技术、新工艺、新设备、新材料，逐步替代职业病危害严重的技术、工艺、设备、材料。

第二十四条 产生职业病危害的用人单位，应当在醒目位置设置公告栏，公布有关职业病防治的规章制度、操作规程、职业病危害事故应急救援措施和工作场所职业病危害因素检测结果。

对产生严重职业病危害的作业岗位，应当在其醒目位置，设置警示标识和中文警示说明。警示说明应当载明产生职业病危害的种类、后果、预防以及应急救治措施等内容。

第二十五条 对可能发生急性职业损伤的有毒、有害工作场所，用人单位应当设置报警装置，配置现场急救用品、冲洗设备、应急撤离通道和必要的泄险区。

对放射工作场所和放射性同位素的运输、贮存，用人单位必须配置防护设备和报警装置，保证接触放射线的工作人员佩戴个人剂量计。

对职业病防护设备、应急救援设施和个人使用的职业病防护用品，用人单位应当进行经常性的维护、检修，定期检测其性能和效果，确保其处于正常状态，不得擅自拆除或者停止使用。

第二十六条 用人单位应当实施由专人负责的职业病危害因素日常监测，并确保监测系统处于正常运行状态。

用人单位应当按照国务院卫生行政部门的规定，定期对工作场所进行职业病危害因素检测、评价。检测、评价结果存入用人单位职业卫生档案，定期向所在地卫生行政部门报告并向劳动者公布。

职业病危害因素检测、评价由依法设立的取得国务院卫生行政部门或者设区的市级以上地方人民政府卫生行政部门按照职责分工给予资质认可的职业卫生技术服务机构进行。职业卫生技术服务机构所作检测、评价应当客观、真实。

发现工作场所职业病危害因素不符合国家职业卫生标准和卫生要求时，用人单位应当立即采取相应治理措施，仍然达不到国家职业卫生标准和卫生要求的，必须停止存在职业病危害因素的作业；职业病危害因素经治理后，符合国家职业卫生标准和卫生要求的，方可重新作业。

第二十七条　职业卫生技术服务机构依法从事职业病危害因素检测、评价工作,接受卫生行政部门的监督检查。卫生行政部门应当依法履行监督职责。

第二十八条　向用人单位提供可能产生职业病危害的设备的,应当提供中文说明书,并在设备的醒目位置设置警示标识和中文警示说明。警示说明应当载明设备性能、可能产生的职业病危害、安全操作和维护注意事项、职业病防护以及应急救治措施等内容。

第二十九条　向用人单位提供可能产生职业病危害的化学品、放射性同位素和含有放射性物质的材料的,应当提供中文说明书。说明书应当载明产品特性、主要成份、存在的有害因素、可能产生的危害后果、安全使用注意事项、职业病防护以及应急救治措施等内容。产品包装应当有醒目的警示标识和中文警示说明。贮存上述材料的场所应当在规定的部位设置危险物品标识或者放射性警示标识。

国内首次使用或者首次进口与职业病危害有关的化学材料,使用单位或者进口单位按照国家规定经国务院有关部门批准后,应当向国务院卫生行政部门报送该化学材料的毒性鉴定以及经有关部门登记注册或者批准进口的文件等资料。

进口放射性同位素、射线装置和含有放射性物质的物品的,按照国家有关规定办理。

第三十条　任何单位和个人不得生产、经营、进口和使用国家明令禁止使用的可能产生职业病危害的设备或者材料。

第三十一条　任何单位和个人不得将产生职业病危害的作业转移给不具备职业病防护条件的单位和个人。不具备职业病防护条件的单位和个人不得接受产生职业病危害的作业。

第三十二条　用人单位对采用的技术、工艺、设备、材料,应当知悉其产生的职业病危害,对有职业病危害的技术、工艺、设备、材料隐瞒其危害而采用的,对所造成的职业病危害后果承担责任。

第三十三条　用人单位与劳动者订立劳动合同(含聘用合同,下同)时,应当将工作过程中可能产生的职业病危害及其后果、职业病防护措施和待遇等如实告知劳动者,并在劳动合同中写明,不得隐瞒或者欺骗。

劳动者在已订立劳动合同期间因工作岗位或者工作内容变更,从事与所订立劳动合同中未告知的存在职业病危害的作业时,用人单位应当依照前款规定,向劳动者履行如实告知的义务,并协商变更原劳动合同相关条款。

用人单位违反前两款规定的,劳动者有权拒绝从事存在职业病危害的作业,用人单位不得因此解除与劳动者所订立的劳动合同。

第三十四条　用人单位的主要负责人和职业卫生管理人员应当接受职业卫生培训,遵守职业病防治法律、法规,依法组织本单位的职业病防治工作。

用人单位应当对劳动者进行上岗前的职业卫生培训和在岗期间的定期职业卫生培训,普及职业卫生知识,督促劳动者遵守职业病防治法律、法规、规章和操作规程,指导劳动者正确使用职业病防护设备和个人使用的职业病防护用品。

劳动者应当学习和掌握相关的职业卫生知识,增强职业病防范意识,遵守职业病防治法律、法规、规章和操作规程,正确使用、维护职业病防护设备和个人使用的职业病防护用品,发现职业病危害事故隐患应当及时报告。

劳动者不履行前款规定义务的,用人单位应当对其进行教育。

第三十五条 对从事接触职业病危害的作业的劳动者,用人单位应当按照国务院卫生行政部门的规定组织上岗前、在岗期间和离岗时的职业健康检查,并将检查结果书面告知劳动者。职业健康检查费用由用人单位承担。

用人单位不得安排未经上岗前职业健康检查的劳动者从事接触职业病危害的作业;不得安排有职业禁忌的劳动者从事其所禁忌的作业;对在职业健康检查中发现有与所从事的职业相关的健康损害的劳动者,应当调离原工作岗位,并妥善安置;对未进行离岗前职业健康检查的劳动者不得解除或者终止与其订立的劳动合同。

职业健康检查应当由取得《医疗机构执业许可证》的医疗卫生机构承担。卫生行政部门应当加强对职业健康检查工作的规范管理,具体管理办法由国务院卫生行政部门制定。

第三十六条 用人单位应当为劳动者建立职业健康监护档案,并按照规定的期限妥善保存。

职业健康监护档案应当包括劳动者的职业史、职业病危害接触史、职业健康检查结果和职业病诊疗等有关个人健康资料。

劳动者离开用人单位时,有权索取本人职业健康监护档案复印件,用人单位应当如实、无偿提供,并在所提供的复印件上签章。

第三十七条 发生或者可能发生急性职业病危害事故时,用人单位应当立即采取应急救援和控制措施,并及时报告所在地卫生行政部门和有关部门。卫生行政部门接到报告后,应当及时会同有关部门组织调查处理;必要时,可以采取临时控制措施。卫生行政部门应当组织做好医疗救治工作。

对遭受或者可能遭受急性职业病危害的劳动者,用人单位应当及时组织救治、进行健康检查和医学观察,所需费用由用人单位承担。

第三十八条 用人单位不得安排未成年工从事接触职业病危害的作业;不得安排孕期、哺乳期的女职工从事对本人和胎儿、婴儿有危害的作业。

第三十九条 劳动者享有下列职业卫生保护权利:

(一)获得职业卫生教育、培训;

(二)获得职业健康检查、职业病诊疗、康复等职业病防治服务;

(三)了解工作场所产生或者可能产生的职业病危害因素、危害后果和应当采取的职业病防护措施;

(四)要求用人单位提供符合防治职业病要求的职业病防护设施和个人使用的职业病防护用品,改善工作条件;

(五)对违反职业病防治法律、法规以及危及生命健康的行为提出批评、检举和控告;

(六)拒绝违章指挥和强令进行没有职业病防护措施的作业;

(七)参与用人单位职业卫生工作的民主管理,对职业病防治工作提出意见和建议。

用人单位应当保障劳动者行使前款所列权利。因劳动者依法行使正当权利而降低其工资、福利等待遇或者解除、终止与其订立的劳动合同的,其行为无效。

第四十条 工会组织应当督促并协助用人单位开展职业卫生宣传教育和培训,有权对用人单位的职业病防治工作提出意见和建议,依法代表劳动者与用人单位签订劳动安全卫生专项集体合同,与用人单位就劳动者反映的有关职业病防治的问题进行协调并督促解决。

工会组织对用人单位违反职业病防治法律、法规,侵犯劳动者合法权益的行为,有权要求纠正；产生严重职业病危害时，有权要求采取防护措施，或者向政府有关部门建议采取强制性措施；发生职业病危害事故时，有权参与事故调查处理；发现危及劳动者生命健康的情形时，有权向用人单位建议组织劳动者撤离危险现场，用人单位应当立即作出处理。

第四十一条 用人单位按照职业病防治要求，用于预防和治理职业病危害、工作场所卫生检测、健康监护和职业卫生培训等费用，按照国家有关规定，在生产成本中据实列支。

第四十二条 职业卫生监督管理部门应当按照职责分工，加强对用人单位落实职业病防护管理措施情况的监督检查，依法行使职权，承担责任。

第四章 职业病诊断与职业病病人保障

第四十三条 职业病诊断应当由取得《医疗机构执业许可证》的医疗卫生机构承担。卫生行政部门应当加强对职业病诊断工作的规范管理，具体管理办法由国务院卫生行政部门制定。

承担职业病诊断的医疗卫生机构还应当具备下列条件：

（一）具有与开展职业病诊断相适应的医疗卫生技术人员；

（二）具有与开展职业病诊断相适应的仪器、设备；

（三）具有健全的职业病诊断质量管理制度。

承担职业病诊断的医疗卫生机构不得拒绝劳动者进行职业病诊断的要求。

第四十四条 劳动者可以在用人单位所在地、本人户籍所在地或者经常居住地依法承担职业病诊断的医疗卫生机构进行职业病诊断。

第四十五条 职业病诊断标准和职业病诊断、鉴定办法由国务院卫生行政部门制定。职业病伤残等级的鉴定办法由国务院劳动保障行政部门会同国务院卫生行政部门制定。

第四十六条 职业病诊断，应当综合分析下列因素：

（一）病人的职业史；

（二）职业病危害接触史和工作场所职业病危害因素情况；

（三）临床表现以及辅助检查结果等。

没有证据否定职业病危害因素与病人临床表现之间的必然联系的，应当诊断为职业病。

职业病诊断证明书应当由参与诊断的取得职业病诊断资格的执业医师签署，并经承担职业病诊断的医疗卫生机构审核盖章。

第四十七条 用人单位应当如实提供职业病诊断、鉴定所需的劳动者职业史和职业病危害接触史、工作场所职业病危害因素检测结果等资料；卫生行政部门应当监督检查和督促用人单位提供上述资料；劳动者和有关机构也应当提供与职业病诊断、鉴定有关的资料。

职业病诊断、鉴定机构需要了解工作场所职业病危害因素情况时，可以对工作场所进行现场调查，也可以向卫生行政部门提出，卫生行政部门应当在十日内组织现场调查。用人单位不得拒绝、阻挠。

第四十八条 职业病诊断、鉴定过程中，用人单位不提供工作场所职业病危害因素检测结果等资料的，诊断、鉴定机构应当结合劳动者的临床表现、辅助检查结果和劳动者的职业史、职业病危害接触史，并参考劳动者的自述、卫生行政部门提供的日常监督检查信息等，作出职业病诊断、鉴定结论。

劳动者对用人单位提供的工作场所职业病危害因素检测结果等资料有异议，或者因劳动者的用人单位解散、破产，无用人单位提供上述资料的，诊断、鉴定机构应当提请卫生行政部门进行调查,卫生行政部门应当自接到申请之日起三十日内对存在异议的资料或者工作场所职业病危害因素情况作出判定;有关部门应当配合。

第四十九条 职业病诊断、鉴定过程中,在确认劳动者职业史、职业病危害接触史时,当事人对劳动关系、工种、工作岗位或者在岗时间有争议的,可以向当地的劳动人事争议仲裁委员会申请仲裁;接到申请的劳动人事争议仲裁委员会应当受理,并在三十日内作出裁决。

当事人在仲裁过程中对自己提出的主张,有责任提供证据。劳动者无法提供由用人单位掌握管理的与仲裁主张有关的证据的,仲裁庭应当要求用人单位在指定期限内提供;用人单位在指定期限内不提供的,应当承担不利后果。

劳动者对仲裁裁决不服的,可以依法向人民法院提起诉讼。

用人单位对仲裁裁决不服的,可以在职业病诊断、鉴定程序结束之日起十五日内依法向人民法院提起诉讼;诉讼期间,劳动者的治疗费用按照职业病待遇规定的途径支付。

第五十条 用人单位和医疗卫生机构发现职业病病人或者疑似职业病病人时,应当及时向所在地卫生行政部门报告。确诊为职业病的,用人单位还应当向所在地劳动保障行政部门报告。接到报告的部门应当依法作出处理。

第五十一条 县级以上地方人民政府卫生行政部门负责本行政区域内的职业病统计报告的管理工作,并按照规定上报。

第五十二条 当事人对职业病诊断有异议的,可以向作出诊断的医疗卫生机构所在地地方人民政府卫生行政部门申请鉴定。

职业病诊断争议由设区的市级以上地方人民政府卫生行政部门根据当事人的申请,组织职业病诊断鉴定委员会进行鉴定。

当事人对设区的市级职业病诊断鉴定委员会的鉴定结论不服的,可以向省、自治区、直辖市人民政府卫生行政部门申请再鉴定。

第五十三条 职业病诊断鉴定委员会由相关专业的专家组成。

省、自治区、直辖市人民政府卫生行政部门应当设立相关的专家库,需要对职业病争议作出诊断鉴定时,由当事人或者当事人委托有关卫生行政部门从专家库中以随机抽取的方式确定参加诊断鉴定委员会的专家。

职业病诊断鉴定委员会应当按照国务院卫生行政部门颁布的职业病诊断标准和职业病诊断、鉴定办法进行职业病诊断鉴定,向当事人出具职业病诊断鉴定书。职业病诊断、鉴定费用由用人单位承担。

第五十四条 职业病诊断鉴定委员会组成人员应当遵守职业道德,客观、公正地进行诊断鉴定,并承担相应的责任。职业病诊断鉴定委员会组成人员不得私下接触当事人,不得收受当事人的财物或者其他好处,与当事人有利害关系的,应当回避。

人民法院受理有关案件需要进行职业病鉴定时,应当从省、自治区、直辖市人民政府卫生行政部门依法设立的相关的专家库中选取参加鉴定的专家。

第五十五条 医疗卫生机构发现疑似职业病病人时,应当告知劳动者本人并及时通知用人单位。

用人单位应当及时安排对疑似职业病病人进行诊断;在疑似职业病病人诊断或者医学观察期间,不得解除或者终止与其订立的劳动合同。

疑似职业病病人在诊断、医学观察期间的费用，由用人单位承担。

第五十六条　用人单位应当保障职业病病人依法享受国家规定的职业病待遇。

用人单位应当按照国家有关规定，安排职业病病人进行治疗、康复和定期检查。

用人单位对不适宜继续从事原工作的职业病病人，应当调离原岗位，并妥善安置。

用人单位对从事接触职业病危害的作业的劳动者，应当给予适当岗位津贴。

第五十七条　职业病病人的诊疗、康复费用，伤残以及丧失劳动能力的职业病病人的社会保障，按照国家有关工伤保险的规定执行。

第五十八条　职业病病人除依法享有工伤保险外，依照有关民事法律，尚有获得赔偿的权利的，有权向用人单位提出赔偿要求。

第五十九条　劳动者被诊断患有职业病，但用人单位没有依法参加工伤保险的，其医疗和生活保障由该用人单位承担。

第六十条　职业病病人变动工作单位，其依法享有的待遇不变。

用人单位在发生分立、合并、解散、破产等情形时，应当对从事接触职业病危害的作业的劳动者进行健康检查，并按照国家有关规定妥善安置职业病病人。

第六十一条　用人单位已经不存在或者无法确认劳动关系的职业病病人，可以向地方人民政府医疗保障、民政部门申请医疗救助和生活等方面的救助。

地方各级人民政府应当根据本地区的实际情况，采取其他措施，使前款规定的职业病病人获得医疗救治。

第五章　监督检查

第六十二条　县级以上人民政府职业卫生监督管理部门依照职业病防治法律、法规、国家职业卫生标准和卫生要求，依据职责划分，对职业病防治工作进行监督检查。

第六十三条　卫生行政部门履行监督检查职责时，有权采取下列措施：

（一）进入被检查单位和职业病危害现场，了解情况，调查取证；

（二）查阅或者复制与违反职业病防治法律、法规的行为有关的资料和采集样品；

（三）责令违反职业病防治法律、法规的单位和个人停止违法行为。

第六十四条　发生职业病危害事故或者有证据证明危害状态可能导致职业病危害事故发生时，卫生行政部门可以采取下列临时控制措施：

（一）责令暂停导致职业病危害事故的作业；

（二）封存造成职业病危害事故或者可能导致职业病危害事故发生的材料和设备；

（三）组织控制职业病危害事故现场。

在职业病危害事故或者危害状态得到有效控制后，卫生行政部门应当及时解除控制措施。

第六十五条　职业卫生监督执法人员依法执行职务时，应当出示监督执法证件。

职业卫生监督执法人员应当忠于职守，秉公执法，严格遵守执法规范；涉及用人单位的秘密的，应当为其保密。

第六十六条　职业卫生监督执法人员依法执行职务时，被检查单位应当接受检查并予以支持配合，不得拒绝和阻碍。

第六十七条　卫生行政部门及其职业卫生监督执法人员履行职责时，不得有下列行为：

（一）对不符合法定条件的，发给建设项目有关证明文件、资质证明文件或者予以批准；

（二）对已经取得有关证明文件的，不履行监督检查职责；

（三）发现用人单位存在职业病危害的，可能造成职业病危害事故，不及时依法采取控制措施；

（四）其他违反本法的行为。

第六十八条 职业卫生监督执法人员应当依法经过资格认定。

职业卫生监督管理部门应当加强队伍建设，提高职业卫生监督执法人员的政治、业务素质，依照本法和其他有关法律、法规的规定，建立、健全内部监督制度，对其工作人员执行法律、法规和遵守纪律的情况，进行监督检查。

第六章 法律责任

第六十九条 建设单位违反本法规定，有下列行为之一的，由卫生行政部门给予警告，责令限期改正；逾期不改正的，处十万元以上五十万元以下的罚款；情节严重的，责令停止产生职业病危害的作业，或者提请有关人民政府按照国务院规定的权限责令停建、关闭：

（一）未按照规定进行职业病危害预评价的；

（二）医疗机构可能产生放射性职业病危害的建设项目未按照规定提交放射性职业病危害预评价报告，或者放射性职业病危害预评价报告未经卫生行政部门审核同意，开工建设的；

（三）建设项目的职业病防护设施未按照规定与主体工程同时设计、同时施工、同时投入生产和使用的；

（四）建设项目的职业病防护设施设计不符合国家职业卫生标准和卫生要求，或者医疗机构放射性职业病危害严重的建设项目的防护设施设计未经卫生行政部门审查同意擅自施工的；

（五）未按照规定对职业病防护设施进行职业病危害控制效果评价的；

（六）建设项目竣工投入生产和使用前，职业病防护设施未按照规定验收合格的。

第七十条 违反本法规定，有下列行为之一的，由卫生行政部门给予警告，责令限期改正；逾期不改正的，处十万元以下的罚款：

（一）工作场所职业病危害因素检测、评价结果没有存档、上报、公布的；

（二）未采取本法第二十条规定的职业病防治管理措施的；

（三）未按照规定公布有关职业病防治的规章制度、操作规程、职业病危害事故应急救援措施的；

（四）未按照规定组织劳动者进行职业卫生培训，或者未对劳动者个人职业病防护采取指导、督促措施的；

（五）国内首次使用或者首次进口与职业病危害有关的化学材料，未按照规定报送毒性鉴定资料以及经有关部门登记注册或者批准进口的文件的。

第七十一条 用人单位违反本法规定，有下列行为之一的，由卫生行政部门责令限期改正，给予警告，可以并处五万元以上十万元以下的罚款：

（一）未按照规定及时、如实向卫生行政部门申报产生职业病危害的项目的；

（二）未实施由专人负责的职业病危害因素日常监测，或者监测系统不能正常监测的；

（三）订立或者变更劳动合同时，未告知劳动者职业病危害真实情况的；

（四）未按照规定组织职业健康检查、建立职业健康监护档案或者未将检查结果书面告知劳动者的；

（五）未依照本法规定在劳动者离开用人单位时提供职业健康监护档案复印件的。

第七十二条　用人单位违反本法规定，有下列行为之一的，由卫生行政部门给予警告，责令限期改正，逾期不改正的，处五万元以上二十万元以下的罚款；情节严重的，责令停止产生职业病危害的作业，或者提请有关人民政府按照国务院规定的权限责令关闭：

（一）工作场所职业病危害因素的强度或者浓度超过国家职业卫生标准的；

（二）未提供职业病防护设施和个人使用的职业病防护用品，或者提供的职业病防护设施和个人使用的职业病防护用品不符合国家职业卫生标准和卫生要求的；

（三）对职业病防护设备、应急救援设施和个人使用的职业病防护用品未按照规定进行维护、检修、检测，或者不能保持正常运行、使用状态的；

（四）未按照规定对工作场所职业病危害因素进行检测、评价的；

（五）工作场所职业病危害因素经治理仍然达不到国家职业卫生标准和卫生要求时，未停止存在职业病危害因素的作业的；

（六）未按照规定安排职业病病人、疑似职业病病人进行诊治的；

（七）发生或者可能发生急性职业病危害事故时，未立即采取应急救援和控制措施或者未按照规定及时报告的；

（八）未按照规定在产生严重职业病危害的作业岗位醒目位置设置警示标识和中文警示说明的；

（九）拒绝职业卫生监督管理部门监督检查的；

（十）隐瞒、伪造、篡改、毁损职业健康监护档案、工作场所职业病危害因素检测评价结果等相关资料，或者拒不提供职业病诊断、鉴定所需资料的；

（十一）未按照规定承担职业病诊断、鉴定费用和职业病病人的医疗、生活保障费用的。

第七十三条　向用人单位提供可能产生职业病危害的设备、材料，未按照规定提供中文说明书或者设置警示标识和中文警示说明的，由卫生行政部门责令限期改正，给予警告，并处五万元以上二十万元以下的罚款。

第七十四条　用人单位和医疗卫生机构未按照规定报告职业病、疑似职业病的，由有关主管部门依据职责分工责令限期改正，给予警告，可以并处一万元以下的罚款；弄虚作假的，并处二万元以上五万元以下的罚款；对直接负责的主管人员和其他直接责任人员，可以依法给予降级或者撤职的处分。

第七十五条　违反本法规定，有下列情形之一的，由卫生行政部门责令限期治理，并处五万元以上三十万元以下的罚款；情节严重的，责令停止产生职业病危害的作业，或者提请有关人民政府按照国务院规定的权限责令关闭：

（一）隐瞒技术、工艺、设备、材料所产生的职业病危害而采用的；

（二）隐瞒本单位职业卫生真实情况的；

（三）可能发生急性职业损伤的有毒、有害工作场所、放射工作场所或者放射性同位素的运输、贮存不符合本法第二十五条规定的；

（四）使用国家明令禁止使用的可能产生职业病危害的设备或者材料的；

（五）将产生职业病危害的作业转移给没有职业病防护条件的单位和个人，或者没有职业病防护条件的单位和个人接受产生职业病危害的作业的；

（六）擅自拆除、停止使用职业病防护设备或者应急救援设施的；

（七）安排未经职业健康检查的劳动者、有职业禁忌的劳动者、未成年工或者孕期、哺乳期女职工从事接触职业病危害的作业或者禁忌作业的；

（八）违章指挥和强令劳动者进行没有职业病防护措施的作业的。

第七十六条　生产、经营或者进口国家明令禁止使用的可能产生职业病危害的设备或者材料的，依照有关法律、行政法规的规定给予处罚。

第七十七条　用人单位违反本法规定，已经对劳动者生命健康造成严重损害的，由卫生行政部门责令停止产生职业病危害的作业，或者提请有关人民政府按照国务院规定的权限责令关闭，并处十万元以上五十万元以下的罚款。

第七十八条　用人单位违反本法规定，造成重大职业病危害事故或者其他严重后果，构成犯罪的，对直接负责的主管人员和其他直接责任人员，依法追究刑事责任。

第七十九条　未取得职业卫生技术服务资质认可擅自从事职业卫生技术服务的，由卫生行政部门责令立即停止违法行为，没收违法所得；违法所得五千元以上的，并处违法所得二倍以上十倍以下的罚款；没有违法所得或者违法所得不足五千元的，并处五千元以上五万元以下的罚款；情节严重的，对直接负责的主管人员和其他直接责任人员，依法给予降级、撤职或者开除的处分。

第八十条　从事职业卫生技术服务的机构和承担职业病诊断的医疗卫生机构违反本法规定，有下列行为之一的，由卫生行政部门责令立即停止违法行为，给予警告，没收违法所得；违法所得五千元以上的，并处违法所得二倍以上五倍以下的罚款；没有违法所得或者违法所得不足五千元的，并处五千元以上二万元以下的罚款；情节严重的，由原认可或者登记机关取消其相应的资格；对直接负责的主管人员和其他直接责任人员，依法给予降级、撤职或者开除的处分；构成犯罪的，依法追究刑事责任：

（一）超出资质认可或者诊疗项目登记范围从事职业卫生技术服务或者职业病诊断的；

（二）不按照本法规定履行法定职责的；

（三）出具虚假证明文件的。

第八十一条　职业病诊断鉴定委员会组成人员收受职业病诊断争议当事人的财物或者其他好处的，给予警告，没收收受的财物，可以并处三千元以上五万元以下的罚款，取消其担任职业病诊断鉴定委员会组成人员的资格，并从省、自治区、直辖市人民政府卫生行政部门设立的专家库中予以除名。

第八十二条　卫生行政部门不按照规定报告职业病和职业病危害事故的，由上一级行政部门责令改正，通报批评，给予警告；虚报、瞒报的，对单位负责人、直接负责的主管人员和其他直接责任人员依法给予降级、撤职或者开除的处分。

第八十三条　县级以上地方人民政府在职业病防治工作中未依照本法履行职责，本行政区域出现重大职业病危害事故、造成严重社会影响的，依法对直接负责的主管人员和其他直接责任人员给予记大过直至开除的处分。

县级以上人民政府职业卫生监督管理部门不履行本法规定的职责，滥用职权、玩忽职守、徇私舞弊，依法对直接负责的主管人员和其他直接责任人员给予记大过或者降级的处分；造成职业病危害事故或者其他严重后果的，依法给予撤职或者开除的处分。

第八十四条　违反本法规定，构成犯罪的，依法追究刑事责任。

第七章　附　则

第八十五条　本法下列用语的含义：

职业病危害，是指对从事职业活动的劳动者可能导致职业病的各种危害。职业病危害因素包括：职业活动中存在的各种有害的化学、物理、生物因素以及在作业过程中产生的其他职业有害因素。

职业禁忌，是指劳动者从事特定职业或者接触特定职业病危害因素时，比一般职业人群更易于遭受职业病危害和罹患职业病或者可能导致原有自身疾病病情加重，或者在从事作业过程中诱发可能导致对他人生命健康构成危险的疾病的个人特殊生理或者病理状态。

第八十六条　本法第二条规定的用人单位以外的单位，产生职业病危害的，其职业病防治活动可以参照本法执行。

劳务派遣用工单位应当履行本法规定的用人单位的义务。

中国人民解放军参照执行本法的办法，由国务院、中央军事委员会制定。

第八十七条　对医疗机构放射性职业病危害控制的监督管理，由卫生行政部门依照本法的规定实施。

第八十八条　本法自 2002 年 5 月 1 日起施行。

附录二

职业病危害因素分类目录

一、粉尘

序号	名称	CAS 号
1	矽尘（游离 SiO_2 含量≥10%）	14808-60-7
2	煤尘	
3	石墨粉尘	7782-42-5
4	炭黑粉尘	1333-86-4
5	石棉粉尘	1332-21-4
6	滑石粉尘	14807-96-6
7	水泥粉尘	
8	云母粉尘	12001-26-2
9	陶土粉尘	
10	铝尘	7429-90-5
11	电焊烟尘	
12	铸造粉尘	
13	白炭黑粉尘	112926-00-8
14	白云石粉尘	
15	玻璃钢粉尘	
16	玻璃棉粉尘	65997-17-3
17	茶尘	
18	大理石粉尘	1317-65-3
19	二氧化钛粉尘	13463-67-7
20	沸石粉尘	
21	谷物粉尘（游离 SiO_2 含量 <10%）	
22	硅灰石粉尘	13983-17-0
23	硅藻土粉尘（游离 SiO_2 含量 <10%）	61790-53-2
24	活性炭粉尘	64365-11-3
25	聚丙烯粉尘	9003-07-0
26	聚丙烯腈纤维粉尘	

续表

序号	名称	CAS 号
27	聚氯乙烯粉尘	9002-86-2
28	聚乙烯粉尘	9002-88-4
29	矿渣棉粉尘	
30	麻尘（亚麻、黄麻和苎麻）（游离 SiO_2 含量 <10%）	
31	棉尘	
32	木粉尘	
33	膨润土粉尘	1302-78-9
34	皮毛粉尘	
35	桑蚕丝尘	
36	砂轮磨尘	
37	石膏粉尘（硫酸钙）	10101-41-4
38	石灰石粉尘	1317-65-3
39	碳化硅粉尘	409-21-2
40	碳纤维粉尘	
41	稀土粉尘（游离 SiO_2 含量 <10%）	
42	烟草尘	
43	岩棉粉尘	
44	萤石混合性粉尘	
45	珍珠岩粉尘	93763-70-3
46	蛭石粉尘	
47	重晶石粉尘（硫酸钡）	7727-43-7
48	锡及其化合物粉尘	7440-31-5（锡）
49	铁及其化合物粉尘	7439-89-6（铁）
50	锑及其化合物粉尘	7440-36-0（锑）
51	硬质合金粉尘	
52	以上未提及的可导致职业病的其他粉尘	

二、化学因素

序号	名称	CAS 号
1	铅及其化合物（不包括四乙基铅）	7439-92-1（铅）
2	汞及其化合物	7439-97-6（汞）
3	锰及其化合物	7439-96-5（锰）
4	镉及其化合物	7440-43-9（镉）
5	铍及其化合物	7440-41-7（铍）
6	铊及其化合物	7440-28-0（铊）

续表

序号	名称	CAS 号
7	钡及其化合物	7440-39-3（钡）
8	钒及其化合物	7440-62-6（钒）
9	磷及其化合物（磷化氢、磷化锌、磷化铝、有机磷单列）	7723-14-0（磷）
10	砷及其化合物（砷化氢单列）	7440-38-2（砷）
11	铀及其化合物	7440-61-1（铀）
12	砷化氢	7784-42-1
13	氯气	7782-50-5
14	二氧化硫	7446-9-5
15	光气（碳酰氯）	75-44-5
16	氨	7664-41-7
17	偏二甲基肼（1，1-二甲基肼）	57-14-7
18	氮氧化合物	
19	一氧化碳	630-08-0
20	二硫化碳	75-15-0
21	硫化氢	7783-6-4
22	磷化氢、磷化锌、磷化铝	7803-51-2、1314-84-7、20859-73-8
23	氟及其无机化合物	7782-41-4（氟）
24	氰及其腈类化合物	460-19-5（氰）
25	四乙基铅	78-00-2
26	有机锡	
27	羰基镍	13463-39-3
28	苯	71-43-2
29	甲苯	108-88-3
30	二甲苯	1330-20-7
31	正己烷	110-54-3
32	汽油	
33	一甲胺	74-89-5
34	有机氟聚合物单体及其热裂解物	
35	二氯乙烷	1300-21-6
36	四氯化碳	56-23-5
37	氯乙烯	1975-1-4
38	三氯乙烯	1979-1-6
39	氯丙烯	107-05-1
40	氯丁二烯	126-99-8
41	苯的氨基及硝基化合物（不含三硝基甲苯）	

续表

序号	名称	CAS 号
42	三硝基甲苯	118-96-7
43	甲醇	67-56-1
44	酚	108-95-2
45	五氯酚及其钠盐	87-86-5（五氯酚）
46	甲醛	50-00-0
47	硫酸二甲酯	77-78-1
48	丙烯酰胺	1979-6-1
49	二甲基甲酰胺	1968-12-2
50	有机磷	
51	氨基甲酸酯类	
52	杀虫脒	19750-95-9
53	溴甲烷	74-83-9
54	拟除虫菊酯	
55	铟及其化合物	7440-74-6（铟）
56	溴丙烷（1- 溴丙烷；2- 溴丙烷）	106-94-5；75-26-3
57	碘甲烷	74-88-4
58	氯乙酸	1979-11-8
59	环氧乙烷	75-21-8
60	氨基磺酸铵	7773-06-0
61	氯化铵烟	12125-02-9（氯化铵）
62	氯磺酸	7790-94-5
63	氢氧化铵	1336-21-6
64	碳酸铵	506-87-6
65	α- 氯乙酰苯	532-27-4
66	对特丁基甲苯	98-51-1
67	二乙烯基苯	1321-74-0
68	过氧化苯甲酰	94-36-0
69	乙苯	100-41-4
70	碲化铋	1304-82-1
71	铂化物	
72	1，3- 丁二烯	106-99-0
73	苯乙烯	100-42-5
74	丁烯	25167-67-3
75	二聚环戊二烯	77-73-6
76	邻氯苯乙烯（氯乙烯苯）	2039-87-4
77	乙炔	74-86-2

续表

序号	名称	CAS 号
78	1，1- 二甲基 -4，4'- 联吡啶鎓盐二氯化物（百草枯）	1910-42-5
79	2-N- 二丁氨基乙醇	102-81-8
80	2- 二乙氨基乙醇	100-37-8
81	乙醇胺（氨基乙醇）	141-43-5
82	异丙醇胺（1- 氨基 -2- 二丙醇）	78-96-6
83	1，3- 二氯 -2- 丙醇	96-23-1
84	苯乙醇	60-12-18
85	丙醇	71-23-8
86	丙烯醇	107-18-6
87	丁醇	71-36-3
88	环己醇	108-93-0
89	己二醇	107-41-5
90	糠醇	98-00-0
91	氯乙醇	107-07-3
92	乙二醇	107-21-1
93	异丙醇	67-63-0
94	正戊醇	71-41-0
95	重氮甲烷	334-88-3
96	多氯萘	70776-03-3
97	蒽	120-12-7
98	六氯萘	1335-87-1
99	氯萘	90-13-1
100	萘	91-20-3
101	萘烷	91-17-8
102	硝基萘	86-57-7
103	蒽醌及其染料	84-65-1（蒽醌）
104	二苯胍	102-06-7
105	对苯二胺	106-50-3
106	对溴苯胺	106-40-1
107	卤化水杨酰苯胺（N - 水杨酰苯胺）	
108	硝基萘胺	776-34-1
109	对苯二甲酸二甲酯	120-61-6
110	邻苯二甲酸二丁酯	84-74-2
111	邻苯二甲酸二甲酯	131-11-3
112	磷酸二丁基苯酯	2528-36-1

续表

序号	名称	CAS 号
113	磷酸三邻甲苯酯	78-30-8
114	三甲苯磷酸酯	1330-78-5
115	1，2，3-苯三酚（焦棓酚）	87-66-1
116	4，6-二硝基邻苯甲酚	534-52-1
117	N，N-二甲基-3-氨基苯酚	99-07-0
118	对氨基酚	123-30-8
119	多氯酚	
120	二甲苯酚	108-68-9
121	二氯酚	120-83-2
122	二硝基苯酚	51-28-5
123	甲酚	1319-77-3
124	甲基氨基酚	55-55-0
125	间苯二酚	108-46-3
126	邻仲丁基苯酚	89-72-5
127	萘酚	1321-67-1
128	氢醌（对苯二酚）	123-31-9
129	三硝基酚（苦味酸）	88-89-1
130	氰氨化钙	156-62-7
131	碳酸钙	471-34-1
132	氧化钙	1305-78-8
133	锆及其化合物	7440-67-7（锆）
134	铬及其化合物	7440-47-3（铬）
135	钴及其氧化物	7440-48-4
136	二甲基二氯硅烷	75-78-5
137	三氯氢硅	10025-78-2
138	四氯化硅	10026-04-7
139	环氧丙烷	75-56-9
140	环氧氯丙烷	106-89-8
141	柴油	
142	焦炉逸散物	
143	煤焦油	8007-45-2
144	煤焦油沥青	65996-93-2
145	木馏油（焦油）	8001-58-9
146	石蜡烟	
147	石油沥青	8052-42-4

续表

序号	名称	CAS 号
148	苯肼	100-63-0
149	甲基肼	60-34-4
150	肼	302-01-2
151	聚氯乙烯热解物	7647-01-0
152	锂及其化合物	7439-93-2（锂）
153	联苯胺（4,4'-二氨基联苯）	92-87-5
154	3,3-二甲基联苯胺	119-93-7
155	多氯联苯	1336-36-3
156	多溴联苯	59536-65-1
157	联苯	92-52-4
158	氯联苯（54%氯）	11097-69-1
159	甲硫醇	74-93-1
160	乙硫醇	75-08-1
161	正丁基硫醇	109-79-5
162	二甲基亚砜	67-68-5
163	二氯化砜（磺酰氯）	7791-25-5
164	过硫酸盐（过硫酸钾、过硫酸钠、过硫酸铵等）	
165	硫酸及三氧化硫	7664-93-9
166	六氟化硫	2551-62-4
167	亚硫酸钠	7757-83-7
168	2-溴乙氧基苯	589-10-6
169	苄基氯	100-44-7
170	苄基溴（溴甲苯）	100-39-0
171	多氯苯	
172	二氯苯	106-46-7
173	氯苯	108-90-7
174	溴苯	108-86-1
175	1,1-二氯乙烯	75-35-4
176	1,2-二氯乙烯（顺式）	540-59-0
177	1,3-二氯丙烯	542-75-6
178	二氯乙炔	7572-29-4
179	六氯丁二烯	87-68-3
180	六氯环戊二烯	77-47-4
181	四氯乙烯	127-18-4
182	1,1,1-三氯乙烷	71-55-6

续表

序号	名称	CAS 号
183	1, 2, 3- 三氯丙烷	96-18-4
184	1, 2- 二氯丙烷	78-87-5
185	1, 3- 二氯丙烷	142-28-9
186	二氯二氟甲烷	75-71-8
187	二氯甲烷	75-09-2
188	二溴氯丙烷	35407
189	六氯乙烷	67-72-1
190	氯仿 (三氯甲烷)	67-66-3
191	氯甲烷	74-87-3
192	氯乙烷	75-00-3
193	氯乙酰氯	79-40-9
194	三氯一氟甲烷	75-69-4
195	四氯乙烷	79-34-5
196	四溴化碳	558-13-4
197	五氟氯乙烷	76-15-3
198	溴乙烷	74-96-4
199	铝酸钠	1302-42-7
200	二氧化氯	10049-04-4
201	氯化氢及盐酸	7647-01-0
202	氯酸钾	3811-04-9
203	氯酸钠	7775-09-9
204	三氟化氯	7790-91-2
205	氯甲醚	107-30-2
206	苯基醚 (二苯醚)	101-84-8
207	二丙二醇甲醚	34590-94-8
208	二氯乙醚	111-44-4
209	二缩水甘油醚	
210	邻茴香胺	90-04-0
211	双氯甲醚	542-88-1
212	乙醚	60-29-7
213	正丁基缩水甘油醚	2426-08-6
214	钼酸	13462-95-8
215	钼酸铵	13106-76-8
216	钼酸钠	7631-95-0
217	三氧化钼	1313-27-5

序号	名称	CAS 号
218	氢氧化钠	1310-73-2
219	碳酸钠（纯碱）	3313-92-6
220	镍及其化合物（羰基镍单列）	
221	癸硼烷	17702-41-9
222	硼烷	
223	三氟化硼	7637-07-2
224	三氯化硼	10294-34-5
225	乙硼烷	19287-45-7
226	2- 氯苯基羟胺	10468-16-3
227	3- 氯苯基羟胺	10468-17-4
228	4- 氯苯基羟胺	823-86-9
229	苯基羟胺（苯胲）	100-65-2
230	巴豆醛（丁烯醛）	4170-30-3
231	丙酮醛（甲基乙二醛）	78-98-8
232	丙烯醛	107-02-8
233	丁醛	123-72-8
234	糠醛	98-01-1
235	氯乙醛	107-20-0
236	羟基香茅醛	107-75-5
237	三氯乙醛	75-87-6
238	乙醛	75-07-0
239	氢氧化铯	21351-79-1
240	氯化苄烷胺（洁尔灭）	8001-54-5
241	双 -（二甲基硫代氨基甲酰基）二硫化物（秋兰姆、福美双）	137-26-8
242	α- 萘硫脲（安妥）	86-88-4
243	3-(1- 丙酮基苄基)-4- 羟基香豆素（杀鼠灵）	81-81-2
244	酚醛树脂	9003-35-4
245	环氧树脂	38891-59-7
246	脲醛树脂	25104-55-6
247	三聚氰胺甲醛树脂	9003-08-1
248	1，2，4- 苯三酸酐	552-30-7
249	邻苯二甲酸酐	85-44-9
250	马来酸酐	108-31-6
251	乙酸酐	108-24-7
252	丙酸	79-09-4

续表

序号	名称	CAS 号
253	对苯二甲酸	100-21-0
254	氟乙酸钠	62-74-8
255	甲基丙烯酸	79-41-4
256	甲酸	64-18-6
257	羟基乙酸	79-14-1
258	巯基乙酸	68-11-1
259	三甲基己二酸	3937-59-5
260	三氯乙酸	76-03-9
261	乙酸	64-19-7
262	正香草酸（高香草酸）	306-08-1
263	四氯化钛	7550-45-0
264	钽及其化合物	7440-25-7（钽）
265	锑及其化合物	7440-36-0（锑）
266	五羰基铁	13463-40-6
267	2- 己酮	591-78-6
268	3，5，5- 三甲基 -2- 环己烯 -1- 酮（异佛尔酮）	78-59-1
269	丙酮	67-64-1
270	丁酮	78-93-3
271	二乙基甲酮	96-22-0
272	二异丁基甲酮	108-83-8
273	环己酮	108-94-1
274	环戊酮	120-92-3
275	六氟丙酮	684-16-2
276	氯丙酮	78-95-5
277	双丙酮醇	123-42-2
278	乙基另戊基甲酮（5- 甲基 -3- 庚酮）	541-85-5
279	乙基戊基甲酮	106-68-3
280	乙烯酮	463-51-4
281	异亚丙基丙酮	141-79-7
282	铜及其化合物	
283	丙烷	74-98-6
284	环己烷	110-82-7
285	甲烷	74-82-8
286	壬烷	111-84-2
287	辛烷	111-65-9

序号	名称	CAS 号
288	正庚烷	142-82-5
289	正戊烷	109-66-0
290	2- 乙氧基乙醇	110-80-5
291	甲氧基乙醇	109-86-4
292	围涎树碱	
293	二硫化硒	56093-45-9
294	硒化氢	7783-07-5
295	钨及其不溶性化合物	7740-33-7（钨）
296	硒及其化合物（六氟化硒、硒化氢单列）	7782-49-2（硒）
297	二氧化锡	1332-29-2
298	N，N- 二甲基乙酰胺	127-19-5
299	N-3,4 二氯苯基丙酰胺（敌稗）	709-98-8
300	氟乙酰胺	640-19-7
301	己内酰胺	105-60-2
302	环四次甲基四硝胺（奥克托今）	2691-41-0
303	环三次甲基三硝铵（黑索今）	121-82-4
304	硝化甘油	55-63-0
305	氯化锌烟	7646-85-7（氯化锌）
306	氧化锌	1314-13-2
307	氢溴酸（溴化氢）	10035-10-6
308	臭氧	10028-15-6
309	过氧化氢	7722-84-1
310	钾盐镁矾	
311	丙烯基芥子油	
312	多次甲基多苯基异氰酸酯	57029-46-6
313	二苯基甲烷二异氰酸酯	101-68-8
314	甲苯 -2,4- 二异氰酸酯（TDI）	584-84-9
315	六亚甲基二异氰酸酯（HDI）（1,6- 己二异氰酸酯）	822-06-0
316	萘二异氰酸酯	3173-72-6
317	异佛尔酮二异氰酸酯	4098-71-9
318	异氰酸甲酯	624-83-9
319	氧化银	20667-12-3
320	甲氧氯	72-43-5
321	2- 氨基吡啶	504-29-0
322	N- 乙基吗啉	100-74-3

序号	名称	CAS号
323	吖啶	260-94-6
324	苯绕蒽酮	82-05-3
325	吡啶	110-86-1
326	二噁烷	123-91-1
327	呋喃	110-00-9
328	吗啉	110-91-8
329	四氢呋喃	109-99-9
330	茚	95-13-6
331	四氢化锗	7782-65-2
332	二乙烯二胺（哌嗪）	110-85-0
333	1，6-己二胺	124-09-4
334	二甲胺	124-40-3
335	二乙烯三胺	111-40-0
336	二异丙胺基氯乙烷	96-79-7
337	环己胺	108-91-8
338	氯乙基胺	689-98-5
339	三乙烯四胺	112-24-3
340	烯丙胺	107-11-9
341	乙胺	75-04-7
342	乙二胺	107-15-3
343	异丙胺	75-31-0
344	正丁胺	109-73-9
345	1，1-二氯-1-硝基乙烷	594-72-9
346	硝基丙烷	25322-01-4
347	三氯硝基甲烷（氯化苦）	76-06-2
348	硝基甲烷	75-52-5
349	硝基乙烷	79-24-3
350	1，3-二甲基丁基乙酸酯（乙酸仲己酯）	108-84-9
351	2-甲氧基乙基乙酸酯	110-49-6
352	2-乙氧基乙基乙酸酯	111-15-9
353	n-乳酸正丁酯	138-22-7
354	丙烯酸甲酯	96-33-3
355	丙烯酸正丁酯	141-32-2
356	甲基丙烯酸甲酯（异丁烯酸甲酯）	80-62-6
357	甲基丙烯酸缩水甘油酯	106-91-2

续表

序号	名称	CAS 号
358	甲酸丁酯	592-84-7
359	甲酸甲酯	107-31-3
360	甲酸乙酯	109-94-4
361	氯甲酸甲酯	79-22-1
362	氯甲酸三氯甲酯（双光气）	503-38-8
363	三氟甲基次氟酸酯	
364	亚硝酸乙酯	109-95-5
365	乙二醇二硝酸酯	628-96-6
366	乙基硫代磺酸乙酯	682-91-7
367	乙酸苄酯	140-11-4
368	乙酸丙酯	109-60-4
369	乙酸丁酯	123-86-4
370	乙酸甲酯	79-20-9
371	乙酸戊酯	628-63-7
372	乙酸乙烯酯	108-05-4
373	乙酸乙酯	141-78-6
374	乙酸异丙酯	108-21-4
375	以上未提及的可导致职业病的其他化学因素	

三、物理因素

序号	名称
1	噪声
2	高温
3	低气压
4	高气压
5	高原低氧
6	振动
7	激光
8	低温
9	微波
10	紫外线
11	红外线
12	工频电磁场
13	高频电磁场
14	超高频电磁场
15	以上未提及的可导致职业病的其他物理因素

四、放射性因素

序号	名称	备注
1	密封放射源产生的电离辐射	主要产生γ、中子等射线
2	非密封放射性物质	可产生α、β、γ射线或中子
3	X射线装置（含CT机）产生的电离辐射	X射线
4	加速器产生的电离辐射	可产生电子射线、X射线、质子、重离子、中子以及感生放射性等
5	中子发生器产生的电离辐射	主要是中子、γ射线等
6	氡及其短寿命子体	限于矿工高氡暴露
7	铀及其化合物	
8	以上未提及的可导致职业病的其他放射性因素	

五、生物因素

序号	名称	备注
1	艾滋病病毒	限于医疗卫生人员及人民警察
2	布鲁氏菌	
3	伯氏疏螺旋体	
4	森林脑炎病毒	
5	炭疽芽孢杆菌	
6	以上未提及的可导致职业病的其他生物因素	

六、其他因素

序号	名称	备注
1	金属烟	
2	井下不良作业条件	限于井下工人
3	刮研作业	限于手工刮研作业人员